Stationen

Station	Arztzim	

Psychologen/Psychotherapeuten

Name	Verantwortungsbereich	Kontakt

Pflege

Name	Verantwortungsbereich	Kontakt

Sozialdienst

Name	Verantwortungsbereich	Kontakt

Jörg M. Fegert
Michael Kölch
(Hrsg.)

Klinikmanual Kinder- und Jugendpsychiatrie und -psychotherapie

Unter Mitarbeit von Sabrina Bleich,
Andrea G. Ludolph, Judith Nestler und
Ulrike M. E. Schulze

Mit 21 Abbildungen und 54 Tabellen

Arbeitsmaterialien ▶ http://www.springer.de/ 978-3-540-68318-6

Springer

Prof. Dr. med. Jörg M. Fegert
Priv.-Doz. Dr. med. Michael Kölch
Klinik für Kinder- und Jugendpsychiatrie/Psychotherapie
Universitätsklinikum Ulm
Steinhövelstraße 5
D-89075 Ulm

ISBN 978-3-540-68318-6 Springer-Verlag Berlin Heidelberg New York

Bibliografische Information der Deutschen Nationalbibliothek
Die Deutsche Nationalbibliothek verzeichnet diese Publikation in der Deutschen Nationalbibliografie; detaillierte bibliografische Daten sind im Internet über http://dnb.d-nb.de abrufbar.

SpringerMedizin
Springer-Verlag GmbH
ein Unternehmen von Springer Science+Business Media
springer.de

Planung: Renate Scheddin, Heidelberg
Projektmanagement: Renate Schulz, Heidelberg
Lektorat: Karin Dembowsky, München
Layout und Einbandgestaltung: deblik Berlin
Satz: TypoStudio Tobias Schaedla, Heidelberg

SPIN: 12236534

Gedruckt auf säurefreiem Papier 2126 – 5 4 3 2 1 0

Hinweise zum Buch

Der Klinikalltag stellt Berufseinsteiger vor eine Fülle neuer Aufgaben. Mit großem theoretischem Wissen ausgestattet, aber ohne praktische Erfahrung, ist die Betreuung von Patienten oft eine besondere Herausforderung. Sehr häufig sind junge Assistenzärzte bereits nach kurzer Einarbeitungszeit auf sich allein gestellt.

Die neue Reihe »Klinikmanual« möchte in diesen Situationen helfen: Auf den Punkt gebracht und übersichtlich dargestellt wurden nur praxisrelavante Themen zusammengestellt – ohne theoretischen Ballast und Kleingedrucktes.

Auch der klinisch erfahrene Arzt erhält Informationen, die er nicht immer parat hat und die er im Klinikmanual schnell nachschlagen kann.

Die Gliederung des Buches orientiert sich an den wichtigsten Themenkomplexen der Praxis und ist in fünf Teilbereiche aufgeteilt:

- Dimensional zu erfassende Probleme
- Störungen mit somatischen Symptomen
- Störungsbilder mit kategorial unterschiedlicher Psychopathologie
- Störungen mit diagnoseleitender biografischer Komponente
- Rechtliche Rahmenbedingungen, ethische Haltung und Handlungskompetenz

Das zweispaltige Layout ermöglicht das rasche Auffinden von Informationen, ohne großes Umblättern und langes Suchen.

❶ Hinweise auf Gefahrensituationen und Fallstricke

› Hinweise zu praxisnaher Vorgehensweise und Besonderheiten

❓ Hilfreiche Fragen für die Diagnostik

Fallbeispiele mit Auszügen aus ärztlichen Stellungnahmen nach § 35a sowie Schemata zur jeweiligen Teilhabebeinträchtigung, ausführliche Tabellen zu Medikamenten und Normen, Musterdokumente über www.springer.com/978-3-540-68318-6

Haben Sie Anregungen, Kritik oder Fragen zum Buch oder unserem Programm, schreiben Sie uns: www.springer.de/978-3-540-68318-6

Vorwort

Psychische Störungen bei Kindern und Jugendlichen sind zum großen Teil in ihrer Phänomenologie sehr verschieden von den entsprechenden Störungen im Erwachsenenalter; somit unterscheiden sich auch die Interventionsstrategien und die Diagnostik.

In einer Universitätsklinik mit häufiger Rotation von Mitarbeitern, mit dem Einsatz Studierender aus unterschiedlichen Fächern sowie Ärzten und Psychologen in Aus-und Weiterbildung stellt sich die Aufgabe, Basiswissen und grundsätzliche therapeutische Strategien auf leicht erfassbare Weise anzubieten. Gerade jüngere Kollegen sind immer wieder mit der Breite und Vielfalt unseres Fachgebiets konfrontiert und müssen sich schnell Orientierung verschaffen. In den letzten Jahren ist das Wissen im Fach Kinder- und Jugendpsychiatrie und Psychotherapie rasch angestiegen, und unser jährlich für die Kommission Entwicklungspsychopharmakologie der Fachgesellschaften durchgeführtes Symposium und Weiterbildungscurriculum unterstreicht den Bedarf nach praxisnahen Übersichten für die am besten untersuchten und am stärksten evidenzbasierten Interventionen. Am Universitätsklinikum Ulm bemühen wir uns darum, den Übergang vom Studium in die Facharztausbildung möglichst gut vorzubereiten und zu begleiten. Das klinische Weiterbildungsangebot wird von den Teilnehmern überdurchschnittlich positiv evaluiert und bildet die Grundlage dieses Buches.

Zahlreiche Gastprofessorinnen und Gastprofessoren, u. a. Prof. Julie Zito, Maryland, Prof. Laurence Greenhill, aktueller Präsident der *American Academy of Child and Adolescent Psychiatry*, New York, Prof. Dr. Benedetto Vitiello, *National Institute of Mental Health*, Bethesda, Prof. Hans Steinert, *Stanford University*, Prof. Paulina Kernberg (†), Prof. Christopher Kratochvil, Nebraska, Prof. John March, *Duke University*, Durham, sowie Frau Prof. i. R. Gabriele Gloger-Tippelt, Düsseldorf, haben zur Vielfalt des Ausbildungsangebots beigetragen. Ihnen und den zahlreichen Gastreferentinnen und -referenten bei den Veranstaltungen der Klinik sei an dieser Stelle ausdrücklich gedankt.

Das Klinikmanual Kinder- und Jugendpsychiatrie soll weder die Nutzung eines komplexen Lehrbuchs noch die stets notwendige aktuelle Recherche in der wissenschaftlichen Literatur ersetzen. Es kann aber in einem praktischen und für den Leser zeitsparenden Überblick schnelle Informationen zum aktuellen Evidenzstand, zur leitliniengerechteten Diagnostik und Therapie sowie zu modernen pharmakotherapeutischen Interventionsstrategien bieten.

Kinder- und jugendpsychiatrisches Grundwissen, einschließlich der zugehörigen interdisziplinären Aspekte wie rechtliche und forensische Fragen, sind in diesem Buch vereint, verbunden mit zahlreichen praxisnahen Hinweisen. Es wurden typische Fallbeispiele und hilfreiche Fragen, die ganz besonders für den Anfänger nützlich sind, eingefügt. Das Einbeziehen der Familie ist ein unerlässliches Element, die Möglichkeit, mit der Jugendhilfe als Partner zu interagieren, eine Besonderheit der Kinder- und Jugendpsychiatrie. Auch auf diese Aspekte wird in jedem Kapitel eingegangen. Die pharmakotherapeutischen Interventionsstrategien sind in einem eigenen Beitrag zusammengefasst, innerhalb der Kapitel zu psychiatrischen Störungen werden nur spezifische Aspekte hierzu erläutert. Neue Entwicklungen, wie das neue Entgeltsystem in der Psychiatrie, das für den stationären Bereich auch in der praktischen Arbeit eine Rolle spielen wird, oder die Reform des Familienrechts, wurden außerdem in das Buch aufgenommen.

Anknüpfend an das jeweilige Fallbeispiel wird bei den Störungsbildern, bei denen sich nach Meinung der Herausgeber typischerweise eine Jugendhilfemaßnahme an die Behandlung anschließt, ein Auszug aus einer ärztlichen Stellungnahme zur Hilfeplanung präsentiert. Dieser Auszug wird jeweils durch ein Schema der Teilhabebeeinträchtigung ergänzt. Diese Art der graphischen Darstellung entstand aus einem Projekt des Bundesministeriums für Familie, Senioren, Frauen und Jugend und veranschaulicht Beeinträchtigungen, aber auch Ressourcen, in den wichtigsten Lebensbereichen des Kindes oder Jugendlichen. Wir verwenden diese Schemata inzwischen routinemäßig in der Kommunikation mit der Jugendhilfe, sie erleichtern das Abfassen der Stellungnahme für die Mitarbeiter der Kinder- und Jugendpsychiatrie.

Ähnlich wie in den hausinternen Fort- und Weiterbildungsveranstaltungen wurden jeweils ein eher noch junger Autor und ein erfahrener Kinder- und Jugendpsychiater/Kinder- und Jugendlichenpsychotherapeut zu einem Autorenteam vereint.

Während in der Psychiatrie die Stoffgruppe der Antipsychotika (auch als Neuroleptika bezeichnet) tatsächlich hauptsächlich zur Behandlung schizophrener Psychosen eingesetzt wird, stellt sich in Kinder- und Jugendpsychiatrie die Besonderheit dar, dass diese Stoffgruppe eher zur Verhaltenssteuerung (zur Erhöhung der Impulskontrolle) dient. Obwohl der Begriff Antipsychotika in der Kinder- und Jugendpsychiatrie demzufolge irreführend ist, haben wir uns entschieden, ihn zu verwenden, um Einheitlichkeit zu erzielen mit der internationalen Klassifikation und Terminologie, bei der sich immer mehr die Begriffe *first-* und *second-generation antipsychotics* durchgesetzt haben.

Die Herausgeber danken dem Leitungsteam der Klinik dafür, dass dieser Text neben der alltäglichen klinischen Routine und dem wissenschaftlichen Arbeiten zusammen mit den jungen Autorinnen und Autoren entstehen konnte. Dabei musste bei allem Ringen um Vollständigkeit auch Mut zur Lücke bewiesen werden. Das Buch trägt eine Ulmer Handschrift.

Frau Christa Lohrmann hat die Stellungnahmen nach § 35a SGB VIII graphisch umgesetzt, für ihre Mithilfe sei gedankt. Dem Springer-Verlag sei Dank für die unterstützende Begleitung und kompetente Umsetzung des Buchprojekts. Insbesondere bedanken wir uns bei Frau Renate Scheddin (Planung) sowie bei Frau Karin Dembowsky (Lektorat) für ihren engagierten Einsatz bei der Aufbereitung und Homogenisierung der Kapitel.

Medizinisches Wissen ist ständig im Fluss. Manche Vorgehensweise charakterisiert den Stil unserer Klinik und kann andernorts eventuell anders gesehen werden. Wir sind deshalb gespannt auf die Rückmeldungen und Wünsche der Leserinnen und Leser dieses Buches und würden uns freuen, wenn dieses »Kitteltaschenbuch« auch in einem Fach, in dem gar nicht mehr so viele Arztkittel außerhalb von medizinischen Untersuchungssituationen getragen werden, für junge Kolleginnen und Kollegen bei ihrer Arbeit in unserem immer wieder herausfordernden und spannenden Fach zum ständigen Begleiter würde.

Ulm, im Herbst 2010
Jörg M. Fegert und Michael Kölch

Inhaltsverzeichnis

A Dimensional zu erfassende Probleme

B Störungen mit somatischen Symptomen

C Störungsbilder mit kategorial unterschiedlicher Psychopathologie

D Störungen mit diagnoseleitender biografischer Komponente

E Rechtliche Rahmenbedingungen, ethische Haltung und Handlungskompetenz

F Anhang

Autorenverzeichnis

Für die Autoren gilt, wenn nicht anders angegeben, die folgende Postadresse:

Klinik für Kinder- und Jugendpsychiatrie/ Psychotherapie
Universitätsklinikum Ulm
Steinhövelstraße 5
D-89075 Ulm

Allroggen, Marc, Dr. med.
marc.allroggen@uniklinik-ulm.de

Blaumer, Dorothée
Hans-Lebrecht-Schule
Schule für Kranke am Universitätsklinikum Ulm
Steinhövelstraße 3
D-89075 Ulm
kranke-son@ulm.de

Fegert, Jörg M., Prof. Dr. med.
joerg.fegert@uniklinik-ulm.de

Izat, Yonca, Dr. med.
ehemals Universitätsklinikum Ulm
y.izat@lrz.tu-muenchen.de

Kirsch, Veronica, Dipl.-Psych.
veronica.kirsch@uniklinik-ulm.de

Kölch, Michael, Priv.-Doz. Dr. med.
michael.koelch@uniklinik-ulm.de

König, Lilith, Dr. Dipl.-Psych.
Abteilung für Entwicklungspsychologie und Pädagogische Psychologie
Erziehungswissenschaftliches Institut
Heinrich-Heine-Universität Düsseldorf
Universitätsstraße 1
D-40225 Düsseldorf
koenig@bindungsdiagnostik.de

Kranzeder, Alexandra, Ärztin
alexandra.kranzeder@uniklinik-ulm.de

Künster, Anne-Katrin, Dr. Dipl.-Psych.
anne-katrin.kuenster@uniklinik-ulm.de

Ludolph, Andrea G., Priv.-Doz. Dr. med.
andrea.ludolph@uniklinik-ulm.de

Mayer, Elisabeth, Dr. med.
elisabeth.mayer2@uniklinik-ulm.de

Müller, Sabine, Ärztin
sabine.mueller@uniklinik-ulm.de

Nestler, Judith, Dr. Dipl.-Psych.
judith.nestler@uniklinik-ulm.de

Pfalzer, Ann-Kathrin, Ärztin
ann-kathrin.pfalzer@uniklinik-ulm.de

Pillhofer, Melanie, Dipl.-Psych.
melanie.pillhofer@uniklinik-ulm.de

Plener, Paul L., Dr. med.
paul.plener@uniklinik-ulm.de

Schulze, Ulrike M.E., Priv.-Doz. Dr. med.
ulrike.schulze@uniklinik-ulm.de

Sprenger, Linda, Dipl.-Psych.
linda.spenger@uniklinik-ulm.de

Spröber, Nina, Dr. Dipl.-Psych.
nina.sproeber@uniklinik-ulm.de

Voit, Anja K., Dipl.-Psych.
anja.voit@uniklinik-ulm.de

Weninger, Laura, Ärztin
laura.weninger@uniklinik-ulm.de

Ziegenhain, Ute, Prof. Dr. Dipl.-Päd.
ute.ziegenhain@uniklinik-ulm.de

Abkürzungsverzeichnis

AACAP *American Academy of Child and Adolescent Psychiatry*
ADHS Aufmerksamkeitsdefizit-Hyperaktivitätsstörung
ADI-R Diagnostisches Interview für Autismus – Revidiert
ADOS Diagnostische Beobachtungsskala für Autistische Störung
AFS Angstfragebogen für Schüler
AMG Arzneimittelgesetz
AN Anorexia nervosa
APA *American Psychiatric Association*
APS attenuierte psychotische Symptome
ARMS *at risk mental state*
ASD *autism spectrum disorder*
ATC anatomisch-technisch-chemische Klassifikation
AVT apparative Verhaltenstherapie
AWMF Arbeitsgemeinschaft der Wissenschaftlichen Medizinischen Fachgesellschaften e. V.
BAG Bundesarbeitsgemeinschaft der Leitenden Klinikärzte für Kinder-und Jugendpsychiatrie, Psychosomatik und Psychotherapie e. V.
BGB Bürgerliches Gesetzbuch
BKJPP Berufsverband für Kinder- und Jugendpsychiatrie, Psychosomatik und Psychotherapie in Deutschland e. V.
BLIPS *brief limited intermittent psychotic symptoms*
BN Bulimia nervosa
BPRS *Brief Psychiatric Rating Scale*
BSABS Bonner Skala für die Beurteilung von Basissymptomen
CAARMS *Comprehensive Assessment of At-Risk Mental States*
CAB Checkliste zur akuten Belastungssymptomatik
CBCL Elternfragebogen über das Verhalten von Kindern und Jugendlichen
CBIT *Comprehensive Behavioral Intervention for Tics*
CBITS *Cognitive Behavioral Intervention for Trauma in Schools*
CDC *The Child Dissociative Checklist*
CDRS-R *Child-Depression Rating Scale–Revised*
CDT *carbohydrate-deficient transferrin* (Kohlenhydratmangel-Transferrin)
CRIES 13 *Children's Impact of Event-Scale*
CTSQ *Child Trauma Screening Questionnaire*
CY-BOCS *Children's Yale-Brown Obsessive-Compulsive Scale*
DBT dialektisch-behaviorale Therapie
DBT-A dialektisch-behaviorale Therapie für Adoleszente
DGKJP Deutsche Gesellschaft für Kinder- und Jugendpsychiatrie, Psychosomatik und Psychotherapie e. V.
DIKJ Depressions-Inventar für Kinder und Jugendliche
DIMDI Deutsches Institut für Medizinische Dokumentation und Information

DSHI *Deliberate Self Harm Inventory*
EbM evidenzbasierte Medizin
EDE-Q *Eating Disorders Examination*
EDI-2 *Eating Disorder Inventory*
EDNOS *eating disorders not otherweise specified*
EKT Elektrokrampftherapie
EMDR *Eye Movement Desensitization and Reprocessing*
EMKK Erfassung der Einstellungen der Mutter zu ihrem Kind
EOS *early onset schizophrenia*
EPDS Diagnostik einer postpartalen Depression
EPS extrapyramidalmotorische Störungen
ERP Exposition mit Reaktionsverhinderung
FamFG Gesetz über das Verfahren in Familiensachen und in den Angelegenheiten der freiwilligen Gerichtsbarkeit
FASM *Assessment of Self-Mutilation*
FBB-HKS Fremdbeurteilungsbogen für hyperkinetische Störungen für Eltern und Erzieher
FGA *first-generation antipsychotics* (konventionelle, klassische Antipsychotika)
FSK Fragebogen zur Sozialen Kommunikation
GABA Gammaaminobuttersäure
GABHS β-hämolysierende Streptokokken A
GAF *Global Assessment of Functioning*
GBB-KJ Gießener Beschwerdefragebogen
GG Grundgesetz
HKI Heidelberger Kompetenz-Inventar
HRT *Habit Reversal Training*
5-HT Serotonin
HZI Hamburger Zwangsinventar
IBS-A-KJ Interview zu Belastungsstörungen – akute Belastungsstörung Kinder und Jugendliche (dt. Version des CAPS-CA)
IBS-P-KJ Interview zu Belastungsstörungen – posttraumatische Belastungsstörung Kinder und Jugendliche (dt. Version des CAPS-CA)
IPT interpersonale Psychotherapie
IRAOS *Interview for the Retrospective Assessment of the Onset of Schizophrenia*
KAT-II Kinder-Angst-Test
KHG Krankenhausfinanzierungsgesetz
KICK Gesetz zur Weiterentwicklung der Kinder- und Jugendhilfe
KJHG Kinder- und Jungendhilfegesetz
KVT kognitive Verhaltenstherapie
MBT *mentalization-based therapy*
MDD *Major Depression*
MOUSI Modifiziertes Ottawa-Ulm Selbstverletzungs-Inventar
MPH Methylphenidat
MSFT *Multi-Systemic Family Therapy*
MYPICMH *Maryland Youth Practice Improvement Committee for Mental Health*
NADA Nationale Anti Doping Agentur Deutschland
NICE *National Institute for Health and Clinical Excellence*
NIMH *National Institute of Mental Health*
NMDA N-Methyl-D-Aspartat
NNH *number needed to harm*
NNT *number needed to treat*
OEG Opferentschädigungsgesetz
PANDAS *pediatric autoimmune neuropsychiatric disorders associated with streptococcal infections*
PANSS *Positive and Negative Syndrome Scale*
PE-A *Prolonged Exposure – Adolescents*
PHOKI Phobiefragebogen für Kinder und Jugendliche

PMID PubMed-Identifikationsnummer
PsychKG Psychisch-Kranken-Gesetz
Psych-PV Psychiatriepersonalverordnung
PTBS posttraumatische Belastungsstörung
SBB-Angst Selbstbeurteilungsbogen
SBB-HKS Selbstbeurteilungsbogen für hyperkinetische Störungen
SGA *second-generation antipsychotics* (atypische Antipsychotika)
SGB Sozialgesetzbuch
SHBQ *Self-Harm Behavior Questionnaire*
SIPS *Structured Interview for Prodromal Symptoms*
SNRI selektiver Noradrenalinwiederaufnahmehemmer
SPAIK Sozialphobie und Angstinventar für Kinder
SPFH sozialpädagogische Familienhilfe
SPI-A *Schizophrenia Prediction Instrument – Adult Version*
SSRI selektiver Serotoninwiederaufnahmehemmer
SSV Störungen des Sozialverhaltens
StGB Strafgesetzbuch
SVV selbstverletzendes Verhalten
TAS 26 *Toronto Alexithymia Scale*
TBGB Testbatterie für geistig behinderte Kinder
TDM Therapeutisches Drug Monitoring
TEACCH *Treatment and Education of Autistic and Related Communication-Handicapped Children*
TF-CBT *trauma-focussed cognitive behavioral therapy*
TFP *transference-focussed psychotherapy* (übertragungsfokussierte Psychotherapie)
THOP Therapieprogramm für Kinder mit hyperkinetischem und oppositionellem Problemverhalten
TMAP *Texas Medication Algorithm Project*
TRF Lehrerfragebogen über das Verhalten von Kindern und Jugendlichen
TSK10 dt. Version des *Child Trauma Screening Questionnaire* (CTSQ)
TZA tri- und tetrazyklische Antidepressiva
UBG Unterbringungsgesetz
UCLA *Trauma/Grief Program for Adolescents*
VEOS *very early onset schizophrenia*
Y-BOCS *Yale-Brown Obsessive-Compulsive Scale*
YGTSS Yale-Globale-Tic-Schwereskala
YMRS *Young Mania Rating Scale*
YSR Fragebogen für Jugendliche
YTSL Yale-Tourette-Symptomliste
γ-GT γ-Glutamyltransferase

Mögliche Interessenkonflikte der Herausgeber

Jörg M. Fegert ist Professor an der Universität Ulm und Ärztlicher Direktor der Klinik für Kinder- und Jugendpsychiatrie/Psychotherapie des Universitätsklinikums Ulm. In den letzten 10 Jahren seit Gründung der Klinik in Ulm bekam er *unrestricted grants* von nationalen und internationalen Fördergebern und Regierungsorganisationen und von der Volkswagen Stiftung, der Eberhardt-Stiftung, von Janssen und von Celltech/USB. Er führte klinische Studien für Janssen, Medice, Lilly und Astra Zeneca durch. In dieser Zeit erhielt J. M. Fegert Reiseunterstützung von und arbeitete als Berater für Aventis, Bayer, Bristol-MS, J&J, Janssen-Cilag, Celltech/USB, Lilly, Medice, Novartis, Pfizer, Ratiopharm, Sanofi-Synthelabo, Servier, VFA & Generikaverband, den Vatikan, NIMH, AACAP, DFG, EU und die Europäische Akademie. Kein Aktien- oder Anteilsbesitz eines Unternehmens der Pharmaindustrie.

Michael Kölch ist Leitender Oberarzt der Klinik für Kinder- und Jugendpsychiatrie/Psychotherapie des Universitätsklinikums Ulm. Er erhielt einen *unrestricted grant* von der *Eli Lilly International Foundation* zur Durchführung von Studien zur Informationslage Minderjähriger bei klinischer Forschung. Weitere Drittmittel erhielt M. Kölch von nationalen und internationalen Fördergebern und Regierungsorganisationen (BMBF). Er arbeitete als Prüfarzt in Studien von Eli Lilly, Astra Zeneca und Janssen Cilag. M. Kölch erhielt Reiseunterstützung oder Dozentenhonorare von Janssen Cilag, der Universität Rostock, der Deutschen Gesellschaft für Kinder- und Jugendpsychiatrie und Psychotherapie e.V. (DGKJP), UCB, der Europäischen Akademie und einigen gemeinnützigen Organisationen. Kein Aktien- oder Anteilsbesitz eines Unternehmens der Pharmaindustrie.

A Dimensional zu erfassende Probleme

Externalisierende Störungsbilder

1.1 Einfache Aktivitäts- und Aufmerksamkeitsstörung

Ann-Kathrin Pfalzer und Andrea G. Ludolph

Tab. 1.1 Einfache Aktivitäts- und Aufmerksamkeitsstörung – ICD-10

Erkrankung	ICD-10-Kodierung	Definition	Therapiestrategie
Einfache Aktivitäts- und Aufmerksamkeitsstörung	F90.0	Eindeutiges Vorliegen eines abnormen Ausmaßes von Unaufmerksamkeit, Überaktivität und Unruhe; die Symptome müssen situationsübergreifend und andauernd bestehen	Multimodale Therapie mit insbesondere Psychoedukation, Elterntraining, medikamentöse Therapie des Kindes/Jugendlichen und kognitive Verhaltenstherapie
Hyperkinetische Störung des Sozialverhaltens	F90.1	Hyperkinetische Störung verbunden mit einer Störung des Sozialverhaltens	s. oben; ► Kap. 1.2, Störungen des Sozialverhaltens
Sonstige hyperkinetische Störungen	F90.8	Kein spezielles Kriterium definiert	s. F90.0
Nicht näher bezeichnete hyperkinetische Störungen	F90.9	Nicht empfohlene Restkategorie, nur verwenden, wenn allgemeine Kriterien erfüllt, eine Unterscheidung zwischen F90.0 und F90.1 nicht möglich ist	s. F90.0 und F91 (► Kap. 1.2, Störungen des Sozialverhaltens)

▼

Tab. 1.1 *Fortsetzung*

Erkrankung	ICD-10-Kodierung	Definition	Therapiestrategie
Aufmerksamkeitsstörung ohne Hyperaktivität	F98.8	Fällt unter sonstige näher bezeichnete Verhaltens- und emotionale Störungen mit Beginn in der Kindheit und Jugend; entspricht dem rein unaufmerksamen Typ im DSM-IV	Multimodale Therapie mit Psychoedukation, Konzentrationstraining, medikamentöser Therapie mit Psychostimulanzien oder Atomoxetin

Fallbeispiel

Max ist 9 Jahre alt und besucht die 4. Grundschulklasse. Die Eltern stellen ihren Sohn wegen erheblicher Schulprobleme und Schwierigkeiten zu Hause vor. Anlass für die Vorstellung sei letztlich ein Gespräch mit der Lehrerin gewesen, zu dem diese gebeten und in dem sie berichtet habe, dass Max massiv störe, indem er während des Unterrichts in der Klasse umherlaufe und ständig dazwischenrufe. Zudem sei er andauernd in Auseinandersetzungen mit seinen Mitschülern verwickelt. Seine Leistungen seien schwankend und hingen sehr davon ab, ob das jeweilige Thema Max interessiere. Er sei sehr unordentlich und vergesse häufig seine Schulbücher und Hausaufgaben. Zudem sei seine Schrift kaum leserlich, und er mache viele Flüchtigkeitsfehler. Im Einzelkontakt sei Max deutlich aufmerksamer und zugänglicher. Er wirke in der Schule teilweise sehr bedrückt und leide darunter, dass er überall anecke. Zu Hause, so erzählten die Eltern weiter, gebe es ebenfalls etliche Probleme. So lasse Max überall seine Sachen liegen und benötige z. B. sehr lange Zeit beim Anziehen morgens und beim Ausziehen abends. Ihm falle immer wieder etwas anderes ein, das er tun könnte. Beim Essen ärgere der Junge ständig seine kleine Schwester, und er habe Probleme, still sitzen zu bleiben. Die täglichen Hausaufgaben seien für Max und seine Mutter zunehmend unerträglich. Er müsse andauernd von seiner Mutter zu alltäglichen Aufgaben angehalten werden, wobei es immer wieder zu Streitigkeiten komme. Max sei nach der Schule meistens zu Hause, da seine Klassenkameraden sich von ihm zurückgezogen haben. Er könne stundenlang ruhig vor dem PC sitzen und spielen.

Max selbst wünsche sich, nicht mehr in die Schule gehen zu müssen, weil er ungerechterweise für alles beschuldigt werde und ständig Streit mit der »blöden« Lehrerin und seinen Mitschülern habe.

Epidemiologie

- Für die einfache Aktivitäts- und Aufmerksamkeitsstörung hat sich im allgemeinen Sprachgebrauch die Bezeichnung Aufmerksamkeitsdefizit-Hyperaktivitätsstörung (ADHS) etabliert
- Prävalenz: 3–5%, eine der häufigsten psychischen Störungen im Kindes- und Jugendalter
- Jungen fallen eher aufgrund externalisierender Verhaltensweisen auf und werden daher häufiger diagnostiziert; Geschlechterverteilung Jungen:Mädchen in den klinisch-epidemiologischen Angaben 4:1 bis 8:1, in schulbasierten Untersuchungen 2:1 bis 4:1

Symptomatik und Klassifikation

> **Leitsymptome**
> Drei Leitsymptome bestimmen das Bild einer hyperkinetischen Störung:
> - Hyperaktivität
> - Aufmerksamkeitsstörung
> - Übermäßig gesteigerte Impulsivität

- Die Symptome (▶ Leitsymptome) sollten definitionsgemäß laut Leitlinien der Deutschen Gesellschaft für Kinder- und Jugendpsychiatrie und -psychotherapie vor dem Alter von 6 Jahren und in mindestens zwei Lebensbereichen (z. B. in der Schule, in der Familie, in der Untersuchungssituation) über mehr als 6 Monate auftreten
- Aufgrund ihrer z. T. schwerwiegenden Verhaltensauffälligkeiten sind Kinder und Jugendliche mit einer einfachen Aktivitäts- und Aufmerksamkeitsstörung → häufig in ihrer psychosozialen Entwicklung gefährdet → oftmals trotz guter Intelligenz nicht altersadäquat beschulbar → sie entwickeln unbehandelt vermehrt Komorbiditäten wie Depression oder dissoziales Verhalten und → weisen ein erhöhtes Suchtrisiko auf
- Ab dem Jugendalter verliert sich meist die hyperkinetische Symptomatik; im Vordergrund steht dann v. a. eine Desorganisation im Alltag

Alterstypische Symptome bei jüngeren Kindern

- Mangelhaft regulierte und rastlose motorische Aktivität
- Geringe Ausdauer, v. a. bei fremdbestimmten Tätigkeiten (wie z. B. Hausaufgaben) und somit häufige Handlungswechsel
- Starke Ablenkbarkeit und Unaufmerksamkeit im Unterricht
- Probleme damit, abzuwarten und Bedürfnisse aufzuschieben (z. B. Herausplatzen mit einer Antwort)

Alterstypische Symptome bei älteren Kindern/Jugendlichen

- Verminderung der motorischen Unruhe
- Mühe, Aufgaben zu planen und zu Ende zu bringen
- Vergesslichkeit
- Unaufmerksamkeit
- Impulsive Verhaltensweisen (nicht warten können, Mittelpunktstreben)
- Zunehmend oppositionell-aggressives Verhalten
- Ablehnung durch Gleichaltrige
- Zunehmende psychosoziale Folgen/Auffälligkeiten: zunehmende Ängste und Depressionen, Neigung zu dissozialem Verhalten, Alkohol- und Drogenmissbrauch

ICD-10 und DSM-IV

Einteilung nach ICD-10:

- Einfache Aktivitäts- und Aufmerksamkeitsstörung (F90.0)

- Hyperkinetische Störung des Sozialverhaltens (F90.1), bei der definitionsgemäß sowohl die Kriterien für eine hyperkinetische Störung als auch für eine Störung des Sozialverhaltens erfüllt sein müssen
- Aufmerksamkeitsstörung ohne Hyperaktivität (F98.8)

Einteilung nach DSM-IV:
- Vorwiegend unaufmerksamer Typus
- Vorwiegend hyperaktiv-impulsiver Typus
- Gemischter Typus

In beiden Klassifikationssystemen sind zwar dieselben Kriterien für diese Störung ausschlaggebend, allerdings gibt es Unterschiede bei der Kombination und Anzahl dieser Kriterien, die für eine Diagnosestellung notwendig sind.
- Nach ICD-10 wird das Vorliegen aller drei Leitsymptome (► Leitsymptome) gefordert und die »Aufmerksamkeitsstörung ohne Hyperaktivität« nur unter »sonstige näher bezeichnete Verhaltensstörung« aufgeführt
- Nach DSM-IV werden verschiedene Subtypen unterschieden; daraus ergeben sich nicht nur unterschiedliche Prävalenzzahlen (in der Regel liegen diese in den USA deutlich über den 3–5%, die für Europa angegeben werden), sondern mitunter auch Schwierigkeiten in der Vergleichbarkeit von Studien

Als **Ausschlusskriterien** gelten bislang in beiden Klassifikationssystemen die Diagnosen einer Schizophrenie oder einer anderen psychotischen Störung sowie einer tief greifenden Entwicklungsstörung. Da bei Kindern mit autistischer Spektrumstörung sehr häufig Symptome einer ADHS auftreten, wird dieses Ausschlusskriterium in den überarbeiteten Versionen (DSM-V und ICD-11) nicht mehr angegeben.

Nach ICD-10 sind weiterhin eine depressive Episode und eine Angststörung auszuschließen, nach DSM-IV »wenn nicht durch eine andere psychische Störung besser beschrieben«.

Ätiologie

Die Ursache ist bisher nicht gänzlich geklärt.
- Es wird von einer **Dysregulation im monoaminergen Stoffwechsel** ausgegangen, der eine **genetische Disposition** zugrunde liegt; insbesondere erscheint der frontostriatothalamofrontale Kreislauf gestört zu sein
- Des Weiteren spielen prä-, peri- und postpartale Risikofaktoren eine Rolle: – Nikotin- oder Substanzabusus in der Schwangerschaft – Frühgeburtlichkeit – Hirnschädigungen, perinatale Hypoxie
- Auch **Umwelteinflüsse und psychosoziale Faktoren** können den Grad der Ausprägung beeinflussen: – Gewalt in der Familie – Vernachlässigender Erziehungsstil – Geringer sozioökonomischer Status – Hoher Fernsehkonsum – Unvollständige Familien – Psychische Erkrankungen der Eltern

Komorbiditäten

- Bei hyperkinetischen Störungen sind komorbide Störungen eher die Regel als die Ausnahme
- Störungen des Sozialverhaltens und umschriebene Entwicklungsstörungen (v. a. Lese-Rechtschreib-Störungen) sind dabei am häufigsten
- Im Jugendalter entwickeln sich des Weiteren auch häufig affektive Störungen sowie Angststörungen
- Ebenfalls gehäuft treten Tic-Störungen auf

Diagnostik

Grundlegend bei der Diagnostik von hyperkinetischen Störungen ist detaillierte Exploration des Patienten sowie der Angehörigen.

- Mitunter ist eine ausgeprägte hyperkinetische Störung bereits in der ersten Untersuchungssituation erkennbar (nicht still sitzen können, im Zimmer herumlaufen, Spielsachen aus den Regalen reißen etc.)
- Manche Kinder sind in der Einzelgesprächssituation jedoch noch ausreichend strukturiert und erst nach mehreren Kontakten auch für den Untersucher erkennbar auffällig
- Einige Kinder/Jugendliche mit ADHS werden sich auch dauerhaft im Einzelkontakt ausreichend steuern können, hier wird die Fremdanamnese umso wichtiger
- Es sollte explizit gefragt werden nach:
  - der aktuellen Symptomatik (Intensität, Häufigkeit, situative Variabilität des Auftretens der Leitsymptome)
  - dem Beginn der Verhaltensauffälligkeiten
  - dem bisherigen Verlauf
  - dem Grad der Belastung des Patienten und seines Umfelds
- Des Weiteren sollten eventuelle Begleitstörungen exploriert werden
- Zusätzlich kann ein klinisches Interview durchgeführt werden (**Kinder-DIPS, K-SADS-PL**)

Unverzichtbar zur Ermittlung der störungsspezifischen Entwicklungsgeschichte ist eine genaue Erhebung der **biografischen Anamnese** (Schwangerschafts-/Geburtsverlauf, ungünstige Temperamentsmerkmale im Säuglings- und Kleinkindalter, z. B. gesteigerte Irritabilität, verminderte Selbstregulationsfähigkeit, emotionale Labilität, Verzögerungen in der frühkindlichen Entwicklung, Verhalten im Kindergarten und in der Schule) sowie der Familien- und Sozialanamnese.

- Grundschulzeugnisse sind sehr hilfreich zur Einschätzung der Symptomatik im schulischen Kontext

Wichtige Punkte bei der Exploration der Familien- und Sozialanamnese

- Psychische Erkrankungen oder Entwicklungs- oder Lernstörungen bei Familienmitgliedern
- Strukturierung der Familie und Ressourcen
- Erziehungsverhalten der Eltern
- Aktuelle oder vergangene Konflikte/Belastungen in der Familie
- Vernachlässigung oder Misshandlungen

Hilfreiche Fragen

An die Eltern:

- Wie verlief die Schwangerschaft? Haben Sie geraucht in der Schwangerschaft? Alkohol konsumiert? Medikamente?
- Wie verlief die Geburt? Gab es Komplikationen?
- War Ihr Kind schon als Kleinkind sehr unruhig?
- Gab es Auffälligkeiten im Kindergarten?
- Wie zeigt sich seine Vergesslichkeit? Wie viele Paar Handschuhe/Schals benötigt Ihr Kind im Winter?
- Verletzt sich Ihr Kind häufiger, hat er/sie häufig aufgeschlagene Knie?
- Wie oft gibt es einen Eintrag vom Lehrer im Hausaufgabenheft?
- Gibt es in der Familie bei Eltern, Großeltern ähnliche Probleme?

An das Kind:

- Gibt es etwas, das Du gern ändern möchtest?
- Was nervt Dich selbst besonders (Verlieren von Gegenständen, dass Du nicht fer-

tig wirst mit Hausaufgaben, dass Du keine Freunde hast, dass Du Dich ungerecht behandelt fühlst)?
- Wie oft wirst Du vom Lehrer ermahnt, still zu sein?
- Wie oft bist Du in Auseinandersetzungen mit Klassenkameraden verwickelt?

An den Jugendlichen:
- Wo spürst Du selbst Defizite?
- Was beeinträchtigt Dich am meisten?
- Denkst Du manchmal von Dir, du könntest das doch eigentlich, und bist dann frustriert, dass Du es nicht hinbekommst, weil Dir die Ausdauer fehlt?
- Fühlst Du dich oft innerlich unruhig und angespannt?

Fragebogenverfahren
Standardisierte Fragebögen für Eltern, Kinder/Jugendliche und Erzieher, die die Kernsymptome detailliert quantitativ erfassen, ergänzen die Anamnese.

Testverfahren zur Erfassung von ADHS-Symptomen
- CBCL (1,5–18 Jahre) Elternfragebogen über das Verhalten von Kindern und Jugendlichen
- TRF (6–18 Jahre) Lehrerfragebogen über das Verhalten von Kindern und Jugendlichen
- YSR (11–18 Jahre) Fragebogen für Jugendliche

Störungsspezifische Fragebögen
- SBB-HKS (Selbstbeurteilungsbogen für hyperkinetische Störungen, DISYPS-KJ)
- FBB-HKS (Fremdbeurteilungsbogen für hyperkinetische Störungen für Eltern und Erzieher, DISYPS-KJ), gegliedert in
  - 9 Items für die Erfassung der Unaufmerksamkeit (von denen 6 erfüllt sein sollten)
  - 7 Symptombeschreibungen für hyperaktives Verhalten (von denen 3 erfüllt sein sollten)
  - 4 Items für Impulsives Verhalten (eines sollte vorhanden sein)

Leistungsdiagnostik
- Eine Intelligenztestung sollte bei Schulkindern erfolgen zum Ausschluss von
  - Überforderung (häufiger) oder
  - Unterforderung (seltener)
- Oft zeigt sich hier bereits ein Unterschied zwischen der Gruppentestung, in der Kinder mit ADHS aufgrund ihrer Ablenkbarkeit häufig schlechter abschneiden, versus einer Einzeltestung (z. B. mittels HAWIK IV)
- Bei einem Befund im Grenzbereich, z. B. zwischen durchschnittlicher Intelligenz und Lernbehinderung, der auf ein heterogenes Leistungsprofil zurückzuführen ist, in dem ADHS-spezifische Parameter wie Verarbeitungsgeschwindigkeit oder Arbeitsgedächtnisleistung deutlich unterdurchschnittlich sind, kann eine erneute IQ-Diagnostik unter Pharmakotherapie eventuell hilfreich sein
- Bei Hinweisen auf z. B. eine Lese-Rechtschreib-Störung oder Dyskalkulie ist eine Untersuchung der schulischen Teilleistungen notwendig
- Bei jüngeren Kindern wird aufgrund der häufig komorbid auftretenden Entwicklungsstörungen eine ausführliche Entwicklungsdiagnostik empfohlen

Labor- und sonstige Diagnostik
- Orientierende internistische und neurologische Untersuchung
- Laborkontrolle zum Ausschluss somatischer Ursachen und vor Stimulanziengabe (Blutbild, Elektrolyte, Leberstatus, Schilddrüsen- und Nierenfunktionswerte)

- Weitergehende medizinische Abklärung und ggf. ein bildgebendes Verfahren bei entsprechendem Verdacht auf eine organische oder substanzbedingte Ursache
- Vor Beginn einer medikamentösen Therapie können ggf. weitere spezifische Untersuchungen wie z. B. EKG und EEG notwendig erscheinen

Differenzialdiagnostik

- Tiefgreifende Entwicklungsstörungen
- Depressive Störungen
- Angststörungen
- Prodromalstadium einer psychotischen Erkrankung
- Somatische Ursachen (z. B. Schilddrüsenüberfunktion)
- Familiäre Belastungen
- Medikamenteneffekte
- Substanzmissbrauch
- Intelligenzminderung

Therapie

Eine primäre **medikamentöse Behandlung**, die laut Leitlinien dann indiziert ist, wenn eine ausgeprägte Beeinträchtigung des Patienten oder seines Umfelds vorliegt (z. B. drohender oder bestehender Schulausschluss, massive Störung der Eltern-Kind-Interaktion), muss in ein **multimodales Therapiekonzept** eingebunden werden. Hierzu zählen:

- Ausführliche Aufklärung und Beratung des Kindes/Jugendlichen und der Eltern (**Psychoedukation**)
- **Elterntraining**
- Psychotherapeutische Interventionen (**kognitive Verhaltenstherapie**) mit dem Patienten

Setting

- Primär ambulant: Behandlung einer einfachen Aktivitäts- und Aufmerksamkeitsstörung bei niedriger oder mäßiger Ausprägung der Symptomatik und guter Kooperation der Eltern
- **Teil- oder vollstationäre Behandlung:** bei ausgeprägter Symptomatik, schweren komorbiden Störungen, ungünstigen psychosozialen Bedingungen (z. B. Gewalt, mangelnde Ressourcen in der Familie) oder bei Erfolglosigkeit im ambulanten Setting

Psychoedukation und Elternarbeit

- In einer eingehenden Aufklärung und Beratung der Eltern und des Patienten sollten Informationen gegeben werden hinsichtlich – Symptomatik – Ätiologie – vermutlichem Verlauf – Therapieoptionen – ggf. Prognose
- Falls weitere Bezugspersonen von dem Verhalten des Kindes/Jugendlichen beeinträchtigt sein sollten, sollten diese ebenfalls in die Beratung einbezogen werden
- Bei schulischer Beeinträchtigung sollten auch die Lehrer unterstützend beraten werden

Neben ausführlicher Psychoedukation spielt die **Elternarbeit** (v. a. bei Kindern) eine große Rolle (die Studienlage zeigt für verschiedene Elterntrainingsprogramme den höchsten Evidenzgrad) mit der Zielsetzung, dysfunktionale Interaktionen zwischen dem Kind und den Bezugspersonen herauszuarbeiten und adäquate Erziehungsstrategien zu erarbeiten:

- Positives Verhalten stärken, negatives ignorieren
- Gezielte Verstärkung einzelner gewünschter Verhaltensweisen (wie z. B. Hausaufgaben erledigen, ruhig am Tisch sitzen etc.) durch Token-Programme/Verstärkerpläne

- Alltagsstrukturierende Maßnahmen (z. B. klare, verbindliche Regeln und Tagesabläufe, Rituale u. ä.)
- Gemeinsame Aktivitäten unternehmen, um die Beziehung zu stärken

Psychotherapie

- Neben der Elternarbeit ist es wichtig, mit dem Kind an einer kognitiven Verhaltensumstrukturierung zu arbeiten, z. B. – Stopp-Karten – bewusste Wahrnehmungsübungen – soziales Kompetenztraining – Verstärkerpläne – Konzentrationsübungen
- Ziel: bessere Selbststeuerungsfertigkeiten des Kindes

Es finden hierbei verschiedene **Therapiemanuale** Anwendung, beispielsweise

- »Training mit aufmerksamkeitsgestörten Kindern« von Lauth und Schlottke
- »Therapieprogramm für Kinder mit hyperkinetischem und oppositionellem Problemverhalten (THOP)« von Döpfner, Schürmann und Frölich

Pharmakotherapie (▶ Kap. 13)

- Begleitende Pharmakotherapie ist dann indiziert, wenn eine ausgeprägte Beeinträchtigung des Patienten oder seines Umfelds vorliegt
- Die Wirksamkeit einer Pharmakotherapie ist evidenzbasiert (I)
- Verschiedene Substanzen haben sich in der Behandlung einer Aktivitäts- und Aufmerksamkeitsstörung als wirksam erwiesen
- Sowohl Stimulanzien als auch andere angewandte Substanzen wirken über die Beeinflussung der monoaminergen Neurotransmission (zu Wirkung, Nebenwirkungen und Zulassung ▶ Kap. 13)

Stimulanzien

- Medikation der 1. Wahl, bei Kindern und Jugendlichen zur Behandlung einer einfachen Aktivitäts- und Aufmerksamkeitsstörung zugelassen
- Der Wirkstoff **Methylphenidat** steht mittlerweile in verschiedenen Darreichungsformen zur Verfügung (Tab. 1.2).
- In Deutschland ist bislang kein Fertigarzneimittel mit dem Wirkstoff **Amphetamin** erhältlich; Amphetaminsaft oder -kapseln werden individuell in der Apotheke zubereitet
- **Vor Beginn der Medikation** mit Stimulanzien: – Wie bei allen Psychopharmaka: sorgfältige Abwägung und ausführliche Aufklärung (Indikation, Dauer, Wirkungseintritt und mögliche Nebenwirkungen) der Sorgeberech-

Tab. 1.2 Wirkdauer der verschiedenen Methylphenidat-Retardpräparate

Retardpräparat	Wirkdauer	Anteil schnell freisetzend:retardiert freisetzend
Medikinet retard	6–8 h	50:50
Equasym retard	6–8 h	30:70
Ritalin LA	8 h	50:50
Concerta	10–12 h	22:78 (1 h später kontinuierlich)

tigten und des Patienten – Schriftliches Einverständnis sorgeberechtigter Eltern – Blutuntersuchung, EKG und ausführliche Anamnese (körperliche Belastbarkeit, Vorhandensein von Müdigkeit/Erschöpfung oder Brustschmerzen sowie Herzerkrankungen des Patienten oder in der Familie) – Bei Hinweisen auf kardiales Risiko ist weitere diagnostische Abklärung indiziert

- Beginn der medikamentösen Therapie mit einem unretardierten Methylphenidat-Präparat zur besseren Abschätzung der Wirksamkeit und Verträglichkeit
- **Dosierung:** Aufdosierung stufenweise
- Zum Erreichen einer längeren, möglichst lückenlosen Wirkung empfiehlt sich im Verlauf die Umstellung auf ein retardiertes Präparat; ggf. ist dann niedrig dosiert (5–10 mg) ein unretardiertes Präparat für eine effektive Behandlung in den Morgenstunden notwendig
- Mit den Eltern sollte besprochen werden, auf das Auftreten möglicher Nebenwirkungen zu achten, um möglichst eine optimale, nebenwirkungsarme medikamentöse Unterstützung zu erzielen
- Zu den **Nebenwirkungen** zählen v. a. – Appetitminderung – Übelkeit – Bauchschmerzen (insbesondere bei jüngeren Kindern) – Kopfschmerzen – Schlafstörungen – Emotionale Labilität
- Häufig treten die Nebenwirkungen nur zu Beginn der Behandlung auf
- Die Nebenwirkungen sollten vom Therapeuten schriftlich dokumentiert werden

Atomoxetin (Strattera)

- Noradrenalinwiederaufnahmehemmer, Alternative zu Stimulanzien
- Anders als bei Stimulanzien Aufbau eines dauerhaften Wirkspiegels
- Das Medikament unterliegt nicht dem Betäubungsmittelgesetz
- Deutliche Effekte erst nach ca. 4 Wochen
- Zusätzliche positive Effekte wurden bei bestehenden komorbiden Störungen wie Depression, Angst- oder Tic-Störungen beobachtet
- Insbesondere kann es bei komorbiden Tic-Störungen zu einer Reduktion der Ausprägung kommen, ähnlich wie unter Methylphenidat-Präparaten; bei individuellen Patienten kann sich die Tic-Symptomatik unter beiden Medikationsformen jedoch auch verstärken (▶ Kap. 6).

Risperidon

- Atypisches Antipsychotikum
- Kann bei schweren Impulskontrollstörungen mit aggressiven Durchbrüchen (zusätzlich) hilfreich sein
- Zulassung von Risperidon nur bei Kindern und Jugendlichen ab dem Alter von 5 Jahren mit niedriger Intelligenz (Lernbehinderung) oder bei intellektueller Behinderung für diese Indikation für eine Behandlungsdauer von 6 Wochen
- Bei normal intelligenten Minderjährigen stellt die Verschreibung einen sog. **Off-label-Gebrauch** dar, d. h., dass dieses Medikament für die Altersgruppe und Indikation nicht zugelassen ist und der Arzt es im Rahmen seiner Therapiefreiheit im »individuellen Heilversuch« (§ 41 Arzneimittelgesetz) verordnen kann
- Beim »individuellen Heilversuch« liegt das Haftungsrisiko nicht beim Hersteller oder beim Arzt, sondern bei den einwilligenden Sorgeberechtigten

- **Vor Beginn der Medikation:** – Blutuntersuchung und EEG
- Im Gegensatz zur Anwendung bei psychotischen Störungen wird Risperidon bei der o. g. Indikation im **Niedrigdosisbereich** (ca. 0,25–2mg/Tag) eingesetzt
- Relativ häufig beschrieben sind v. a. zu Beginn der Behandlung folgende **Nebenwirkungen:**
- Müdigkeit – Schlaflosigkeit – Kopfschmerzen – Prolaktinanstieg – Starke Gewichtszunahme, die häufig im Verlauf den limitierenden Faktor für die medikamentöse Therapie darstellt

Weitere Maßnahmen und Hilfen

- Sollte tatsächlich im Verlauf eine Über- oder Unterforderung in der Schule Einfluss auf die Symptomatik haben, kann eine Veränderung der Schulsituation hilfreich sein
- Zur weiteren Unterstützung kann eine Hausaufgabenbetreuung dienen
- Ambulante Jugendhilfemaßnahmen nach SGB VIII/KJHG, z. B. Hilfen zur Erziehung wie etwa eine Sozialpädagogische Familienhilfe (SPFH), können dabei unterstützen, das Erlernte aus Elterntraining und kognitiver Verhaltenstherapie im Alltag umzusetzen
- Sollten schwierige Interaktionen in der Schule und Freizeit mit Gleichaltrigen das Hauptproblem sein, kann soziale Gruppenarbeit oder eine Heilpädagogische Tagesgruppe (HPT) die soziale Kompetenz des betroffenen Kindes stärken

Auszug aus der ärztlichen Stellungnahme nach § 35a

Max wurde aufgrund von oppositionellem Verhalten, Aufmerksamkeitsproblemen und traurigem Verhalten zunächst in unserer Institutsambulanz vorgestellt. Vor allem in der Schule hat Max massive Schwierigkeiten, er verweigert die Leistungen wie auch die Hausaufgaben oft. Sowohl das Schreiben wie auch das konzentrierte Arbeiten fallen ihm schwer. Integriert ist Max nicht, er hat keine Freunde. Die Auffälligkeiten bestehen bereits seit dem Kindergarten, sie sind in der Schulzeit noch evidenter geworden. Im ambulanten Kontext wurde die Diagnose einer hyperkinetischen Störung des Sozialverhaltens (F90.1) gestellt. Im Zuge der Behandlung zeigen sich neben der hyperkinetischen v. a. eine aufmerksamkeitsgestörte Symptomatik, außerdem Hinweise auf oppositionelles Verhalten sowie große Schwierigkeiten im sozialen Kontakt mit anderen Kindern. Die durchgeführte Testdiagnostik ergab unter Medikation eine durchschnittliche kognitive Begabung. Im Zuge der Elterngespräche stellte sich heraus, dass es massive Ehekonflikte zwischen beiden Elternteilen gibt, die zudem einen inkonsistenten Erziehungsstil aufweisen. Die Mutter war in den letzten Jahren nicht mehr in der Lage gewesen, die Kinder adäquat zu versorgen und den Tag zu strukturieren, da sie selbst depressiv ist.

Empfehlung

Da trotz kinder- und jugendpsychiatrischer Behandlung die Gefahr einer scheiternden sozialen Integration des Jungen besteht, empfehlen wir eine Kombination aus ambulanten und teilstationären Hilfen. Der ambulante Bereich ist v. a. wichtig, um das von Max im teilstationären Bereich Gelernte in den familiären Tagesablauf zu übertragen und eine angemessene Förderung zu gewährleisten. Max benötigt einen strukturierten Tagesablauf mit klaren

Regeln und Grenzen, in dem er pädagogische Führung erhält und ein emotional wertschätzendes und unterstützendes Klima kennenlernt. In der angemessenen sozialen Interaktion sowie der Integration in eine Gruppe Gleichaltriger bedarf Max der Unterstützung und Anleitung. Weiterhin ist der Aufbau von altersangemessenen Aktivitäten notwendig. Familiär ist erzieherische Beratung wichtig, um auch zu Hause ein verlässliches, wertschätzendes Erziehungssetting mit klaren Regeln und Grenzen zu schaffen.

Schema zur Erfassung der Teilhabebeeinträchtigung im Fall von Max ▶ Anhang A5.

Weiterführende Literatur

Barkley RA (2006) Attention deficit hyperactivity disorder: a handbook for diagnosis and treatment, 3rd edn. Guilford, New York

Deutsche Gesellschaft für Kinder- und Jugendpsychiatrie und Psychotherapie et al (Hrsg) (2007) Leitlinien zur Diagnostik und Therapie von psychischen Störungen im Säuglings-, Kindes- und Jugendalter, 3. Aufl. Deutscher Ärzte Verlag, Köln, S 239–254

Ludolph AG, Fegert JM (2006) Neue Zweifel an der Psychostimulanzien-Therapie der ADHS. Nervenheilkunde 25: 849–854

Rappley MD (2005) Attention deficit-hyperactivity disorder. N Engl J Med 352: 165–173

Taylor E, Döpfner M, Sergeant J et al (2004) Clinical guidelines for hyperkinetic disorder – first upgrade. Eur Child Adolesc Psychiatry 13(Suppl 1): I/7–I/30

1.2 Störungen des Sozialverhaltens

Paul L. Plener und Jörg M. Fegert

Tab. 1.3 Störungen des Sozialverhaltens – ICD-10

Erkrankung	ICD-10-Kodierung	Definition	Therapiestrategie
Hyperkinetische Störung des Sozialverhaltens	F90.1	Kombination einer hyperkinetischen Störung und einer SSV	Therapie der ADHS, begleitende pädagogische Unterstützung, Elterntraining, meist ambulant
Störung des Sozialverhaltens (SSV)		Muster dissozialen, aggressiven oder aufsässigen Verhaltens > 6 Monate Dauer	Ambulante Therapie, wenn keine Misshandlungsgefahr in der Familie und keine akute Überforderungssituation der Eltern. Elterntraining, kognitive Verhaltenstherapie, Problemlösetraining, Einbeziehung sozialer Dienste (Erziehungsberatung, Familienhilfe etc.)
Auf familiären Rahmen beschränkt	F91.0	Verhaltensauffälligkeiten im familiären Kontext	
Bei fehlenden sozialen Bindungen	F91.1	Verhaltensauffälligkeiten bei fehlender Einbindung in Peergroup	
Bei vorhandenen sozialen Bindungen	F91.2	Verhaltensauffälligkeiten bei guter Einbindung in (oft delinquente) Peergroup	
Mit oppositionellem Verhalten	F91.3	Aufsässiges Verhalten ohne schwere dissoziale Handlungen, meist gegen Erwachsene gerichtet	
Kombinierte SSV und der Emotionen			
SSV mit depressiver Störung	F92.0	Kombination einer SSV mit einer Depression	Behandlung der Depression, zusätzliche Therapie s. oben
Sonstige	F92.8	Kombination einer SSV mit einer anderen psychischen Erkrankung (Angst, Zwang, …)	Behandlung der komorbiden Störung, zusätzliche Therapie s. oben
Nicht näher bezeichnet	F92.9	Kombination einer SSV mit einer anderen psychischen Erkrankung	

Fallbeispiel

Der 14-jährige Patrick wird von seinen Eltern in der Ambulanz vorgestellt. Diese berichten, dass sie Patrick erzieherisch keinerlei Grenzen setzen könnten. Im häuslichen Kontext gebe es Probleme mit der Regeleinhaltung, Patrick komme und gehe, wann es ihm passe, in den letzten Monaten sei er vermehrt auch über Nacht ausgeblieben, ohne dass die Eltern gewusst hatten, wo er sich aufhielt. Die Eltern berichten zudem von mehrfachen Ladendiebstählen, unerlaubtem Fahren mit einem Mofa und zweimaliger Körperverletzung, die zu mehreren Anzeigen geführt hätten. Ein Gerichtsverfahren sei anhängig. Vor 3 Wochen sei seitens der Schule aufgrund von körperlicher Gewalt gegen andere Schüler ein verschärfter Schulverweis für die Dauer von 3 Wochen ausgesprochen worden, weshalb Patrick derzeit zu Hause sei und viel am Computer spiele. In der Vergangenheit habe Patrick häufiger die Schule geschwänzt, er sei von den Eltern gegenüber der Schule entschuldigt worden, um weitere Schwierigkeiten zu vermeiden. Patrick lässt den Therapeuten wissen, dass er auf die Vorstellung bei ihm »überhaupt keinen Bock« habe. Er verstehe nicht, wo das Problem liege. Er sei eben gerne mit seinen Freunden unterwegs, brauche auch keinen Schulabschluss, da er später ohnehin »irgendetwas mit Informatik« machen wolle, und dieser dafür nicht erheblich sei.

Epidemiologie

- Zahlen zur Häufigkeit von Störungen des Sozialverhaltens kommen v. a. aus den USA und Großbritannien, wobei es deutliche Geschlechtsunterschiede gibt
- Prävalenz Störungen des Sozialverhaltens (USA): bei Jungen 6–16%, bei Mädchen 2–9%
- Prävalenz: Störungen des Sozialverhaltens mit oppositionell aufsässigem Verhalten (USA): 2–16%
- Altersabhängige Aussagen aus Großbritannien: – Vorliegen einer Störung des Sozialverhaltens bei männlichen Kindern zwischen 5 und 10 Jahren bei knapp 7% – bei männlichen Jugendlichen zwischen 11 und 16 Jahren bei 8% – bei weiblichen Jugendlichen knapp 3% zwischen 5 und 10 Jahren, 5% zwischen 11 und 16 Jahren

Symptomatik und Klassifikation

- Die Diagnosen von Störungen des Sozialverhaltens sind generell ein heterogenes Konstrukt, das durch ein Muster dissozialen, aggressiven oder aufsässigen Verhaltens mit Verletzungen altersentsprechender sozialer Erwartungen charakterisiert wird (ICD-10)
- Sonderfall: Störung des Sozialverhaltens mit oppositionellem, aufsässigem Verhalten (F91.3), die sich häufiger bei jüngeren Kindern manifestiert
- Mehrere **Leitsymptome** sind vorhanden (► Leitsymptome)
- Generell wird eine Kombination mehrerer Symptome gefordert, um die Diagnose einer Störung des Sozialverhaltens zu begründen

Leitsymptome
Störung des Sozialverhaltens

- Deutliches Maß an Ungehorsam, Streiten oder Tyrannisieren
- Ungewöhnlich häufige oder schwere Wutausbrüche

▼

- Grausamkeit gegenüber anderen Menschen oder Tieren (evtl. auch unter Waffengebrauch)
- Erhebliche Destruktivität gegenüber Eigentum
- Zündeln
- Stehlen
- Häufiges Lügen
- Schuleschwänzen
- Weglaufen von zu Hause

Störung des Sozialverhaltens mit oppositionellem, aufsässigem Verhalten

- Aufsässiges, ungehorsames, feindseliges, provokatives und trotziges Verhalten
- Missachtung von Regeln
- Gezieltes Ärgern anderer
- Mehr gegen Erwachsene als gegen Gleichaltrige gerichtete Verhaltensauffälligkeiten

ICD-10 und DSM-IV

Einteilung nach ICD-10:

- Nach ICD-10 wird eine Kombination mehrerer Verhaltenssauffälligkeiten gefordert und ein Bestehen über einen Zeitraum von 6 Monaten
- Eine Kombination einer Störung des Sozialverhaltens mit anderen Komorbiditäten (s. unten) ist möglich
- Zur Unterscheidung verschiedener Formen: Berücksichtigung des familiären und sozialen Kontexts des Patienten: – nur innerhalb der Familie (F91.0) – mit fehlenden (F91.1) – mit vorhandenen sozialen (F91.2) Bindungen
- Darüber hinaus gibt es die Möglichkeit, das Alter zu Beginn der Symptomatik (vor oder nach dem 10. Lebensjahr) zu kodieren

Einteilung nach DSM-IV:

- Im DSM-IV findet sich eine ähnliche Einteilung, wobei hier die Unterscheidung des Alters eine wichtige Rolle spielt.
- **Conduct Disorder:** – Childhood-onset (312.81) – Adolescent-onset (312.82) – Unspecified onset (312.89)
- **Oppositional Defiant Disorder** (313.81): – Conduct Disorder plus 2. Diagnose (312.8, 312.9)

Ätiologie

Für die Entstehung einer Störung des Sozialverhaltens wird ein **multifaktorielles** Entstehungsmodell angenommen.

Umweltbedingungen

- Inkonsistenter Erziehungsstil mit harschen Strafen und/oder andererseits gewährender Haltung
- Dissoziale Peergroup
- Antisoziales Verhalten der Eltern
- Broken-home-Situation

Neurobiologische Bedingungen

- Es werden mehrere Einflüsse diskutiert, wobei ein Zusammenspiel mehrerer Faktoren im Austausch mit Umwelteinflüssen vielfach auch im Sinne eines epigenetischen Zusammenhangs (z. B. Zusammenspiel zwischen genetischen Polymorphismen und Lebensereignissen) angenommen wird
- Bei den Neurotransmittern wird v. a. ein Einfluss der Botenstoffe Serotonin, Dopamin, GABA, Acetylcholin, Glutamat und Noradrenalin beschrieben
- Bezüglich der neuronalen Aktivierung sind Abweichungen beschrieben – im limbischen System – im orbitofrontalen Kortex – in seltenen Fällen auch kortikale Läsionen

- Bei Menschen mit »*hot aggression*« wird eine verminderte Kontrollfähigkeit des orbitofrontalen Kortex bei gesteigerter Amygdalaaktivität angenommen

Komorbiditäten

Häufig ist die Kombination mit einer hyperkinetischen Störung (F90.1) und ggf. mit einer emotionalen Störung (z. B. Angst oder Depression F92.0 oder F92.8) gegeben. Bei Auftreten einer solchen Kombination müssen die Leitsymptome der emotionalen Störung ebenfalls erfüllt sein, um eine Kombinationsdiagnose rechtfertigen zu können.

Diagnostik

Zu Beginn der Diagnostik muss eine ausführliche **Anamneseerhebung** mit dem Kind/Jugendlichen und dessen Eltern stehen. Dabei empfiehlt es sich, sowohl zusammen als auch getrennt zu explorieren, da einerseits die Symptomatik von den Betroffenen nicht als beeinträchtigend erlebt wird oder eine Tendenz besteht, Auffälligkeiten zu verschweigen. Andererseits wollen Jugendliche vielfach nicht vor den Sorgeberechtigten über problematisches Verhalten berichten.

Punkte, die im Anamnesegespräch auf jeden Fall zu berücksichtigen sind

- Momentane Symptomatik (und deren Entwicklung)
- Störungsspezifische Entwicklungsgeschichte: – Familienanamnese – frühkindliche Entwicklung – pränatale und Geburtsanamnese (Alkohol, Drogen, Infektionen, Medikamente) – medizinische Vorgeschichte (Anfallsleiden, Unfälle) – körperlicher/sexueller Missbrauch – Adoptionen – Schullaufbahn – psychiatrische Komorbidität (HKS, Drogen, Depression, Angst, Suizidalität etc.)
- Mit dem Kind: – Familienbeziehungen – Peer-Beziehungen – Freizeitverhalten (Computerspiele) – Deliquenz – Substanzkonsum – sexuelle Entwicklung – Selbstbild
- Mit den Eltern: – Umgang mit Problemen und Stress – soziale Integration – Erziehungsmethoden – Umgang mit Aggression

Dabei empfiehlt es sich, bereits im ersten Gespräch nach Entstehungsbedingungen, Auslösern und alternativen Handlungsstrategien des problematisch erlebten Verhaltens zu fragen.

❓ Hilfreiche Fragen

An die Eltern:

- Beschreiben Sie bitte möglichst genau, mit welchem Verhalten es derzeit Schwierigkeiten gibt.
- Wann und wo tritt das Verhalten auf?
- Wie reagieren Sie darauf?
- Was für »Ausnahmen« (wenn das Kind sich anders als erwartet verhält und das problematisch erlebte Verhalten nicht auftrat) gab es und wodurch?
- Was kann Ihr Kind gut?
- Wann bzw. mit wem gibt es keinen Streit?

An das Kind:

- Warum denkst Du, dass Deine Eltern Dich zu mir gebracht haben?
- Was machen Deine Eltern (Lehrer, Mitschüler, Freunde etc.), wenn Du solche Dinge tust? Wie findest Du das dann?
- Tut es Dir manchmal anschließend leid?
- Hast Du es schon einmal geschafft, es (z. B. Schlagen, Stehlen, Weglaufen) nicht zu machen, obwohl Du es eigentlich wolltest? Was war da anders?

Fragebogenverfahren

- Zur Gewährleistung einer standardisierten Erfassung von Verhaltensauffälligkeiten in verschiedenen Kontexten: Standardfragebogen an Eltern, Lehrer und Kinder/Jugendliche, wie etwa der DISYPS-Bogen FBB-SSV (Fremdbeurteilungsbogen Störung des Sozialverhaltens, auch als SBB-SSV zur Selbstbeurteilung bei Jugendlichen möglich)
- Zur Beurteilung und v. a. zur Verlaufsbeobachtung aggressiver und hypermotorischer Verhaltensweisen (etwa im Rahmen einer medikamentösen Einstellung oder im stationären Bereich): Verwendung einer Skala, die das Auftreten und eine Beurteilung der Stärke des problematischen Verhaltens erlaubt, wie etwa der Connors-Bogen

Leistungsdiagnostik

- Am Beginn jeder Behandlung: standardisierte Leistungsdiagnostik (HAWIK-IV, PSB etc.), zur Erkennung von sowohl möglichen schulischen Über- als auch Unterforderungen, die zu aggressivem Verhalten führen können
- Auch in einer etwaigen Therapie muss Rücksicht auf den kognitiven Entwicklungs- und Leistungsstand des Patienten genommen werden
- Besonderes Augenmerk auf Diagnostik von Teilleistungs- (etwa einer Lese- und Rechtschreibstörung) und Sprachstörungen legen, die mit einer erhöhten Rate an Störungen des Sozialverhaltens einhergehen
- Auf eine eingehende projektive psychologische Diagnostik kann verzichtet werden

Labor- und sonstige Diagnostik

- Körperliche und neurologische Untersuchung empfohlen bei Verdacht auf somatische Auffälligkeiten, insbesondere wenn körperliche Misshandlungen oder Substanzkonsum im Raum stehen
- Ggf. Bestimmung von Schilddrüsenwerten bei impulsiv-aggressivem Verhalten
- Bei Verdacht auf Vorliegen einer hirnorganischen Ursache der Impulskontrollstörung: MRT zur weiteren Abklärung
- Bei Jugendlichen mit Störung des Sozialverhaltens empfiehlt sich ein Drogenscreening
- Apparative Diagnostik ohne anamnestische Hinweise ist entbehrlich

Differenzialdiagnostik

Als Differenzialdiagnosen bei Verhaltensauffälligkeiten und aggressivem Verhalten müssen die folgenden Störungsbilder beachtet werden. Kombinationen (etwa mit der hyperkinetischen Störung oder den affektiven Störungen) sind möglich, wobei hierbei jeweils die diagnostischen Kriterien beider Störungsbilder erfüllt sein müssen.

- Hyperkinetisches Syndrom (HKS/ADHS)
- Tiefgreifende Entwicklungsstörungen (Autismus etc.)
- Mentale Retardierung
- Psychosen (schizophrene und affektive)
- Affektive Störungen
  - bipolare Störung
  - unipolare Depression und Manie
- Angststörungen
  - generalisierte Angststörung
  - posttraumatische Belastungsstörung
- Persönlichkeitsstörungen (dissoziale, emotional-instabile)
- Organische Grunderkrankung
  - traumatische Hirnverletzungen, Stoffwechselstörung etc.

Therapie

- Von Belang für die Therapie ist insbesondere die Beschäftigung mit aggressivem Verhalten
- Hier soll auf das Konzept von »heißer« (RADI: Reaktiv, Affektiv, Defensiv, Impulsiv) und »kalter« Aggression (PIP: gePlant, Instrumentell, Proaktiv) hingewiesen werden, das als neurobiologisch fundiert und therapierelevant zu bezeichnen ist
- Am häufigsten im klinischen Alltag: die »heiße«, impulsive Form der Aggression; deshalb beziehen sich die hier angeführten Interventionen auf dieses Konzept

Wirkfaktoren für eine gelingende Therapie

- Interventionen, die gegen bekannte Risikofaktoren (mangelnde *social skills*, wenig Anteilnahme am Leben des Kindes, strenge, aber inkonsequente Disziplinierung in der Erziehung) gerichtet sind
- Interventionen, die Kind, Familie und Schule einbeziehen
- Frühe Intervention (vor Adoleszenz)
- Ausreichende Frequenz und Dauer

Setting

Die Intervention bei Störungen der Sozialverhaltens findet häufig im Schnittbereich zwischen Psychiatrie/Psychotherapie und Jugendhilfemaßnahmen (s. unten) statt, da neben einer Intervention beim Patienten (die neben einer psychiatrischen oder psychotherapeutischen auch pädagogische Konzepte einschließt) meistens auch eine Intervention im familiären Umfeld gefordert ist.

Psychotherapie

Setting

Zur psychiatrischen/psychotherapeutischen Behandlung stehen – abhängig von Schweregrad und Ausprägung der Störung des Sozialverhaltens – ambulante, teilstationäre oder vollstationäre Behandlungen zur Verfügung:

- Im ambulanten Setting stehen Elterntraining und die Einzelarbeit mit dem Patienten im Vordergrund
- Diese Komponenten können im teil- und vollstationären Setting noch durch Interventionen im Kontakt mit der Patientengruppe, pädagogische Maßnahmen und intensivere Familien- und Einzeltherapie ergänzt werden
- Indikationen für eine vollstationäre Behandlung: – Akute Eigen- oder Fremdgefährdung – Misserfolg der Behandlung bei intensiver Versorgung – Stationär behandlungsbedürftige psychiatrische Begleitstörung

Elternarbeit

- **Elterntrainings** gelten als die effektivste psychosoziale Intervention bei Störungen des Sozialverhaltens
- Ziel: Umstrukturierung maladaptiver Eltern-Kind-Interaktionen
- Mit didaktischen Anweisungen, Hausaufgaben und Verhaltensanalyse wird versucht, den Fokus auf prosoziale Ziele und weg von Verhaltensproblemen zu lenken
- Es gibt diverse Ansätze, die strukturell ähnlich sind und deren Effektivität gut validiert wurde

Vermittelte Inhalte:

- Reduktion der positiven Verstärkung disruptiver Verhaltensweisen

- Verstärkung prosozialen Verhaltens, v. a. durch elterliche Zuwendung
- Konsequenzen für disruptives Verhalten (Time-out, Token-Verlust, Verlust von Privilegien)
- Vorhersehbare Elternantwort, die in immer gleicher Weise möglichst sofort erfolgt

Diese Trainings sollen
- Strukturiert sein, aufgebaut auf einer Theorie sozialen Lernens
- Strategien zum Beziehungsaufbau beinhalten
- Mehrere Sitzungen umfassen (Optimum: 8–12)
- Den Eltern helfen, ihre Erziehungsziele zu identifizieren
- Rollenspiele und Hausaufgaben beinhalten
- Durch gut geschulte, supervidierte Trainer ausgeführt werden
- Sich an das vorgegebene Manual halten und alle angeführten Materialien verwenden

Es muss beachtet werden, dass
- Elterntrainingsprogramme durchaus relativ hohe Ansprüche an die Teilnehmenden stellen – Eltern müssen Prinzipien verstehen – Hausaufgaben machen – neue Strategien versuchen – zu regelmäßigen Sitzungen erscheinen
- Die Effekte auf das Sozialverhalten des Kindes können umso geringer ausfallen, je älter das Kind ist

Als Programm unter starker Einbeziehung des Familiensystems (und diverser anderer Systeme) mit erwiesener Effektivität sei hier zudem auf die *Multi-Systemic Familiy Therapy* (MSFT) nach Henggeller verwiesen.

Kognitiv-verhaltenstherapeutisches Skills-Training

Als Intervention, um mit Kindern und Jugendlichen zu arbeiten, bieten sich Methoden der **Verhaltenstherapie** an.

Soziales Kompetenztraining

- Den Betroffenen soll ein positives Erleben durch gelingende soziale Interaktion ermöglicht werden, das direkt belohnend wirkt
- Ansatzpunkte: – Kinder und Jugendliche mit einer Störung des Sozialverhaltens verfügen häufig über schlechte zwischenmenschliche Fertigkeiten (*social skills*) und über weniger Peer-Kontakte – Es besteht eine schwache Impulskontrollfähigkeit – Die Umwelt wird von Betroffenen häufig feindseliger wahrgenommen

Kognitive Interventionen

- Kinder und Jugendliche mit einer Störung des Sozialverhaltens zeigen häufig auch Defizite in kognitiven Prozessen, etwa – beim Finden (sozial akzeptabler) alternativer Problemlösungsstrategien, beim Voraussagen des Effekts eigener Handlungen – bei der Wahrnehmung von Gefühlen des Gegenübers
- Daran kann im Einzelsetting – immer begleitet durch einen pädagogischen Rahmen (entweder durch Stärkung der elterlichen Kompetenzen im Elterntraining oder durch geschultes Personal im (teil)stationären Bereich) – gearbeitet werden
- Die Wirksamkeit kognitiver Interventionen ist abhängig vom – Alter der Kinder (je älter, desto höher) – Vorliegen familiärer Risikofaktoren (je mehr, desto niedriger) – Erfahrungsstand des Therapeuten (je qualifizierter und erfahrener, desto besser)

Weitere Verfahren

- Tiefenpsychologisch fundierte oder psychoanalytische Therapie oder non-direktive Spielgruppen zur Behandlung der Störung des Sozialverhaltens: deutlich niedrigere Effektivität bzw. gänzliches Fehlen von entsprechenden Studien
- Gruppenprogramme mit aggressiven und dissozialen Jugendlichen bergen die Gefahr, die Symptomatik zu verschlechtern (Kontakt zu anderen aggressiven Peers, steigender Substanzabusus) und sollten daher nur unter stark kontrollierten Bedingungen durch erfahrene Trainer durchgeführt werden

Generell gilt, dass alle Interventionen, die einmalig, dramatisch und kurzfristig sind (etwa »Warnschuss-Arrest«, »Boot Camps«), als gänzlich ineffektiv einzuschätzen sind.

Pharmakotherapie (► Kap. 13)

Die psychopharmakologische Therapie sollte stets nur in Kombination mit einer psychotherapeutischen bzw. pädagogischen Hilfestellung erfolgen. Ziel einer solchen Intervention ist eine Reduktion impulsiv-aggressiver Verhaltensweisen durch eine verbesserte Impulskontrolle.

Medikamentenklassen, die bereits zur Behandlung aggressiven Verhaltens eingesetzt wurden

- Stimmungsstabilisierer
- Antidepressiva
- Antipsychotika
  - konventionelle/typische Antipsychotika (FGA)
  - atypische Antipsychotika (SGA)
- Lithium
- Stimulanzien
- α-adrenerge Substanzen
- β-Blocker

- Generell gibt es kein zugelassenes Medikament für die Behandlung einer Störung des Sozialverhaltens
- Die beste Evidenz besteht derzeit für die Behandlung durch **Stimulanzien** (bei begleitender hyperkinetischer Störung; Evidenzgrad II), für Risperidon (bei Impulskontrollstörungen bei unterdurchschnittlichem IQ; Evidenzgrad II) und für Valproinsäure (III)
- Es ist zu beachten, dass für die o. g. Indikationen in Deutschland eine Zulassung für Stimulanzien (wie etwa Methylphenidat) und für Risperidon besteht, jedoch nicht für Valproinsäure (welche u. a. in den USA häufiger verschrieben wird) (► Kap. 13)
- Für Methylphenidat gelten die üblichen Ratschläge zur **Dosierung** (► Kap. 1.1)
- Für Risperidon empfiehlt sich die Gabe von Dosierungen deutlich unter den Empfehlungen für eine antipsychotische Therapie; Beginn – gewichtsabhängig – mit 0,5 mg/Tag, nach entsprechender Dauer bei fehlender Wirkung: Aufdosieren
- Es ist auf die besonders belastende **Nebenwirkung** einer Gewichtszunahme zu achten
- Es sind frühzeitig gegensteuernde Maßnahmen (Ernährungsumstellung, sportliche Betätigung) einzuleiten
- Die Dosis sollte 3 mg/Tag nicht überschreiten, um das Risiko extrapyramidalmotorischer Nebenwirkungen geringer zu halten

Weitere Maßnahmen und Hilfen

Jugendhilfemaßnahmen

Eine früh beginnende Störung des Sozialverhaltens begründet eine seelische Behinderung gem. § 35a SGB VIII und damit den Anspruch auf Jugendhilfemaßnahmen.

Als mögliche Interventionen stehen die folgenden Maßnahmen zur Verfügung:

- Familienhilfe
- Erziehungsbeistandschaften
- Teilstationäre Jungendhilfemaßnahmen bei schwachen Schulleistungen, mangelnder Aufsicht und Steuerung, aber intakten Familienbeziehungen
- Vollzeitige außerfamiliäre Betreuung bei ausgeprägter Symptomatik oder bei chronischem Erziehungsversagen der Eltern

Auszug aus der ärztlichen Stellungnahme nach § 35a

Bei dem Patienten liegt eine ausgeprägte Störung des Sozialverhaltens vor. Zu Hause herrscht einerseits ein permissiver (Mutter) und andererseits ein inkonsequenter autoritärer Erziehungsstil (Vater). Der Vater wertet Patrick massiv ab. Die Eltern streiten andauernd, trotz mehrmaliger Elternberatung und Paartherapie. Mit dem Bruder streitet Patrick. Patrick selbst hat keine Struktur, ist verweigernd bis destruktiv im Verhalten und hält sich weiterhin nur sehr unzureichend an Regeln. Die vormals starke Impulsivität ist unter Medikation mit Risperidon gebessert. In der Freizeit spielt er nur am Computer, er hat keine Freunde (außer einigen wenigen dissozialen älteren Jugendlichen). In der Schule arbeitet er nicht ausreichend mit, und er schwänzt diese häufig.

Empfehlung

Aus kinder- und jugendpsychiatrischer Sicht empfehlen wir eine stationäre Jugendhilfemaßnahme. Patrick benötigt einen sehr gut strukturierten therapeutischen Rahmen, in dem er im weiteren Aufbau von sozialen Kompetenzen unterstützt wird und einen Rahmen mit klaren Regeln und Konsequenzen hat. Eine Einrichtung mit integrierter Schule ist aus unserer Sicht notwendig, um eine gute und reibungslose Kommunikation zwischen Wohnumfeld und Schule zu ermöglichen. Sollte diese Hilfe nicht zeitnah umzusetzen sein, empfehlen wir dringend die Unterstützung der Familie durch hochfrequente ambulante Hilfen. Um die bei uns erarbeiteten Fortschritte zu erhalten und zu verfestigen, sollte weiterhin mit der Familie in kleinen, gemeinsam erarbeiteten Schritten auf eine positive Veränderung der bisherigen intrafamiliären Interaktion hingearbeitet werden. Dabei werden konsequente Anleitung, Absprachen und Reflexionen benötigt, um ein konsequentes, aber positives Erziehungsverhalten zu erarbeiten. In diesem Rahmen sollte auch Patrick beim Aufbau von adäquatem Freizeitverhalten und der Integration in eine Gruppe Gleichaltriger unterstützt werden.

Schema zur Erfassung der Teilhabebeeinträchtigung im Fall von Patrick ▶ Anhang A5.

Weiterführende Literatur

AACAP (2007) Practice parameters for the assessment and treatment of children and adolescents with oppositional defiant disorder. J Am Acad Child Adolesc Psychiatry 46: 126–141

AACAP (1997) Practice parameter for the assessment and treatment of children and adolescents with conduct disorder. J Am Acad Child Adolesc Psychiatry 36(10S): 122S–139S

Connor DF (2004) Aggression and antisocial behavior in children and adolescents. Guilford, New York

Connor DF, Carlson GA, Chang KD, Daniolos PT, Ferziger R, Findling RL, Hutchinson JG et al; Stanford/Howard/AACAP Workgroup on Juvenile Impulsivity and Aggression (2006) Juvenile maladaptive aggression: a review of prevention, treatment, and service configuration and a proposed research agenda. J Clin Psychiatry 67: 808–820

NHS (2007) Parent-training/education programmes in the management of children with conduct disorders. NICE Technology Appraisal Guidance 102,

Schmidt MH, Brink A, Niemeyer J, Staudter C (2007) Störungen des Sozialverhaltens. In: Deutsche Gesellschaft für Kinder- und Jugendpsychiatrie, Psychosomatik und Psychotherapie. Leitlinien zu Diagnostik und Therapie von psychischen Störungen. Deutscher Ärzte Verlag, Köln, S 265–275

Siever LJ (2008) Neurobiology of aggression and violence. Am J Psychiatry 165: 429–442

Soller MV, Karnik NS, Steiner H (2006) Psychopharmacologic treatment in juvenile offenders. Child Adolesc Psychiatr Clin N Am 15: 477–499

Internalisierende Störungsbilder

2.1 Emotionale Störungen bei Kindern und Jugendlichen

Michael Kölch und Paul L. Plener

Tab. 2.1 Emotionale Störungen bei Kindern und Jugendlichen – ICD-10

Erkrankung	ICD-10-Kodierung	Definition	Therapiestrategie
Störung des Sozialverhaltens mit depressiver Störung	F92.0	Kombination von Symptomen einer Störung des Sozialverhaltens mit eindeutig depressiver Symptomatik	Kombinierte Behandlung Störung des Sozialverhaltens mit Verhaltensplänen, verhaltenstherapeutische Behandlung der Depression bzw. der Ängste mittels Konfrontation; ggf. Medikation (Antidepressiva bei Depression, Ängsten und Zwängen bzw. Antipsychotika zu Steigerung der Impulskontrolle)
Sonstige kombinierte Störung des Sozialverhaltens und der Emotionen	F92.8	Kombination von Symptomen einer Störung des Sozialverhaltens mit Angst, Zwängen, Phobien etc.	
Kombinierte Störung des Sozialverhaltens und der Emotionen, nicht näher bezeichnet	F92.9	Nicht näher bezeichnet	
Emotionale Störung mit Trennungsangst des Kindesalters	F93.0	Über das normale Maß hinausgehende Angst, sich von Bezugsperson zu trennen, Befürchtungen, den Eltern oder sich selbst könnte etwas Schlimmes zustoßen, Angst allein zu bleiben	Psychoedukation der Eltern über verstärkendes Verhalten, gestufte Verhaltenspläne mit Verstärkern für Trennungstoleranz, bei starker Angst ggf. antidepressive Medikation (*off-label*)

▼

Tab. 2.1 *Fortsetzung*

Erkrankung	ICD-10-Kodierung	Definition	Therapiestrategie
Phobische Störung des Kindesalters	F93.1	Entwicklungstypische Angst (Phobie), die überstark auftritt	Verhaltenstherapeutische Reizkonfrontation
Störung mit sozialer Ängstlichkeit des Kindesalters	F93.2	Furcht vor Fremden oder Gleichaltrigen, die deutlich stärker ausgeprägt ist, als es entwicklungsphysiologisch zu erwarten wäre	Gestufte Verhaltenspläne mit Verstärkung, Integration in soziale Kontexte (Vereine etc.)
Emotionale Störung mit Geschwisterrivalität	F93.3	Starke Ablehnung eines jüngeren Geschwisters mit Wut, emotionalen Symptomen wie Traurigkeit, u. ä. in engem Zusammenhang mit der Geburt eines Geschwisters	Psychoedukation
Sonstige emotionale Störungen des Kindesalters	F93.80	Intensive Ängste und Sorgen über verschiedene Bereiche über mindestens 6 Monate; Ängste können nicht kontrolliert werden und gehen mit emotionalen Symptomen wie Unruhe, Reizbarkeit, Schlafstörungen etc. einher	Angsttagebuch und Steigerung der Kontrolle über Gedanken mittels kognitiv-verhaltenstherapeutischer Methoden, Verhaltensmodifikation (Aktivität trotz Sorgen, Aufbau positiv besetzter Aktivitäten), ggf. antidepressive Medikation (*off-label*)
Emotionale Störung des Kindesalters, nicht näher bezeichnet	F93.9	Nicht näher bezeichnet	

Fallbeispiel

Die 8-jährige Julia verweigert den Schulbesuch seit 2 Monaten vor dem Zeitpunkt der stationären Aufnahme. Es finden vor der stationären Aufnahme mehrere ambulante Behandlungsversuche statt, eine Psychotherapie wird begonnen, die auch einen Vertrag zum Schulbesuch beinhaltet, jedoch ohne Erfolg. Insgesamt zeigt sich eine progrediente Symptomatik seit 2½ Jahren. In der Vorgeschichte war Julia häufig krank,

▼

und dadurch kam es zu unregelmäßigem Schulbesuch. Die Mutter holte sie immer wieder wegen Bauchschmerzen von der Schule ab. Julia schläft bei ihren Eltern im Bett und bleibt nicht alleine zu Hause. Sie übernachtet auch nicht bei Freundinnen oder den Großeltern. Sie äußert große Sorge, ihren Eltern, insbesondere ihrer Mutter könnte etwas passieren (Autounfall, Tod, Krankheit etc.). Dies gilt auch während des Schulbesuchs, sie bekommt dann Kopf- und Bauschmerzen. Die dominierende Sorge ist, so lässt sich in der Diagnostik klären, dass ihr nahe stehenden Personen etwas zustoßen könnte, und die Angst vor Krankheit und Tod. Auf Station weint Julia anfangs stark und ist deutlich unglücklich.

Familienanamnese

- Mutter überprotektiv, versucht Tochter vor allem zu schützen, nimmt ihr alles ab
- Vater leidet unter Klaustrophobie
- In der weiteren Verwandtschaft mehrere Suizide – Häufungen von Krankheit in der Familie: Mutter 1996 und 2008 OP, Großmutter mütterlicherseits Basiliaraneurysma
- 2007 Abtreibung eines an Trisomie 18 erkrankten männlichen Kindes

Behandlung

- Ambulant mehrere Vorbehandlungsversuche, Beginn einer Psychotherapie, Vertrag zum Schulbesuch: → ohne Erfolg
- 2½ Monate Behandlung auf der Kinderstation: → Symptomremission, stabiler Schulbesuch, Kontakt zu Gleichaltrigen, übernachtet außer Haus, schläft im eigenen Bett; weiterhin teilweise Schwierigkeiten im Sozialkontakt (häufig dominant und altklug)

Epidemiologie

- Die in dieser Kategorie zusammengefassten Störungen sind sehr heterogen, zudem haben die Störungen eine starke Nähe zu »normalem« Verhalten; daher treten die emotionalen Störungen im Kindes- und Jugendalter häufiger auf
- Es ist zwischen Inzidenz, also dem erstmaligen Auftreten der Störung, und Prävalenz, also dem dauerhaften Auftreten der Störung, zu unterscheiden
- Die Inzidenz für diese Störungen ist als hoch anzunehmen
- Die Prävalenz dürfte über einen größeren Zeitraum beobachtet eher geringer sein, da viele der Störungen transient sind und zudem auch gut behandelbar

Symptomatik und Klassifikation

Emotionale Störung mit Trennungsangst

- Typische Symptome: Vermeidung der Trennung von der oder den primären Bezugspersonen, deshalb z. B. kein Schulbesuch (► Für die Praxis relevante, wenn auch nicht der ICD-10 entsprechende Einteilung zur Differenzialdiagnose bei einem Kind, das nicht in die Schule geht)
- Dies kann z. B. zum Ausdruck kommen durch – Weinen, Jammern, aber auch aggressives Verhalten, sollte die Trennungssituation erzwungen werden oder – Drohungen sich umzubringen, wenn die Eltern weggehen
- Viele der Kinder schlafen z. B. auch nachts im Bett der Eltern (**Cave:** bei Exploration nie vergessen zu fragen!)
- Häufiger treten auch somatische Symptome wie Bauchschmerzen (meist wenig lokalisierbar), andere Schmerzen etc. hinzu

Für die Praxis relevante, wenn auch nicht der ICD-10 entsprechende Einteilung zur Differenzialdiagnose bei einem Kind, das nicht in die Schule geht

- **Schulangst:** Hier besteht eine Angst vor den Leistungsanforderungen in der Schule, nicht gut genug zu sein, etwas nicht zu können. Die Angst muss inadäquat zum möglichen Leistungsniveau sein (**Cave:** Leistungsdiagnostik), die Symptomatik entspricht letztlich der einer sozialen Phobie mit Ängsten, an die Tafel gehen zu müssen, aufgerufen zu werden, in Testsituationen Leistungen zu erbringen
- **Schulphobie:** Emotionale Störung mit Trennungsangst
- **Schulverweigerung:** Dissoziales Verhalten, das in der Verweigerung der Schule symptomatisch ist. Andere Aktivitäten sind attraktiver (lerntheoretisch verstärkend), und die Schule wird nicht aufgesucht; s. unten: Störung des Sozialverhaltens
- **Cave:** Dennoch Leistungsdiagnostik zum Ausschluss von Über- bzw. Unterforderung

❯ Allen Störungen gemein ist aus verhaltenstherapeutischer Sicht, dass sie bei fehlender Behandlung eine hohe Neigung zur Chronifizierung besitzen, da sie sich sehr stark selbst verstärken.

- Immer ist bei Vorliegen einer entsprechenden Symptomatik abzuwägen, ob die Störung nicht für eine depressive Störung hinreichend ist

Phobische Störung des Kindesalters

- Die Symptomatik wird davon bestimmt, dass alterstypische Ängste stärker oder länger auftreten, als dies normalerweise der Fall ist
- Wichtiges Kriterium: Entwicklungsspezifität der Ängste
- Unter dieser Kategorie könnte also z. B. eine Angst vor Dunkelheit, die überstark ausgeprägt ist und dazu führt, dass das Kind nicht mehr einschläft, klassifiziert werden

❯ Ängste, die in ihrer Symptomatik nicht normal für die Entwicklung von Kindern sind, etwa eine Angst, die einer Agoraphobie ähnelt, sollten auch unter den entsprechenden Störungen klassifiziert werden (F4) (▶ Kap. 2.2).

Störung mit sozialer Ängstlichkeit des Kindesalters

- Leitsymptome: Misstrauen gegenüber Personen, die dem Kind nicht bekannt sind, über das normale Maß hinaus, Ängste und Unwohlsein in außerfamiliären Umgebungen oder Kontexten
- Die Ängste müssen besonders stark ausgeprägt sein und das Kind in seinen normalen Funktionen behindern (etwa kein Besuch bei Freunden etc.)
- Die Symptome müssen im frühen Kindesalter auftreten

Kombinierte Störung des Sozialverhaltens und der Emotionen (F92)

- Leitsymptome: Kombination von anhaltendem aggressivem, dissozialem oder aufsässigem Verhalten mit eindeutigen Symptomen von Depression, Angst oder anderen emotionalen Störungen
- Dabei müssen sowohl die Kriterien für Störungen des Sozialverhaltens im Kindesalter (F91) als auch für emotionale Störungen des Kindesalters (F93) oder für eine Störung aus der Kategorie F4 oder eine affektive Störung (F30–F39) erfüllt werden

Störung des Sozialverhaltens mit depressiver Störung

- Die Symptomatik dieser Störung erklärt sich aus ihrem Namen
- Zu beachten: depressive Symptome treten häufig in der Kombination mit gestörtem Sozialverhalten auf bzw. können gereizte Stimmung, Konsum von Alkohol und Drogen auch Symptom oder Folge einer depressiven Stimmung sein (▶ Kap. 1.2 und ▶ Kap. 9).

Sonstige kombinierte Störung des Sozialverhaltens und der Emotionen (F92.8)

- Bei dieser Störung soll eine Kombination einer Störung des Sozialverhaltens (F91) mit andauernden und deutlichen emotionalen Symptomen wie Angst, Zwangsgedanken oder Zwangshandlungen, Depersonalisation oder Derealisation, Phobien oder Hypochondrie vorliegen

ICD-10 und DSM-IV

- Anders als die affektiven Störungen, die nach ICD-10 unter F3 klassifiziert werden, stellen sich die emotionalen Störungen in der depressiven Symptomatik weniger schwer ausgeprägt dar.; auch die Angstsymptomatik ist oftmals nicht dermaßen stark wie bei einer Angststörung nach F4; allerdings können sie in der Auswirkung der Symptomatik auf das Funktionsniveau ebenso schwer sein wie affektive Störungen
- Typisch für die emotionalen Störungen im Kindes- und Jugendalter ist, dass sie häufig sehr stark reaktiv bedingt sind und **alterstypische Symptommuster** zeigen (▶ Beispiel: Störung mit Trennungsangst)
- In der alterstypischen Ausprägung liegt auch die Begründung für diese gesonderte Kategorie in der ICD-10
- Das DSM-IV kennt diese Kategorie nicht
- Die Symptomatik formt alterstypische Verhaltensweisen von Kindern aus, wie Trennungsängste, Ängste vor spezifischen Situationen, und erreicht ein pathologisches Niveau
- Ähnlich wie manche Ängste können sie alterstypisches Verhalten oder Empfinden in einer übersteigerten Form als Symptomatik zum Inhalt haben
- Gemeinsam ist den Störungen, dass sie erstmals im frühen Kindesalter auftreten sollten
- Postuliert wird, dass diese Störungen im späteren Lebensalter weniger häufig zu Störungen führen, und eventuell die störungsbedingenden Mechanismen andere sein sollen als im Erwachsenenalter; ob dies wirklich so ist, wird erst weitere Forschung klären
- Gerade bei Angststörungen gibt es durchaus auch Befunde, dass diese im Erwachsenenalter persistieren können
- Auch wird abzuwarten sein, wie dieser Störungskomplex in der ICD-11 modifiziert werden wird

Beispiel: Störung mit Trennungsangst

Die Angst, sich von den Eltern zu trennen, ist hier das zugrunde liegende Hauptsymptom. Zu einer gewissen Zeit im Leben eines Kindes ist diese Furcht, sich von den Eltern zu trennen, physiologisch. Erst sowohl das unzeitgemäße Auftreten, etwa bei einem Schulkind, als auch die Stärke und die daraus folgende Funktionseinschränkung, also etwa das Vermeiden des Schulbesuchs aufgrund dieser Angst, macht die Symptomatik zu einer psychischen Störung, die Behandlung erfordert.

Ätiologie

Bezüglich der emotionalen Störungen bei Kindern und Jugendlichen gibt es kein einheitliches ätiologisches Modell.

- Für die kombinierte Störung des Sozialverhaltens gelten die ätiologischen Faktoren wie in ▶ Kap. 1.2 beschrieben
- Die emotionalen Störungsanteile können eine Folge des sozialgestörten Verhaltens sein (negative Rückmeldungen aus der Umgebung, soziale Isolierung auf Grund des Verhaltens etc.)
- Bezüglich der Ängstlichkeit im Kindes- und Jugendalter zeigt sich häufig ein familiäres Muster mit Ängstlichkeit und Vermeidung
- Auch einschneidende Lebensereignisse wie Trennung der Eltern, schwere Erkrankung des Kindes oder der Eltern können eine solche Störung auslösen

Komorbiditäten

Viele der emotionalen Störungen sind **kombinierte** Störungen, d. h., es treten andere Störungen zusätzlich auf; diesem Umstand hat die ICD-10 Rechnung getragen, indem bereits kombinierte Störungsdiagnosen vorgesehen sind (◘ Tab. 2.1).

Diagnostik

- Bezüglich der Komponente »Störung des Sozialverhaltens« sollten die dort beschriebenen anamnestischen Fragen und Fragebogenverfahren (z. B. FBB-SSV, ▶ Kap. 1.2) zur Anwendung kommen
- Bezüglich der ängstlichen Komponente der Störung sollten entsprechende Fragebogenverfahren (▶ Kap. 2.2) verwendet werden
- Typisch kann sein, dass die Kinder nicht die Cut-off-Werte erreichen (ansonsten wäre die betreffende Störung unter F91 oder F4 zu kodieren), aber dennoch klinisch relevante Werte

❓ Hilfreiche Fragen bei emotionalen Störungen

An die Eltern:

- Schläft Ihr Kind bei Ihnen im Bett?
- Können Sie gut alleine ohne Ihr Kind etwas unternehmen?
- Ist Ihr Kind gern in den Kindergarten gegangen, oder gab es eine Zeit, in der dies dem Kind schwerfiel und es lieber zuhause bleiben wollte?
- Äußert Ihr Kind Befürchtungen, dass Ihnen etwas passieren könnte?
- Wovor haben Sie als Eltern Angst?
- Machen Sie sich über etwas Sorgen?

An das Kind:

- Gehst Du gern zur Schule?
- Hast Du Angst, dass der Mama oder dem Papa etwas passieren könnte, wenn Du in der Schule bist?
- Wovor fürchtest Du dich, wenn Du alleine im Bett liegst?
- Ist es schwierig für Dich, vor der Klasse an die Tafel gerufen zu werden?
- Hast Du Angst, dass die anderen Dich auslachen, wenn Du in der Schule aufgerufen wirst?

Therapie

Psychotherapie

Die Behandlung der Störungen aus der Kategorie F93 gelingt in der Regel gut, schwerer sind die kombinierten Störungen mit Störung des Sozialverhaltens (s. oben) zu therapieren

- Der Behandlungsplan sollte, wie meist, gestuft sein
- Ambulante Behandlung sollte vor teilstationärer oder stationärer Behandlung versucht werden
- Für alle Störungen bietet sich ein verhaltenstherapeutisches Vorgehen an, bei dem die auslösenden Faktoren analysiert und die die Störung

aufrechterhaltenden Bedingungen modifiziert werden müssen
- Für die Behandlung besonders gut geeignet – entsprechend dem jungen Alter der Patienten: Verstärkerpläne

Die alleinige Psychotherapie bei einem Kind mit diesen Störungen wird nie erfolgreich sein. Deshalb sind die **Einbeziehung der Eltern** in die Psychotherapie des Kindes und die **Verstärkerpläne** unabdingbar.

- Im ersten Schritt: ambulante Beratung und Psychoedukation der Eltern über störungsaufrechterhaltendes Verhalten (z. B. Zulassen von Schlafen des Kindes im elterlichen Bett, Krankschreibungen bei »Bauchschmerzen«, Zuwendung bei Klagen oder Ängstlichkeit des Kindes)
- Dann: zusammen mit Kind und Eltern Erarbeiten eines Verhaltensplans, der abgestuft Verstärker einsetzt

Emotionale Störung mit Trennungsangst
- Abgestuftes Vorgehen etwa bei Schlafen im elterlichen Bett, eher rasches Vorgehen bei Schulvermeidung

Beispiel eines Verstärkerplans bei einer stationären Patientin mit Trennungsangst:
1. Besuch 1 Stunde begleitet, wenn Besuch und Trennung gut verlaufen (d. h. kein Unter-Druck-Setzen, langes Weinen, Schreien, Anklammern)
2. Besuch 1 Stunde begleitet
3. Wenn begleiteter Besuch gut verläuft, 1 Stunde unbegleiteter Besuch
4. 2 Stunden Besuch unbegleitet
5. Volle Besuchszeit
6. Einmal Tagesurlaub
7. Zweimal Tagesurlaub
8. Wochenendurlaub

Geht das Kind schon längere Zeit nicht mehr zur Schule, nicht zu lange mit einer stationären Behandlung warten! Dies ist den Eltern als Teil des angstaufrechterhaltenden Systems schwer zu vermitteln, aber wegen der durch längerfristige Schulvermeidung entstehenden Probleme nur so zu rechtfertigen.

- Wenn Schulen Schulversäumnisklagen tätigen (Unterschiede im Landesrecht), so führt dies zu einer Beschleunigung der Behandlung und kann Chronifizierungen vermeiden helfen
- Permissives Verhalten vonseiten der Schule und von Ärzten (Krankschreibungen) ist kontraproduktiv

Oftmals ist eine Unterbringung nach § 1631b BGB nicht zu umgehen, wenn diese auch oft nur von kurzer Dauer sein muss. In seltenen Fällen fehlt bei den Eltern das Verständnis der Störung in so hohem Maße, dass auch Maßnahmen nach § 1666 zu erwägen sind.

- Oftmals ist bereits der Schritt einer Trennung von zu Hause mit der Aufnahme auf Station der erste große therapeutische Erfolg, und die Symptomatik mildert sich in den ersten Wochen der Behandlung schnell ab
- Schulbesuche von Station aus auch in der Heimatschule sind sinnvoll, um die Transmission der therapeutischen Erfolge in den Alltag zu gewährleisten
- Auch die Einbindung in ein soziales Netz (Freitzeitaktivitäten, Peergroup etc.) ist bei diesen Kindern, die sich bisher eher auf die Familie konzentriert haben, sinnvoll und therapeutisch wichtig

Nach einer stationären Behandlung immer engmaschig kontrollieren, ob das Kind zur Schule geht, und Wiederaufnahmekriterien vereinbaren (z. B. 2 Fehltage hintereinander).

Kombinierte Störung des Sozialverhaltens mit depressiver Störung

- Es ist angezeigt, die depressive Störung und das sozialgestörte Verhalten gleichzeitig zu behandeln
- Hinsichtlich beider Störungsanteile (depressive Symptomatik und Störung des Sozialverhaltens) sind die Therapieinterventionen analog zu denen bei den jeweiligen Störungen (s. oben und ▶ Kap. 9)

Es ist wichtig, die Verbindung zwischen dem sozialgestörten Verhalten und der depressiven Symptomatik zu eruieren und auch dem Patienten eventuell Zusammenhänge transparent zu machen.

Pharmakotherapie (▶ Kap. 13)

- Eine medikamentöse Behandlung der Depression kann notwendig werden
- Auch bei starken Angststörungen kann eine medikamentöse Unterstützung notwendig sein, insbesondere wenn es sich um bereits chronische Störungen handelt (▶ Kap. 9)

Weitere Maßnahmen und Hilfen

- Bei schweren und chronifizierten Störungen kann über die kinder- und jugendpsychiatrische und/oder psychotherapeutische Behandlung hinaus eine Maßnahme der **Jugendhilfe** erforderlich sein
- Sozialpädagogische Familienhilfen können z. B. über einen Zeitraum begrenzt helfen, dass Familien nicht wieder in alte, angstverstärkende Mechanismen zurückfallen
- Einzelfallhelfer können die soziale Integration des Kindes in der Realität unterstützen und damit den Therapieerfolg festigen
- In schweren Fällen bei denen die Eltern eine Veränderung des störungsauslösenden Umfelds garantieren können, kann im Einzelfall eine stationäre Jugendhilfemaßnahme notwendig werden

Auszug aus der ärztlichen Stellungnahme nach § 35a

Die Eltern selbst befinden sich in einer ständigen Anspannung, da sie die Aufmerksamkeit meist fokussiert auf die Störung der Tochter richten. Im stationären Setting konnte beobachtet werden, dass Julia unter Defiziten hinsichtlich ihrer sozialen Kompetenzen leidet und es ihr damit auch an Fähigkeiten mangelt, adäquat Kontakt aufzunehmen und Freundschaften zu schließen sowie Konflikte zu bewältigen.

Empfehlung

Aus kinder- und jugendpsychiatrischer Sicht sehen wir Unterstützungsbedarf für das häusliche Umfeld. Beide Eltern benötigen Unterstützung in der Weiterentwicklung ihrer Erziehungskompetenzen, um für Julia ein verlässliches Umfeld zu schaffen, in dem sie die in der Klinik erarbeiteten Fortschritte weiter verfestigen und ausbauen kann. Die während der stationären Therapie beobachtete Unsicherheit der Eltern im Umgang mit der Tochter konnte zwar reduziert werden, ist jedoch weiter vorhanden. Insbesondere die Mutter verfällt leicht in die angstaufrechterhaltende Schonhaltung ihrer Tochter gegenüber. Hier ist eine Stützung der Eltern in Alltagssituationen notwendig, damit nicht wieder die Aufmerksamkeit auf mögliche Erkrankungen der Tochter gerichtet wird, sondern familiäre Aktivitäten stattfinden. Julia sollte zudem bei der adäquaten Integration in einer Gruppe Gleichaltriger, dem weiteren Aufbau und Anwenden von sozialen Kompetenzen sowie Konfliktbewältigungsstrategien unterstützt und angeleitet werden.

Dies könnte aus unserer Sicht beispielsweise eine sozialpädagogische Familienhilfe leisten.

Schema zur Erfassung der Teilhabebeeinträchtigung im Fall von Julia ▶ Anhang A5.

Weiterführende Literatur

Petermann F, Petermann U (2008) Training mit aggressiven Kindern, 12. Aufl. Psychologie Verlags Union, Weinheim

Petermann U, Petermann F (2006) Training mit sozial unsicheren Kindern, 9. Aufl. Beltz/Psychologie Verlags Union, Weinheim

Petermann U, Petermann F (2008) Aggressiv-oppositionelles Verhalten. In: Petermann F (Hrsg) Lehrbuch der Klinischen Kinderpsychologie, 6. Aufl. Hogrefe, Göttingen, S 295–310

Suhr-Dachs L, Petermann U (2008) Trennungsangst. In: Petermann F (Hrsg) Lehrbuch der Klinischen Kinderpsychologie, 6. Aufl. Hogrefe, Göttingen, S 343–358

2.2 Angststörungen und phobische Störungen im Kindes- und Jugendalter

Laura Weninger, Judith Nestler und Ulrike Schulze

Tab. 2.2 Angststörungen und phobische Störungen im Kindes- und Jugendalter – ICD-10

Erkrankung	ICD-10-Kodierung	Definition	Therapie-strategie
Panikstörung	F41.0	Auftreten wiederkehrender, ausgeprägter Angstattacken, die sich nicht auf eine spezifische Situation oder besondere Umstände beschränken, nicht vorhersehbar sind und deshalb zu Erwartungsangst führen können	Kognitive Verhaltens-therapie und ggf. Pharma-kotherapie
Generalisierte Angststörung	F41.1	Frei flottierende, anhaltende Angst mit vielfältigen, insbesondere vegetativen Symptomen	
Angst und depressive Störung, gemischt	F41.2	Gleichzeitiges Bestehen von Angst und Depression, ohne dass eine der beiden Störungen überwiegt. Die Symptome erfüllen nicht die Kriterien einer Angst- oder depressiven Störung	
Sonstige gemischte Angststörungen	F41.3	Gleichzeitiges Bestehen von generalisierter Angststörung und Merkmalen einer neurotischen, Belastungs- oder somatoformen Störung (F42-F48), deren Kriterien jedoch nicht vollständig erfüllt sind	
Emotionale Störung mit Trennungsangst des Kindesalters	F93.0	Angst vor der Trennung von wichtigen Bezugspersonen, die erstmals während der ersten Lebensjahre auftritt und durch außergewöhnlichen Schweregrad sowie abnorme Dauer zu einer Beeinträchtigung sozialer Funktionen führt (► Kap. 2.1)	
Agoraphobie	F40.0	Hauptmerkmal ist die Angst, sich an Orten oder in Situationen zu befinden, von denen aus ein Rückzug an einen sicheren Platz, i. Allg. nach Hause, schwierig oder peinlich ist. Die Angst tritt in mindestens 2 der folgenden umschriebenen Situationen auf: In Menschenmengen, auf öffentlichen Plätzen, bei Reisen mit weiter Entfernung von zu Hause oder bei Reisen alleine. Die Vermeidung der phobischen Situation ist wesentlich	

▼

Tab. 2.2 *Fortsetzung*

Erkrankung	ICD-10-Kodierung	Definition	Therapie-strategie
Soziale Phobien	F40.1	Diese Störungen zentrieren sich um die Furcht vor prüfender Betrachtung durch andere Menschen in verhältnismäßig kleinen Gruppen (nicht dagegen in Menschenmengen). Die Angst ist auf bestimmte soziale Situationen beschränkt oder überwiegt in solchen Situationen. Die phobischen Situationen werden vermieden	
Spezifische Phobien	F40.2	Die Angst bezieht sich isoliert auf bestimmte Objekte oder spezifische Situationen. Diese Objekte oder Situationen werden vermieden. Spezifische Phobien entstehen gewöhnlich in der Kindheit oder im frühen Erwachsenenalter und können unbehandelt jahrzehntelang bestehen	
Phobische Störung des Kindesalters	F93.1	Abnorm gesteigerte Furcht vor alterstypisch angstbesetzten Objekten oder Situationen. Der Beginn liegt in der entwicklungsangemessenen Altersstufe. Ausgeprägtes Vermeidungsverhalten gegenüber solchen Objekten oder Situationen. Die Angst ist nicht Teil einer generalisierten Störung (▶ Kap. 2.1)	
Störung mit sozialer Ängstlichkeit des Kindesalters	F93.2	Kinder mit dieser Störung zeigen eine durchgängige oder wiederkehrende altersunangemessene Furcht vor Fremden oder meiden diese. Dieses Verhalten führt zu einer bedeutsamen sozialen Beeinträchtigung. Die Störung beginnt vor dem 6. Lebensjahr und ist nicht Teil einer generalisierten Störung (▶ Kap. 2.1)	
Generalisierte Angststörung des Kindesalters	F93.80	Intensive Ängste und Sorgen (ängstliche Erwartung) mit vegetativen Symptomen. Diese beziehen sich auf verschiedene Lebensbereiche und können nur schwer kontrolliert werden. Sie treten nicht in einzelnen paroxysmalen Situationen auf (▶ Kap. 2.1)	

Fallbeispiel

Der 15-jährige Daniel wird uns im Zuge eines Unterbringungsverfahrens mit Beschluss nach § 1661b zunächst zur Behandlung von 6 Wochen über die Sachverständige zugewiesen. Die Eltern berichten, dass Daniel unter massiver »Schulangst« leide: Seit einem dreiviertel Jahr sei er nur 5 Tage in der Schule gewesen. Bevor Daniel in die Schule gehe, äußere er Kopf- und Bauchschmerzen, erbreche manchmal, verweigere dann – teils auch sehr aggressiv, den Schulbesuch und bleibe zu Hause. Daniel übernachte zudem nicht woanders und verlasse nur ungern ohne seine Eltern das Haus, dies sei schon in seiner Kindheit so gewesen. Die Eltern berichten, dass es aufgrund der Schulverweigerung zu Hause in den letzten Monaten massive Auseinandersetzungen gegeben habe. Die Eltern seien verzweifelt gewesen, sodass es teils sogar zu Handgreiflichkeiten oder extremen Strafen gekommen sei, die jedoch Daniel wiederum untergraben habe. Er habe auch Probleme beim Einkaufen, traue sich nicht, Verkäuferinnen anzusprechen oder anderen Menschen ins Gesicht zu blicken. Bevor er eine Fahrkarte kaufe, gehe er lieber zu Fuß. Müsse er jemanden ansprechen, so schwitze er, werde rot und finge an zu stottern.

Aktuell besuche Daniel eigentlich die 9. Klasse einer Realschule. Er sei aufgrund seiner Symptomatik bereits vor eineinhalb Jahren 3 Monate stationär kinder- und jugendpsychiatrisch behandelt worden. Anschließend sei er ca. ein dreiviertel Jahr in die Realschule gegangen, es habe zudem verschiedene ambulante therapeutische Angebote gegeben, die Daniel jedoch immer wieder abgebrochen habe. Auf Anraten der letzten ambulanten Therapeutin hätten die Eltern, auch angesichts der massiven Fehlzeiten und Beschwerden der Schule, nun das Gericht und auch das Jugendamt informiert. Daniel habe jedoch das Gespräch mit dem Richter und dem Jugendamt verweigert und sein Zimmer nicht verlassen, sodass der o. g. Beschluss in Kraft getreten sei.

Epidemiologie

- Angststörungen gehören zu den am häufigsten vorkommenden psychischen Erkrankungen im Kindes- und Jugendalter
- Prävalenz: 6–20% bei Kindern und Jugendlichen
- Mädchen sind häufiger betroffen als Jungen, v. a. bei Phobien, Panikstörung, Agoraphobie und Trennungsängstlichkeit
- Der Erkrankungsbeginn variiert, Panikstörungen treten z. B. meist eher im Jugendalter auf, Trennungsangststörungen eher im Kindesalter
- Bezüglich des Verlaufs herrscht Uneinigkeit: – Viele Angsterkrankungen remittieren zunächst, im Anschluss entstehen jedoch häufig neue Ängste, im Jugendalter können auch depressive Symptome oder Substanzabusus auftreten – Schwere Ängste persistieren oft; sie können dazu führen, dass betroffene Kinder hinter ihren sozialen und schulischen Ansprüchen zurückbleiben, weniger Problemlösekompetenz und einen geringen Selbstwert ausbilden
- Früherkennung und effektive Behandlung reduzieren die spätere Beein-

trächtigung und Chronifizierung ins Erwachsenenalter
- Ängste und Sorgen sind **auch bei gesunden Kindern** entwicklungsgemäß und müssen von einer behandlungsbedürftigen Störung unterschieden werden
- Entwicklungsgemäß typische Ängste können sein: – Kleinkinder: laute Geräusche, Erschrecken, Fremde – Kinder: Monster, Dunkelheit, Trennungsangst – Schulkinder: Verletzungen, Naturkatastrophen – Ältere Schulkinder, Jugendliche: Schulleistung, soziale Ängste, Gesundheit
- Ängste gelten erst dann als pathologisch, wenn sie länger bestehen bleiben und zu einer Funktionsbeeinträchtigung des Kindes führen

Symptomatik und Klassifikation

Klinisches Bild angsterkrankter Kinder und Jugendlicher:
- Besonderheit von Angsterkrankungen bei Kindern: die Angst wird von Kindern nicht immer als unbegründet angesehen, wie es bei Erwachsenen der Fall ist
- Auch treten oft qualitativ andersartige somatische Beschwerden auf wie Kopf- oder Bauchschmerzen
- Exzessives Weinen, Schreien, aber auch oppositionelles Verhalten können Ausdruck von Vermeidungsverhalten sein

Angststörungen (F41, F93.0)

Panikstörung (F41.0)

- Wiederkehrende Angstattacken, die sich nicht auf eine spezifische Situation beschränken, nicht vorhersehbar sind und zu Erwartungsangst führen können
- Angstfreie Zeiträume dazwischen
- Episoden mindestens 1 Monat
- Vegetative Symptome wie – Herzklopfen – Brustschmerz – Erstickungsgefühle – Schwindel
- Entfremdungsgefühle, Furcht zu sterben/wahnsinnig zu werden
- Differenzialdiagnose: Phobie, Depression
- **Ausschluss:** Depression

Generalisierte Angststörung (F41.1)

- Frei flottierende Angst mit vielfältigen, vegetativen Symptomen an den meisten Tagen, mindestens mehrere Wochen lang
- Befürchtungen: – Sorge über zukünftiges Unglück – Schule – Nervosität – Konzentrationsprobleme
- Motorische Spannung. – Unruhe – Kopfschmerzen – Zittern
- Vegetative Übererregbarkeit wie – Schwitzen – Bauchweh – Tachykardie – Schwindel
- Differenzialdiagnose: Neurasthenie
- **Ausschluss:** Depression, Phobie, Zwang

Angst und depressive Störung gemischt (F41.2)

- Gleichzeitiges Bestehen von Angst und Depression, ohne dass eine der beiden Störungen überwiegt
- Die Symptome erfüllen nicht die Kriterien einer Angst- oder depressiven Störung
- **Ausschluss:** Angst, Depression, Dysthymie

Emotionale Störung mit Trennungsangst des Kindesalters (F93.0)

- Angst vor Trennung von den wichtigsten Bezugspersonen – erstmals während der ersten Lebensjahre (vor 6. Lj.) – außergewöhnlicher Schweregrad und Dauer, die zur Beeinträch-

tigung sozialer Funktionen führen
- Mindestens 4 Wochen – unrealistische Besorgnis über mögliches Unheil, das Bezugsperson zustoßen könnte – unrealistische Besorgnis über plötzliche Trennung von Bezugsperson, Albträume – Weigerung, die Schule zu besuchen, ins Bett zu gehen, alleine zu bleiben aus dieser Furcht – somatische Symptome (Übelkeit, Bauchweh, Erbrechen etc.) – extremes Unglücklichsein (Schreien, Wutausbrüche) in Erwartung von Trennung
- Differenzialdiagnose: affektive Störung, phobische Störung, soziale Überempfindlichkeit, neurotische Störungen

Phobien (F40, F93.1, F93.2)

Agoraphobie (F40.0)

- Die Angst kann sich darauf beziehen – die Wohnung/das eigene Haus zu verlassen – Geschäfte zu betreten – sich in eine Menschenmenge oder auf öffentliche Plätze zu begeben – alleine in Zügen, Bussen oder Flugzeugen zu reisen
- bzw. darauf, sich aus einer bestimmten Situation nicht sofort und leicht an einen sicheren Platz, i. Allg. nach Hause, zurückziehen zu können
- Ängste, zu kollabieren und hilflos in der Öffentlichkeit liegen zu bleiben, führen häufig zur Panik
- Das Fehlen eines sofort nutzbaren »Fluchtwegs« kennzeichnet viele dieser agoraphobischen Situationen
- Die Angst wird von vegetativen Symptomen begleitet wie – Tachykardie – Schweißausbrüchen – Tremor – Mundtrockenheit – Atembeschwerden – Beklemmungsgefühl – Thoraxschmerzen – Übelkeit oder Erbrechen

Soziale Phobien (F40.1)

- Zentral ist die Furcht vor prüfender Betrachtung in überschaubaren Gruppen (nicht in Menschenmengen)
- Die Angst kann sich auf bestimmte Situationen beschränken wie – Essen oder Sprechen in der Öffentlichkeit – Treffen mit dem anderen Geschlecht
- Sie kann aber auch unbestimmt sein und in fast allen sozialen Situationen außerhalb der Familie auftreten
- Häufig bestehen niedriges Selbstwertgefühl und Furcht vor Kritik
- Als Begleitphänomene können auftreten: – Erröten – Vermeiden von Blickkontakt – Zittern – Übelkeit – Drang zum Wasserlassen
- Die Symptomatik kann sich bis zu Panikattacken verstärken
- Ausgeprägtes Vermeidungsverhalten kann zu vollständiger sozialer Isolierung führen

Spezifische Phobien (F40.2)

- Die Angst bezieht sich isoliert auf spezifische Objekte oder Situationen wie – bestimmte Tiere – Höhe – Donner – Dunkelheit – Fliegen – geschlossene Räume – Prüfungen – Urinieren oder Defäzieren auf öffentlichen Toiletten – Verzehr bestimmter Speisen – Zahnarztbesuche – Anblick von Blut oder Verletzungen oder – darauf, bestimmten Erkrankungen (Strahlenkrankheiten, Geschlechtskrankheiten, AIDS) ausgesetzt zu sein
- Obwohl die auslösende Situation sehr spezifisch ist, kann sie Panik auslösen
- Spezifische Phobien entstehen gewöhnlich in der Kindheit oder im frühen Erwachsenenalter und können unbehandelt jahrzehntelang bestehen
- Das Ausmaß der spezifischen Angst bleibt in der Regel konstant

- Das Ausmaß der Funktionsbeeinträchtigung hängt vom Vermeidungsverhalten ab

Phobische Störungen des Kindesalters (F93.1)

- Unangemessen ausgeprägte Angst vor bestimmten Objekten oder Situationen, die in bestimmten Entwicklungsphasen von der Mehrheit der Kinder als beängstigend erlebt werden, z. B.
  - laute Geräusche
  - imaginäre Gestalten (Gespenster)
  - Tiere (Hunde)
  - Dunkelheit
  - Gewitter
- Typische vegetative Begleiterscheinungen sind:
  - Herzklopfen
  - Schwitzen
  - Zittern
  - Atembeschwerden
  - Beklemmungs- und Schwindelgefühle
- Ausgeprägtes Vermeidungsverhalten gegenüber solchen Objekten oder Situationen
- Erzwungene Konfrontation mit dem angstbesetzten Objekt bzw. der angstbesetzten Situation löst ausgeprägte Angst aus und wird typischerweise mit Weinen, Schreien, Fortlaufen oder Anklammern an Bezugspersonen beantwortet

Störungen mit sozialer Überempfindlichkeit im Kindesalter (F93.2)

- Anhaltende und ausgeprägte Ängstlichkeit in sozialen Situationen, in denen das Kind auf fremde Personen trifft
- Es besteht Befangenheit, Verlegenheit oder übertriebene Sorge über die Angemessenheit des eigenen Verhaltens Fremden gegenüber
- Auf neue oder erzwungene soziale Situationen wird reagiert mit
  - deutlichem Leid und Unglücklichsein
  - Weinen
  - Schweigen
  - Rückzug
- Die Angst kann sich entweder auf Erwachsene oder auf Gleichaltrige sowie auf beide Gruppen beziehen
- Typischerweise werden solche Situationen vermieden
- Zu Familienmitgliedern oder anderen vertrauten Personen bestehen unbeeinträchtigte selektive Bindungen
- Die sozialen Beziehungen sind deutlich beeinträchtigt

IDC-10 und DSM-IV

Die Einteilung der Diagnosen ist recht ähnlich, auch inhaltlich gibt es nur wenige Unterschiede.

- Im DSM-IV gibt es ebenso wie in der ICD-10 die spezifische Phobie (DSM-IV 300.29), die in verschiedene Typen (Tier-Typus, Umwelt-Typus usw.) unterteilt werden kann
- Auch die soziale Phobie (DSM-IV 300.23), die Agoraphobie (300.22) und die Panikstörung (300.01, 300.21) sowie die generalisierte Angststörung (DSM-IV 300.02) unterscheiden sich kaum in den beiden Klassifikationssystemen
- DSM-IV sieht im Gegensatz zu ICD-10 bis auf die Trennungsangststörung (DSM-IV 309.21) keine gesonderten Diagnoseziffern für Angststörungen im Kindesalter vor; allerdings werden bei der Beschreibung der Diagnosekriterien Hinweise zu Unterschieden im Kindesalter gemacht

Ätiologie

- Analog zu den meisten psychischen Erkrankungen im Kindesalter ist von einem multifakoriellen, biopsychosozialen Erklärungsmodell auszugehen
- Als **Risikofaktoren** für die Entwicklung einer Angsterkrankung gelten
  - biologische/genetische Veranlagung
  - Temperament des Kindes (Grad

der Verhaltenshemmung) – elterliche Ängste – häusliche Interaktion (Modellfunktion) – elterliche Überbehütung/-kontrolle – unsichere Bindung – vermeidender Copingstil des Kindes

Psychologisches Erklärungsmodell

Zwei-Faktoren-Theorie von Mowrer (1947)

- Annahme: durch klassische Konditionierung wird ein bisher neutraler Reiz (z. B. Busfahren) in Verbindung mit einem aversiven Reiz (z. B. erhöhte Anspannung → vegetative Symptome/Unwohlsein) zu einem konditionierten Stimulus, welcher in Zukunft die Bildung einer konditionierten emotionalen Reaktion (Angst, Anspannung) auslöst
- Durch operante Konditionierung (negative Verstärkung) wird das Vermeidungsverhalten verstärkt, und Ängste können generalisieren
- Es wird auch davon ausgegangen, dass bei Kindern mit Angsterkrankungen Gefahrenschemata überaktiviert sind und diesen selektiv und verstärkt Aufmerksamkeit entgegengebracht wird, was zu einer chronisch unangemessenen Informationsverarbeitung führt: – Gefahren werden katastrophisiert – eigene Coping-/Kontrollmöglichkeiten unterschätzt – negative Selbstverbalisation entsteht

Biologisches Erklärungsmodell

- Mitbeteiligung genetischer Faktoren
- Beteiligung von drei Neurotransmittersystemen: – GABAerges System (unzureichende Hemmung) – noradrenerges System (Übererregung) – serotonerges System (niedriger Serotoninspiegel)

Komorbiditäten

- Es besteht Komorbidität mit – anderen Angststörungen (bis 30%) – depressiven Störungen (bis 30%, bei Panikstörung bis 65%) – Alkohol- und Medikamentenmissbrauch in der Adoleszenz
- Bei Trennungsangst besteht eine erhöhte Komorbidität mit – Störung des Sozialverhaltens (bis 30%) – ADHS (bis 25%)

Diagnostik

Die Diagnostik bei Angsterkrankungen nimmt einen breiten Raum ein, erfordert in der Regel mehrere Sitzungen und reicht auch in die therapeutische Phase hinein. Wesentlich ist die Exploration von Patient und Angehörigen und auch, wenn möglich, die Beobachtung des Kindes.

Die einzelnen Symptome sind zu explorieren nach:

- Beginn (in welchem Kontext und Verlauf, frei flottierend oder situationsspezifisch)
- Häufigkeit, Stärke
- Zeitlicher Ausdehnung
- Vegetativer Begleitsymptomatik
- Vorhandensein von Panikattacken
- Erwartungsangst und Vermeidungsverhalten

> Wenn Vermeidungsverhalten gut in den Alltag integriert ist, brauchen Ängste nicht mehr aufzutreten und werden dann auch nicht beschrieben; daher ist es wichtig, immer gezielt nach Vermeidungsverhalten zu fragen.

- Entwicklungsgemäßer Angst
- Kontext, auslösenden und aufrechterhaltenden Stimuli (Angsthierarchie)
- Einbindung anderer Personen in Vermeidungsverhalten

- Grad der erlebten Beeinträchtigung durch das jeweilige Symptom, z. B. Schule
- Bestehenden Begleitstörungen

Kinder zeigen häufig wenig Problembewusstsein und Krankheitseinsicht:

- Sie nehmen die Angst bzw. das Vermeidungsverhalten häufig nicht als abnorm wahr
- Daher ist eine **Exploration der Bezugspersonen** unabdingbar
- Insbesondere sollten die Eltern danach gefragt werden
  - wie die Familie auf ängstliches Verhalten des Kindes reagiert
  - welche möglichen Modelle im Umfeld bestehen
  - ob es ängstigende Ereignisse gegeben hat
- Zudem sollte das Interaktionsmuster in der Familie beurteilt werden
- Die Befragung von Lehrern kann auch hilfreich sein, insbesondere wenn die Schule auch von der Symptomatik betroffen ist
- Eine genaue Anamnese der medizinischen und der Familiengeschichte (inkl. psychosozialer Situation) ist notwendig zur Bewertung von Entstehungsbedingungen und aufrechterhaltenden Faktoren sowie zur differenzialdiagnostischen Abgrenzung zu anderen Erkrankungen

❓ Hilfreiche Fragen bei der Exploration von Kindern

Allgemein/generalisierte Angst:

- Gibt es etwas, wovor Du Angst hast?
- Fühlst Du Dich oft ängstlich?
- Gibt es etwas, worüber Du Dir Sorgen machst?

Trennungsangst:

- Hast Du oft Angst, dass Deinen Eltern etwas passiert?
- Gehst Du nicht zur Schule oder zu Freunden?
- Bist Du oft gehänselt worden (z. B. weil Du dick bist)?

Soziale Phobie:

- Traust Du Dich, vor der ganzen Klasse zu sprechen?
- Traust Du Dich, eine fremde Person nach dem Weg zu fragen?
- Traust Du Dich, beim Bäcker alleine einzukaufen?

Spezifische Phobien:

- Hast Du Angst vor Spinnen oder anderen Tieren?
- Hast Du Angst in engen Räumen, z. B. in einem Aufzug?

Agoraphobie:

- Hast Du Angst, Zug oder Bus zu fahren?
- Hast Du Angst, wenn viele Menschen um Dich herum sind, z. B. in einem Kaufhaus?

Somatische Symptome:

- Woran merkst Du, dass Du Angst hast?
- Musst Du stark schwitzen?
- Schlägt Dein Herz schneller als sonst?
- Hast Du Bauchweh oder ist Dir übel?
- Ist Dir schwindelig?

Elternfragen:

- Wovor haben Sie selbst Angst?
- Kennen Sie ähnliche Sorgen?
- Sind Sie selbst eher ängstlich?

Psychologische Diagnostik

- Zur Erleichterung der Exploration können auch Fragebögen eingesetzt werden, z. B. Angstfragebögen:
  - KAT-II (Kinder-Angst-Test)
  - AFS (Angstfragebogen für Schüler)
  - SBB-Angst (Selbstbeurteilungsbogen)
  - SPAIK (Sozialphobie und Angstinventar für Kinder)
  - PHOKI

(Phobiefragebogen für Kinder und Jugendliche)
- Bei auffälligen Screening-Fragebögen kann zusätzlich ein klinisches Interview eingesetzt werden (Kinder-DIPS, K-SADS-PL)
- Ein Intelligenztest sollte insbesondere bei schulbezogenen Ängsten und Leistungsabfall immer durchgeführt werden

Medizinische Diagnostik
- Internistische/pädiatrisch-neurologische Untersuchung
- Apparative und Labordiagnostik
- Bei entsprechendem Verdacht sollte eine somatische Abklärung zum Ausschluss einer organischen Angststörung und einer substanzbedingten Störung mit laborchemischen (z. B. Hypoglykämie, Phäochromozytom, Thyreotoxikose, chemische Wirkstoffe) und ggf. bildgebenden Verfahren (Temporallappenepilepsie) erfolgen

Differenzialdiagnostik
Angststörungen müssen differenzialdiagnostisch abgegrenzt werden von:
- Einer **subklinischen entwicklungsgemäßen Angstsymptomatik** (s. oben), die nicht behandlungsbedürftig ist; als Kriterien sind anzulegen – Häufigkeit – Intensität – Beeinträchtigung
- Vermeidungsverhalten und Angstsymptome im Zuge einer posttraumatischen Belastungsstörung
- Einer einfachen Aktivitäts- und Aufmerksamkeitsstörung, im Zuge derer sich ebenfalls Symptome wie Unruhe und Konzentrationsprobleme zeigen
- Psychotischen Erkrankungen, gekennzeichnet ebenso durch Unruhe, sozialen Rückzug
- Entwicklungsstörungen, v. a. dem Asperger-Syndrom (sozialer Rückzug, Kommunikationsprobleme)
- Einer bipolaren Erkrankung mit auftretender Unruhe, Irritabilität, Schlaflosigkeit
- Einer depressiven Symptomatik mit Konzentrationsproblemen, Schlafstörungen, somatischen Beschwerden
- Körperlichen Ursachen, die Folgendem ähneln: – Schilddrüsenüberfunktion – Koffeinwirkung – Migräne – Asthma – Bleivergiftung – zentralnervösen Erkrankungen (Tumor, Delirium etc.) – Nebenwirkungen von Medikamenten (SSRI, Antiasthmatika, Antipsychotika, Diätpillen, Antihistaminika, Grippemedikamente)

Therapie
Die Behandlung sollte als **multimodale Therapie** bestehend aus Aufklärung und Beratung des Kindes/Jugendlichen und der Eltern (**Psychoedukation**), Interventionen in der Familie, Zusammenarbeit mit den **Schulen, psychotherapeutischen Interventionen (kognitive Verhaltenstherapie)** und eventuell **Pharmakotherapie** durchgeführt werden.
Erst wenn psychotherapeutische Maßnahmen nicht ausreichend erfolgreich sind oder bei erheblichem Schwere- bzw. Beeinträchtigungsgrad der Symptomatik, sollte eine **medikamentöse Behandlung** eingeleitet werden.

Aufklärung/Psychoedukation
- Für den weiteren Verlauf einer Angststörung ist eine eingehende Aufklärung und Beratung der Eltern und Patienten besonders wichtig
- Dabei sind neben einer gemeinsamen Aufklärung auch eine störungs-

spezifische Beratung in getrennten Gesprächen mit Eltern und Kind zu empfehlen
- Wenn andere wichtige Bezugspersonen, v. a. Geschwister, aber auch Großeltern, von der Symptomatik betroffen sind, sollten sie in die Beratung einbezogen werden
- Bei schulischer Beeinträchtigung sollten auch Lehrer beraten werden

Die **Aufklärung sowohl der Eltern als auch der Kinder und Jugendlichen** umfasst:
- Informationen hinsichtlich – Symptomatik – vermuteter Ätiologie – anzunehmendem Verlauf – Behandlungsmöglichkeiten – Prognose
- Versuche, familiäre Bedingungen, die die Symptomatik aufrechterhalten, herauszuarbeiten
- Hinweis darauf, dass Nachgiebigkeit und Entlastungsbemühungen das Vermeidungsverhalten und Ängste eher verstärken als abschwächen
- Die Anforderung an die Patienten, die Symptomatik weitestgehend einzugrenzen, sollte im Rahmen der altersangemessenen Möglichkeiten aufrechterhalten bleiben
- (Wieder-)Einführung von positiven gemeinsamen Aktivitäten

Psychotherapie (kognitive Verhaltenstherapie)

Ziele
- Erarbeiten funktionaler Coping-Stile mit den Kindern
- Nach erfolgter Psychoedukation schrittweises Üben des praktischen Meisterns der Angstsymptome mit den Kindern, meist kombiniert mit dem Einsatz von Kontingenzmanagement

Komponenten des therapeutischen Vorgehens
- Psychoedukation – Angstmodell – Angstkurve – kindgerechtes Erklären von Generalisierungsphänomenen und Vermeidungsverhalten – Angsthierarchie erstellen etc.
- Training im Umgang mit somatischen Beschwerden – Entspannung – Atmung – Selbstbeobachtung
- Kognitive Umstrukturierung – Selbstverbalisation – negative Erwartungen umstrukturieren
- Exposition – in sensu/in vivo – schrittweise entlang der Angsthierarchie
- Rückfallprophylaxe
- Es existieren verschiedene Therapiemanuale, die verwendet werden können (z. B. »Mutig werden mit Till Tiger«, Ahrens-Eipper et al. 2010)
- Einzeltherapie gilt als effektiver als Gruppentherapie, beides führt jedoch zu Verbesserungen
- Bei sozialen Phobien sollte noch ein soziales Kompetenztraining anschließen
- Bei Panikstörung sollte mehr Edukation über physiologische Prozesse (Hyperventilation) erfolgen

Elternarbeit

Eltern und Familie spielen eine große Rolle bei der Entwicklung und Aufrechterhaltung von Ängsten, wichtig ist somit auch intensive **Elternarbeit**:
- Risikofaktoren, die berücksichtigt werden sollten, können sein: – elterliche Ängste – Erziehungsstil – unsichere Bindung – die Interaktion mit dem Kind
- Den Eltern sollte vermittelt werden – wie sie mehr Aufmerksamkeit auf mutiges Verhalten ihres Kindes

legen (Kontingenzmanagement) und
 - wie sie ihr Kind in der Konfrontation mit angstauslösenden Situationen unterstützen können

- Es besteht auch die Möglichkeit, Eltern als Kotherapeuten zu nutzen (therapeutische Hausaufgaben)

Ist die Schule von der Störung betroffen, muss Kontakt aufgenommen werden; Aufklärung der Lehrer analog zu den Eltern.

Besonderheiten bei der Behandlung der trennungsängstlichen Symptomatik

- Den Eltern muss die phobische Besetzung der Trennung verdeutlicht werden
- Dahingehend arbeiten, dass Kindern Trennung zumuten Autonomie stärken heißt
- Aufdecken der Mechanismen ungünstiger Symptomverstärkung
- Therapieziel: Schulbesuch
- Bei einer anfänglich ambulanten Behandlung: klare Absprachen mit Kind und Eltern (falls Schulbesuch in 4 Wochen nicht erreicht werden kann, dann stationäre Behandlung)
- Keine Befreiung des Kindes vom Schulbesuch mit ärztlichen Attesten (Reduktion der Stundenzahl anfänglich möglich)
- Klare Absprachen mit der Schule:
  - Aufklärung über das Störungsbild
  - kein Heimschicken bei somatischen Symptomen
- Bei starker Ausprägung der Symptomatik ist meist nur eine stationäre Behandlung effektiv
- Bei Entlassung aus stationärer Behandlung sollte darauf geachtet werden, dass dies nicht zum Zeitpunkt der Ferien geschieht

Setting

- Grundsätzlich ist eine **ambulante** Behandlung von Angsterkrankungen möglich, wenn die Symptomatik nicht besonders stark ausgeprägt und eine gute Mitarbeit der Eltern und des Kindes/Jugendlichen zu erwarten ist
- Eine **stationäre** Behandlung ist bei starker Beeinträchtigung und notwendiger Trennung der Kinder von der Umgebung (massive Trennungsängstlichkeit, Schulverweigerung) indiziert
- Eine **teilstationäre** Behandlung kann bei Trennungsängstlichkeit den Übergang von stationärer in ambulante Betreuung erleichtern

Pharmakotherapie (▶ Kap. 13)

- Eine Pharmakotherapie ist indiziert, wenn die Symptomatik schwer ist oder eine Psychotherapie nicht ausreichend oder möglich
- Die Wirksamkeit von **selektiven Serotoninwiederaufnahmehemmern** (SSRI) ist bei generalisierter Angststörung und Trennungsangststörungen belegt – Kurzzeiteffekte konnten bei allen Angststörungen außer bei Panikstörung nachgewiesen werden – die Langzeiteffektivität ist jedoch noch nicht erhoben

SSRI

- SSRI werden als Medikation der 1. Wahl eingesetzt (▶ Kap. 9)
- Keine Zulassung für SSRI bei Angststörungen im Kindes- und Jugendalter, daher ist auf eine sorgfältige Abwägung und ausführliche Aufklärung der Sorgeberechtigten zu achten
- Da Fluoxetin bei Depressionen zugelassen ist, sollte auch dieses eingesetzt werden

- **Dosierung** einschleichend, da Nebenwirkungen besonders zu Beginn der Behandlung auftreten
- Beginn mit 10 mg, anschließend in 10-mg-Schritten steigern
- Die Enddosis richtet sich nach der Verträglichkeit und der Symptomatik und kann bei Jugendlichen bis zu 60 mg betragen
- Der Wirkungseintritt muss mindestens 3–4 Wochen abgewartet werden
- Insbesondere wenn die medikamentöse Behandlung nicht mit kognitiver Verhaltenstherapie kombiniert ist: sorgfältiges Monitoring und gute Dokumentation von **Nebenwirkungen**
- Diagnose und Behandlung durch einen Kinder- und Jugendpsychiater
- Es muss eine ausführliche Aufklärung über Indikation, Dauer, verzögerte Wirkung und mögliche Nebenwirkungen erfolgen, die auch dokumentiert wird
- Auf das Risiko erhöhter Suizidalität sind Eltern und Patient hinzuweisen (▶ Kap. 12.1)
- Die sorgeberechtigten Eltern müssen ihr Einverständnis auch schriftlich geben
- Langsames Absetzen, in stressfreier Zeit und nachdem Symptomatik ein Jahr stabil gebessert ist

Andere Antidepressiva

- Noradrenerge Antidepressiva und Buspiron werden als Alternativen vorgeschlagen
- Andere Medikamente sind weniger etabliert, da Studien fehlen

Benzodiazepine

- Benzodiazepine können in akuten Situationen hilfreich sein
- Einsatz zur kurzzeitigen symptomatischen Behandlung von Angst-, Spannungs- und Erregungszuständen und dadurch bedingten Schlafstörungen
- Aufgrund der Darreichungsform und der schnellen Wirksamkeit eignet sich insbesondere Tavor Expidet 1 mg, da sich die lyophilisierten Plättchen schnell im Mund auflösen
- Als längerfristige Therapie sind Benzodiazepine aufgrund ihres Abhängigkeitspotenzials zu vermeiden
- Sollten sie jedoch bereits von einem anderen Arzt, z. B. dem Hausarzt, seit längerem verschrieben worden sein, kein abruptes Absetzen, da es sonst zu Rebound-Phänomenen kommen kann
- Bei Substanzabusus sind Benzodiazepine **kontraindiziert**

Weitere Maßnahmen und Hilfen

Jugendhilfe- und Rehabilitationsmaßnahmen sind meist nicht notwendig, da Angsterkrankungen durch eine leitliniengemäße Psychotherapie oft gut behandelbar sind. Wenn jedoch die ungünstigen familiären Bedingungen bestehen bleiben und ein Rückfall dadurch droht, können Unterstützungsmaßnahmen bis hin zur Fremdunterbringung erforderlich sein, v. a. wenn eine deutliche psychosoziale Beeinträchtigung durch die Angsterkrankung besteht und damit die altersangemessene Teilhabe am Leben in der Gesellschaft nicht mehr möglich ist. Dies kann sich beispielsweise wie in dem geschilderten ▶ Fallbeispiel bei einer Trennungsangststörung durch jahrelange Schulversäumnisse zeigen.

Auszug aus der ärztlichen Stellungnahme nach § 35a

Daniel wurde aufgrund seiner Schulverweigerung im Rahmen eines Unterbringungsbeschlusses auf unsere Kinderstation aufgenommen und therapeutisch behandelt. Im Hintergrund stand, dass Daniel seit den Sommerferien nahezu gar nicht mehr zur Schule ging. Davor hat er mehrfach tageweise den Schulgang verweigert. Daniel hat sich teils zu Hause verbarrikadiert, seine Eltern nicht mehr ins Zimmer gelassen. Es gab dadurch zudem starke erzieherische Konflikte, teils mit körperlichen Auseinandersetzungen zu Hause. Die Eltern schilderten ein umgekehrtes Machtverhältnis in der Familie, Daniel bestimme, was geschehe.

Im Hintergrund steht eine bekannte, ursprünglich trennungsängstliche Symptomatik von Daniel. Aufgrund derer wurde er bereits früher stationär kinder- und jugendpsychiatrisch behandelt. Zwischenzeitlich hatte es auch mehrfache ambulante psychotherapeutische Unterstützungsversuche gegeben, die Daniel allesamt immer wieder abgebrochen hatte. Erst durch massive Druckausübung der Eltern und den richterlichen Beschluss war Daniel in der Lage, einer erneuten psychotherapeutischen Behandlung zuzustimmen.

Im Rahmen der stationären Behandlung zeigte sich Daniel nach anfänglicher Verweigerung kooperativ. Er blieb freiwillig, nahm angebotene Therapiemaßnahmen an. Im Laufe der Behandlung wurde allerdings auch deutlich, dass Daniel nur schwer zu motivieren war, sich mit seinen Ängsten zu konfrontieren. Immer wieder war Vermeidungsverhalten zu beobachten. Erst durch eine gestufte Konfrontationstherapie, die mit Belohnungen und teils Verstärkerentzug motiviert werden musste, und mithilfe intensiver pädagogischer Unterstützung und Begleitung konnte eine Annäherung an den Schulbesuch stattfinden. Immer wieder erweckte Daniel den Eindruck, einfach Unlust oder keine Motivation zu haben, sich seinen Ängsten zu stellen, somit ist nur bedingt ein Leidensdruck vorhanden.

Da Daniel im Rahmen des milieutherapeutischen Settings und pädagogischen Teams sehr gut führbar war, schließlich den regelmäßigen Schulgang meisterte und sich auch entsprechende erzieherische Konflikte, wie sie im Elternhaus vorhanden waren, bei uns nicht zeigten, wurde deutlich, dass er von einer therapeutischen Einrichtung mit angegliederter Beschulungsmöglichkeit profitieren könnte.

Zusammenfassend sehen wir bei Daniel eine chronifizierte Angstsymtomatik vorliegen. In den letzten Jahren hat sich ein schwankender Verlauf gezeigt. Es ist nicht auszuschließen, dass Daniel nach Entlassung in alte Verhaltensmuster zurückfällt. Es wird daher eine langfristige psychotherapeutische Verlaufskontrolle sowie klare erzieherische Rahmengebung nötig sein. Daniels Eltern scheinen erzieherisch mit der Strukturierung und Grenzsetzung des Jungen aktuell überfordert zu sein. Immer wieder kommt es zu häuslichen Konflikten bezüglich des Schulgangs, und Daniel ist nicht gewillt, Regeln und Anforderungen, die seine Eltern an ihn stellen, Folge zu leisten. Die Familie schafft es wiederum in diesen Fällen nicht, sich zum Wohl des Jungen konsequent durchzusetzen. Es besteht daher die Gefahr, auch angesichts der zukünftigen Pubertätsentwicklung und des Risikos des Einschleichens alter Verhaltensmuster, dass es zu erneuten massiven Kommunikationsschwierigkeiten in der Familie kommt und zu neuer Symptombildung, wie die Vergangenheit bereits zeigte. Dies ist vor allem im Hinblick auf die bereits schwierige Schulkarriere mit großen Schulstofflücken und mehreren Schulwechseln als besonders kritisch für Daniels weitere soziale und schulische Entwicklung zu werten.

Vorschlag zur Umsetzung der Hilfen

Aus kinder- und jugendpsychiatrischer Sicht ist für Daniel eine strukturierte Umgebung mit klaren Regeln und Konsequenzen von Vorteil, im Zuge derer ein regelmäßiger Schulbesuch pädagogisch unterstützt und begleitet wird, er sich sozial weiterhin integrieren und üben kann. Wir empfehlen daher eine stationäre Jugendhilfemaßnahme in Form einer therapeutischen Einrichtung mit angegliederter Schule für Daniel.

Schema zur Erfassung der Teilhabebeeinträchtigung im Fall von Daniel ► Anhang A5.

Weiterführende Literatur

Ahrens-Eipper S, Leplow B, Nelius K (2010) Mutig werden mit Til Tiger. Ein Trainingsprogramm für sozial unsichere Kinder, 2. Aufl. Hogrefe, Göttingen

Connolly SD, Bernstein GA and the Work Group on Quality Issues (2007) Practice parameter for the assessment and treatment of children and adolescents with anxiety disorders J Am Acad Child Adolesc Psychiatry 46(2): 267–283

McIntosh A, Cohen A, Turnbull N, Esmonde L, Dennis P, Eatock J, Feetam C et al (2004) Clinical guidelines and evidence review for panic disorder and generalised anxiety disorder. University of Sheffield/London: National Collaborating Centre for Primary Care, Sheffield UK

Mowrer OH (1947) On the dual nature of learning: a re-interpretation of »conditioning« and »problem solving«. Harvard Edu Rev 17: 102

Schneider S (2004) Angststörungen bei Kindern und Jugendlichen. Grundlagen und Behandlung. Springer, Berlin Heidelberg New York Tokio

2.3 Zwangsstörungen im Kindes- und Jugendalter

Judith Nestler und Laura Weninger

Tab. 2.3 Zwangsstörungen im Kindes- und Jugendalter – ICD-10

Erkrankung	ICD-10-Kodierung	Definition	Therapiestrategie
Vorwiegend Zwangsgedanken oder Grübelzwang	F42.0	Vorherrschend sind zwanghafte Ideen, bildhafte Vorstellungen oder Zwangsimpulse. Sie sind inhaltlich unterschiedlich, aber für die Betreffenden fast immer quälend. Zwanghafte Grübeleien bestehen manchmal in endlosen pseudophilosophischen Überlegungen unwägbarer Alternativen, häufig verbunden mit der Unfähigkeit, notwendige Entscheidungen des täglichen Lebens zu treffen. Bei Kindern sind isolierte Zwangsgedanken jedoch sehr selten	Kognitive Verhaltenstherapie inkl. Exposition mit Reaktionsverhinderung und ggf. Pharmakotherapie
Vorwiegend Zwangshandlungen	F42.1	Vorherrschend sind Zwangshandlungen. Sie beziehen sich häufig auf Reinlichkeit (Händewaschen), Ordnung, Sauberkeit und Kontrollen. Das Ritual ist ein wirkungsloser, symbolischer Versuch, eine subjektiv erlebte Gefahr (die objektiv nicht besteht) abzuwenden. Die rituellen Handlungen können täglich stundenlang, unentschieden und langsam ausgeführt werden	
Zwangsgedanken und -handlungen, gemischt	F42.2	Zwangsgedanken und Zwangshandlungen treten gleichwertig und gleichzeitig auf	

Fallbeispiel

Der 17-jährige Michael berichtet im Erstgespräch, an zunehmenden, sich wiederholenden Zwängen in Form von Gedankenritualen und sich wiederholenden Verhaltensweisen zu leiden. Die Gedankenrituale bestünden in gedanklichen Wiedergutmachungen von vermeintlich abwertenden Gedanken. Erstmals seien diese vor etwa 5 Jahren aufgetreten, wobei die Häufigkeit und Ausprägung seit einem Jahr zugenommen habe. Die Zwangshandlungen bestünden aus Wiederholungen, z. B. dem wiederholten An- und Ausziehen von Kleidung, wiederholtem durch eine Türe Treten, wiederholtem Aufstehen vom Sitzplatz und wieder Hinsetzen; abends könne er erst zu Bett gehen, nachdem er solche Rituale durchgeführt habe. Die Zwänge beschäftigten ihn täglich ca. 5–6 Stunden. Inzwischen beziehe er auch seine Eltern in die Handlungen mit ein und fordere Rückversicherungen bei ihnen ein. Michael schaffe es, seine Zwangshandlungen bei der Arbeit und in der Öffentlichkeit teilweise einzuschränken und zu unterdrücken. Sobald er alleine im Betrieb bzw. zu Hause sei, hole er diese aber sofort nach, wodurch es zu erheblichen zeitlichen Verzögerungen in seinen Tätigkeiten komme. Zusätzlich äußert Michael auch Konzentrationsprobleme.

Bisher habe er aufgrund des wachsenden Leidensdrucks Probatoriksitzungen bei einem Diplom-Psychologen erhalten, dieser habe ihm eine stationäre Behandlung empfohlen.

Vor ca. einem halben Jahr sei er in einer anderen psychiatrischen Einrichtung im Umkreis vorstellig gewesen, dort sei ihm eine stationäre Behandlung angeboten worden, die er damals jedoch abgelehnt habe.

Die Mutter schildert, dass die Zwangshandlungen zunehmend »extremer« würden und Michael sie immer häufiger in diese integriere, weshalb die Belastung für sie kaum mehr erträglich sei.

Epidemiologie

- Die Prävalenz zwangserkrankter Kinder und Jugendlicher wird auf 1,0–3,6% geschätzt
- Während im Kindesalter mehr Jungen als Mädchen erkranken, hebt sich dieses Verhältnis mit steigendem Alter auf
- Die Erkrankung verläuft oft sehr unterschiedlich
- Erschwerend kommt hinzu, dass viele Kinder und Jugendliche entwicklungsbedingte, passagere und meist gering ausgeprägte Zwangshandlungen und -gedanken zeigen, die von einer behandlungsbedürftigen, oft chronifizierenden Symptomatik abgegrenzt werden müssen

Symptomatik und Klassifikation

Klinisches Bild zwangserkrankter Kinder und Jugendlicher

Zwangserkrankte Kinder und Jugendliche stellen bezüglich folgender Punkte eine recht heterogene Gruppe dar:

- Beginn der Erkrankung (abrupt vs. schleichend, auslösendes Ereignis vs. keines, vorpubertär vs. pubertär)
- Verschiedenste Symptome
- Unterschiedliche Variation der Symptome über die Zeit
- Unterschiedlicher Verlauf (chronisch, fluktuierend, starke Ausprägung mit anschließender Remission)
- Diverse Komorbiditäten (s. unten)

Gemeinsamkeiten dieser Gruppe sind:

- Nur eine Minderheit weist alleinig Zwangsgedanken (► Definitionen) auf (dann meist mit sexuellen, aggressiven oder selbstverletzenden Inhalten)
- Die meisten Kinder und Jugendlichen entwickeln auch Zwangshandlungen (► Definitionen)
- Zudem bleibt bei vielen Kindern und Jugendlichen unklar, wovor sie sich ängstigen
- Oft werden nur vage Vorahnungen benannt, dass etwas Schlimmes passie-

ren könnte, oder es werden auch gar keine Befürchtungen geäußert (z. B. bei Symmetriezwängen: symmetrische Anordnung von Gegenständen, zumeist Kleider, Wohnungseinrichtung etc.)

Definitionen

Zwangsgedanken (*obsessions*) können definiert werden als wiederkehrende und anhaltende Gedanken, Impulse, Vorstellungen, die als aufdringlich oder unangemessen empfunden werden und ausgeprägte Angst und großes Unbehagen hervorrufen. Das Kind oder der Jugendliche versucht, diese zu ignorieren oder zu unterdrücken. Oft wird versucht, die Zwangsgedanken mit anderen Gedanken oder Handlungen zu neutralisieren, die dann als Zwangshandlungen fungieren.

Zwangshandlungen (*compulsions*) stellen sich wiederholende Verhaltensweisen (Waschen, Ordnen, Kontrollieren) oder gedankliche Handlungen (Beten, Zählen, Wörter wiederholen) dar, zu denen sich das Kind oder der Jugendliche gezwungen fühlt. Diese Verhaltensweisen oder gedanklichen Handlungen dienen dazu, Unwohlsein oder Angst zu verhindern oder zu reduzieren oder befürchteten Ereignissen vorzubeugen.

Zwänge

- Am häufigsten treten bei Kindern und Jugendlichen auf: **Kontaminationsängste**, z. B. vor AIDS oder Dreck, oft begleitet durch ritualisiertes **Waschen** oder **Kontaktvermeidung** mit »verseuchten« Gegenständen
- Häufig: **Sicherheitsängste** um sich selbst oder die Eltern, manchmal kombiniert mit Kontrollzwängen, Beten und Rückversicherungen (z. B. ständiges Rückversichern bei den Eltern, »dass auch nichts passiert«)
- Oft spielt magisches Denken bei den Kindern noch eine große Rolle und die Abwendung von vorgestellten Katastrophen in Bezug auf die eigene Person oder andere
- Bei vielen Kindern werden in diesem Zusammenhang auch **Wiederholungszwänge** beobachtet wie – mehrfaches Zählen – Berühren – Lesen – Schreiben gleicher Passagen oder Arrangieren von Gegenständen, bis sie »richtig« sind (Just-right-Phänomen)
- Vor allem bezogen auf das Just-right-Phänomen gibt es oft Komorbiditäten mit motorischen Tic-Störungen
- Eher im Jugendlichenalter: **Grübelzwänge**, die oft dem Abbau von Selbstunsicherheit und sozialen Ängsten dienen können
- Viele Kinder und Jugendliche beziehen ihre Familie in ihre Zwänge ein
- Dies erfolgt nicht nur in Form der o. g. Rückversicherungen
- Es kommt auch stellvertretende Ausführung von Zwangshandlungen durch die Eltern vor
- Bei starken Zwangserkrankungen richtet sich manchmal das ganze Familiensystem nach den Ängsten und Vermeidungstendenzen der Kinder

ICD-10 und DSM-IV

- Bei Zwangsstörungen im Kindes- und Jugendalter gibt es in der ICD-10 keine spezifische Diagnose (▶ Zwangsstörungen).

Zwangsstörungen

Mindestens 2 Wochen müssen an den meisten Tagen Zwangsgedanken oder -handlungen, die quälend sind und die normalen Aktivitäten stören, auftreten. Sie müssen als eigene

▼

Gedanken/Impulse für den Patienten erkennbar sein, und wenigstens einem Gedanken oder einer Handlung muss Widerstand geleistet werden, auch wenn erfolglos. Die Gedanken oder Handlungen dürfen nicht an sich angenehm sein und müssen sich in unangenehmer Weise wiederholen. Dadurch sollen erhebliche psychosoziale Einschränkungen für den Patienten entstehen.
Es wird in der ICD-10 zudem differenziert, ob vorwiegend Zwangsgedanken (F42.0) oder Zwangshandlungen (F42.1) vorliegen.

- Die Zwangshandlungen/-gedanken sind zeitaufwendig, nach DSM-IV > 1 Stunde pro Tag
- Im DSM-IV wird zudem, im Gegensatz zur ICD-10, der *poor insight type* benannt, was bedeutet, dass es für manche Kinder und Jugendliche durchaus schwer ist, die Unbegründetheit dieser Impulse einzusehen
- Viele Kinder sehen im Gegensatz zu Erwachsenen die Zwangsgedanken auch nicht als eigene Impulse an

Zwänge werden per definitionem eigentlich als »ich-dyston« (»nicht zu sich gehörig«) und als nicht »ich-synton« (»zu sich gehörig«) empfunden. Es wird daher auch versucht, ihnen Widerstand zu leisten. Dies trifft auf Kinder demnach nicht immer zu.

- Die Schweregradeinschätzung der Erkrankung wird auf Achse VI (psychosoziales Funktionsniveau) kodiert, in manchen Studien findet sich auch die Einteilung in leichte, mittlere oder schwere Ausprägung

Ätiologie

Biologisches Erklärungsmodell

Bisher existiert kein einheitliches ätiopathogenetisches Modell, das die Entstehung einer Zwangserkrankung erklären könnte. Zum einen werden genetische Faktoren vermutet, zum anderen neurobiologische Veränderungen.

Kortikostriatothalamische Dysfunktionen

- Vermutet wird ein Ungleichgewicht zwischen den exzitatorischen und inhibitorischen Regelkreisen, die zwischen Frontalhirn, Basalganglien und Thalamus aktiv sind
- Diese Regelkreise sind u. a. für die Filterung eingehender Informationen, Impulskontrolle und den Fokus der Aufmerksamkeit zuständig
- Da von einem Übergewicht der exzitatorischen (direkten) zuungunsten der inhibitorischen (indirekten) Regelkreise ausgegangen wird, kann es zu einer mangelhaften Unterdrückung gedanklicher und motorischer Impulse kommen
- Diese Dysfunktionen sind bei Kindern und Jugendlichen vermutlich besonders stark ausgeprägt; so wurden in Studien z. B. Volumenerweiterungen des Thalamus und Volumenminderungen des Putamen bei zwangserkrankten Kindern gefunden

Serotonin-Hypothese

- Unterstützt diese Befunde, denn Serotonin (mit Dopamin als »Gegenzügel«) reguliert das Gleichgewicht in den o. g. Schleifensystemen
- Die Gabe von selektiven Serotoninwiederaufnahmehemmern (SSRI) kann Zwangssymptome reduzieren, eine überdosierte Stimulanziengabe (Dopaminagonisten) kann Zwangssymptome verstärken

Neurologische Erkrankungen und Medikamentenabusus können ebenso Zwangssymptome erzeugen und sollten daher beachtet werden:

- Vergiftungen, Nebenwirkungen von Medikamenten wie Dopaminagonisten (hohe Dosen von Stimulanzien)
- Vorliegen eines Tumors
- Allergische Reaktion auf Wespenstiche
- Postvirale Enzephalitis
- Hirntrauma
- Vorliegen von Chorea Sydenham: – neurologische Variante von rheumatischem Fieber – durch Infektion mit β-hämolysierenden Streptokokken A (GABHS) erfolgt bei genetisch vulnerablen Personen eine Autoimmunantwort, die wohl die Funktion der Basalganglien angreift – plötzlicher Beginn, oft auch Tics, Irritierbarkeit, Ängste, emotionale Labilität → PANDAS (*pediatric autoimmune neuropsychiatric disorders associated with streptococcal infections*, s. unten)
- Prader-Willi-Syndrom

Psychologisches Erklärungsmodell

Zwei-Faktoren-Theorie von Mowrer (1947)

- Annahme: durch klassische Konditionierung wird ein bisher neutraler Reiz (z. B. Schmutz) in Verbindung mit einem aversiven Reiz zu einem konditionierten Stimulus, welcher in Zukunft die Bildung einer konditionierten emotionalen Reaktion (Angst, Anspannung) auslöst
- Durch operante Konditionierung (negative Verstärkung) werden Vermeidungsverhalten/Zwangshandlungen verstärkt und generalisieren
- Das Modell erklärt sehr anschaulich die Gründe für Aufrechterhaltung und Generalisierung von Vermeidungsverhalten oder Zwangshandlungen
- Allerdings lässt sich nicht bei jedem Kind oder Jugendlichen ein auslösendes Ereignis finden, und die Entstehung von Zwangsgedanken bleibt unklar
- Nichtsdestotrotz basieren die therapeutischen Interventionstechniken (Exposition mit Reaktionsverhinderung) auf diesem Modell

Kognitiv-behaviorales Modell zur Entstehung von Zwangsgedanken

- Ausgangspunkt: 90% aller Menschen haben gelegentlich aufdringliche Gedanken mit Stimuluscharakter (Intrusionen)
- Normalfall: Solche Gedanken haben keine weitere Bedeutung und ziehen vorüber
- Bei Menschen, die unter emotionaler Anspannung leiden oder gewisse Prädispositionen aufweisen, werden diese Gedanken jedoch häufiger gefiltert und (fehl-)interpretiert, d. h., sie werden als bedrohlich eingeschätzt, oder die eigene Verantwortung wird überschätzt
- Dies führt zu Anspannung/Angst
- Eine solche emotionale Reaktion löst Handlungsbedarf aus: z. B. Neutralisieren der Gedanken durch Zwangshandlungen oder Vermeiden bestimmter Situationen
- Dies führt dazu, dass solchen Gedanken auch in Zukunft mehr Bedeutung beigemessen wird
- Der Kreislauf beginnt erneut
- Das Modell ist anschaulich und kann dem Patienten sowohl als Erklärungs- wie auch späteres Therapiemodell zur Einführung der Exposition mit Reaktionsverhinderung dienen (◘ Abb. 2.1)

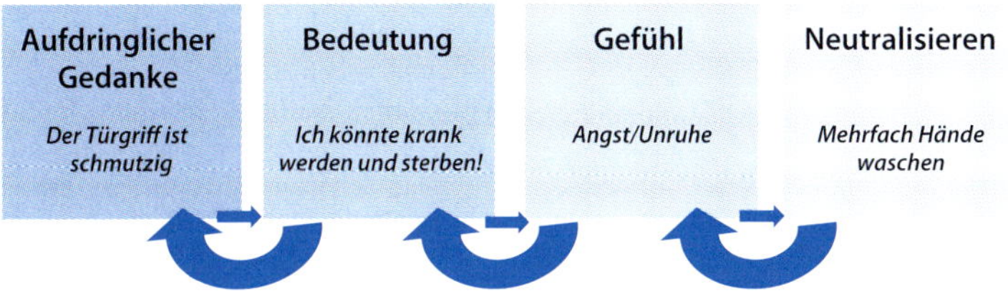

Abb. 2.1 Kognitiv-behaviorales Modell zur Entstehung von Zwangsgedanken

Komorbiditäten

Angst und Depression

- Ein Drittel bis die Hälfte aller Kinder mit Zwangsstörungen hat parallel oder in der Vergangenheit eine Angststörung, oft kommen Überängstlichkeit und Trennungsangst vor
- Die Komorbidität mit Depression liegt bei 20–73%

Tic-Störung

- 50% aller am Tourette-Syndrom erkrankten Kinder und Jugendlichen entwickeln Zwangssymptome oder eine manifeste Zwangsstörung bis ins Erwachsenenalter
- Bei 60% aller Kinder und Jugendlichen mit Zwangsstörungen tauchen Tics in der Lebensgeschichte auf; daher wird auch die These vertreten, dass ein Subtyp der Zwangserkrankung existiert, der genetisch mit dem Tourette-Syndrom zusammenhängt
- Zwangsstörungen, die in Zusammenhang mit Tic-Störungen stehen, unterscheiden sich vermutlich von gängigen Zwangsstörungen bezüglich folgender Merkmale: – klinische Symptomatik (mehr Berührungs- und Symmetriezwänge, aggressivere Gedanken, weniger Sauberkeitsthemen) – neurobiologische Zusammenhänge – Response auf Medikation (weniger reine SSRI-Response) – Geschlechterverhältnis (mehr Jungen) – Beginn (früher)

Disruptive Störungen

- Mit Zwangsstörungen treten ebenso gehäuft auf: – ADHS (33%) – oppositionelles Trotzverhalten (43%)
- Hierbei kann sich die Differenzierung zwischen oppositionellem Trotzverhalten und Aggressionen, die durch die Zwangsstörung bedingt sind, schwierig gestalten
- Meist setzt die oppositionelle oder hyperaktive Symptomatik früher ein als die Zwangserkrankung

Tiefgreifende Entwicklungsstörungen

- Kinder und Jugendliche mit tiefgreifenden Entwicklungsstörungen (Autismus, Asperger-Syndrom usw.) zeigen oft stereotypes Verhalten und Verhaltensroutinen; allerdings verursachen diese Rituale und Impulse keinen Stress bei diesen Kindern und können so eher als Teil des Störungsbildes denn als zusätzliche Zwangsstörung interpretiert werden
- Trotzdem gibt es Überschneidungen in Symptomen und eine potenzielle Behandelbarkeit mit SSRI (s. unten)
- Stereotypien sollten in erster Linie mit atypischen Antipsychotika behandelt werden (s. unten)

Andere Störungen

- Es existieren Symptomüberschneidungen mit – Anorexia nervosa – Bulimia nervosa – körperdysmorphen Störungen – Psychosen

Diagnostik

Die Diagnostik bei Zwangserkrankungen nimmt einen breiten Raum ein, erfordert in der Regel mehrere Sitzungen und reicht auch in die therapeutische Phase hinein. Wesentlich ist die Exploration von Patient und Angehörigen.

> Da sich die Kinder und Jugendlichen für ihre Symptomatik häufig schämen, wird diese teilweise verneint, bagatellisiert oder rationalisiert. Zwangsstörungen können lange unentdeckt bleiben, wenn sie von Kindern verheimlicht werden. Daher sollte der Patient auf jeden Fall auch alleine exploriert werden, insbesondere hinsichtlich Zwangsgedanken.

- Fremdanamnestische Daten durch Eltern und Lehrer sollten zur Beurteilung des Schweregrades und des Ausmaßes der Beeinträchtigung erhoben werden
- Es sollte eine genaue Anamnese der medizinischen und der Familiengeschichte (inkl. psychosozialer Situation) erhoben werden
- Insbesondere auf die störungsspezifische Entwicklungsgeschichte sollte eingegangen werden: – Persönlichkeits-, Verhaltensauffälligkeiten (z. B. perfektionistische Haltung, Widerstand gegen Veränderungen, Unentschlossenheit) – Auslösende Bedingungen (z. B. intellektuelle oder emotionale Überforderung, soziale Integration, Störungen der psychosexuellen Entwicklung) – Verlauf (progredient, intermittierend) – Einschätzung von Verdeckungs- und Dissimulationstendenzen
- Die einzelnen Symptome sind zu explorieren nach – Beginn (in welchem Kontext und Verlauf) – täglicher Häufigkeit – zeitlicher Ausdehnung – begleitenden Kognitionen (z. B. um ein Unglück zu verhindern) – Kontext, auslösende und aufrechterhaltende Stimuli (Angsthierarchie) – Ausmaß der vor und während der Symptombildung auftretenden Angst – Selbstkontrollversuchen – Einbindung anderer Personen in Ritualisierungen – Grad der erlebten Beeinträchtigung durch das jeweilige Symptom, z. B. Schule

Hilfreiche Fragen

Zuerst nach Zwangshandlungen fragen:

- Wäschst Du Dich oft?
- Machst Du oft sauber?
- Kontrollierst Du oft, z. B. ob das Licht aus ist, ob das Fenster zu ist etc.?
- Brauchst Du lange, um alltägliche Aufgaben zu Ende zu bringen?
- Ist es Dir wichtig, dass Du Dinge in einer bestimmten Reihenfolge machst?
- Ärgert Dich Unordnung besonders?
- Zählst Du bestimmte Dinge immer wieder?
- Weißt Du, dass es eigentlich Unsinn ist, das zu tun?
- Was würde passieren, wenn Du es nicht tätest?

Dann nach Zwangsgedanken fragen:

- Gehen Dir immer wieder bestimmte Gedanken durch den Kopf, von denen Du Dich kaum lösen kannst?
- Hast Du Angst vor ansteckenden Krankheiten?
- Hast Du Angst, dass etwas Schlimmes passiert, wenn Du bestimmte Dinge nicht machst oder denkst und wenn ja, was?

- Würdest Du diese Gedanken oder Verhaltensweisen gerne loswerden?

- Zudem sollte das Kind befragt werden – hinsichtlich seiner Einstellung zu den Symptomen und einer vorhandenen Krankheitseinsicht oder – ob es versucht, den Zwängen zu widerstehen und wie erfolgreich das war
- Es sollte ebenfalls nach zwanghaften Verhaltensweisen wie Haare ausreißen, Nägelkauen etc. gefragt werden (körperdysmorphe Störung)

Fragebogenverfahren

Zur Erleichterung der Exploration können auch Fragebögen eingesetzt werden, z. B.

- *Children's Yale-Brown Obsessive-Compulsive Scale* (CY-BOCS) (6–17 Jahre) oder *Yale-Brown Obsessive-Compulsive Scale* (Y-BOCS) für ältere Jugendliche
- Hamburger Zwangsinventar (HZI) (ab 16 Jahren)
- *Leyton Obsessional Inventory* (Kinderversion ab 10 Jahre)

Internistische/pädiatrisch-neurologische Untersuchung

Apparative, Labor- und Testdiagnostik

Mögliche Untersuchungen:

- EEG zum Ausschluss von Anfallserkrankungen
- Neuroradiologische Verfahren – MRT zur Abklärung zerebraler Beeinträchtigungen
- Labor: bei akutem Beginn Infektionsanamnese, Rachenabstrich, ASL-Titer (oder Anti-streptococcal-DNAse-B-Titer)

Empfohlene testpsychologische Diagnostik

- Intelligenztest
- Störungsspezifische Diagnostik (s. oben, Fragebogenverfahren)
- Evtl. weitere klinische Verfahren zur differenzialdiagnostischen Abklärung von z. B. Angst und Depression

> Bei eingeschränkten sprachlichen Fertigkeiten und bei geistiger Behinderung ist die Unterscheidung von Zwangshandlungen und Stereotypien häufig schwierig. Weiterhin können Zwangsgedanken nur schwer gesichert und von Wahn abgegrenzt werden.

Differenzialdiagnostik

Die Zwangsstörung muss differenzialdiagnostisch von den folgenden Störungen abgegrenzt werden.

Subklinische Zwangssymptomatik:

- Kinder zwischen 2 und 4 Jahren zeigen nicht behandlungsbedürftige Zwänge als Entwicklungsphänomene: – Rituale – Sorgen – Symmetriebemühungen – zwei Drittel der Vorschüler vollziehen Bettgehrituale – bestimmte Routinen – Schulkinder führen Wiederholungsspiele usw. durch, oft auch in Stresssituationen
- Hier sind die Kriterien Häufigkeit, Intensität, Angemessenheit in der Situation und Beeinträchtigung anzulegen

Depressive Symptomatik:

- Bei kurzen Episoden soll die Diagnose Vorrang haben, die zuerst da war
- Bei gleich starker Ausprägung soll die Depression als primär betrachtet werden
- Bei chronischen Störungen gilt diejenige als vorrangig, deren Symptome häufiger persistieren

Ängstliche Symptomatik:

- Panikattacken oder leichte phobische Störungen (F40, F41) sprechen nicht gegen die Diagnose einer Zwangsstörung

Schizophrenie:
- Zwangssymptome bei Schizophrenie sollen als Teil dieser Erkrankung betrachtet werden
- Bezüglich der wahnhaften Störungen allgemein gilt: Zwangsstörungen beinhalten zwar oft bizarre, unrealistische Befürchtungen, aber der Realitätsbezug außerhalb der Zwangsstörung ist vorhanden
- Zwangsverhaltensweisen können jedoch im Zuge von Prodromalstadien einer Schizophrenie gehäuft auftreten; sie stellen meist Versuche der Strukturierung und Umweltkontrolle durch die Erkrankten dar
- Eine symptomatische Behandlung der Zwänge wäre hier sogar eher kontraindiziert und würde die schizophrenen Symptome u. U. verstärken

Tic-Störung (F95):
- Zwangssymptome bei Tourette-Syndrom sollen als Teil dieser Erkrankung betrachtet werden

Abnorme Gewohnheiten und Störungen der Impulskontrolle (F63)
Anankastische Persönlichkeitsstörung (F60.5)

PANDAS (pediatric autoimmune disorders associated with streptococcal infection)
- Die Hinweise auf die Entstehung einer Zwangsstörung nach einer Infektion mit β-hämolysierenden Streptokokken A mehren sich
- Vermuteter Entstehungsmechanismus: basiert auf der Annahme, dass es durch vom Körper gegen Streptokokken gebildete Antikörper zu einer Kreuzreaktion mit Strukturen der Basalganglien kommt, einer Gehirnregion, von der eine hohe Beteiligung bei Zwangssymptomen angenommen wird
- Beginn: akut
- Die Symptome remittieren vollständig
- Rückfälle ergeben sich im Zusammenhang mit rezidivierenden Infektionen, sodass es zu einem ungewöhnlichen, fluktuierenden Verlauf der Zwangssymptome kommt
- Die Diagnose PANDAS ist schwer zu stellen
- Eine Laboruntersuchung (s. oben) sollte durchgeführt werden
- Klinische Bedeutung bisher unklar
- Keine eindeutigen Therapieempfehlungen
- Ein Behandlungsversuch mit Antibiotika ist möglich

Therapie

Einleitende Beratung
Für den weiteren Verlauf einer Zwangsstörung ist eine eingehende Aufklärung und Beratung der Eltern und Patienten besonders wichtig. Dabei sollte immer auch eine störungsspezifische Beratung in getrennten Gesprächen mit Eltern und Kind durchgeführt werden. Wenn andere wichtige Bezugspersonen, z. B. Geschwister, aber auch Großeltern, von der Symptomatik betroffen sind, sind diese in die Beratung mit einzubeziehen. Auch eine Beratung der Lehrer kann hilfreich sein.

Die **Aufklärung der Eltern** umfasst:
- Informationen hinsichtlich Symptomatik, vermuteter Ätiologie, des anzunehmenden Verlaufs, der Behandlungsmöglichkeiten und Prognose
- Aufzeigen familiärer Bedingungen, die die Symptomatik aufrechterhalten mit dem Hinweis, dass die Symptomatik eher verstärkt wird, wenn ihr nachgegeben wird und daher die

Notwendigkeit besteht, angemessene Anforderungen beizubehalten
- Unterstützung positiver gemeinsamer Aktivitäten unabhängig von der Symptomatik

Die **Aufklärung des Kindes/Jugendlichen** umfasst:
- Informationen hinsichtlich Symptomatik, vermuteter Ätiologie, des anzunehmenden Verlaufs, der Behandlungsmöglichkeiten und Prognose in altersentsprechender Form
- Motivation, eigene Ressourcen zu nutzen
- Bedeutung der Selbstbeobachtung

Motivierung
- Grundlage für den Einsatz störungsspezifischer Therapieelemente: **intensive Motivationsphase** und Herstellung einer guten **therapeutischen Beziehung**
- Typischerweise sind Patienten mit Zwangsstörungen gegenüber einer Therapie sehr ambivalent
- Einerseits besteht zwar Leidensdruck durch den Zwang (z. B. übertriebenes Händewaschen), jedoch überwiegt andererseits die Angst (z. B. »Ich werde krank, wenn ich meine Hände nicht wasche«)
- Man sollte sich von dieser scheinbaren Widersprüchlichkeit nicht irritieren lassen
- Ziel: Arbeitsbündnis mit dem Patienten, z. B. gemeinsam eine Pro-und-Kontra-Liste erstellen: Was spricht dafür, den Zwang zu behalten? Was spricht dafür, den Zwang abzugeben?

Die Behandlung sollte als **multimodale Therapie** bestehend aus Aufklärung und Beratung des Kindes/Jugendlichen und der Eltern, Interventionen in der Familie, psychotherapeutischen Interventionen und Pharmakotherapie durchgeführt werden.
Wenn psychotherapeutische Maßnahmen nicht ausreichend erfolgreich sind oder bei erheblichem Schwere- bzw. Beeinträchtigungsgrad der Symptomatik, sollte eine medikamentöse Behandlung eingeleitet werden.

Stationäre Therapie
Indikationen
- Besonders schwer ausgeprägte Symptomatik
- Besonders schwer ausgeprägte komorbide Störungen
- Beginnende Chronifizierung
- Mangelnde Ressourcen in der Familie oder besonders ungünstige psychosoziale Bedingungen
- Erhebliche Beeinträchtigung bei Alltagsaufgaben
- Nach nicht erfolgreicher ambulanter Therapie
- Bei Fehlen von ambulanten Therapeuten, die eine spezifische kognitiv-verhaltenstherapeutische Behandlung durchführen

Besonderheiten bei stationärer Behandlung
- Für das stationäre Setting gelten die gleichen Behandlungsprinzipien wie für die ambulante Therapie
- Die Notwendigkeit einer stationären Therapie sollte zu Beginn mit dem Patienten und den Eltern thematisiert und erläutert werden
- Schon bei der Aufnahme sollte eine aktive Mitarbeit der Eltern, z. B. bei Wochenendbeurlaubungen, vereinbart werden
- Weiterhin sollten die Erwartungen der Patienten und Angehörigen abgefragt werden: Es geht darum – je nach Ausprägung der Erkrankung realisti-

sche Ziele zu definieren und zu vermitteln, dass die Zwänge häufig auch nach einem stationären Aufenthalt nicht völlig verschwinden

Familienzentrierte Interventionen

- Je jünger die Kinder sind, umso wichtiger sind familientherapeutische Maßnahmen
- Zunächst ist zu besprechen, wie sich die Zwangssymptomatik auf die Familie auswirkt und was bereits versucht wurde, um die Zwänge zu reduzieren
- Auch andere Probleme und Konflikte, die mit den Zwängen nichts zu tun haben, sollten angesprochen werden
- Daraus folgt die Erarbeitung eines gemeinsamen Krankheitskonzepts, das u. a. erklärt, dass Zwangshandlungen zur Angstreduktion eingesetzt werden
- Die Familie sollte dazu angeregt werden, gemeinsame positive Aktivitäten beim Auftreten von Zwangssymptomen zu beenden

Eltern sollten eingehend beraten werden, das Zwangsverhalten nicht zu unterstützen, zwangsauslösende Situationen nicht zu vermeiden und Rückversicherungen schrittweise abzubauen (z. B. wenn sich das Kind bei den Eltern rückversichert, ob die Türen verschlossen sind). Bemühungen des Kindes sollten belohnt werden.

Psychotherapie

- Insgesamt sind Zwangsstörungen im Kindes- und Jugendalter und deren Behandlung bisher noch wenig untersucht; ob es Unterschiede zwischen Kindern < 11 Jahren und Jugendlichen > 11 Jahre hinsichtlich der Therapie gibt, ist bisher noch weitgehend unklar
- Für das Kindes- und Jugendalter ist die Wirksamkeit der kognitiven Verhaltenstherapie inkl. Exposition mit Reaktionsverhinderung (ERP) am besten belegt Die Einbeziehung der Eltern in die Therapie, v. a. beim Führen von Protokollen und bei der ERP, bringt gute Ergebnisse Bisher gibt es keine eindeutigen Nachweise, welche Frequenz und Intensität der Sitzungen den höchsten Nutzen bringt Im Allgemeinen sollten die Sitzungen wöchentlich erfolgen
- Aktuell gibt es keine Hinweise, dass eine alleinige Veränderung der familiären Funktion Zwangssymptome verbessern kann
- Es gibt keinen Beleg, dass psychodynamische und einsichtsorientierte Verfahren in der Behandlung von Zwangsstörungen effektiv sind

Expositionsbehandlung und Reaktionsverhinderung

Das Kernelement der Verhaltenstherapie bei Zwangsstörungen ist die Konfrontation des Patienten mit der gefürchteten Situation (Stimulus-Exposition) und der Verhinderung von Vermeidungsreaktionen. Das Vorgehen muss vorher mit dem Patienten detailliert besprochen werden.

- Zunächst sollte ein Erklärungsmodell eingeführt werden (Abb. 2.1)
- Anschließend wird eine Hierarchie angst- bzw. zwangsauslösender Situationen erstellt
- Die Exposition erfolgt entweder abgestuft mit zunehmender Angststärke (graduierte Exposition) oder in Form einer Reizüberflutung (Konfrontation mit intensivsten Angstauslösern)
- Wegen der hohen emotionalen Belastung einer Exposition sollte bei Kindern und Jugendlichen grundsätzlich eher das abgestufte Vorgehen gewählt werden

- Reaktionsverhinderung bedeutet, dass der Patient keine Zwangshandlungen zur Angstreduktion durchführt
- Für eine gelungene Reaktionsverhinderung im vereinbarten Rahmen sollten insbesondere Kinder durch soziale oder andere Verstärker belohnt werden

Kognitive Therapieverfahren
- Bisher gibt es zu kognitiv-behavioralen Verfahren bei Kindern und Jugendlichen mit Zwangsstörungen nur wenige kontrollierte Interventionsstudien
- Kognitive Methoden sind vorwiegend bei Patienten hilfreich, die neben den Zwängen auch depressive Symptome aufweisen. Diese sollen angstinduzierende Gedanken bzw. deren Bedeutung durch Bewusstmachung von kognitiven Verzerrungen reduzieren

Häufige **kognitive Verzerrungen** bei Kindern und Jugendlichen sind:
- Polarisiertes Denken (Schwarz-Weiß-Denken)
- Übergeneralisierung (ist immer so, alle sind so)
- Arbiträre Schlussfolgerung (negative Interpretationen ohne Datenbasis)
- Selektiver Filter (Betonung negativer Ereignisse, Negation positiver Erfahrungen)
- Katastrophisieren

Folgende **Techniken** können zur Anwendung kommen:
- Selbstinstruktionstraining, um die Entstehung von Zwangsgedanken zu verhindern
- Einüben von »Gedankenstopp« zur Vermeidung kognitiver Rituale, insbesondere als Prophylaxe in Stresssituationen (v. a. bei adoleszenten Patienten mit einem Überwiegen von Zwangsgedanken gegenüber Zwangshandlungen)
- Kognitive Umstrukturierung der Bewertungsmuster und der gedanklichen Schlussfolgerungen des Patienten

Pharmakotherapie (▶ Kap. 13)
- Zur Effektivität einer Pharmakotherapie liegt eine gute Evidenz vor, weshalb eine Kombination aus Verhaltenstherapie und Medikation zu empfehlen ist
- Medikamente zur Behandlung von Zwangsstörungen müssen langfristig eingenommen und bei Absetzwunsch langsam über Monate reduziert werden
- Die Rückfallgefährdung ist hoch

Selektive Serotoninwiederaufnahmehemmer (SSRI)
- Konsistente Datenlage zum Einsatz von SSRI bei Zwangsstörungen bei Kindern und Jugendlichen, was die Wirksamkeit von SSRI in Bezug auf Symptomreduktion und globales Funktionsniveau betrifft; daher werden SSRI als Mittel der 1. Wahl eingesetzt
- Im Kindesalter sind bisher nur Fluvoxamin (z. B. Fevarin) und Sertralin (z. B. Zoloft) ab dem 8. Lebensjahr zugelassen
- Alternativ kann Fluoxetin (z. B. Fluctin) eingesetzt werden
- Das im Erwachsenenalter verwendete Paroxetin (z. B. Seroxat) sollte im Kindesalter bei fehlendem Wirksamkeitsnachweis nicht angewandt werden
- **Dosierung** einschleichend, da Nebenwirkungen besonders zu Beginn der Behandlung auftreten
- Angestrebte Tagesdosis von Fluvoxamin: 200 mg/Tag (schrittweise

Aufdosierung in 25- bis 50-mg-Schritten).
- Der Wirkungseintritt muss mindestens 4–6 Wochen abgewartet werden
- Sollte sich nach 10–12 Wochen keine Verbesserung gezeigt haben, ist ein Wechsel der Medikation angezeigt
- Insbesondere wenn die medikamentöse Behandlung nicht mit kognitiver Verhaltenstherapie kombiniert ist: sorgfältiges Monitoring und gute Dokumentation von **Nebenwirkungen**
- Diagnose und Behandlung durch einen Kinder- und Jugendpsychiater
- Bei Zwangsstörungen: Fluvoxamin oder Sertralin, bei einer relevanten komorbiden Depression: Fluoxetin
- Es muss eine ausführliche Aufklärung über Indikation, Dauer, verzögerte Wirkung (bis zu 12 Wochen) und mögliche Nebenwirkungen erfolgen, die auch dokumentiert wird
- Auf das Risiko erhöhter Suizidalität sind Eltern und Patienten hinzuweisen (▶ Kap. 12.1)
- Gerade bei der ambulanten Behandlung muss ein aufmerksames Setting installiert werden, welches solche Verhaltensveränderungen beobachtet
- Die sorgeberechtigten Eltern müssen ihr Einverständnis auch schriftlich geben
- Bei Ansprechen auf die Medikation: Fortführung für mindestens 6 Monate nach Remission
- Vor dem Absetzen sollte mit Patient und Eltern besprochen werden, dass es zu einem Wiederauftreten von Symptomen bzw. zu Absetzsymptomen kommen kann
- Schrittweises Absetzen über 6–12 Monate
- Nach Möglichkeit sollte die Psychotherapie über die Beendigung der Medikation hinaus fortgeführt werden

Antipsychotika
- Bei sehr schweren Zwangserkrankungen hat sich die zusätzliche Gabe eines Antipsychotikums bewährt
- Antipsychotika sollten nicht alleine zur Routinebehandlung von Zwangsstörungen eingesetzt werden; zur Augmentation können sie hilfreich sein

Andere Substanzen
- Außer Clomipramin keine Verwendung von trizyklischen Antidepressiva
- Auch andere Stoffgruppen, die als Antidepressiva verschrieben werden, wie MAO-Hemmer oder SNRI, sollten nicht zur Behandlung von Zwangsstörungen eingesetzt werden

Weitere Maßnahmen und Hilfen

Kinder und Jugendliche mit Zwangsstörungen sind nach Beendigung einer Therapie, insbesondere einer stationären Therapie, deutlich rückfallgefährdet, v. a. wenn dysfunktionale Verhaltensmuster in der Familie sehr eingefahren sind und soziale Kompetenzen fehlen. In solchen Fällen sollte auch an eine außerfamiliäre Unterbringung gedacht werden.

Auszug aus der ärztlichen Stellungnahme nach § 35a

Michael wurde auf die Jugendstation aufgenommen, da er seit ca. 5 Jahren zunehmend unter Zwangshandlungen und Zwangsgedanken leidet. Er berichtete v. a. von Wiederholungszwängen, die Alltagstätigkeiten wie z. B. Aufstehen und Hinsetzen sowie An- und Auskleiden betreffen. Die Zwänge beschäftigten ihn täglich mehrere Stunden. Er bezog auch seine Mutter intensiv in die Handlungen mit ein, was für diese sehr belastend war. Durch die Zwänge kam es im Betrieb und zu Hause zu erheblichen

Zeitverzögerungen und Konzentrationsproblemen sowie auch Auseinandersetzungen. Michael konnte seinen Freizeitbeschäftigungen nicht mehr nachgehen, zog sich sozial zurück.

Während des stationären Aufenthalts zeigte sich bei Michael durch die durchgeführte verhaltenstherapeutische Behandlung eine deutliche Zwangsreduktion und Entlastung. Gleichzeitig wurde deutlich, dass Michael Probleme hat, eigene Bedürfnisse zu formulieren und zu äußern. Er wirkt diesbezüglich sehr unsicher und wenig selbstständig. Ein wichtiges Therapieziel war daher die Autonomieentwicklung von Michael, v. a. auch im Hinblick darauf, dass Michael in der Vergangenheit eine Vermittlerrolle im Ehekonflikt seiner Eltern übernommen hatte. Die Zwangsverhaltensweisen und sozialen Probleme zeigten sich hauptsächlich im familiären Kontext und unter Einbezug der Eltern. Michael gelang es im stationären Setting hingegen, in der Gruppe Gleichaltriger und mit Unterstützung durch die Betreuer selbstständiger zu werden, altersadäquate Dinge auszuprobieren, selbstsicherer zu werden und sich von der häuslichen Situation abzugrenzen. Die Zwänge sind teilweise noch vorhanden, schränken Michael zeitlich jedoch deutlich weniger ein.

Vorschlag zur Umsetzung der Hilfen

Zur Verhinderung einer weiteren Chronifizierung der Problematik (bei Zwangsstörungen handelt es sich um Verhaltensauffälligkeiten, deren Therapie eine lange Zeit benötigt) und zur Verhinderung weiterer häuslicher Eskalationen erachten wir aus kinder- und jugendpsychiatrischer Sicht eine Fremdunterbringung mit regelmäßiger therapeutischer Begleitung für indiziert.

Im Zuge dieser Maßnahmen kann Michael weiter in seiner Autonomieentwicklung gefördert werden und seine Zwangsverhaltensweisen weiter im Alltag zu reduzieren lernen. Im familiären Umfeld kann Michael aufgrund der familiären Konflikte aktuell seine Persönlichkeit nicht altersadäquat entwickeln, und es besteht die Gefahr, dass er aufgrund der dort für ihn schwierigen Konfliktsituation in alte Verhaltensmuster zurückfällt. Zudem profitiert er von einem pädagogisch-therapeutisch geschulten Team, das ihn in den weiterhin o. g. Zielen unterstützt.

Schema zur Erfassung der Teilhabebeeinträchtigung im Fall von Michael ► Anhang A5.

Weiterführende Literatur

King R, Leonard H, March J and the Work Group on Quality Issues (1998) Practice parameters for the assessment and treatment of children and adolescents with obsessive-compulsive disorder. J Am Acad Child Adolesc Psychiatry 37(10 Suppl): 27S–45S

Mattejat F (Hrsg) (2007) Lehrbuch der Psychotherapie, Bd 4. Verhaltenstherapie mit Kindern, Jugendlichen und ihren Familien, Kap 4.11 Zwangsstörungen bei Kindern und Jugendlichen. CIP-Medien, München

Mowrer OH (1947) On the dual nature of learning: a re-interpretation of »conditioning« and »problem solving«. Harvard Edu Rev 17: 102

2.4 (S)elektiver Mutismus

Paul L. Plener, Michael Kölch und Nina Spröber

Tab. 2.4 (S)elektiver Mutismus – ICD-10

Erkrankung	ICD-10-Kodierung	Definition	Therapiestrategie
(S)elektiver Mutismus	F94.0	Emotional bedingte sprachliche Kommunikationsstörung. Vorhandene Sprachkompetenz wird nur in wenigen Situationen angewendet	Verhaltenstherapie mit positiver Verstärkung sprachlicher Kommunikation unter Einbeziehung der Familie. Meist ambulant, bei Beschwerdepersistenz und Chronifizierung ggf. stationär

Fallbeispiel

Die 7-jährige Laura wird von ihren Eltern auf Veranlassung der Klassenlehrerin in der Ambulanz vorgestellt. Befragt danach, warum Laura zur ambulanten Vorstellung kommt, gibt diese keine Antwort. Die Eltern berichten, keine Auffälligkeiten bei Laura bemerkt zu haben, der Klassenlehrerin sei jedoch aufgefallen, dass Laura seit der Einschulung vor 4 Monaten bislang in der Schule noch kein Wort gesprochen habe. Laura sei laut Angaben der Eltern immer schon ein schüchternes Kind gewesen, das nicht mit Fremden sprechen wollte. Im Kindergarten sei sie immer für sich gewesen. Zu Hause und mit engen Familienangehörigen unterhalte sie sich gerne, ebenso sei die Sprachentwicklung unauffällig verlaufen.

Epidemiologie

- Die Zahl an Studien zur Prävalenz des selektiven Mutismus ist begrenzt
- Allgemein werden aber Prävalenzraten < 1% angegeben
- Für diese Störung wird eine leichte Mädchenwendigkeit (ca. 2:1) und ein gehäuftes Auftreten in Familien mit Migrationshintergrund beschrieben

Symptomatik und Klassifikation

- Patienten mit selektivem Mutismus besitzen eine altersentsprechende Kompetenz im Sprachausdruck sowie im Sprachverständnis und sprechen in ausgewählten Situationen (z. B. innerhalb der Familie oder mit den engsten Freunden) normal oder fast normal
- Außerhalb dieser umgrenzten Situationen treten diese Patienten jedoch nicht in sprachlichen Kontakt
- Das Unvermögen, in (meist voraussagbaren) sozialen Situationen zu sprechen, ist dabei dauerhaft und muss länger als 4 Wochen bestehen
- Häufig sind bei den Betroffenen auch andere emotionale Störungen (wie etwa soziale Ängstlichkeit, ängstliche Persönlichkeitsstruktur) und oppositionelle Verhaltensweisen vorhanden,

diese sind jedoch für die Diagnose nicht zwingend erforderlich

ICD-10

- Die Diagnose findet sich unter dem Kapitel der Störungen sozialer Funktionen mit Beginn in der Kindheit (F94)
- Abzugrenzen ist vom selektiven Mutismus ein **passagerer Mutismus**, wie er etwa im Rahmen von Trennungsangst (F93.0) oder bei traumatischen Erlebnissen auftreten kann
- Vor Diagnosestellung: Ausschluss von tief greifenden Entwicklungsstörungen oder einer umschriebenen Entwicklungsstörung des Sprechens und der Sprache

Diagnostik

Zu Beginn der Diagnostik muss eine ausführliche Anamneseerhebung mit den Eltern (und, so möglich, mit dem Kind) stehen. Dabei empfiehlt es sich, sowohl zusammen als auch getrennt zu explorieren, um auch eine etwaig vorhandene Trennungsängstlichkeit möglicherweise besser erkennen zu können.

Wichtige Inhalte des **Anamnesegesprächs** sind:

- Erfassen von belastenden Lebensereignissen und Übergangssituationen (Schuleintritt, Klassenwechsel)
- Abklärung eines Migrationshintergrunds (und ggf. Erfassen, welche Sprache im Haushalt des Kindes vorrangig gesprochen wird)
- Mutismus und Angstsymptomatik bei Familienmitgliedern
- Störungskonzepte der Eltern

Punkte, die im Anamnesegespräch auf jeden Fall zu berücksichtigen sind

- Momentane Symptomatik, v. a. in welchen Situationen wird (nicht) gesprochen?
- Störungsspezifische Entwicklungsgeschichte: – Familienanamnese (Angsterkrankungen?) – frühkindliche Entwicklung (Sprachentwicklung detailliert erfassen, gab es Verlust schon erworbener Sprachfähigkeiten?) – pränatale und Geburtsanamnese (Alkohol, Drogen, Infektionen, Medikamente) – medizinische Vorgeschichte (Anfallsleiden, Unfälle) – körperlicher/sexueller Missbrauch – Schullaufbahn – psychiatrische Komorbidität (oppositionelles Verhalten, Angsterkrankungen)
- Mit dem Kind: – meist nur zeichnerisch möglich (Familie in Tieren etc.) – nicht insistieren, dass das Kind antwortet, aber bewusst nonverbale Kommunikation **nicht** stützen – Sozialanamnese (Freunde, Vereine) – Freizeitbeschäftigung – Familienbeziehungen – psychopathologischer Befund (falls möglich)
- Mit den Eltern: – Umgang mit Problemen und Stress – soziale Integration – Reaktion der Umwelt auf Sprechverweigerung

Dabei empfiehlt es sich, im ersten Gespräch detailliert über die Situationen, in denen geschwiegen wird, und über die aufrechterhaltenden Bedingungen Auskünfte einzuholen.

❓ Hilfreiche Fragestellungen an die Eltern

- Beschreiben Sie bitte möglichst genau, in welchen Situationen Ihr Kind spricht.
- Mit wem spricht Ihr Kind?
- In welchen Situationen (wann und wo) verweigert Ihr Kind die Kommunikation?
- Welche nonverbalen Mittel der Kommunikation werden genutzt?
- Wie reagieren Sie darauf? Was haben Sie bereits versucht?

- Gab es eine Strategie, die – wenn auch kurzfristig- erfolgreich war?
- Was für »Ausnahmen« (wenn das Kind wider Erwarten spricht) gab es und wodurch?

Fragebogenverfahren

Bislang hat sich kein standardisiertes Verfahren zur Erhebung des selektiven Mutismus durchgesetzt. Aus Sicht der Autoren empfiehlt es sich, im Therapieverlauf ein strukturiertes Instrument wie etwa den »Evaluationsbogen für das sozialinteraktive Kommunikationsverhalten bei Mutismus« (Hartmann u. Lange 2006) einzusetzen, um Fortschritte evaluieren zu können.

Leistungsdiagnostik

Eine standardisierte, sprachunabhängige Leistungsdiagnostik (etwa der S-O-N) muss möglichst bald bei Beginn der Behandlung durchgeführt werden, um mögliche schulische Über- oder auch Unterforderungen zu erkennen und um in einer Therapie auf das kognitive Niveau Rücksicht nehmen zu können. Darüber hinaus sind Entwicklungstests (wie etwa der Wiener Entwicklungstest) bei Vorliegen eines Verdachts auf eine komorbide Entwicklungsstörung anzuwenden.

Somatische und sonstige Diagnostik

- Körperliche und neurologische Untersuchung mit Fokus auf der entwicklungsneurologischen Untersuchung
- Bei Verdacht auf eine Hörminderung: vorrangig pädaudiologische Abklärung
- Bei (situationsübergreifendem) Verlust vorher bestandener Sprachfertigkeiten: EEG-Abklärung
- Zur Einschätzung der Sprachfertigkeiten des Kindes sollen die Eltern gebeten werden, Video- oder Tonaufnahmen von Situationen, in denen das Kind frei spricht, anzufertigen

Komorbiditäten

Als komorbide Störungen müssen beim selektiven Mutismus die nachstehenden Störungsbilder beachtet werden. Kombinationen mit anderen Störungsbildern sind möglich, wobei hierbei jeweils die diagnostischen Kriterien beider Störungsbilder erfüllt sein müssen.

- Angststörungen – Störung mit sozialer Ängstlichkeit des Kindesalters – phobische Störungen des Kindesalters – generalisierte Angststörung des Kindesalters – emotionale Störung mit Trennungsangst des Kindesalters – sonstige Angststörungen
- Reaktion auf schwere Belastungen und Anpassungsstörungen
- Zwangsstörungen
- Störung des Sozialverhaltens mit oppositionell aufsässigem Verhalten
- Depressive Erkrankungen

Therapie

- Allgemein ist die Therapie zumeist dadurch »erschwert«, dass (zumindest zu Beginn) der Patient sprachlich nicht mit dem Therapeuten kommuniziert
- Nach erfolgter Psychoedukation ist anfangs besonders der entängstigende, nonverbale Beziehungsaufbau (z. B. über Spiel) wichtig
- Es sollte im Verlauf generell darauf geachtet werden, andere Wege der Kommunikation (über Schrift, Sprache) in der Therapie einzuschränken mit dem Ziel, den Ausbau des sprachlichen Ausdrucks zu fördern
- Eltern müssen über die Langwierigkeit der Behandlung aufgeklärt werden

Setting

- Zunächst: ambulanter Therapieversuch
- Stationäre oder teilstationäre Behandlung ist sinnvoll, wenn
  - der Therapieerfolg durch eine psychische Erkrankung der Eltern (etwa eine Angststörung) gefährdet scheint
  - wichtige Entwicklungsziele nicht erreicht werden können (etwa eine kritische Schulsituation besteht)
  - schwere komorbide Störungen (etwa eine ausgeprägte oppositionelle Störung) im Raum stehen

Psychotherapie

- Zielsetzung im Rahmen der Psychotherapie:
  - sprachliche Kommunikation des Patienten mit dem Therapeuten
  - ausgehend von dieser Erfahrung oder auch parallel dazu: vermehrt Aufnahme eines sprachlichen Kontakts zur Umwelt
- Es sollte dabei versucht werden, erwünschtes Verhalten (sprachliche Kommunikation) zu verstärken
- Auf andere Versuche der Kontaktaufnahme (etwa über Schrift) sollte nach der Anfangsphase zum Beziehungsaufbau im weiteren Therapieverlauf nicht mehr eingegangen werden
- Während in der Phase des Beziehungsaufbaus zunächst versucht werden soll, über alle »Kanäle« mit dem Kind in Kontakt zu treten und Kommunikation zu etablieren, tritt der sprachliche Kontakt im weiteren Verlauf in den Vordergrund
- Einstieg über Mundmotorikübungen und das Bilden von Lauten, wobei das Augenmerk auf positiver Verstärkung bereits kleiner Erfolge liegt
- Es hat sich hier bei Kindern mit einer komorbiden Angstsymptomatik bewährt, die Annäherung an die sprachliche Kommunikation stufenweise durchzuführen und dies mit dem Kind und den Eltern zu besprechen; so kann hier etwa die Aufgabe gegeben werden, sprachliche Kommunikation zu Hause aufzuzeichnen und dem Therapeuten vorzuspielen
- Da Kinder mit selektivem Mutismus meistens mit ihren Eltern sprechen, kann auch vereinbart werden, dass das Kind mit seinen Eltern im Raum spielt, während der Therapeut außerhalb des Zimmers bei angelehnter Tür lauschen darf
- Als nächsten Schritt kann der Therapeut im Raum, aber entfernt vom Spiel sein, bis er sich immer näher an die Situation »herangetastet« hat und schließlich mit den Beteiligten kommuniziert
- Die klinische Erfahrung zeigt, dass gerade für jüngere Kinder der spielerische Umgang mit der Sprache (etwa über Tonbandaufzeichnungen oder Anrufen am Telefon) eine große Motivation für die Therapie schaffen kann
- Verstärkerpläne sind sinnvoll, um sprachliche Äußerungen zu unterstützen

Oftmals übernimmt das Umfeld die Mittlerrolle für Wünsche des Kindes, sodass das Kind gar keinen Anlass für Kommunikation mehr hat. Nonverbale Äußerungen des Kindes (z. B. wenn es auf etwas zeigt, das es haben möchte) sollten nicht, oder nur am Anfang, im Rahmen des Therapieplans verstärkt werden. Nur wenn das Kind sich selbst äußert, sollte verstärkt werden. Es ist oft aufwendig, diese »automatischen« Mechanismen im Umfeld zu durchbrechen, auch im stationären Kontext (Mitpatienten!).

Elternarbeit

Die Eltern sind ein wichtiger Kooperationspartner, da sie die Mehrheit der Situationen überblicken, in denen sprachlicher Ausdruck verweigert wird. In den meisten Fällen sind auch die Eltern der Motor der Vorstellung in der Kinder- und Jugendpsychiatrie, da das Kind oft selbst zunächst keinen Veränderungswunsch hat.

- Die Eltern müssen in das Therapiekonzept integriert werden, was oft gut mittels kleiner »Aufgaben« gelingt, z. B.: – Aufzeichnen von sprachlichen Äußerungen des Kindes zu Hause – Einbeziehen in therapeutische Hausaufgaben
- Die Eltern sind darauf aufmerksam zu machen, falls das mutistische Verhalten durch sie (meist ungewollt) verstärkt wird
- Beistand bei konkreten Erziehungsproblemen im Falle oppositionellen Verhaltens

Es darf nicht außer Acht gelassen werden, dass therapeutische Erfolge auch in den Alltag generalisiert werden sollen. Nur durch die Einbeziehung der Eltern ist eine Generalisierbarkeit therapeutischer Erfolge im Alltag möglich.

Arbeit mit anderen Bezugspersonen

- Mit vorliegender Schweigepflichtsentbindung Kontakt zu Lehrern oder Erziehern aufnehmen, um Strategien für die Integration sprachlicher Kommunikation abzusprechen
- Basierend auf einem Token-System auch in anderen Settings Installation von Verstärkerplänen
- Der Therapeut muss sich über die andernorts erzielten Erfolge auf dem Laufenden halten, um dem Kind positives Feedback geben zu können

Pharmakotherapie (▶ Kap. 13)

- Die psychopharmakologische Therapie soll stets nur im Rahmen eines multimodalen Behandlungskonzepts in Kombination mit einer psychotherapeutischen Hilfestellung erfolgen
- Es existiert kein Medikament, das eine Zulassung für die Behandlung des selektiven Mutismus besitzt, sodass jede Verschreibung im Rahmen eines **individuellen Heilversuchs** erfolgt, was den Sorgeberechtigten und dem Kind dargelegt werden muss
- Die Indikation für eine begleitende Pharmakotherapie kann v. a. bei Patienten mit einer starken begleitenden Angstsymptomatik bzw. einer depressiven Symptomatik gestellt werden oder falls eine längere psychotherapeutische Behandlung keinen Erfolg gezeigt hat
- Bislang existieren nur wenige Studien zur Pharmakotherapie bei selektivem Mutismus; dabei zeigten sich Besserungen v. a. unter SSRI-Therapie (meist mit dem Medikament Fluoxetin, welches zur Behandlung der Depression in Deutschland zugelassen ist)
- Sollte eine medikamentöse Behandlung in Betracht gezogen werden, besteht derzeit für das Medikament Fluoxetin die beste Evidenz

Weitere Maßnahmen und Hilfen

Bei Schwierigkeiten in der Umsetzung therapeutischer Ziele im häuslichen Rahmen ist ggf. an eine Unterstützung mittels ambulanter Jugendhilfemaßnahmen – etwa im Sinne einer sozialpädagogischen Familienhilfe – zu denken. Dies kann gerade dann hilfreich sein, wenn auch bei den Eltern eine Angsterkrankung im Raum steht.

Auszug aus der ärztlichen Stellungnahme nach § 35a

Mutismus ist kinder- und jugendpsychiatrisch zu behandeln; Hilfen über das Jugendamt kommen nur infrage, wenn nach der Behandlung Defizite in der sozialen Integration bestehen (§ 27ff SGB VIII).

Weiterführende Literatur

Cohan SL, Chavira DA, Stein MB (2006) Practicioner review: psychosocial interventions for children with selective mutism: a critical evaluation of the literature from 1990–2005. J Child Psychol Psychiatry 47: 1085–1097

Hartmann B, Lange M (2006) Evaluationsbogen für das sozialinteraktive Kommunikationsverhalten bei Mutismus. *http://www.boris-hartmann.de/sprachtherapie-boris-hartmann/files/evaluationsbogen.pdf*

Manassis K, Tannock R (2008) Comparing interventions for selective mutism: a pilot study. Can J Psychiatry 53: 700–703

Melfsen S, Warnke A (2007) Überblick zur Behandlung des selektiven Mutismus. Z Kinder-Jugendpsychiatr Psychother 35: 399–409

B Störungen mit somatischen Symptomen

Somatoforme Störungen

Yonca Izat und Michael Kölch

Tab. 3.1 Neurotische, Belastungs- und somatoforme Störungen – ICD-10

Erkrankung	ICD-10-Kodierung	Definition	Therapiestrategie
Somatisierungsstörung	F45.0	Polysymptomatisches Beschwerdebild > 2 Jahre mit mindestens 6 Symptomen aus mindestens 2 verschiedenen Bereichen: gastrointestinale Symptome kardiovaskuläre Symptome urogenitale Symptome Haut- und Schmerzsymptome	Körperliche Diagnostik beenden; Psychoedukation: Verbindung zwischen »Stress« = Gefühlen und Körpersymptomen aufzeigen; Psychoedukation und Erlernen von angstlösenden Entspannungsverfahren; Verbesserung der Emotionswahrnehmung und des -ausdrucks
Undifferenzierte Somatisierungsstörung	F45.1	Wie F45.0, aber Dauer < 2 Jahre	
Hypochondrische Störung	F45.2	Beharrliche Beschäftigung mit der Möglichkeit, an einer schweren oder fortschreitenden körperlichen Erkrankung zu leiden, ohne körperliche Symptome	
Somatoforme autonome Funktionsstörung	F45.3	Vegetativ vermittelte Symptome, die vom Patienten als Erkrankung gedeutet werden. Meist 2 Symptomgruppen: Objektivierbare vegetative Symptome Subjektive Beschwerden unspezifischer und wechselnder Natur	
Anhaltende somatoforme Schmerzstörung	F45.4	Ein mindestens 6 Monate andauernder, an den meisten Tagen anhaltender, schwerer und belastender Schmerz in einem Körperteil	

Fallbeispiel

Lisa ist 14 Jahre alt und leidet seit fast einem Jahr an rezidivierenden Bauchschmerzen, oft in Kombination mit Übelkeit. Zusätzlich hat sie zunehmend Episoden mit Schwindel, insbesondere in der Schulsituation. Dadurch kam es in den letzten Monaten zu vermehrten Fehltagen in der Schule. Mehrere ambulante Abklärungen und ein stationärer Aufenthalt in der Kinderklinik erbrachten kein organisches Korrelat zu den Beschwerden. Nun kommt sie auf Anraten der Kinderklinik zur Erstvorstellung. In der Anamnese fallen mehrere belastende Ereignisse wie Trennung der Eltern, Suizid des Vaters und eine Mobbingsituation in der Schule auf. Lisa zeigte eine sogenannte *belle indifference* (schöne Gleichgültigkeit) auf: unpassend-unbeteiligtes emotionales Verhalten (Gefühllosigkeit) bei Schilderung schwerer Symptome und Lebensumstände.

Epidemiologie

- Populationsbasierte Studien belegen eine hohe Prävalenzrate medizinisch unklarer funktioneller Beschwerden im Kindes- und Jugendalter in der Allgemeinbevölkerung
- Ungefähr ein Drittel der Kinder- und Jugendlichen leiden an mindestens einer unklaren körperlichen Beschwerde
- Im Kindesalter: überwiegend monosymptomatische Beschwerdebilder, im Gegensatz zu den polysymptomatischen somatoformen Störungen der Erwachsenen
- Häufigsten Beschwerden: funktionelle Schmerzstörungen, v. a. Kopf- und Bauchschmerzen mit einer Häufigkeit von jeweils etwa 10%
- Geschlechterdifferenz: im jungen Kindesalter keine; Häufigkeit und Zahl der somatoformen Beschwerden nehmen im Jugendalter zu, der Anteil der Mädchen bzw. jungen Frauen erhöht sich gegenüber den Jungen bzw. jungen Männern mit zunehmendem Alter
- Hypochondrie spielt eine deutlich geringere Rolle als im Erwachsenenalter

Symptomatik und Klassifikation

- ► Somatoforme Störungen – Definition

> **Definition**
> Das gemeinsame Kennzeichen der somatoformen Störungen ist das wiederholte Präsentieren von körperlichen Symptomen in Verbindung mit hartnäckiger Forderung nach medizinischen Untersuchungen – trotz wiederholter negativer Ergebnisse und Versicherung der Ärzte, dass die Symptome ohne organisches Korrelat sind. Wenn somatische Störungen vorhanden sind, erklären sie weder die Art und das Ausmaß der Symptome noch den hohen Leidensdruck der Patienten. Die Patienten können empfindlich reagieren, wenn es ihnen nicht gelingt, den Arzt von der körperlichen Natur ihrer Erkrankung zu überzeugen bzw. wenn der Arzt sie von der psychischen Komponente ihres Leidens überzeugen will. Häufiger besteht ein Aufmerksamkeit suchendes (histrionisches) Verhalten.

- Zu Beginn handelt es sich meist um monosymptomatische Beschwerden, die häufig infolge eines Magen-Darm-Infekts oder nach einer körperlichen Immobilisierung, z. B. nach einem Sportunfall, auftreten
- Bei Kindern vor der Pubertät stehen wiederkehrende Bauchschmerzen,

oft in Verbindung mit Übelkeit und gefolgt von Kopfschmerzen, im Vordergrund

- Ältere Kinder und Jugendliche klagen meist über – Kopfschmerzen – Muskelschwäche – Müdigkeit – erhöhte Erschöpfbarkeit – Rücken- und Gliederschmerzen
- Schweregrad: von leichten, fluktuierenden oder vorübergehenden Beschwerden bis hin zu lang anhaltenden, therapeutisch schwer zugänglichen chronifizierten Symptomen

Die Symptomatik führt dabei oft zu einem **sekundären Krankheitsgewinn**; die Patienten vermeiden damit Schulbesuche, fokussieren die Aufmerksamkeit der Eltern auf sich etc.

ICD-10

Die Gruppe der somatoformen Störungen wird in der ICD-10 im Kontext des Kapitels F4 »Neurotische, Belastungs- und somatoforme Störungen« klassifiziert.

Somatisierungsstörung (F45.0)

Die Diagnose erfordert ein lang dauerndes (> 2 Jahre) und polysymptomatisches Beschwerdebild mit mehrfachen Arztkonsultationen bei ausgeprägtem Leiden mit reichlichen negativen somatischen Untersuchungsresultaten. In der Regel liegen bereits erhebliche innerfamiliäre, schulische und das weitere Lebensumfeld berührende soziale Auswirkungen der Störung vor.

Es sollten mindestens 6 Symptome aus mindestens 2 verschiedenen Bereichen vorliegen:

- **Gastrointestinale Symptome:** – Bauchschmerzen – Übelkeit – Gefühl von Überblähung – schlechter Geschmack im Mund oder extrem belegte Zunge – Erbrechen oder Regurgation von Speisen – häufiger Durchfall oder Austreten von Flüssigkeit aus dem Anus
- **Kardiovaskuläre Symptome:** – Atemlosigkeit ohne Anstrengung – Brustschmerzen
- **Urogenitale Symptome:** – Miktionsbeschwerden – unangenehme Empfindungen im Genitalbereich – ungewöhnlicher oder verstärkter vaginaler Ausfluss
- **Haut- und Schmerzsymtome:** – Fleckigkeit oder Farbveränderungen der Haut – Schmerzen in Gliedern, Extremitäten oder Gelenken – unangenehme Taubheits- oder Kribbelgefühle

Undifferenzierte Somatisierungsstörung (F45.1)

- Bei kürzerer Gesamtdauer (< 2 Jahre) – und bei evtl. aus diesem Grund nicht zu ausgeprägten Interaktionen der Störung mit allen Lebensbereichen – ist gerade für das Kindesalter diese diagnostische Kategorie zu erwägen
- Das Vollbild einer Somatisierungsstörung ist im Kindes-, aber auch im Jugendalter insgesamt selten

Hypochondrische Störung (F45.2)

- Insgesamt seltene Störung
- Die beharrliche Beschäftigung mit der Möglichkeit, an einer schweren oder fortschreitenden körperlichen Erkrankung zu leiden, steht im Vordergrund
- Diese Sorge veranlasst den Patienten, wiederholt medizinische Untersuchungen in Anspruch zu nehmen, wobei die intensive Gesundheitsangst in keiner angemessenen Proportion zur objektivierbaren Gesundheitsgefahr steht
- Im Unterschied zur somatoformen Störung liegen hier keine körperlichen Beschwerden vor (»aus einer Mücke einen Elefanten machen«), während

es bei der F45.0 vielfältige körperliche Beschwerden gibt
- Bei der für das Jugendalter relativ typischen Sonderform der sog. Dysmorphophobie (krankhaft gesteigerte Angst, wegen einer bestimmten körperlichen Eigenheit entstellt oder hässlich zu wirken) leiden die Betroffenen dagegen eher isoliert für sich, trotz vielfältiger gegenteiliger Rückmeldungen auch aus dem familiären Umfeld

Somatoforme autonome Funktionsstörung (F45.3)
Hierbei handelt es sich um vegetativ vermittelte Symptome, die vom Patienten als Erkrankung gedeutet werden. Es finden sich meist 2 Symptomgruppen:
- Objektivierbare Symptome der vegetativen Stimulation: – Herzklopfen – Schwitzen – Erröten – Zittern – Mundtrockenheit
- Subjektive Beschwerden unspezifischer und wechselnder Natur, die einem spezifischen System oder Organ zugeordnet werden: – flüchtige Schmerzen – Brennen – Schwere – Enge und Gefühle, aufgebläht oder auseinandergezogen zu werden

Die weitere Unterteilung folgt dem betroffenen Organsystem:
- **Kardiovaskuläres System (F45.30)**; dazugehörige Begriffe: z. B. »Herzneurose«, »neurozirkulatorische Asthenie«
- **Oberer Gastrointestinaltrakt (F45.31)**; dazugehörige Begriffe: z. B. »Magenneurose«, »funktionelle Dyspepsie«
- **Unterer Gastrointestinaltrakt (F45.32)**; dazugehörige Begriffe: z. B. »Reizdarmsyndrom«, »Flatulenz«
- **Respiratorisches System (F45.33)**; dazugehörige Begriffe: z. B. »psychogener Husten«, »Hyperventilationssyndrom«
- **Urogenitalsystem (F45.34)**; dazugehörige Begriffe: z. B. »Reizblase«, »psychogene Dysurie«

Im höheren Kindes- sowie im Jugendalter treten am häufigsten auf: – Erröten – Schwitzen – Zittern – Herzklopfen – Hyperventilation – Aerophagie – Diarrhö – Pollakisurie

Die somatoforme autonome Funktionsstörung ist aufgrund ihres engeren Organbezugs für die Altersgruppe der Kinder und Jugendlichen häufig angemessener als die Somatisierungsstörung.

Die Diagnose ist an keine Krankheitsdauer gebunden.

Anhaltende somatoforme Schmerzstörung (F45.4)
- Überwiegend permanent andauernder, schwerer und quälender Schmerz, der entweder gar nicht oder durch eine parallel mögliche körperliche Störung nicht angemessen erklärbar ist und in Verbindung mit erlebten emotionalen Konfliktsituationen und/oder akuten psychischen Belastungen verstärkt auftritt
- Hauptlokalisationen: Kopf, Bauch und Rücken
- Mindestens 6 Monate andauernder, an den meisten Tagen anhaltender, schwerer und belastender Schmerz in einem Körperteil, der im Hauptfokus der Aufmerksamkeit des Patienten steht
- Diese Störungskategorie korrespondiert mit den verbreiteten funktionellen Schmerzstörungen des Kindes- und Jugendalters, allerdings werden die Kriterien der Intensität, Frequenz und Dauer der Schmerzepisoden in diesem Alter häufig nicht vollkommen erfüllt

- Auch wenn psychische Belastungen und Konflikte feststellbar sind, bleibt der kausale Zusammenhang oft hypothetisch; allerdings ist eine psychische Schmerzursache auch keine zwingende Voraussetzung für die Diagnosestellung

Sonstige somatoforme Störungen (F45.8)
- Andere Störungen der Wahrnehmung, der Körperfunktionen und des Krankheitsverhaltens, die nicht durch das vegetative Nervensystem vermittelt werden, aber auf spezifische Systeme oder Teile des Körpers begrenz sind und mit psychischen Belastungen in Zusammenhang stehen.
- Es gibt die Möglichkeit, Störungen, die nicht exakt unter die genannten Störungen passen, als »nicht näher bezeichnete somatoforme Störungen« (F45.9) zu klassifizieren

! Sorgfältiger Ausschluss klar organisch determinierter Krankheitsbilder! Beim Auftreten neuer, bisher unbekannter Symptome eine erneute organmedizinische Diagnostik erwägen.
Nicht selten findet sich eine somatische Begleiterkrankung (»Läuse und Flöhe«) bzw. steht eine solche am Beginn der Störung.

DSM-IV
Nach DSM-IV gibt es drei Merkmale, die die Diagnose einer Somatisierungsstörung nahe legen:
- Beteiligung mehrerer Organsysteme
- Früher Beginn und chronischer Verlauf
- Fehlen von abnormen Laborbefunden

Somatoforme Störung (300.81)
- Somatisierungsstörung
- Undifferenzierte somatoforme Störung
- Hypochondrie
- Körperdysmorphe Störung

Schmerzstörung
- Assoziiert mit psychologischen Faktoren **(307.80)**
- Assoziiert mit psychologischen Faktoren und einem medizinischen Krankheitsbild **(307.89)**

Nicht näher bezeichnete somatoforme Störungen (300.81)
DSM-IV-TR erweist sich in Bezug auf die Altersgruppe der Kinder und Jugendlichen als vorteilhafter als ICD-10, da es mit der Akzentuierung der Schmerzstörung durch zwei Kategorien der hohen epidemiologischen Bedeutung besser gerecht wird. Zusätzlich beschreibt es besser das biopsychosoziale Störungskonzept mit der Koexistenz somatoformer Störungsanteile, organmedizinischer Erkrankungsdisposition und psychologischer auslösender und aufrechterhaltender Faktoren und kann von Kind und Eltern durch den im Vordergrund stehenden Schmerzaspekt der Diagnose eher akzeptiert werden.

Ätiologie

Somatoforme Störungen haben eine multifaktorielle Genese; als Auslöser gilt ein Wechselspiel verschiedener biologischer, seelischer und sozialer Faktoren. Zusätzlich gibt es Hinweise auf genetische Faktoren, wie z. B. eine verstärkte Reaktionsbereitschaft des vegetativen Nervensystems.

Häufig sind psychosoziale Faktoren für die Entstehung und den Verlauf somatoformer Störungen von Bedeutung:
- Zu lange anhaltender Stress führt zu Anspannungen oder Dysregulation innerer Organe

- Ein Teufelskreis von körperlichen Reaktionen, Angst und verstärkter Wahrnehmung körperlicher Symptome
- Körperliche Beschwerden als Folge seelischer Konflikte: meist unbewusste seelische Prozesse (z. B. Angst, Wut, Traurigkeit) können sich in Körpersymptomen ausdrücken
- Bei Kindern und Jugendlichen kommt ein »Lernen am Modell« hinzu, da der Ausdruck von Belastungssituationen durch Körpersymptome häufig bereits auf der Elternebene vorherrscht

Komorbiditäten und Begleitstörungen

- Angststörungen, v. a. Trennungsängste
- Rezidivierende depressive Störungen
- Sozialer Rückzug, schulische Leistungseinbußen
- Ausgeprägte Selbstwertproblematik
- Evtl. zusätzliches Auftreten dissoziativer Symptome (F44) von Krankheitswert

Diagnostik

Zu Beginn der Diagnostik

- Vollständige Erhebung der bisherigen Krankengeschichte unter Einbezug aller in der Vorgeschichte bereits durchgeführten Untersuchungen sowie der Entwicklungsanamnese und der Familienanamnese
- Sorgfältige körperlich-neurologische Untersuchung
- Dabei frühzeitige psychologisierende Erklärungsversuche vermeiden; vermitteln, dass die vorgetragen Symptome ernst genommen werden
- Gleichzeitig Eltern und Patient darüber informieren, dass körperliche Beschwerden Ausdruck einer Überforderung sein können und daher der diagnostische Prozess neben dem Ausschluss einer organischen Erkrankung auch das Erfassen aktueller Belastungen beinhalten muss
- Hilfreich ist oft auch die Erhebung, wie Belastungen im Rahmen von Entwicklungsaufgaben (Eintritt in den Kindergarten, in die Schule oder Geburt eines Geschwisters) in der Vergangenheit bewältigt wurden

Exploration weiterer störungsrelevanter Rahmenbedingungen

- Sorgfältige Eigenanamnese der Eltern, v. a. hinsichtlich eigener ungeklärter Beschwerden, Schmerzen, aber auch ernsthafter organischer Erkrankungen (Schmerzfamilie, Vorbildrolle)
- Rolle der Eltern und des Kindes bei der Initiierung der Arztbesuche
- Familiärer Umgang mit aufgetretenen Symptomen/Schmerzen, unterschiedliche elterliche Auffassungen/Differenzen dazu? Bisher entwickelte Störungskonzepte bei Eltern und Patient
- Gezielte Exploration der Lebensbereiche, was konnte durch Symptome vermieden werden, sekundärer Krankheitsgewinn?
- Hinweise auf Psychopathologie der Eltern, v. a. Angststörungen, Depressionen
- Primär oder sekundär überprotektiver Erziehungsstil
- Qualität, Krisen der elterlichen Beziehungen, resultierende emotionale Überforderungen des Kindes
- Verlusterlebnisse unter den bedeutsamen Bezugspersonen
- Hinreichender Verdacht auf Vernachlässigung, Misshandlung, sexuellen Missbrauch, Münchhausen-by-Proxy-Syndrom?
- Bei ausländischen Jugendlichen: Berücksichtigung des kulturellen Hintergrunds; in südlichen Ländern

herrscht oft ein ganzheitliches Körperverständnis vor im Gegensatz zur westlichen Dichotomie von Körper und Seele, somit werden »seelische Leiden« häufig über Körpersymptome ausgedrückt; magische Entstehungsweisen von Krankheiten können in anderen Kulturen üblich sein, und die Zuhilfenahme von Magiern, Hodschas sollten respektiert werden; Hinweise auf kulturell bedingte Identitätskonflikte?
- Wenn möglich Fremdbeurteilungen aus Schule und weiterem sozialem Umfeld hinsichtlich: Schwankungen von Integration/Anpassung in letzter Zeit, Hinweise auf Leistungsüberforderungen, Hinweise auf aktuelle soziale Belastungsfaktoren: Diskriminierungen, traumatisierende Erfahrungen (aggressiv, sexuell), Frage nach evtl. Störungskonzepten von (Mit-)Erziehern, Gleichaltrigen
- Gibt es eine Krankheitshypothese innerhalb der Familie?

Hilfreiche Fragen:
- Bitte beschreibe mir Deine Beschwerden genau: – Seit wann? – Genauer Ablauf der Symptome? – In welchem Zusammenhang treten die Beschwerden auf? – Treten sie zu bestimmten Tageszeiten oder an bestimmten Wochentagen gehäuft auf?
- Wie stark sind Deine Schmerzen auf einer Skala von 0–100?
- Gibt es noch andere Familienmitglieder mit wiederholt auftretenden Schmerzen/Funktionsstörungen?
- Haben Sie/hast Du eine Erklärung/Vermutung, woher die Schmerzen/Störung kommen?
- Gibt es noch ausstehende Untersuchungen? Sollte Ihrer Meinung nach noch etwas körperlich untersucht werden, bevor Sie sicher sein können, dass die Ursache der Beschwerden keine körperliche Erkrankung ist?
- Wie geht es Ihnen/Dir damit, dass Sie/Du nun mit den körperlichen Beschwerden bei einem Psychiater sitzen/sitzt?

Konsil-Situation
In dieser Situation, die häufig sowohl für den Patienten als auch für die Eltern sehr problematisch ist (weil sie sich in ihrer Krankheit nicht ernst genommen fühlen und eine große Abwehr bei der Benennung psychischer Belastungen besteht), offen ansprechen, wie es der Familie mit dem Umstand geht, nun einem Psychiater vorgestellt zu werden. Wut und Kränkung sollten verständnisvoll thematisiert werden.

Apparative, Labor- und Testdiagnostik
Die körperlich-neurologische Untersuchung kann fakultativ durch weitere labor- und apparative Diagnostik (EEG, EKG, bildgebende Verfahren) ergänzt werden. Dabei sollte auf eine strenge Indikationsstellung geachtet werden, um eine weitere Fixierung auf die Suche nach körperlichen Ursachen zu vermeiden.

Testpsychologische Diagnostik
- Bei entsprechenden Hinweisen (Überforderung in der Schule) unbedingt orientierende, evtl. spezifischere Leistungsdiagnostik bzw. Teilleistungsdiagnostik (bei Hinweisen auf LRS oder Dyskalkulie)
- Erst nach gelungener Vertrauensanbahnung projektive Diagnostik und/oder psychologische Fragebögen zur Annäherung an (evtl. bewusstseinsfernere) Konflikte und Ängste
- Ggf. Symptom-/Schmerzfragebögen

Differenzialdiagnostik

- Angststörungen, depressive Störungen (auch komorbide)
- Posttraumatische Belastungsstörung (PTBS) bzw. akute Belastungsreaktion bei anamnestischen Anhaltspunkten
- Münchhausen-by-Proxy-Syndrom: eine subtile Form der Kindesmisshandlung durch eine nahe Bezugsperson – oft eine psychiatrisch kranke Mutter. Bei einem derartigen Verdacht ist sorgfältig nach weiteren Misshandlungstendenzen in der ganzen Vorgeschichte zu fahnden
- Simulation: schwierig abzugrenzende und im Kindesalter seltene Differenzialdiagnose, die nur aus einem längerfristigen, in der Regel stationären Verlauf heraus beurteilbar ist und auf eine gravierende psychische Belastung bzw. psychiatrische Störung hinweist

Therapie

- Häufig lässt sich mit den Patienten und deren Familien ein **Arbeitsbündnis über ein Stressmodell** erarbeiten; hier erhält die Familie eine Erklärung für die körperlichen Symptome und kann über den Begriff »Stress« psychische Komponenten thematisieren (»ehrenvoller Rückzug«)
- Behandlungsziel: zunächst Reduktion der Symptomatik und zunehmende Bewältigung von Alltagsaufgaben

> Bei der Behandlung der somatoformen Störungen ist es zunächst wichtig, die Suche nach einer somatischen Ursache zu beenden und die Notwendigkeit zu betonen, »mit dem Schmerz/Symptom zu leben«.

- Nichtchronifizierte Störungen: meist ambulant behandelbar; umfassen neben der intensiven Elterberatung (Verringerung von Aufmerksamkeit für körperliche Symptome und vermehrte Zuwendung in schmerzfreien Perioden) die kindgerechte Aufklärung über Zusammenhänge zwischen Erleben von Stress und daraus folgenden Symptomen
- Bei älteren Kindern können kognitiv-behaviorale Therapieformen zur Reduktion von »katastrophisierenden« Bewertungen körperlicher Symptome und zur Verbesserung der Wahrnehmung von emotionalen Befindlichkeiten hilfreich sein

Weitere hilfreiche therapeutische Interventionen

- Schmerztagebuch
- Aktivitätenplan
- Funktionelle Behandlungen (Krankengymnastik, Bewegungstherapie)
- Soziales Kompetenztraining
- Entspannungsverfahren
- Reduktion chronischer Überforderung

Setting

- Eine stationäre bzw. teilstationäre kinder- und jugendpsychiatrische Behandlung ist indiziert bei – längerem störungsbedingten Fehlen in der Schule – schweren, bereits chronifizierten Verläufen – ausgeprägt symbiotischer (die Compliance reduzierender) Eltern-Kind-Beziehung
- Übergang in eine anschließende ambulante Behandlung schrittweise, dabei graduierte Belastungssteigerung

> Die Behandlung komorbider Störungen muss konsequent und teilweise auch vorrangig erfolgen (eine komorbide Depression kann z. B. so einschränkend sein, dass zunächst diese behandelt werden muss).

Elternarbeit

- In der Elternarbeit geht es v. a. um das Generieren eines gemeinsamen Erklärungsmodells für die bestehenden Symptome
- Ziel ist es, die intrafamiliäre Kommunikation in der Weise zu verbessern, dass Gefühle besser wahrgenommen und ausgedrückt werden können
- Insbesondere auch das Ansprechen von schwierigen Themen (Disharmonien, Verluste, Befürchtungen, Sorgen) sollte mit Unterstützung des Therapeuten erfolgen

Pharmakotherapie (► Kap. 13)

Kontrollierte Therapiestudien zur medikamentösen Behandlung sind rar und liegen für das Kindes- und Jugendalter nicht vor

Der Einsatz von selektiven Serotoninwiederaufnahmehemmern (z. B. Fluoxetin, Fluvoxamin, Citalopram) sollte bei ausgeprägten Störungsbildern mit drohender oder beginnender Chronifizierung bzw. bei komorbider Angststörung in Erwägung gezogen werden.

! Ein Wirksamkeitsnachweis für die Behandlung mit Tranquilizern liegt nicht vor, und daher kann diese nicht empfohlen werden.

Weitere Maßnahmen und Hilfen

- Jugendhilfemaßnahmen, die die Autonomieentwicklung fördern, sind sinnvoll und sollten therapeutisch mit einbezogen werden
- Stationäre Jugendhilfemaßnahmen sind indiziert bei sicheren Hinweisen auf Vernachlässigung, körperliche Misshandlung, sexuellen Missbrauch
- Wiederholte Rehabilitations- und Kurmaßnahmen sollten mit strenger Indikationsstellung erfolgen, da sie zur Chronifizierung der Symptomatik beitragen können

Auszug aus der ärztlichen Stellungnahme nach § 35a

Bei somatoformen Störungen sind keine Hilfen über das Jugendamt notwendig, sie sind kinder- und jugendpsychiatrisch zu behandeln. Sollten nach der Behandlung Defizite in der Integration vorliegen, so können Hilfen nach § 27ff SGB VIII geleistet werden.

Weiterführende Literatur

Brähler E, Schumacher J (2002) Befund und Befinden: Psychologische Aspekte körperlicher Beschwerden, In: Brähler E, Strauß B (Hrsg) Handlungsfelder der psychosozialen Medizin. Hogrefe, Göttingen

Henningsen P, Hartkamp N, Loew T, Sack M, Scheidt C (20029 Somatoforme Störungen. Leitlinien und Quellentexte. Schattauer, Stuttgart

Rief W, Hiller W (1998) Somatisierungsstörung und Hypochondrie. Hogrefe, Göttingen

Rief W, Hiller W (1992) Somatoforme Störungen. Huber, Bern

Hausotter W (1992) Begutachtung somatoformer und funktioneller Störungen. Huber, Bern

Rauh E, Rief W (2006) Ratgeber Somatoforme Beschwerden und Krankheitsängste. Hogrefe, Göttingen

Dissoziative Störungen

Marc Allroggen und Jörg M. Fegert

Tab. 4.1 Dissoziative Störungen – ICD-10

Erkrankung	ICD-10-Kodierung	Definition	Therapiestrategie
Dissoziative Amnesie	F44.0	Amnesie für vergangene, belastende Ereignisse	Psychotherapeutisch
Dissoziative Fugue	F44.1	Amnesie und Ortswechsel mit Desorientierung zur eigenen Person	
Dissoziativer Stupor	F44.2	Dissoziative Bewegungsstarre und Reaktionslosigkeit	
Trance	F44.3	Vorübergehende Bewusstseinseinengung	
Besessenheitszustände	F44.3	Überzeugung, von einem Geist o. ä. beherrscht zu werden	
Dissoziative Identitätsstörung	F44.81	Vorhandensein mehrerer Persönlichkeiten in einem Individuum	
Dissoziative Bewegungsstörung	F44.4	Kompletter oder teilweiser Verlust der Bewegungsfähigkeit	
Dissoziative Krampanfälle	F44.5	Krampfartige Bewegungen, die an epileptische Anfälle erinnern	
Dissoziative Sensibilitäts- und Empfindungsstörungen	F44.6	Teilweiser oder vollständiger Verlust von Hautempfindungen oder teilweiser oder vollständiger Seh-, Hör- oder Riechverlust	
Gemischte dissoziative Störungen	F44.7	Kombination mehrerer dissoziativer Störungen	

Fallbeispiel

Die 16-jährige Jasmin wird auf Überweisung des Hausarztes von ihrer Mutter in der kinder- und jugendpsychiatrischen Institutsambulanz vorgestellt. Vorstellungsanlass ist, dass sie erstmals vor einem Monat plötzlich umgefallen sei. Dies sei ihr seitdem noch zweimal passiert. Sie spüre vor dem Umfallen ein schwindelähnliches, aber unbestimmtes Gefühl, dann liege sie am Boden, bewege dort wohl ihre Arme und Beine, bekomme aber nichts mit. Dem ersten Anfallsereignis sei eine Mobbingsituation in der Berufsschule vorausgegangen. Nach dem ersten Anfall habe sie die Schule noch besucht, die letzten beiden Wochen jedoch nicht mehr, da sie mittlerweile das Schwindelgefühl schon spüre, wenn sie die Schule nur sehe.

Im psychopathologischen Befund finden sich bis auf eine ängstlich-unsichere Stimmung keine Auffälligkeiten.

Aus der Anamnese ist zu erfahren, dass Jasmin wegen verzögerter Sprachentwicklung nach dem Kindergarten auf einer Förderschule eingeschult wurde. Während des Besuchs der Grundschule habe sie vorübergehend ein trennungsängstliches Verhalten gezeigt. Sonst unauffällige Entwicklungsanamnese. Seit diesem Jahr besuche sie eine Kolping-Berufsschule als berufsvorbereitende Maßnahme. Sie mache sich viele Sorgen wegen der Noten, bei schlechten Noten gebe es auch oft Streit mit den Eltern. Eine bereits erfolgte stationäre pädiatrische Diagnostik ergab keinen pathologischen Befund.

Eine im Rahmen der kinder- und jugendpsychiatrischen Diagnostik durchgeführte Intelligenzdiagnostik mittels HAWIK-IV ergibt einen IQ im Bereich einer leichten geistigen Behinderung.

Es wird die Diagnose Dissoziative Krampanfälle (F44.5) vor dem Hintergrund einer anhaltenden schulischen Überforderungssituation und Mobbing gestellt. Es zeigt sich im Rahmen der Diagnostik, dass es der Patientin schwer fällt, Ängste und Überforderungen zu thematisieren, sodass sie diese auf körperlicher Ebene ausdrückt.

Durch einen Wechsel von der Berufsschule in eine beschützte Ausbildungsstätte sowie begleitende, niederfrequente psychotherapeutische Gespräche kommt es zu einer vollständigen Remission der Symptomatik.

Epidemiologie

- Genaue Angaben zur Prävalenz dissoziativer Störungen bei Kindern und Jugendlichen liegen nicht vor
- Früher war diese Erkrankung als »Hysterie« bekannt
- Prävalenz für dissoziative Bewegungs- und Sinnesempfindungsstörungen bei einer Inanspruchnahmepopulation von Kinderärzten in Australien: etwa 4 pro 100.000
- Lebenszeitprävalenzraten in einer deutschen Population von Jugendlichen und jungen Erwachsenen (14–24 Jahre):
  - 0,4% für dissoziative Bewegungs- und Sinnesempfindungsstörungen
  - 0,8% für dissoziative Störungen mit den Symptomen Schwindel, Ohnmachtsanfälle, Bewusstlosigkeit oder Amnesie
- Für einzelne dissoziative Symptome finden sich mit etwa 7% deutlich höhere Prävalenzraten
- Für kinder- und jugendpsychiatrische Inanspruchnahmepopulationen wer-

den Häufigkeiten von 0,5–17% für dissoziative Symptome angegeben

- Für die Allgemeinbevölkerung werden die Prävalenzraten bei Kindern und Jugendlichen auf 3–4% geschätzt
- Geschlechterverhältnis: — bei Kindern noch ausgeglichen — ab der Adoleszenz sind überwiegend weibliche Patienten betroffen, was mit der erhöhten Traumaprävalenz bei diesen in Verbindung gebracht wird — in kinder- und jugendpsychiatrischen Populationen besteht ein Geschlechterverhältnis von etwa 4:1 zugunsten von Mädchen

Symptomatik und Klassifikation

- ▶ Dissoziative Störungen – Definitionen

Definitionen

In der ICD-10 werden die Begriffe **dissoziative Störungen** und **Konversionsstörungen** synonym gebraucht, sodass die traditionellen Konversionsstörungen als dissoziative Störungen der Bewegung und der Sinnesempfindung (F44.4–F44.7) den allgemeinen dissoziativen Störungen untergeordnet werden, während im DSM-IV die Konversionsstörungen als eigenständige Kategorie erhalten bleiben und den somatoformen Störungen zugerechnet werden.

Bei dissoziativen Störungen handelt es sich um Störungen des Bewusstseins, bei denen es zu einer teilweisen oder völligen Desintegration psychischer Funktionen wie dem Gedächtnis, der Identität, der unmittelbaren Empfindung, der Wahrnehmung der Umgebung oder des Selbst kommt.

Dabei stehen entweder eine gestörte Selbstwahrnehmung bzw. ein gestörtes Identitätsbewusstsein im Vordergrund (dissoziative Bewusstseinsstörungen, F44.0–F44.3 sowie F44.8) oder Störungen der Selbststeuerung und Umweltwahrnehmung (traditionelle Konversionsstörungen, dissoziative Störungen vom körpersymptomatischen Typ, F44.4–F44.7).

- In Bezug auf Schwere und Ausmaß der dissoziativen Symptomatik ist ein breites Kontinuum zu beobachten, das von leichten und vorübergehenden Phänomen, wie sie auch bei Gesunden in Belastungssituationen (z. B. Übermüdung) auftreten können, bis hin zu schweren Identitätsstörungen oder chronifizierten Störungen reicht
- Auch entwicklungsbedingt treten dissoziative Phänomene auf, die nicht zwingend einen pathologischen Charakter haben, aber eine pathologische Ausweitung erfahren können (z. B. imaginäre Spielgefährten bei Kindern, Tagträume)
- Unabhängig von der kategorialen Diagnosestellung können bereits einzelne dissoziative Phänomene eine klinische Bedeutung haben und eine Funktionseinschränkung nach sich ziehen, zumal sie häufig mit anderen psychischen Störungen, v. a. posttraumatischen Störungen und Borderline-Persönlichkeitsstörungen, assoziiert sind
- Insbesondere die dissoziativen Störungen der Bewegung und Sinnesempfindung führen zu einer häufigen und inadäquaten Inanspruchnahme von medizinischen Leistungen, was mit hohen Kosten, aber auch gravierenden Folgen für die Betroffenen durch iatrogene Schädigung verbunden ist; oft besteht dabei eine nur geringe Krankheitseinsicht in Bezug auf die psychische Genese der Beschwerden

> Für alle dissoziativen Störungen gilt gemäß ICD-10, dass kein Nachweis einer körperlichen Erkrankung, welche die für diese Störung charakteristischen Symptome hinreichend erklären könnte, vorliegt und dass ein überzeugender zeitlicher Zusammenhang zwischen den dissoziativen Symptomen und belastenden Ereignissen, Problemen und Bedürfnissen besteht. Im DSM-IV wird das Kriterium des Zusammenhangs zwischen einer Belastung und dem Auftreten der Symptomatik nicht gefordert, dafür jedoch das Vorliegen einer klinisch bedeutsamen psychosozialen Funktionseinschränkung.

Dissoziative Amnesie (F44.0)

- Es besteht eine teilweise oder vollständige Amnesie für vergangene Ereignisse oder Probleme, die traumatisch oder belastend waren oder noch sind
- Die Amnesie ist zu ausgeprägt und zu lang anhaltend, um mit einer normalen Vergesslichkeit oder durch Simulation erklärt zu werden
- Häufig bezieht sich die Amnesie auf traumatische oder anderweitig belastende Lebenssituationen
- Die Amnesie kann
  - generalisiert (alle Ereignisse eines Zeitraums betreffend)
  - lokalisiert (zeitlich umschriebene Ereignisse betreffend)
  - selektiv (einige, aber nicht alle Ereignisse eines Zeitraums betreffend)
  - systematisch (bestimmte Kategorien von Erinnerungen betreffend)
  - auf bestimmte Teilaspekte eines Ereignisses bezogen sein
- Der Gedächtnisverlust ist den Betroffenen dabei in der Regel bewusst

Dissoziative Fugue (F44.1)

- Unerwartete, aber äußerlich organisierte Reise mit Entfernung von zu Hause oder vom gewohnten Arbeitsplatz und den sozialen Aktivitäten, wobei die Selbstversorgung während dieser Zeit erhalten bleibt
- Für die Reise besteht eine teilweise oder vollständige Amnesie
- Extrem seltene Störung, bei der es zu einer Kombination von Amnesie und Ortswechsel kommt und die mit einer Desorientierung zur eigenen Person einhergeht

Dissoziativer Stupor (F44.2)

- Beträchtliche Verringerung oder ein Fehlen willkürlicher Bewegungen und der Sprache bei normaler Reaktion auf Licht, Geräusche und Berührung
- Der normale Muskeltonus, die aufrechte Haltung und die Atmung sind erhalten
- Es entsteht das Bild einer Bewegungsstarre und Reaktionslosigkeit

Trance (F44.3)

- Vorübergehende Bewusstseinsveränderung mit Verlust des Gefühls der persönlichen Identität, einer Einengung des Bewusstseins in Bezug auf die unmittelbare Umgebung oder einer selektiven Fokussierung auf Stimuli der Umgebung
- Es besteht eine Einschränkung der Bewegungen, der Haltungen und des Gesprochenen auf ein kleines Repertoire

Besessenheitszustände (F44.3)

- Die Betroffenen sind davon überzeugt, von einem Geist, einer Macht, einer Gottheit o. ä. beherrscht zu werden
- Sowohl Trance als auch Besessenheitszustände müssen außerhalb von religiösen und sozial akzeptierten Situationen auftreten

- Wichtigste Differenzialdiagnose: Schizophrenien und wahnhafte Störungen bzw. affektive Störungen mit Halluzinationen und Wahngedanken

Dissoziative Identitätsstörung (multiple Persönlichkeitsstörung, F44.81)
- Es finden sich zwei oder mehr unterschiedliche Persönlichkeiten innerhalb eines Individuums, von denen zu einem bestimmten Zeitpunkt nur jeweils eine nachweisbar ist
- Jede Persönlichkeit hat ihr eigenes Gedächtnis, ihre eigenen Vorlieben und Verhaltensweisen und übernimmt zu einer bestimmten Zeit die volle Kontrolle über das Verhalten der Betroffenen
- Für die jeweils andere Identität besteht eine Amnesie

Das Konzept der unterschiedlichen Persönlichkeiten ist mittlerweile abgeschwächt worden, und man geht davon aus, dass es sich um einen Wechsel zwischen Persönlichkeitsanteilen handelt, bei dem die Kernidentität erhalten bleibt. Der Wechsel zwischen den unterschiedlichen Persönlichkeiten wird in der Regel durch bestimmte Auslösereize, die häufig traumaassoziiert sind, verursacht.

Depersonalisations- und Derealisationssyndrom (F48.1)
- Es handelt sich nicht um Bewusstseinsstörungen im engeren Sinne (▶ Depersonalisation und Derealisation)
- Im Vordergrund steht das Erleben von Verfremdung und Unwirklichkeit bei erhaltener Realitätskontrolle
- Diese Syndrome treten selten isoliert auf
- Nach ICD-10 werden sie daher im Gegensatz zu DSM-IV nicht unter den dissoziativen Störungen klassifiziert

Depersonalisation und Derealisation

Bei der Depersonalisation klagen die Betroffenen über ein Gefühl, entfernt oder »nicht richtig hier« zu sein. Empfindungen, Gefühle und das innere Selbstgefühl seien losgelöst, fremd, nicht die eigenen, oder es besteht das Gefühl, in einem Schauspiel mitzuspielen. Das eigene Tun erscheint mechanisch.
Bei der Derealisation besteht ein Gefühl der Unwirklichkeit, die Umgebung sieht fremd, verzerrt, stumpf, farb- oder leblos aus und wird wie eine Bühne empfunden, auf der jemand spielt.

Dissoziative Störungen der Bewegung und der Sinnesempfindung (F44.4–F44.7)

Hierunter werden die traditionellen Konversionsstörungen klassifiziert. Diese erinnern mit ihrer Symptomatik häufig an neurologische Erkrankungen.
- **Dissoziative Bewegungsstörungen** (F44.4): kompletter oder teilweiser Verlust der Bewegungsfähigkeit; dies betrifft Bewegungen, die normalerweise der willkürlichen Kontrolle unterliegen, oder verschiedene oder wechselnde Grade von Koordinationsstörungen, Ataxie oder die Unfähigkeit, ohne Hilfe zu stehen, auch die psychogene Dysphonie oder Aphonie werden zu den dissoziativen Bewegungsstörungen gerechnet
- **Dissoziative Krampfanfälle** (F44.5): Es finden sich plötzliche und unerwartete krampfartige Bewegungen, die sehr an verschiedene Formen epileptischer Anfälle erinnern, aber nicht mit einem Bewusstseinsverlust einhergehen; epilepsietypische Zeichen wie Zungenbiss, schwere Hämatome oder Verletzungen aufgrund des Sturzes oder Einnässen fehlen in der Regel

- **Dissoziative Sensibilitäts- und Empfindungsstörungen** (F44.6): teilweiser oder vollständiger Verlust einer oder aller normalen Hautempfindungen an Körperteilen oder am ganzen Körper bzw. teilweiser oder vollständiger Seh-, Hör- oder Riechverlust

Gemischte dissoziative Störungen (F44.7)

- Kombinationen der dissoziativen Störungen können derart kodiert werden

Vorübergehende dissoziative Störungen der Kindheit und Jugend (F44.82)

- Darüber hinaus besteht die Möglichkeit, vorübergehende dissoziative Störungen der Kindheit und Jugend zu klassifizieren, ohne dass für diese Kategorie ein spezielles Kriterium gefordert wird

Ätiologie

- Dissoziation ist ein komplexer psychophysiologischer Prozess, bei dem es zu Störungen der Informationsverarbeitung und der Affektregulation kommt
- Dissoziative Symptome entwickeln sich häufig als eine transiente Reaktion auf belastende Erfahrungen und stellen somit auch eine Abwehrleistung des Kindes oder des Jugendlichen dar
- Sie ermöglichen, dass Selbstfunktionen erhalten bleiben, indem eine Überflutung mit traumatischen Erinnerungen oder Affekten vermieden wird
- Auch nichtvereinbare Affekte (z. B. ambivalente Gefühle gegenüber misshandelnden Eltern) können so nebeneinander bestehen bleiben
- Bei anhaltender Traumatisierung und fehlenden protektiven Faktoren kann sich aus transienten Reaktionen eine komplexe und chronifizierte dissoziative Störung entwickeln, bei der dissoziative Mechanismen eingesetzt werden, um nicht nur die anhaltende traumatische Situation, sondern jegliche belastende Situation zu vermeiden bzw. zu bewältigen

Komorbiditäten

- Dissoziative Bewusstseinsstörungen zeigen eine hohe Komorbidität zu anderen stressbezogenen psychiatrischen Erkrankungen wie
  - akute Belastungsreaktion
  - posttraumatische Belastungsstörung oder auch zu
  - Borderline-Persönlichkeitsstörungen und
  - Somatisierungsstörungen
- Dissoziative Störungen der Bewegung und Sinnesempfindung sind v. a. vergesellschaftet mit
  - Angststörungen und
  - depressiven Störungen

Neben der häufig bestehenden Traumagenese ist bei Adoleszenten in der Therapie auf die hohe Komorbidität dissoziativer Symptomatik zu achten. Es kann daher sinnvoll sein, die Behandlung primär an der zugrundeliegenden Störung auszurichten und nicht auf die dissoziative Symptomatik zu fokussieren.

Diagnostik

Die Diagnostik basiert auf der Exploration des Patienten und seiner Eltern bzw. Bezugspersonen.

- Geachtet werden sollte insbesondere auf
  - Beginn
  - Variabilität
  - eventuelle Situationsspezifität der Symptomatik (auslösende Situationen)
  - Zusammenhang zu möglichen belastenden Lebensereignissen
- Erfassung aller bisherigen ärztlichen und therapeutischen Bemühungen, insbesondere zur Vermeidung von unnötigen Mehrfachuntersuchungen

- Für eine Einleitung der Therapie ist es auch hilfreich, nach bisherigen Erklärungsmodellen der Patienten und Eltern zu fragen nach – dem bisherigen Umgang mit den aktuellen Symptomen – dem allgemeinen Umgang mit Krankheit – gesundheitlichen Sorgen
- Eine Fremdanamnese (Schule, Freizeitumfeld) ist hilfreich
- Zum Ausschluss einer schulischen Überforderungssituation sollte eine zumindest orientierende Leistungsdiagnostik erfolgen

Hilfreiche Fragen

An die Eltern:

- Was glauben Sie, was die Ursachen der Beschwerden sind?
- Was kann Ihr Kind aufgrund der Beschwerden nicht mehr tun, was es früher gerne/nicht gerne gemacht hat?
- Was würde sich im Alltag/in der Familie verändern, wenn die Beschwerden plötzlich/über Nacht weg wären?

An das Kind:

- Was glaubst Du, woher deine Beschwerden kommen?
- Was würdest Du alles wieder machen können, wenn die Beschweren plötzlich weg wären?
- Was würdest Du als erstes tun?
- Gibt es etwas, das besser funktioniert oder angenehmer ist, seit die Beschwerden da sind?

Körperliche Untersuchung

- Die Durchführung muss zeitnah und sorgfältig erfolgen
- Hinweise auf Misshandlung oder sexuellen Missbrauch beachten
- Die angegebenen Symptome bzw. vermeintlichen neurologischen Ausfälle sind wegen der oft fluktuierenden Symptomatik gut zu dokumentieren
- Wiederholte körperliche Untersuchungen zur Verlaufskontrolle sind sinnvoll
- Zurückhaltung bei apparativen Untersuchungen, um eine Fixierung der Betroffenen und ihrer Familien auf eine somatische Ursache zu vermeiden

Obwohl gemäß ICD-10 die Diagnosestellung erst dann erfolgen kann, wenn kein Nachweis einer körperlichen Erkrankung besteht, die die Symptomatik erklären kann, und eine dissoziative Störung häufig erst dann erwogen wird, wenn der Patient organisch umfassend ohne Erfolg »durchuntersucht« wurde, sollte die Diagnostik dennoch nicht nur im Rahmen eines Ausschlusses erfolgen. Gelegentlich finden sich nämlich eine neurologische und eine dissoziative Störung gleichzeitig, z. B. bei epileptischen Anfällen.

Positive Kriterien für eine dissoziative Störung

- Affektive Indifferenz gegenüber der Schwere der Erkrankung (*belle indifférence*)
- Symptomwechsel und -veränderung im Rahmen der medizinischen Untersuchung
- Häufige Arztwechsel (*doctor shopping*)
- Auftreten organischer Erkrankungen zu Beginn der Symptomatik
- Ausgeprägter primärer und sekundärer Krankheitsgewinn (Entlastung von Aufgaben)
- Manipulative Handlungen
- Symbolgehalt der Symptomatik
- Traumatische Lebensereignisse in der Anamnese

Typische Untersuchungsbefunde bei dissoziativen Bewegungs- und Empfindungsstörungen

- Bei Lähmungserscheinungen der oberen Extremität ist meist die nicht dominante Seite (stärker) betroffen

- Gangstörungen fallen durch groteske und unökonomische Bewegungsabläufe auf
- Stürze werden durch kreatives Einbeziehen der Umgebung meist vermieden
- Zudem wird instrumentelle oder menschliche Hilfe schnell und gerne in Anspruch genommen
- Charakteristisch für dissoziative Bewegungsstörungen sind auch
  - plötzlicher Beginn, häufig in Zusammenhang mit belastenden Situationen
  - Fluktuationen oder Wechsel der Symptomatik
  - auch zeigt sich eine Abhängigkeit der Symptomatik von der Zuwendung bzw. Aufmerksamkeit durch die Umgebung

Dissoziative Anfälle

- Die Bewegungsabläufe wirken meist grob konturiert und variantenreich
- Sie dauern oft länger als 2 Minuten
- Die Pupillenreflexe bleiben erhalten
- Der Patient ist ansprechbar

Sensibilitätsstörungen

- Es finden sich oft Widersprüche oder Unsicherheiten beim Zeigen der gestörten Areale
- In der Regel weichen die Angaben zur Ausdehnung eindeutig von neurologisch definierbaren Segmenten ab
- Bei Sehstörungen wird oft eine Einschränkung im Sinne einer Unschärfe oder eines Tunnelblicks angegeben

Psychometrische Testverfahren wie das Heidelberger Dissoziationsinventar oder der Gießener Beschwerdefragebogen (GBB-KJ) können unterstützend zur Diagnostik eingesetzt werden.

Bei dissoziativen Bewusstseinsstörungen sind v. a. psychiatrische Störungen differenzialdiagnostisch einzubeziehen, bei den körpersymptomatischen Störungen v. a. neurologische Erkrankungen.

Psychiatrische Differenzialdiagnosen bei dissoziativen Störungen

- Somatoforme Störungen
- Schizophrenien und wahnhafte Störungen
- Affektive Störungen
- Borderline-Persönlichkeitsstörungen
- Posttraumatische Belastungsstörungen
- Akute Belastungsreaktionen
- Simulation
- ADHS
- Substanzmissbrauch

Somatische Differenzialdiagnosen bei dissoziativen Störungen

- Anfallserkrankungen
- Myopathien
- Polyneuropathien
- Zerebraler Insult
- Neurodegenerative Erkrankungen
- Intrakranielle Raumforderungen
- Migräne
- Porphyrien
- Nebennierenrindeninsuffizienz
- Arzneimittelintoxikationen

Therapie

Die Therapie der dissoziativen Störungen erfolgt überwiegend psychotherapeutisch.

Psychotherapie

- Eine spezifische Behandlung für dissoziative Störungen gibt es nicht
- Es haben sich kombinierte psychodynamische und kognitiv-verhaltenstherapeutische Maßnahmen in der Behandlung bewährt

Therapieziele

- Primär: Symptomreduktion
- Außerdem: Auseinandersetzung mit akuten oder zurückliegenden Traumata und
- Herstellung von Funktionalität und Verringerung von inadäquater Inanspruchnahme von Hilfen, auch um iatrogene Schädigungen zu vermeiden

Psychotherapeutische Maßnahmen

- Reduktion der Dissoziationsbereitschaft durch Maßnahmen zur Stressreduktion
- Steigerung der Affekttoleranz durch eine differenzierte Wahrnehmung und Verbalisierung von Gefühlszuständen und deren Bewertung
- Erlernen von Konfliktlösungsstrategien und Entspannungsverfahren
- Kognitive Umstrukturierung und selbstfürsorgliche Maßnahmen

Den Patienten sollte ein »ehrenvoller Rückzug« (von ihrer Symptomatik) ermöglicht werden. Suggestives Arbeiten hat sich dazu als sehr hilfreich erwiesen (Erklärungsmodelle für das Zurückgehen der Symptomatik).

- Wichtig ist ein progressionsorientiertes Vorgehen, um den sekundären Krankheitsgewinn zu minimieren, was auch den möglichen Einsatz von Verstärkerplänen umfasst

Während der Behandlung der dissoziativen Symptomatik müssen stets die aktuellen Lebensumstände berücksichtigt werden. Anhaltende familiäre Stressoren können eine dissoziative Symptomatik trotz adäquater Therapie weiter aufrechterhalten. In diesen Fällen sind institutionelle Hilfen (z. B. Herausnahme des Kindes aus dem traumatisierenden Umfeld) häufig notwendig.

Im Vordergrund stehende körpernahe Symptomatik

- Die Inanspruchnahme von Kinder- und Jugendpsychiatern und -psychotherapeuten ist erschwert
- Primäre Ansprechpartner: Kinderärzte und Neurologen
- Das Etablieren eines **Arbeitsbündnisses** ist von großer Wichtigkeit
- Als hilfreich halt es sich insbesondere erwiesen, die Symptomatik als real anzuerkennen
- Frühzeitig sollten psychodynamische Hypothesen in ein Erklärungsmodell eingebunden werden, eine dissoziative Störung ist nicht nur eine Ausschlussdiagnose
- Das somatische Erklärungsmodell sollte akzeptiert, aber ein alternatives Modell angeboten werden
- Das komplexe Zusammenspiel von körperlichen, sozialen und emotionalen Faktoren sollte deutlich gemacht werden
- Der Wunsch nach wiederholten körperlichen Untersuchungen aus dem Bedürfnis heraus, eine somatische Ursache für die Beschwerden zu finden, führt häufig zu Behandlungsabbrüchen
- Unterstützende Maßnahmen wie Krankengymnastik oder Körpertherapie können helfen, dem Patienten zu ermöglichen, sein Gesicht zu wahren und auf die Symptomatik verzichten zu können

Setting

Bei schweren Störungen kann eine stationäre Behandlung indiziert sein, auch um ein Kind ggf. aus einem pathologischen Umfeld herauszulösen.

Elternarbeit

- Das Schaffen eines stabilen Arbeitsbündnisses steht zunächst im Mittelpunkt
- Die Eltern müssen das progressionsorientierte therapeutische Vorgehen unterstützen können
- Essentiell hierfür: Psychoedukation mit Vermittlung eines biopsychosozialen Entstehungsmodells, das (somatische) Erklärungsmodelle der Eltern möglichst integriert
- Die Zusammenarbeit mit den Eltern ist zudem gerade bei jüngeren Patienten unverzichtbar in Bezug auf die Identifikation von Stressoren und deren Beseitigung

Pharmakotherapie (► Kap. 13)

- Obwohl psychotherapeutische Behandlungskonzepte im Mittelpunkt stehen, kann eine ergänzende pharmakologische Behandlung sinnvoll sein
- Eine evaluierte Pharmakotherapie dissoziativer Störungen existiert nicht
- Die Pharmakotherapie sollte sich an der bestehenden Komorbidität und der begleitenden Symptomatik orientieren
- Insbesondere selektive Serotoninwiederaufnahmehemmer (SSRI) können bei ausgeprägter Angst oder depressiver Symptomatik hilfreich sein

Weitere Maßnahmen und Hilfen

- Jugendhilfemaßnahmen können bei sehr ausgeprägten familiären Stressoren indiziert sein
- Ambulante Hilfen (z. B. sozialpädagogische Familienhilfe, Erziehungsbeistand) können hier zur Entlastung beitragen
- Bei anhaltender Traumatisierung im familiären Umfeld können auch stationäre Jugendhilfemaßnahmen angezeigt sein

Auszug aus der ärztlichen Stellungnahme nach § 35a

Eine ärztliche Stellungnahme ist aufgrund der Erkrankung meist nicht notwendig und sinnvoll nur bei schwer traumatisierendem Umfeld.

Weiterführende Literatur

Brand BL, Classen CC, McNarx SW, Zaveri P (2009) A review of dissociative disorders treatment studies. J Nerv Ment Dis 197(9): 646–654

Jans T, Schneck-Seif, Weigand T, Schneider W, Ellgring H, Wewetzer C, Warnke A (2008) Long-term outcome and prognosis of dissociative disorder with onset in childhood or adolescence. Child Adolesc Psychiatry Mental Health 2: 19 (doi:10.1186/1753-2000-2-19)

Kozlowska K, Nunn KP, Rose D, Morris A, Ouvrier RA, Verghese J (2007) Conversion disorder in Australian pediatric practice. J Am Acad Child Adolesc Psychiatry, 46(1): 68–75

Lehmkuhl G, Blanz B, Lehmkuhl U, Braun-Scharm H (1989) Conversion disorder (DSM-III 300.11): symptomatology and course in childhood and adolescence. Eur Arch Psychiatry Neurol Sci 238: 155–160

Ausscheidungsstörungen

5.1 Enkopresis (Einkoten)

Linda Sprenger und Michael Kölch

Tab. 5.1 Enkopresis – ICD-10

Erkrankung	ICD-10-Kodierung	Definition	Therapiestrategie
Nichtorganische Enkopresis	F98.1	Wiederholtes willkürliches/unwillkürliches Absetzen von Kot an unangemessenen Stellen	Toilettenschickpläne, Verstärkerpläne, soziales Kompetenztraining und Ausdruck von Gefühlen

Fallbeispiel

Stationäre Behandlung des 10-jährigen Dominik mit Enkopresis. Komorbid lag die Diagnose einer Störung des Sozialverhaltens mit depressiver Störung vor. In der Vergangenheit zusätzlich Diagnose einer Enuresis nocturna et diurna. Vor der stationären Behandlung wurde Dominik bereits über einen Zeitraum von 4 Monaten aufgrund einer Obstipation mit Movicol junior abgeführt, dadurch keine Einnässsymptomatik mehr bei Aufnahme. Bei einer erneuten gastroenterologischen Abklärung zeigte sich, dass Dominik immer noch obstipiert war, deswegen erneut Gabe von Movicol. Zusätzlich Toilettenschickplan. Unter diesen Maßnahmen zeigte sich schnell eine Verbesserung der Symptomatik. Parallel erfolgte eine Behandlung der komorbiden psychiatrischen Erkrankung, bei ihm besonders auffällig: massive Wutausbrüche. Nachdem er die Wutausbrüche mithilfe von Verstärkerplänen besser unter Kontrolle hatte, kam es zunächst zu einer Verschlechterung der Einkotsymptomatik. Im Verlauf dann aber erneute Besserung des Einkotens mit stabiler Verbesserung der Gefühlsregulation.

Epidemiologie

- Prävalenz 0,3–8%
- Die hohe Prävalenzzahl dürfte eher ein studienbedingtes Artefakt sein, in der klinischen Praxis handelt es sich nicht um eine häufige Störung
- Eine US-amerikanische Studie fand bei Kindern, die in der pädiatrischen Praxis vorgestellt werden, eine Rate von ca. 4%
- Kinder und insbesondere Jungen mit Verstopfung (Obstipation) weisen eine höhere Rate auf als Kinder ohne Verstopfung

Symptomatik und Klassifikation

- Enkopresis bezeichnet das wiederholte willkürliche oder unwillkürliche Absetzen von Stuhl an dafür nicht vorgesehen Stellen (in der Kleidung, auf dem Boden o. ä.)
- Es kann sowohl vorkommen, dass ein Kind nie sauber war, als auch, dass das Kind zunächst über einen längeren Zeitraum sauber war, dann aber wieder mit dem Einkoten begonnen hat
- Es wird zwischen Enkopresis mit und ohne Obstipation unterschieden

Enkopresis mit Obstipation

- Die Kinder halten den Stuhl – zunächst zeitlich begrenzt – ein
- Das Einhalten kann zu einem Teufelskreis führen, indem es durch das Einhalten des Stuhls zu einer Weitung des Darms und damit einhergehend zu einer mangelhaften Sensibilität in Bezug die Darmaktivität kommt
- Der Stuhl verbleibt länger im Darm; es bildet sich dadurch harter, alter Stuhl
- Teilweise kann neuer Stuhl zwischen den alten Ballen austreten, man spricht in diesem Zusammenhang von einer »Überlauf-Enkopresis«

Enkopresis ohne Obstipation

- Es zeigen sich keine Anzeichen einer Verstopfung

ICD-10 und DSM-IV

- Die Diagnose einer Enkopresis kann nach ICD-10 dann gestellt werden, wenn das Einkoten mindestens einmal pro Monat über einen Zeitraum von mindestens einem halben Jahr erfolgt und ein geistiges Alter von über 4 Jahren vorliegt
- Organische Ursachen müssen ausgeschlossen sein
- Im DSM-IV wird zwischen Enkopresis mit und ohne Obstipation unterschieden

Ätiologie

- Bei der Enkopresis mit Opstipation können Ursachen sowohl psychischer als auch körperlicher (z. B. Hautrisse am After) Art sein
- Bei vielen Kindern liegt eine zumindest leichte (emotionale) Verwahrlosung vor
- Oftmals haben diese Kinder Angst, Gefühle – insbesondere Aggressionen und Wut – verbal auszudrücken
- Zudem besteht häufig eine ungesunde Ernährungsweise
- Es gibt eine genetische Disposition
- Die habituelle Stuhlretention kann zu Verstopfung und Reduktion der Wahrnehmung des normalen Darmentleerungsreizes führen

Komorbiditäten

- 30–50% der Kinder, die unter Enkopresis leiden, weisen zusätzlich andere psychische Störungen auf (Gontard 2004)
- Internalisierende Störungen (Depression, Angst) kommen etwas häufiger vor
- Die zweithäufigsten Komorbiditäten sind Störungen des Sozialverhaltens und hyperkinetische Störungen

- Bei Kindern, die den Toilettengang verweigern, ist die Störung des Sozialverhaltens mit oppositionell aufsässigem Verhalten häufigste Komorbidität
- Bei vielen Kindern, die unter Enkopresis leiden, liegt komorbid eine Enuresis vor

Diagnostik

- Anamnestische Erhebung, ob das Kind jemals sauber war, bzw. wann die Symptomatik begonnen hat (auslösende Ereignisse)
- Frequenz des Einkotens, Beschaffenheit des Stuhls
- Gibt es Phasen, in denen die Enkopresis sistiert?
- Trotz seltener organischer Ursache: pädiatrische Abklärung (Sonographie Abdomen)
- Kinderärztliche Untersuchung auf mögliche Anomalien
- Diagnostik weiterer komorbider psychischer Störungen

Hilfreiche Fragen

An die Eltern:

- Wie häufig kotet Ihr Kind ein?
- Hatte sich irgendetwas in Ihrem Leben oder im Leben des Kindes verändert, bevor das Kind das erste Mal eingekotet hat?
- Wird das Kind wegen des Einkotens in der Klasse gehänselt?
- Versteckt das Kind die verkotete Unterwäsche, oder bemerkt das Kind es überhaupt nicht, dass es eingekotet hat?
- Hat das Einkoten Sie schon einmal dazu gebracht, Ihr Kind zu schlagen?

An das Kind:

- Merkst Du, wenn Du auf die Toilette musst?
- Wenn Du es bemerkst, gehst Du dann ganz bewusst nicht, weil Du etwas anderes Interessantes tust, oder es vergisst?
- Hast Du Schmerzen, wenn Du auf der Toilette bist und Stuhlgang hast?
- Möchtest Du, dass es aufhört?

Therapie

- Die Unterscheidung, welche Form der Enkopresis vorliegt, hat bedeutende Auswirkungen auf die Therapie
- Verhaltenstherapeutische Maßnahmen sind vom jetzigen Kenntnisstand aus am effektivsten
- Zunächst Durchführung psychoedukativer Maßnahmen, damit dem Kind klar wird, wie sein Körper funktioniert und warum es auf Toilette gehen sollte (der Zusammenhang zwischen Retention und Einkoten sollte deutlich werden)
- Falls sich das Kind einseitig ernährt, Nahrungsumstellung auf eine vermehrt ballaststoffreiche Nahrung
- Außerdem sollte darauf geachtet werden, dass das Kind genügend trinkt
- Im Anschluss Etablieren eines **Toilettenschickplans**, bei dem das Kind dreimal pro Tag nach den Mahlzeiten auf Toilette geschickt wird und dort zwischen 5–15 Minuten verbleibt – Das Kind sollte dabei entspannt auf der Toilette sitzen, dazu sollten die Füße Kontakt zum Boden haben, bei kleinen Kindern bietet sich ein Hocker als Unterstellmöglichkeit an – Auch Lesen ist förderlich für entspanntes Sitzen – Das Schicken nach den Mahlzeiten ist wichtig, da zu diesem Zeitpunkt der Darmentleerungsreflex am aktivsten ist

Generell gehört zur Abklärung einer Enkopresis eine kinderärztliche Untersuchung (evtl. mit Sonographie), um organische Ursachen auszuschließen, aber auch eine Überlauf-Enkopresis zu erkennen.

- Falls keine befriedigende Wirkung durch den Toilettenschickplan alleine erzielt wird, Verknüpfung mit einem Verstärkerplan: Das Kind erhält einen Plan, mit dessen Hilfe es belohnt wird, wenn es regelmäßig zur Toilette geht

Enkopresis mit Obstipation

- Die Obstipation muss parallel behandelt werden: hierzu sollte den Leitlinien entsprechend zunächst eine Entleerung des Darms durch Einläufe erfolgen
- Eine chronische Verstopfung kann nicht alleine durch orale Abführmittel behandelt werden
- In den ersten 4 Wochen: 2 × pro Woche ein Klistier, dann, je nach Verlauf (Dokumentation durch Ultraschall), nur noch 1 × pro Woche, dann nur noch alle 2 Wochen
- Im Anschluss Erhaltungsphase über mindestens 6 Monate mit Gabe oraler Laxanzien: häufig wird hierfür gegeben
  - Laktulose (Milchzucker) (3 × täglich 1 Teelöffel – 3 × täglich 1 Esslöffel), es wird Flüssigkeit osmotisch in den Darm gezogen und der Stuhl dadurch weicher
  - das Medikament Movicol junior (1–4 Beutel pro Tag), das ebenfalls dafür sorgt, dass der Stuhl weicher wird, und außerdem die Darmaktivität anregt

Enkopresis ohne Obstipation

- Bei der Behandlung sollte nicht abgeführt werden, da sich hierdurch die Symptome sogar weiter verschlechtern können
- Wie im klinischen Alltag zu beobachten, haben Kinder mit Enkopresis häufig große Schwierigkeiten im Bereich Gefühlsidentifikation, -regulation und -ausdruck
- Oft neigen diese auch zu starken Wutausbrüchen
- Im Verlauf der Therapie zeigt sich oft eine Exazerbation der Enkopresis-Symptomatik, wenn die Kinder ihre Gefühle besser regulieren und kontrollieren können und weniger Wutausbrüche haben
- Umgekehrt führt eine Verbesserung der Enkopresis oftmals zu vermehrten Wutausbrüchen und einer höheren Impulsivität

Setting

- Generell kann die Behandlung einer Enkopresis unter ambulanten Bedingungen stattfinden
- Stationäre oder teilstationäre Behandlung: nur bei deutlichen psychiatrischen Komorbiditäten und/oder erfolgloser ambulanter Behandlung

Bei komorbider Enuresis

- Es sollte zunächst die Enkopresis behandelt werden
- Häufig kommt das Einnässen dadurch zustande, dass der Darm auf die Blase drückt
- Wenn diese Problematik behoben ist, sistiert das Einnässen oft ohne zusätzlich Maßnahmen

Elternarbeit

- Die Eltern sind insbesondere über die aufrechterhaltenden Faktoren und über die Notwendigkeit des konsequenten Einhaltens eines Toilettenschickplans mit entsprechender Verstärkung aufzuklären
- Bei einem entsprechend rigiden Erziehungsstil ist mit den Eltern daran zu arbeiten, dass das Kind seine Gefühle besser ausdrücken darf
- Eine Psychoedukation darüber, dass sich im Verlauf der Besserung der

Enkopresis ein vermehrt aggressives Verhalten temporär einstellen kann, ist essentiell
- Ggf. ist eine Nahrungsumstellung zu besprechen
- Bei verwahrlosendem Erziehungsstil sind entsprechende erziehungsberaterische Maßnahmen indiziert

Weitere Maßnahmen und Hilfen

- Wenn das Kind bereits sozial desintegriert ist, ist es wichtig, sukzessive eine soziale Integration (Verein etc.) herbeizuführen
- Bei problematischen Erziehungsbedingungen kann eine Erziehungsberatung, ggf. auch über eine sozialpädagogische Familienhilfe, notwendig werden

Weiterführende Literatur

Gontard A v (2004) Enkopresis: Erscheinungsformen – Diagnostik – Therapie. Kohlhammer, Stuttgart

Loening-Baucke V (2007) Prevalence rates for constipation and faecal and urinary incontinence. Arch Dis Child 92: 486–489

Claßen M (2007) Darmentleerung, Sauberkeitsentwicklung bei Kindern und ihre Störungen. Kindheit und Entwicklung 16: 50–61

5.2 Enuresis

Linda Sprenger und Michael Kölch

Tab. 5.2 Enuresis – ICD-10

Erkrankung	ICD-10-Kodierung	Definition	Therapiestrategie
Nicht-organische Enuresis	F98.0	Unwillkürlicher Urinabgang (tags und/oder nachts) ohne organische Ursache ab einem Alter von mindestens 5 Jahren	Kalenderführung (Sonne-Wolken-Plan) ggf. mit Verstärkern; apparative Verhaltenstherapie mittels Klingelhose/-matratze

Epidemiologie

- Enuresis nocturna oder nächtliches Einnässen soll bei bis zu 20% aller 5-Jährigen und bis zu 10% aller 10-Jährigen vorkommen
- Spontane Remissionsrate: ca. 14% pro Jahr
- Einnässen tagsüber ist deutlich seltener; 2% aller Kinder sollen zweimal oder häufiger pro Woche tagsüber einnässen, 0,7% täglich

Symptomatik und Klassifikation

- Enuresis kann auftreten – nachts (Enuresis nocturna, am häufigsten) – tags (Enuresis diurna) – tags und nachts (Enuresis diurna et nocturna)
- Diagnostisch oft wichtig ist die Einteilung nach – primärer (das Kind war nie trocken) und – sekundärer Enuresis (das Kind war > 6 Monate trocken, das Einnässen tritt plötzlich wieder auf)
- Diese Einteilung ist allerdings nach ICD-10 nicht vorgesehen
- Enuresis nocturna ist definiert als nächtliches Einnässen mit einer Frequenz von mindestens 2 Nächten pro Monat bei Kindern, die älter als 5 Jahre sind
- Nach ICD-10 soll sie bei Kindern < 7 Jahre zweimal pro Monat, bei älteren Kindern einmal pro Monat auftreten
- Mindestdauer der Symptomatik: 3 Monate

ICD-10 und DSM-IV

- ICD-10-Kodierung unter F98.0
- Enuresis ist eine normale, vollständige unwillkürliche Blasenentleerung am falschen Platz und zur falschen Zeit, meist nachts
- Die Harninkontinenz tritt als ungewollter Harnabgang mit Blasendysfunktion auf, die strukturelle, neurogene oder funktionelle Ursachen hat, bei Kindern, die mindestens 5 Jahre alt sind
- Auch wenn in der ICD-10 eine Enuresis bei Vorhandensein von anderen psychiatrischen Störungen und von Enkopresis nicht diagnostiziert werden soll, ist es sinnvoll, beide Störungen zu kodieren
- DSM-IV-Kodierung unter 307.6
- Nach DSM-IV kann die Miktion willkürlich oder unwillkürlich sein, das Alterskriterium ist gleich wie in der ICD-10

Ätiologie

- Psychiatrisch relevant bei Enuresis diurna ist das **psychogene Verweigerungssyndrom**, bei dem der Harn retiniert und die Miktion hinausgezögert wird und es dann zum Einnässen tagsüber kommt

Diagnostik

Prinzipiell sollte eine genaue Anamnese und Exploration erfolgen hinsichtlich Sauberkeitsentwicklung, erstmaligem Auftreten bei sekundärer Enuresis (gab es belastende Ereignisse wie Trennung, Schulstress etc.), Frequenz, Hinweisen auf Perioden, in denen die Enuresis sistiert hatte, etc.

Die Zusammenarbeit mit dem Pädiater oder Kinderurologen ist obligat, da eine genaue somatische Ausschlussdiagnostik erfolgen sollte. In Kliniken bietet sich die Absprache mit der Kinderklinik bezüglich eines standardisierten diagnostischen Vorgehens an.

Hilfreiche Fragen:

An die Eltern:

- War Ihr Kind jemals trocken bzw. wann hat die Symptomatik begonnen (auslösende Ereignisse z. B. Trennung der Eltern)?
- Wie häufig tritt das Einnässen in der Woche auf?
- Tritt es nur tags oder nachts oder kombiniert auf?
- Was haben Sie schon dagegen unternommen (Medikamente, Strafen etc.)?
- Wird Ihr Kind deswegen gehänselt?
- Kennen Sie diese Problematik aus Ihrer eigenen Kindheit oder bei Verwandten?

An das Kind:

- Merkst Du es, wenn Du auf die Toilette musst?
- Hast Du keine Lust, Dein Spiel zu unterbrechen, wenn Du eigentlich auf die Toilette müsstest?

Notwendige körperliche Diagnostik

- Sorgfältige körperliche Untersuchung
- Urinstatus, ggf. Urinbakteriologie (Harnwegsinfekt!)
- Sonographie von Nieren, ableitenden Harnwegen und Blase zum Ausschluss von strukturellen Fehlbildungen, die v. a. bei tags Einnässenden erhöht sind; Bestimmung von Blasenwanddicke und Resturin als funktionelle Zeichen einer Blasendysfunktion
- 24-Stunden-Miktionsprotokoll
- In Absprache mit dem pädiatrischen oder kinderurologischen Kollegen
  - bei Verdacht auf Detrusor-Sphinkter-Dyskoordination: Uroflowmetrie
  - bei Verdacht auf einen vesikourethralen Reflux oder eine Abflussbehinderung: Miktions-Cysto-Urographie (MCU)
- Weitergehende invasive urologische Untersuchungen müssen nur im Einzelfall erwogen werden.

Differenzialdiagnostik

- Ausschluss einer medikamentös bedingten Enuresis
- Weiterer Grund für Einnässen tags kann eine **idiopathische Dranginkontinenz** sein, bei der ein ungewollter Harnabgang mit überstarkem Harndrang bei verminderter Blasenkapazität vorkommt
- Bei Miktionsaufschub fallen seltene (< 5 × pro Tag), bei idiopathischer Dranginkontinenz häufige Toilettengänge (> 7 × pro Tag) auf
- Die Kinder setzen oft »Haltemanöver« ein

- Urodynamisch: Detrusorinstabilität mit ununterdrückbaren Detrusorkontraktionen während der Füllungsphase
- Weitere differenzialdiagnostische Erwägungen sollten die **Detrusor-Sphinkter-Dyskoordination** einschließen; hier ergeben sich durch fehlende Relaxation und unkoordinierte Kontraktion des Sphinkter externus während der Miktion die Auffälligkeiten bei der Miktion; die maximale Harnflussrate ist reduziert, und es kommt zu stakkatoartigen oder fraktionierten Miktionen mit inkompletter Blasenentleerung
- Als seltene Formen sind bekannt:
  - Stressinkontinenz (Harnabgang in Zusammenhang mit erhöhtem intraabdominellem Druck, z. B. beim Husten oder Niesen)
  - Lachinkontinenz
  - Lazy-bladder-Syndrom (*underactive bladder*) als Detrusor-Dekompensation mit seltenen, irregulären Miktionen und großen Restharnmengen
- Es soll einen genetischen Aspekt mit Kopplung zu Chromosom 17 geben
- Aufgrund der genetischen Komponente findet sich in bis zu 60% der Fälle in der Verwandtschaft in der Anamnese eine ähnliche Problematik

! Vorsicht vor voreiligen Rückschlüssen, dass eine Enuresis ein Indiz für ein Trauma, eine schwere Psychopathologie oder einen Missbrauch sei!

Therapie

Psychotherapie – Verhaltenstherapie

- Als erster Schritt empfiehlt sich die **Führung eines Kalenders** für ca. einen Monat, der oft als »Sonne-Wolken-Kalender« angelegt ist und in dem trockene Tage, Tage mit Einnässen und die Frequenz des Einnässens vermerkt werden (z. B. zweimal nachts); bisweilen sisitiert allein unter der Kalenderführung das Einnässen
- Zeigt sich keine Reduktion des Einnässens unter Kalenderführung, ist die **apparative Therapie** mittels Klingelhose oder -matratze angezeigt (auch apparative Verhaltenstherapie, AVT, genannt), als Ziel muss die komplette Trockenheit und nicht nur eine Reduktion der Einnässfrequenz gelten
- ► Definition Therapieerfolg nach Leitlinien DGKJPP

Definition Therapieerfolg nach Leitlinien DGKJPP

- **Initialer Erfolg:** mindestens 14 konsekutive trockene Nächte nach maximal 16 Wochen apparativer Therapie
- **Rückfall:** mindestens eine nasse Nacht pro Monat
- **Fortgesetzter Erfolg:** kein Rückfall in 6 Monaten
- **Kompletter Erfolg:** kein Rückfall in 2 Jahren

Apparative Verhaltenstherapie (AVT)

- Wichtig ist es, das Gerät zu erklären!
- Überprüfen, ob das Kind durch den Signalton erwacht, auch ob die Eltern ggf. erwachen, da ansonsten keine Therapieresultate zu erwarten sind
- Notwendigkeit, das Gerät jede Nacht einzusetzen, komplett wach zu werden und die Therapie lange genug fortzusetzen
- Mögliches Kriterium für eine Beendigung: mindestens 14 konsekutive trockene Nächte nach maximal 16 Wochen AVT; zusätzlich kann verstärkend (falls nicht genügend Besserung allein unter AVT) mithilfe von Verstärkerplänen eine Belohnung erfolgen
- Beispiel (zusammen mit Arousal-Training): das Kind stellt nach dem

Einnässen das Gerät selbstständig ab, geht zur Toilette, legt das Gerät wieder an, dafür erhält es ein Token; bei nichtselbstständiger Durchführung: Abzug von Token

Mögliche Basismaßnahmen der Behandlung

- Das Kind muss, wenn es eingenässt hat, sein Bett frisch beziehen, duschen und den Schlafanzug wechseln
- Es ist zu erwägen, ggf. das Kind nicht zu spät noch große Mengen trinken zu lassen; von einer generellen Trinkmengenrestriktion ist aber abzuraten
- Bei Detrusor-Sphinkter-Dyskoordination sollen Biofeedback-Methoden die 1. Wahl sein

Setting

Bei schweren und chronischen Formen von Enuresis kann eine stationäre Therapie notwendig werden, der erste Versuch ist aber immer eine ambulante Therapie.

Pharmakotherapie

Medikamentöse Maßnahmen sind eher nicht angezeigt.

Imipramin

- Prinzipiell besteht die Möglichkeit, mit Imipramin zu behandeln, jedoch sollte die Indikation aufgrund der guten Erfolge der verhaltenstherapeutischen Maßnahmen und des Risikos äußerst zurückhaltend gestellt werden

Desmopressin

- Für das ADH-Analogon Desmopressin gibt es keinerlei Begründung in der Therapie für den Einsatz
- Die Gefahr eines Hirnödems ist nicht zu vernachlässigen, sodass das Risiko dieses Arzneimittels nicht für den Einsatz spricht
- Im Einzelfall kann erwogen werden, es kurzfristig z. B. bei Schullandheimaufenthalten bei entsprechend zuverlässigen Kindern und Lehrern einzusetzen, um eine soziale Stigmatisierung zu vermeiden

Da die Autoren die medikamentöse Behandlung einer Enuresis nicht empfehlen, wird an dieser Stelle nicht auf weitergehende notwendige Sicherheitsuntersuchungen etc. eingegangen.

Weitere Maßnahmen und Hilfen

Bei einer starken genetischen Komponente (ein Hinweis kann sein: viele ähnliche Fälle in der Verwandtschaft), ist es wichtig, auch die Eltern zu beraten, dass sich das Einnässen über die Entwicklung des Kindes hin legen wird. Jenseits der beschriebenen therapeutischen Maßnahmen ist aufgrund einer Enuresis selten eine weitergehende Intervention erforderlich.

Auszug aus der ärztlichen Stellungnahme nach § 35a

Eine Hilfe nach § 35a SGB VIII ist aufgrund einer Enuresis nicht nötig.

Weiterführende Literatur

American Academy of Child and Adolescent Psychiatry (2004) Practice parameter for the assessment and treatment of children and adolescents with enuresis. J Am Acad Child Adolesc Psychiatry 43(12): 1540–1550

Deutsche Gesellschaft für Kinder und Jugendpsychiatrie (2007) Leitlinien zur Diagnostik und Therapie von psychischen Störungen im Säuglings-, Kindes- und Jugendalter: Enuresis und funktionelle Harninkontinenz. Deutscher Ärzte Verlag, Köln

Gontard A v., Freitag C (2009) Ausscheidungsstörungen. Z Kinder Jugendpsychiatr Psychother 37(4): 266–268

Gontard A v., Lehmkuhl G (2002) Enuresis. Hogrefe, Göttingen

Resch F, Richterich A (2004) Weitere psychische Störungen mit körperlicher Symptomatik. In: Eggers C, Fegert JM, Resch F (Hrsg) Psychiatrie und Psychotherapie des Kindes- und Jugendalters, Springer, Berlin Heidelberg New York Tokio, S 595–614

Shreeram S, He JP, Kalaydjian A, Brothers S, Merikangas KR (2009) Prevalence of enuresis and its association with attention-deficit/hyperactivity disorder among U.S. children: results from a nationally representative study. J Am Acad Child Adolesc Psychiatry 48(1): 35–41

Chronische Tic-Störungen und Tourette-Syndrom

Elisabeth Mayer und Andrea G. Ludolph

Tab. 6.1 Tic-Störungen und Tourette-Syndrom – ICD-10

Erkrankung	ICD-10-Kodierung	Definition	Therapiestrategie
Vorübergehende Tic-Störung	F95.0	Einzelne oder multiple motorische oder vokale Tics, Tics > 4 Wochen und < 12 Monate; Beginn vor dem 18. Lj.	Psychoedukation; Beobachtung, ob sich chronische Störung entwickelt; in der Regel keine spezifische Therapie erforderlich
Chronische motorische oder vokale Tic-Störung	F95.1	Einzelne oder multiple motorische oder vokale Tics, Tics > 12 Monate, keine Remission länger als 2 Monate; Beginn vor dem 18. Lj.	Psychoedukation; Aufklärung des Umfelds; je nach Schweregrad medikamentöse Behandlung und/oder Verhaltenstherapie
Kombinierte vokale und multiple motorische Tic-Störung (Tourette-Syndrom)	F95.2	Multiple motorische und mindestens ein oder mehrere vokale Tics, nicht notwendigerweise gleichzeitig oder ununterbrochen; keine Remission länger als 2 Monate; Beginn vor dem 18. Lj.	
Sonstige Tic-Störung	F95.8	Kein spezielles Kriterium definiert	
Nicht näher bezeichnete Tic-Störung	F95.9	Nicht empfohlene Restkategorie	

Fallbeispiel

Der 10-jährige Marcel wird von seiner Mutter vorgestellt, die berichtet, der Junge habe seit seinem 5. Lebensjahr immer wieder Zuckungen im Gesicht, er zwinkere häufig am Tag mit den Augen und benötige Stunden für die Hausaufgaben, weil er immer wieder Worte oder Zahlen durchstreiche und sie neu schreibe. Seit 6 Monaten sei ein sehr unschönes Geräusch hinzugekommen, das die Mutter kaum mehr aushalten könne: Marcel »ziehe immer wieder die Nase hoch«. Die Mutter, die vom Vater getrennt lebt, gibt an, dass dieser einen 18-jährigen Sohn aus einer früheren Beziehung hat, der bis vor kurzem ebenfalls immer »getict« habe.

Epidemiologie

- Chronische Tic-Störungen oder Tourette-Syndrom, wie das gemeinsame Auftreten von chronisch-motorischen und phonetischen (vokalen) Tics bezeichnet wird, galten bislang als seltene Erkrankungen
- In den letzten Jahren fanden mehrere internationale schulbasierte Untersuchungen jedoch eine Prävalenz um 1% für das Tourette-Syndrom (0,4–3,8%)
- Konsistent zeigt sich das männliche Geschlecht 3- bis 4-mal häufiger betroffen
- Neben den chronischen Tic-Störungen gibt es auch die sog. vorübergehenden Tic-Störungen, die zumeist nur Wochen oder wenige Monate, längstens 12 Monate anhalten
- Werden alle Tic-Störungen, chronische und transiente, zusammengefasst, ergibt sich populationsbasiert eine tatsächliche Prävalenz von bis zu 7%
- Bei chronischen Tic-Störungen oder Tourette-Syndrom treten oftmals zunächst motorische Tics bereits im Kindergartenalter auf
- Phonetische Tics kommen oft erst mehrere Jahre später hinzu
- Bei 96% der Kinder ist die Erkrankung vor dem 11. Lebensjahr manifest
- Der höchste Schweregrad wird oft um das 12.–14. Lebensjahr erreicht
- Die Angaben, bei wie vielen Patienten mit TS die Symptomatik während der Adoleszenz komplett rückläufig ist, schwanken
- Ungefähr ein Drittel der jugendlichen Patienten scheint die Tic-Symptomatik während der Adoleszenz komplett zu verlieren
- Bei einem Drittel ist sie deutlich rückläufig
- Bei einem Drittel bleibt sie bestehen
- Sowohl Koprolalie als auch Kopropraxie, für die das Tourette-Syndrom bekannt sind, treten im Kindes- und Jugendalter nur bei 5–10% der Patienten auf

Symptomatik und Klassifikation

- Leitsymptome eines Tourette-Syndroms sind die motorischen und phonetischen Tics (► Tics – Definitionen)
- Tics können in ihrer Ausprägung sehr wechselhaft sein
- Tagelange Symptomfreiheit kann sich mit umso stärkerem erneutem Auftreten der Tics abwechseln

Tics – Definitionen

Unter **motorischen** Tics werden plötzliche, rasch einschießende Bewegungen verstanden, oft sind mehrere Muskelgruppen beteiligt. Diese Bewegungen können stereotyp erscheinen, wirken

▼

jedoch unrhythmisch und wiederholen sich in Serien.
Phonetische Tics sind mit einem Geräusch verbunden. Da nicht alle Geräusche bei Patienten mit Tourette-Syndrom tatsächlich stimmhaft sind, ist man von der Bezeichnung vokale Tics abgekommen.

Motorische Tics

- Einfache motorische Tics: – Augenblinzeln – Augenzwinkern – Grimassieren – Mund öffnen – Augen rollen – Stirnrunzeln – Kopfschütteln – Kopfnicken – Schulterzucken – Krampfartiges Zusammenziehen von Zwerchfell, Bauch oder Rumpfmuskulatur
- Komplexe motorische Tics: – Hüpfen – Treten – Springen – Stampfen – Klopfen – Kratzen – Beißen – Schlagen
- Komplexe motorische Tics sind mitunter schwierig von Zwangshandlungen zu differenzieren. Hier finden sich manchmal auch fließende Übergänge.
- Weitere komplexe motorische Tics: – Echopraxie (automatisches Nachahmen von Handlungen oder Bewegungen anderer) – Kopropraxie (zeigen unwillkürlicher, obszöner Gesten wie Herausstrecken der Zunge, Masturbationsbewegungen, Zeigen des Mittelfingers)

Phonetische Tics

- Einfache phonetische Tics: – Räuspern – Hüsteln – Schnäuzen – Spucken – Grunzen – Bellen – Übermäßig laute in- und expiratorische Atemgeräusche
- Komplexe vokale Tics: – Palilalie (Wiederholen der eigenen Wörter) – Echolalie (Wiederholen der Wörter des Gesprächspartners) – Koprolalie (obszöne, sozial inakzeptable Wörter)

Auftreten bzw. Unterdrückung der Tics

- Patienten mit Tourette-Syndrom können ihre Tics oft für einen begrenzten Zeitraum unterdrücken
- Manchen Kindern und Jugendlichen gelingt es in der Schule, mit ihren Tics kaum aufzufallen, während diese massiv auftreten, sobald sie zu Hause sind; hier gibt es sehr große interindividuelle Unterschiede
- Manche Patienten können bei Aufgaben, die hohe Konzentrationsleistung erfordern, die Tics sehr gut unterdrücken
- Mitunter treten die Symptome in Stresssituationen deutlich verstärkt auf
- In Ferien und Urlaubszeiten können Tics in ihrer Ausprägung nachlassen, sich bei anderen Individuen jedoch auch in einer solchen Entspannungsphase verstärken
- Viele Patienten berichten von einem Dranggefühl, dass dem Auftreten der Tics vorausgeht (*premonitory urge*); dieser Drang wird so unerträglich, dass der Tic ausgeführt werden muss
- Jüngere Kinder verspüren dieses Dranggefühl allerdings sehr selten, es scheint erst mit zunehmendem Alter wahrgenommen zu werden

ICD-10 und DSM-IV

In beiden Klassifikationssystemen werden chronische Tic-Störungen und Tourette-Syndrom nahezu identisch definiert:

- Das Auftreten von multiplen motorischen Tics und mindestens einem phonetischen Tic wird als Tourette-Syndrom (ICD-10 F95.2; DSM-IV 307.23) bezeichnet, wenn die Tics häufig am Tag auftreten, länger als ein

Jahr anhalten und keine symptomfreie Phase länger als 2 Monate anhält
- Motorische und phonetische Tics müssen nicht unbedingt gleichzeitig auftreten
- Die Störung sollte vor dem 18. Lebensjahr erstmals aufgetreten sein
- Analoges gilt für chronische motorische oder phonetische (vokale) Tic-Störungen (ICD-10 F95.1; DSM-IV 307.22)

Ätiologie

Tatsächlich geht man bei Tic-Störungen von einer sehr hohen genetischen Disposition aus.

- In der Familienanamnese finden sich häufig Angaben von Tic-Störungen, z. B. können Eltern berichten, dass sie in ihrer Kindheit auch Tics hatten
- Oft werden aber Tics selbst gar nicht wahrgenommen, und der Untersucher bemerkt bei einem Elternteil einen leichten Zwinkertic, während jegliche andere Tic-Störung in der Familie verneint wird
- Der Symptomatik liegt eine dysregulierte dopaminerge Neurotransmission im kortikostriatothalamokortikalen Schaltkreis zugrunde
- Weitere Neurotransmitter wie Noradrenalin, Glutamat und GABA scheinen ebenfalls eine Rolle zu spielen

Komorbiditäten

Das Tourette-Syndrom ist als reine Tic-Störung definiert. Tatsächlich zeigen sich jedoch bei Kindern und Jugendlichen mit Tic-Störungen in der Regel auch Verhaltensauffälligkeiten wie gesteigerte Impulsivität und emotionale Labilität.

- Die häufigsten Komorbiditäten sind
  - Aufmerksamkeitsdefizit-Hyperaktivitätsstörung (ADHS) bei bis zu 90% der Kinder mit Tourette-Syndrom
  - Zwangsstörungen
  - Angststörungen
  - affektive Störungen
- Die ebenfalls sehr häufig auftretenden disruptiven aggressiven Verhaltensweisen sind ebenfalls als mangelnde Inhibitionskontrolle zu sehen
- Autoaggressive Tendenzen (sich ins Gesicht oder mit dem Kopf gegen die Wand schlagen) treten in jüngeren Altersgruppen auf
- Selbstverletzendes Verhalten (Ritzen) kommt eher bei Jugendlichen vor

Diagnostik

- Bei Verdacht auf Tic-Störung erfolgt zunächst eine ausführliche Anamnese der frühkindlichen Entwicklung
- Hierzu gehören auch eine Schwangerschafts- und Geburtsanamnese sowie die weitere medizinischen Anamnese
- Insbesondere sollte auch nach streptokokkenbedingten Infektionserkrankungen wie Otitis media, Tonsillitis und Scharlach gefragt werden, da Tics und Zwangsstörung im Rahmen einer Autoimmunreaktion auftreten können (*pediatric autoimmune neuropsychiatric disorders associated with streptococcal infection*, PANDAS)
- Auch perinatale Hypoxien, Alkohol und Nikotin in der Schwangerschaft gelten neben einer hohen genetischen Disposition als Risikofaktoren
- Es ist daher auch wichtig, die Familienanamnese bezüglich Tic-Störungen zu erfragen
- Wichtig ist die Erfassung von
  - erstmaligem Auftreten der Tics
  - Entwicklung und Verlauf der Tics
  - eventuellen Komorbiditäten

Die Diagnose beruht auf der Anamnese und der klinischen Beobachtung. Da die Diagnose rein klinisch gestellt wird, wird gefordert, dass die Tics von einem reliablen und erfahrenen Untersucher gesehen werden sollten (ggf. auch Videoaufnahmen).

Insbesondere Kindergarten- und Schulkinder sind sehr suggestibel, ein Gespräch über Tics kann diese während der Exploration verstärken oder auch erst hervorrufen.

Hilfreiche Fragen:
- Kannst Du Dich erinnern, wann Du das erste Mal so eine Bewegung/ein Geräusch machen musstest?
- Merkst Du, wenn sich der Tic anbahnt? Wie fühlt sich das an, wie bei einem Niesen, das man nicht unterdrücken kann?
- Tritt die Bewegung/das Geräusch oft auf, wenn Du es unbedingt unterdrücken willst?
- Gibt es Situationen, in denen Du die Tics gut kontrollieren/überhaupt nicht kontrollieren kannst?

Da sich insbesondere jüngere Kinder an die Erstmanifestation oftmals kaum erinnern können, sind die fremdanamnestischen Angaben der Eltern oder anderer Bezugspersonen wichtig. Auch muss der Untersucher berücksichtigen, dass viele Tics von den Kindern selbst unbemerkt bleiben.

Symptomchecklisten
- Symptomchecklisten helfen, den Schweregrad in unterschiedlichen Situationen zu erfassen (Jugendliche können selbst ausfüllen, Familienmitglieder, Lehrer oder Ausbilder)
- Auch dienen sie zur Verlaufskontrolle
- Im deutschsprachigen Raum stehen zur Verfügung: – Yale-Tourette-Symptomliste (YTSSL) – Yale-Globale-Tic-Schwereskala (YGTSS)

Labor und sonstige Diagnostik
- Traten anamnestisch häufig Infektionskrankheiten auf, insbesondere wenn diese erst kurz zurückliegen: Bestimmung des Antistreptolysin-Titers (ASL) und Anti-DNA-B-Titers (ASD)
- Zum Ausschluss von Myoklonien, Anfällen bei episodischen Alterationen der Bewusstseinslage o. ä.: EEG sinnvoll, CT und MRT nicht notwendig
- EKG v. a. zu Beginn pharmakotherapeutischer Maßnahmen

Differenzialdiagnostik
- Das Tourette-Syndrom ist eine rein klinische Diagnose (s. oben); es existiert kein pathognomonischer Labortest
- Auszuschließen sind – Chorea minor Sydenham – ein postinfektiöser Autoimmunprozess
- Stereotype Bewegungsstörungen bei schwerwiegenden Entwicklungsstörungen lassen sich eher leicht differenzieren, da hier Tics im Vergleich eher arhythmisch wirken
- Insbesondere bei Auftreten nach dem 18. Lebensjahr sollte an seltene Ursachen gedacht werden wie – medikamenteninduzierte Tic-Störung – Neuroakanthozytose – Morbus Wilson

Therapie
Da die Diagnose in sehr vielen Fällen erst sehr spät gestellt wird (durchschnittlich 5 Jahre vom Erstbeginn der Symptomatik bis zur Diagnose) ist beim Tourette-Syndrom die Diagnosestellung sehr häufig schon ein Teil der Therapie. Oftmals sind die jungen Patienten und ihre Familien bereits entlastet, weil »das Kind endlich einen Namen hat«.
- Für Tic-Störungen gibt es keine heilende Therapie
- Die Behandlung zielt darauf, die Tics in ihrer Schwere und Häufigkeit zu reduzieren und eventuelle Komorbiditäten zu beeinflussen

- Bei leichter bis mittelgradiger Symptomatik ist oftmals schon eine ausführliche Psychoedukation erfolgreich

Aufklärung

Die umfassende Aufklärung des gesamten Umfelds ist ein wesentlicher Therapiebaustein.

- Insbesondere da es den Kindern und Jugendlichen oftmals gelingt, Tics über einen gewissen Zeitraum hinweg zu unterdrücken (Schule, Arbeitsplatz), fühlen sich Angehörige mitunter sehr provoziert (»Warum macht der das nur zu Hause?«)
- Ausführliche Informationen über den Verlauf, organische Ursachen, die relativ gute Prognose etc. werden oft als sehr erleichternd empfunden
- Gespräche mit Lehrern und Ausbildern sowie ggf. mit Mitschülern sind hilfreich
- Familienangehörige tendieren dazu, die Beeinträchtigung der Patienten selbst zu überschätzen
- Kinder erleben ihre Tics oftmals als zu sich gehörig; sie reagieren mitunter erst mit psychopathologischen Auffälligkeiten, wenn sie in ihrer Umgebung mit ihrem »Anders-Sein« konfrontiert und womöglich gehänselt werden

Elternarbeit

Die Psychoedukation der betreuenden Bezugspersonen ist ein weiterer wichtiger Therapiebaustein in der Behandlung von Tic-Störungen.

- Es ist zu betonen, dass Tic-Störungen zwar bis zum Beginn der Adoleszenz progredient sein können, aber in zwei Dritteln der Fälle ab dem 12.–14. Lebensjahr deutlich rückläufig sind
- Das typische »Kommen und Gehen« von Tics, die wechselnde Frequenz und Intensität sowie die wechselnde Lokalisation muss ausführlich erklärt werden, da Eltern hier häufig hochgradig irritiert sind
- Oft fühlen sich Eltern – insbesondere durch das Auftreten von lauten phonetischen Tics – so beeinträchtigt, dass es erst sekundär zu einem Leidensdruck bei den Kindern und Jugendlichen kommt: hier gilt es, auch pragmatische Lösungen zu finden, die manchmal eine medikamentöse Therapie des Kindes/Jugendlichen vermeidbar werden lassen
- Manchmal geben Eltern an, sie seien so sensibilisiert, dass sie die Geräusche auch hören, wenn die Kinder/Jugendlichen gar nicht anwesend sind: hier gilt es, zu »desensibilisieren«, damit Kinder, die selbst mit ihren Tics gut zurechtkommen, nicht unnötig mediziert werden müssen

Verhaltenstherapie

- Gute Effekte in Studien zeigen Verhaltenstherapieprogramme wie *Habit reversal training* (HRT) und *Comprehensive behavioral intervention for Tics* (CBIT)
- Tatsächlich bestehen in Deutschland aktuell kaum Therapiemöglichkeiten mit diesen speziellen Verfahren

Pharmakotherapie (▶ Kap. 13)

Wenn die Tic-Symptomatik zu einer erheblichen Beeinträchtigung im psychosozialen Funktionsniveau führt oder z. B. laute Geräusche die Teilnahme am Schulunterricht infrage stellen, stehen mittlerweile einige medikamentöse Behandlungsmöglichkeiten zur Verfügung.

Haloperidol (Evidenzgrad I)

- Einziges zugelassenes Präparat, das jedoch aufgrund seiner Nebenwirkungen nicht mehr als Mittel der 1. Wahl gilt

Tiaprid (Evidenzgrad II, selektiver Dopamin-D_2- und D_3-Antagonist)

- Gabe anfänglich in einer Dosierung von 2–5–10 mg/kg Körpergewicht, wochenweise steigernd; aufgrund der kurzen Halbwertszeit 3 × täglich
- Empfohlen wird, eine Tagesdosis von 300 mg im Jugendalter nicht zu überschreiten
- Mitunter zeigen sich gute Effekte auch bei 500–600 mg ohne Nebenwirkungen

Risperidon (Evidenzgrad II, potenter Serotonin$_{2A}$-Rezeptor und Dopamin-D_2-Rezeptorantagonist)

- Einschleichende Dosierung abends mit 0,5 mg (bei jüngeren Kindern mit 0,25 mg)
- Die Dosis kann wochenweise um 0,25–0,5 mg/Tag gesteigert werden
- Eine Dosierung von 2–3 mg sollte nicht überschritten werden

Aripiprazol (partieller Agonist am D_2- und Serotonin$_{1A}$-Rezeptor)

- Insbesondere zu diesem Präparat hat sich die Studienlage verbessert
- Hier sollte einschleichend begonnen werden mit 2,5 mg/Tag

Sulpirid (Evidenzgrad II, geringe Affinität, aber hochselektiv antagonistisch am Dopamin-D_2-Rezeptor)

- Sulpirid ist wie Tiaprid ein Benzamid und wird als niederpotentes Antipsychotikum eingestuft
- Retrospektive Studien zeigten eine gute Wirksamkeit in der Behandlung von Tics, v. a. in Kombination mit Zwangsstörung und Depression
- Dosierung: Beginn 1- bis 2-mal 50 mg/Tag, Dosissteigerung alle 5 Tage um 50 mg; meist wirksame Dosis: 2 × 200 mg, 2 × 400 mg möglich

Atomoxetin (Inhibition des präsynaptischen Noradrenalintransporters, Evidenzgrad II–III)

- Gabe bei gleichzeitig bestehender ADHS
- In kontrollierten Studien konnte ebenfalls eine Rückläufigkeit der Tic-Symptomatik gesehen werden
- Einschleichende Dosierung mit 10 mg/Tag beginnend, Initialdosis 7 Tage beibehalten
- Es kann bis maximal 1,2 mg/kg auftitriert werden

Methylphenidat (Inhibition des präsynaptischen Dopamintransporters, Evidenzgrad II)

- Präparat aus der Gruppe der Stimulanzien
- Gabe vorsichtig einschleichend bei ausgeprägter komorbider ADHS
- Dosierung ► Kap. 1.1 (Behandlung der hyperkinetischen Störung)

! Bei der Medikation mit Methylphenidat kommt es genauso wie mit Atomoxetin in Einzelfällen immer wieder zu einer verstärkten Tic-Symptomatik. Hier gilt es, den klinischen Verlauf sehr genau zu beobachten.

Mit positiver Wirkung sind bislang weiterhin Olanzapin, Quetiapin, Ziprasidon sowie die noradrenerg wirksamen Substanzen Clonidin und Guanfacin in der Therapie von Tic-Störungen zum Einsatz gekommen.

Bei allen genannten Präparaten außer Haloperidol ist über den Off-label-Gebrauch aufzuklären.

Weitere Maßnahmen und Hilfen

- Gelingt es den Kindern im Schulalltag nicht, ihre Tics zu unterdrücken, und sprechen sie auch nicht ausreichend auf eine medikamentöse oder Verhaltenstherapie an, sind sie oft auf Unterstützung angewiesen
- Häufig haben Lehrer Angst, Kinder/Jugendliche mit Tics könnten sich durch ihre abrupten überschießenden Bewegungen oder Verhaltensweisen im Schulalltag verletzen oder andere Kinder gefährden: hier gilt es,
  - gute Aufklärung durchzuführen
  - Ängste zu nehmen
  - ggf. im Rahmen einer Stellungnahme nach §35a eine Schulbegleitung als ambulante Jugendhilfemaßnahme aus kinder- und jugendpsychiatrischer Sicht zu empfehlen
- Während ohne weitere Therapie durchgeführte Entspannungsverfahren als wenig aussichtsreich erscheinen, liegen positive Ergebnisse für Neurofeedback vor
- Besteht ein singulärer chronischer motorischer Tic insbesondere im Stirn- oder Nackenbereich kann eine lokale Botulinumtoxin-Injektion hilfreich sein

Auszug aus der ärztlichen Stellungnahme nach § 35a

Für diese Störung ist in den Fällen, in denen die Kinder aufgrund der Problematik sehr isoliert sind, eine Stellungnahme nötig. Meist ist dann ein Integrationshelfer, in schweren Fällen auch eine vollstationäre Jugendhilfemaßnahme notwendig.

Marcel fiel hier bei den Vorstellungen insbesondere durch eine kombinierte vokale und motorische Tic-Symptomatik auf. Es besteht ebenfalls eine leichte Zwangsstörung. Insgesamt ergab sich für uns das Bild eines Gilles-de-la-Tourette-Syndroms. Eine Medikation mit Tiapridex wurde eingeleitet. Diese wurde jedoch von der Mutter nach wenigen Tagen abgesetzt, da Marcel darunter unter massivem Juckreiz litt. Zurzeit nimmt Marcel keine Medikamente ein, und die Tics haben sich wieder deutlich verstärkt. Eine Medikation mit Aripiprazol wird versucht. Insgesamt erscheint die Primärerkrankung deutlich überlagert von einer massiv konflikthaften Interaktion insbesondere zwischen Mutter und Sohn. Beide erscheinen hoch kränkbar, sie setzen sich gegenseitig sehr schnell unter Druck. Marcel fühlt sich von seiner Mutter nicht respektiert, hat vorwiegend das Gefühl, es ihr nie Recht machen zu können. Umgekehrt konnte die Mutter in den Gesprächen hier deutlich machen, wie sehr sie sich ihrerseits von Marcel durch seine Tics gestört fühlt. Deutlich erschwert ist das Familienleben auch durch die Freiberuflichkeit der Eltern, die diesen wenig Freizeit lässt. Sie selbst haben keinen Freundeskreis. Auch Marcel hat keinerlei soziale Kontakte und lebt sehr zurückgezogen. Er kann sich sehr für das Fußballspielen begeistern und würde sich diesbezüglich mehr Möglichkeiten wünschen, wurde bisher aber von den anderen Kindern aufgrund seiner Tics verspottet und ausgeschlossen.

Empfehlung

Aus diesem Grund wird eine Integrationshilfe, die sowohl in der Familie beratend tätig ist als auch Marcel in ein soziales Umfeld (Freizeit, Verein etc.) zu integrieren hilft, sinnvoll.

Schema zur Erfassung der Teilhabebeeinträchtigung im Fall von Marcel ▶ Anhang A5.

Weiterführende Literatur

Jankovic J (2001) Tourette's syndrome. N Engl J Med 345: 1184–1192

Ludolph AG, Kassubek J (2009) Tic-Störungen und Tourette-Syndrom. In: Fegert JM, Streeck-Fischer A, Freyberger H (Hrsg) Psychiatrie und Psychotherapie der Adoleszenz und des jungen Erwachsenenalters. Schattauer, Stuttgart, S 539–555

Müller-Vahl K (2010) Tourette-Syndrom und andere Tic-Erkrankungen im Kindes- und Erwachsenenalter. Medizinisch Wissenschaftliche Verlagsgesellschaft, Stuttgart

Neuner I, Ludolph A (2009) Tic-Störungen und Tourette-Syndrom in der Lebensspanne. Nervenarzt 80(11): 1377–1388

Essstörungen – Anorexia und Bulimia nervosa

Ulrike M.E. Schulze und Michael Kölch

Tab. 7.1 Anorexia nervosa und Bulimia nervosa – ICD-10

Erkrankung	ICD-10-Kodierung	Definition	Therapiestrategie
Anorexia nervosa (AN)	F50.0	A. **Gewichtsverlust** bzw. **fehlende Gewichtszunahme** (Kinder) → Körpergewicht von mindestens 15% unter dem normalen oder dem für Alter und Körpergröße zu erwartenden Gewicht B. Selbst herbeigeführter Gewichtsverlust durch **Vermeidung** »fettmachender« Speisen C. Selbstwahrnehmung als »zu fett« (**Körperschemastörung**), verbunden mit einer sich aufdrängenden Furcht, zu dick zu werden (**Gewichtsangst**); Festlegen einer sehr niedrigen Gewichtsschwelle durch die Betroffenen D. Umfassende Störung auf der Hypophysen-Hypothalamus-Gonaden-Achse (Amenorrhö/Libido- und/oder Potenzverlust)	**Multimodal** Ziele: Körperliche Restitution Heranführen an ein gesundes Essverhalten Förderung einer angemessenen Körperwahrnehmung Stabilisierung Anhebung des Selbstwertgefühls Erfolgreiche Behandlung der ggf. vorhandenen psychiatrischen komorbiden Störungen Maßnahmen: 1. Psychotherapie/Kotherapie(n) 2. Eltern-/Familienarbeit 3. Ggf. Psychopharmakotherapie 4. Milieutherapie 5. Zukunftsplanung
▼			

Tab. 7.1 *Fortsetzung*

Erkrankung	ICD-10-Kodierung	Definition	Therapiestrategie
Atypische Anorexia nervosa	F50.1	Ein oder mehrere Kernmerkmale der AN, z. B. Amenorrhö oder signifikanter Gewichtsverlust fehlen	s. oben, AN
Bulimia nervosa (BN)	F50.2	A. Häufige Episoden von **Fressattacken (mindestens 2 × wöchentlich über 3 Monate)**, dabei Konsum großer Mengen an Nahrung über kurze Zeit B. Andauernde Beschäftigung mit dem Essen, ein(e) unwiderstehliche(r) Gier/Zwang, zu essen C. Einsatz **gegensteuernder Maßnahmen**, um einer (befürchteten) Gewichtszunahme entgegenzuwirken a) Selbstinduziertes Erbrechen b) Missbrauch von Abführmitteln c) Zeitweilige Hungerperioden d) Gebrauch von Appetitzüglern, Schilddrüsenpräparaten, Diuretika Typ-1-Diabetikerinnen: ggf. Vernachlässigung der Insulinbehandlung (Reduktion, Weglassen der verordneten Insulindosis)	**Multimodal** Ziele: Reduktion von Essanfällen Reduktion von gegensteuernden Maßnahmen Heranführen an ein gesundes Essverhalten Förderung einer angemessenen Körperwahrnehmung Anhebung des Selbstwertgefühls Stabilisierung Erfolgreiche Behandlung der ggf. vorhandenen psychiatrischen komorbiden Störungen Maßnahmen: 1. Psychotherapie/Kotherapie(n) 2. Eltern-/Familienarbeit 3. Ggf. Psychopharmakotherapie 4. Milieutherapie 5. Zukunftsplanung
Atypische Bulimia nervosa	F50.3	Ein oder mehrere Kernmerkmale der BN fehlen, meist normal- oder übergewichtige Patientinnen	s. oben, BN

Fallbeispiel

Jennifer, eine 16-jährige Gymnasiastin mit sehr guten Schulleistungen, hat während der vergangenen 6 Monate 15 kg an Körpergewicht verloren. Am Anfang stand eine gemeinsam mit der Mutter begonnene Diät; während die eher übergewichtige Mutter nach wenigen Wochen aufgab, setzte Jennifer die Diät fort und schränkte ihren Speiseplan eher noch mehr ein. Ihr BMI (Body Mass Index) beträgt mittlerweile noch 14,5 kg/m^2. Gespräche mit der Jugendlichen sind mittlerweile nur noch über einen sehr begrenzten Themenbereich möglich. Jennifer ist blass, sie spricht langsam, mit leiser Stimme und wirkt depressiv verstimmt. Sie beklagt Einschlafprobleme und eine verminderte körperliche Belastbarkeit. Ihr schon vormals eher kleiner Freundeskreis hat sich aktuell weiter dezimiert. Das Haus zu verlassen, um Freizeitaktivitäten nachzugehen, fällt ihr aufgrund zunehmender sozialer Ängste immer schwerer. Jennifer spürt, dass ihre Lebensfreude deutlich abgenommen hat. Einen Zusammenhang mit ihrem Essverhalten zu sehen, fällt ihr schwer. Ihre Eltern, die zunehmend unter den häuslichen Auseinandersetzungen um das Essen leiden, sprechen davon, dass sie krank sei. Sie selbst nimmt dies so nicht bei sich wahr, erklärt sich jedoch – v. a. um ihre Eltern zu beruhigen – mit einem einmaligen Besuch beim niedergelassenen Kinder- und Jugendpsychiater vor Ort einverstanden.

Epidemiologie

Die Krankheitsbilder Anorexia nervosa (AN) und Bulimia nervosa (BN) stellen in der gängigen Praxis die am häufigsten zu behandelnden Essstörungen dar.

- Lebenszeitprävalenz: AN 0,5–1%, BN 0,3–1%
- Die Häufigkeit der AN veränderte sich während des 20. Jahrhunderts nur geringfügig
- Die Häufigkeit der BN erreichte 1996 einen Peak, um anschließend weitgehend stabil zu bleiben bzw. leicht rückläufig zu sein
- Höchste Inzidenz unter Mädchen zwischen 10 und 19 Jahren mit 34,6 (AN) bzw. 35,8 (BN) pro 100.000 (weibliches Geschlecht 8,6/12,4 pro 100.000)
- Geschlechterverhältnis: 12:1 bzw. 18:1 zugunsten des weiblichen Geschlechts

Symptomatik und Klassifikation

Anorexia nervosa

- Definiert als nicht organisch bedingter, selbst herbeigeführter Gewichtsverlust bzw. eine dem individuellen Entwicklungsverlauf gemäß unzureichende Gewichtszunahme
- Dies entspricht einem Körpergewicht von weniger als 85% des zu erwartenden Gewichts bzw. einem Body Mass Index (BMI) unterhalb der 10. Altersperzentile (bzw. < 17,5 kg/m^2 bei erwachsenen Patienten)
- Herbeiführen bzw. Aufrechterhalten der Gewichtsreduktion durch
  - Vermeidung hochkalorischer (z. B. fetthaltiger) Speisen einerseits
  - Einsatz sog. gegensteuernder Maßnahmen (z. B. körperliche Hyperaktivität, selbstinduziertes Erbrechen, missbräuchlicher Einsatz von Medikamenten) andererseits
- Als Ausdruck einer nachhaltigen Irritation auf der Ebene der Hypothalamus-Hypophysen-Gonaden-Achse besteht bei Mädchen bzw. jungen Frauen
  - eine verzögerte Abfolge der altersgemäß zu erwartenden körperlichen Veränderungen und

  - eine durch diese selbst meist nicht negativ bewertete primäre (Menarche noch nicht erfolgt) bzw. sekundäre **Amenorrhö** (Ausbleiben über mindestens 6 Zyklen)
- **Körperschemastörung** als weiteres wichtiges Kernsymptom: teilweise wahnhaft anmutende Überzeugung, insbesondere im Bereich der Oberschenkel und des Bauchs zu dick zu sein, in Verbindung mit einer ausgeprägten Angst, an Körpergewicht zuzunehmen; dieser Angst wird meist eine immer weiter nach unten adaptierte untere Gewichtsschwelle entgegengesetzt

Bulimia nervosa

- Charakterisiert durch wiederholte »objektive« Essattacken, bei denen große Nahrungsmengen konsumiert werden
- Auch außerhalb dieser »Exzesse« kann das Essverhalten der unter einem oftmals beeinträchtigten Hunger- und Sättigungsgefühl leidenden bulimischen Patientinnen meist nicht als normal bezeichnet werden (Diäten, Auslassen von Mahlzeiten etc.)
- Häufigste gegensteuernde Maßnahme: selbstinduziertes Erbrechen
- Im Rahmen der zu beobachtenden »Grenzenlosigkeit« in der Symptomatik der (häufig auch beginnend unter einer Persönlichkeitsstörung leidenden) Patientinnen fällt im Gegensatz zur AN eine Gier nach »verbotenen« Nahrungsmitteln (hochkalorische, fetthaltige Speisen, süße Getränke etc.) auf
- Nicht selten bestand in der Vorgeschichte eine Adipositas und/oder eine AN

ICD-10 und DSM-IV

- ICD-10: aufgeführt werden die typische sowie die atypische Form anorektischer (und bulimischer) Essstörungen (keine ausreichende Symptomschwere auf allen Ebenen bzw. Fehlen mindestens eines Kernsymptoms)
- Überschneidungen auf Symptomebene bzw. gemäß ICD-10-Kriterien in die Kategorien »atypisch« oder »nicht näher bezeichnet«; einzuordnen sind das sog. »selektive Essen« bzw. die »Essensverweigerung«
- Die hiervon abgrenzbare Adipositas wird in diesem Beitrag nicht weiter ausgeführt
- MAS (Multiaxiales Klassifikationsschema)/DSM-IV: differenziert wird zwischen
  - der sog. restriktiven AN und der AN mit bulimischen Attacken bzw. zusätzlichen Methoden der Gewichtsreduktion (z. B. Laxanzienabusus)/dem Purging-Typ der AN
  - den Formen der BN mit oder ohne AN in der Vorgeschichte
- Eine Revision der Klassifikation insbesondere anorektischer Essstörungen wird seit geraumer Zeit diskutiert:
  - einerseits bestehen zu einem Großteil maßgebliche komorbide psychische Störungen
  - andererseits ist der Anteil der sog. atypischen Essstörungen (angloamerikanisch ED-NOS = *eating disorders not otherweise specified*) sehr hoch
- Bezüglich der BN scheint sich die klinische Unterscheidung zwischen typischen und atypischen Formen lediglich auf die Objektivierbarkeit der Essanfälle und Frequenz des sogenannten Purging-Verhaltens (Einsatz gegensteuernder Maßnahmen) zu beziehen

Ätiologie

- Wie bei allen kinder- und jugendpsychiatrischen Störungen ist auch im Falle einer AN oder BN von einer

multifaktoriellen Kausalität der Entstehung auszugehen
- Neben einer familiären Belastung und somit genetischen Vulnerabilität für die jeweilige Essstörung selbst oder einzelne ihrer Symptome können bestimmte Charakterzüge bzw. Persönlichkeitseigenschaften eine bahnende Funktion innehaben
- Darüber hinaus lassen aktuelle Forschungsergebnisse – v. a. auch im Falle des Bestehens komorbider psychiatrischer Störungen – neben der teilweise katalysatorartigen Bedeutung lebensgeschichtlich belastender Ereignisse auch das Zugrundeligen einer wechselwirkungsreichen Dysregulation auf neurobiologischer Ebene (Transmitter- und Hormonsysteme) annehmen

Komorbiditäten

Komorbide psychiatrische Störungen sowohl der AN als auch der BN können nicht nur den Verlauf der Erkrankung komplizieren, sondern bleiben nicht selten auch im Falle einer Heilung von der Essstörung bestehen.
- Wichtigste Beispiele sind in diesem Zusammenhang: – Angststörungen – depressive Erkrankungen
- Die Depression kann der Essstörung vorausgehen oder aber parallel zur Gewichtsabnahme eine ansteigende Intensität erfahren
- Suizide bei essgestörten Patientinnen sind häufig und zählen v. a. im Zusammenhang mit AN zu den wichtigsten Todesursachen
- Umgekehrt kann die körperliche Restitution im Rahmen der Behandlung zur Reduktion der Symptome und Stabilisierung der Stimmungslage führen (▶ Kap. 13)
- Pathologische Angstsymptome – überwiegend in Form erhöhter Trennungsängstlichkeit oder aber einer generalisierten Angststörung – sind nicht selten ebenfalls im Vorfeld der Essstörungen, v. a. der AN – beobachtbar
- Sie »begleiten« die akute Essstörung häufig in Form einer erhöhten sozialen Unsicherheit (die pathologische Ausmaße annehmen kann) bzw. ausgeprägter gewichtsphobischer Symptome
- Sie können im weiteren Verlauf sistieren oder aber in Form einer ängstlich vermeidenden Persönlichkeits(entwicklungs)störung manifest werden
- Nicht nur im Falle einer entsprechenden Vulnerabilität (mögliche familiäre Belastung) können v. a. bulimische Patientinnen zusätzlich zur Essstörung eine Suchterkrankung entwickeln
- Dies kann auch im Zusammenhang mit der evtl. parallel einsetzenden Entwicklung einer emotional instabilen Persönlichkeitsstörung besondere Bedeutung erlangen

Diagnostik

Im Rahmen der Diagnosestellung einer AN sollten in erster Linie **körperliche Ursachen** für den bestehenden Körpergewichtsverlust **ausgeschlossen** werden (▶ Anhang A6, Leitlinien). Dies impliziert:
- Gründliche körperlich-neurologische Untersuchung einschließlich Blutentnahme

❶ Gefahr von Elektrolytentgleisungen, z. B. Hypophosphatämie während der Realimentierungsphase!

- Im Fall einer Erstmanifestation: Durchführung einer bildgebenden Diagnostik (kranielles MRT)

- Bei differenzialdiagnostischer Unsicherheit: konsiliarische Vorstellung z. B. in der nächstgelegenen pädiatrischen Ambulanz oder zum niedergelassenen fachärztlichen Kollegen, um beispielsweise das Bestehen einer chronisch entzündlichen Darmerkrankung oder Schilddrüsenfunktionsstörung nicht zu übersehen
- Bei länger bestehender Erkrankung: Knochendichtemessung (körperliche Veränderungen: siehe Leitlinien der DGKJPP (► Anhang A6) .

Labor und sonstige Diagnostik

- Laborkontrollen, EKG: im Anschluss an die differenzialdiagnostische Basisdiagnostik insbesondere bei vitaler Gefährdung bzw. zu befürchtenden Komplikationen (z. B. Elektrolytentgleisungen) notwendig

Kinder- und jugendpsychiatrische Diagnostik

Herzstück der kinder- und jugendpsychiatrischen Diagnostik ist das Erheben der Anamnese sowie des psychopathologischen Befundes. Hier werden häufig ein fehlendes Krankheitsgefühl und damit eine nur eingeschränkt vorhandene Behandlungsmotivation der Patientin auffallen.

Subjektive Bedeutung der essstörungsspezifischen Psychopathologie für die Patientin

- Diese wird im Falle des Bestehens einer AN meist ein restriktives Essverhalten (»Butter habe ich noch nie gegessen!«) einräumen
- Sie wird betonen, nur gesunde Nahrungsmittel zu sich zu nehmen (oftmals kein warmes Essen mehr, kein Fleisch, keine Wurst etc., stattdessen Gemüse roh und gedämpft, Salat ohne Dressing, Obst, fettarme Milchprodukte u. ä.)
- Befragt nach einem möglichen Auslöser der Erkrankung wird häufig keine überzeugende Kausalität herstellbar sein
- Bulimische Patientinnen werden von einer Art Teufelskreis berichten: die anfangs durch den Einsatz gegensteuernder Maßnahmen als beinahe lustvoll erlebte Möglichkeit des exzessiven Konsums von Nahrungsmitteln wird zunehmend als emotional belastend erlebt und ist häufig von deutlichen Stimmungseinbrüchen begleitet

Subjektive Bedeutung der essstörungsspezifischen Psychopathologie für die Eltern

- Die Eltern werden häufig voller Selbstzweifel sein und einen deutlich erschöpften Eindruck machen
- Sie berichten oftmals von einer schon immer eher perfektionistischen, auf zahlreichen Gebieten (v. a. Leistung) engagierten und erfolgreichen, freundlich-angepassten Tochter, die nun erstmals – am Esstisch – »auf Konfrontationskurs« geht
- Erfragt werden sollte u. a. der familiäre Umgang mit Diäten und Konflikten aller Art (Harmoniebedürfnis) sowie das Ausmaß der kindlichen Autonomiebestrebungen und diesbezügliche elterliche Umgangsweisen

Darüber hinaus umfasst das Erheben der Anamnese auch die mögliche familiäre Belastung mit verschiedenen psychiatrischen Störungsbildern (Essstörungen, depressive Erkrankungen, Angst- und Zwangserkrankungen, Suchtmittelabhängigkeit, Persönlichkeitsstörungen u. a.).

Hilfreiche Fragen:

An die Patientin:

- Was hast Du heute schon gegessen und wie viel davon?
- Wie viel hast Du vor Deiner Erkrankung gewogen, wie viel hast Du in welcher Zeit abgenommen?
- Gibt es Dinge, die Du überhaupt nicht mehr isst?
- Hast Du Angst vor einer Gewichtszunahme?
- Wie viel Sport treibst Du?
- Wie viel würdest Du gerne wiegen?
- Hast Du schon Deine Tage?
- Hast Du einen regelmäßigen Zyklus oder ist Deine Menstruation ausgeblieben?
- Hattest Du schon einmal einen festen Freund?
- Kannst Du körperliche Nähe zu anderen gut haben?
- Wie ist Deine Stimmung? Bist Du häufig traurig?
- Fühlst Du Dich an bestimmten Stellen Deines Körpers zu dick?
- Würdest Du gern weiter abnehmen?
- Könntest Du es akzeptieren, wieder an Körpergewicht zuzunehmen?
- Fühlst Du Dich krank?
- Stellst Du hohe Ansprüche an Dich selbst, bist Du sehr streng mit Dir?
- Hast Du manchmal gar keine Lust mehr zu leben?
- Kannst Du Dir ein Leben vorstellen, in dem Du nicht mehr ans Essen und ans Abnehmen denken musst?
- Kannst Du Dich selbst gut leiden?

An die Eltern/Bezugspersonen:

- Zeigte Ihre Tochter/Ihr Sohn bereits im frühen Kindesalter ein auffälliges Essverhalten?
- Bestand bzw. besteht noch immer eine ausgeprägte Trennungsängstlichkeit?
- Wie viel Selbstbewusstsein hat Ihr Kind? Ist es leicht durch andere zu verunsichern?
- Ist Ihr Kind perfektionistisch veranlagt?
- Bestehen spezifische Ängste (z. B. vor Spinnen)?
- Ist Ihre Tochter/Ihr Sohn häufig traurig?
- War Ihre Tochter/Ihr Sohn früher übergewichtig?
- Neigt sie/er zu impulsiven Verhaltensweisen (Ladendiebstähle; Alkohol-, Tabletten-, Drogenabusus; unkontrolliertes Geldausgeben; selbstverletzendes Verhalten)?

Fragebogenverfahren

- Mithilfe von Fragebögen kann die Symptomatik der bestehenden Essstörung objektiviert werden
- Eine kurze Orientierung geben
  - EDI-2 (*Eating Disorder Inventory*)
  - EDE-Q (*Eating Disorders Examination*)
- Erweiternd können Fragebögen zur Komorbidität, z. B. zu Alexithymie (eingeschränkte Fähigkeit, Gefühle wahrzunehmen und auszudrücken; z. B. TAS 26 = *Toronto Alexithymia Scale*), (sozialer) Angst und depressiven Symptomen (▶ Kap. 2.2 und ▶ Kap. 9) vorgelegt werden

Leistungsdiagnostik

- Im **akuten** Stadium der Essstörung lediglich empfohlen zum Ausschluss einer reaktiven Symptomatik im Zusammenhang mit einer schulischen Überforderung (was eher untypisch ist)

Differenzialdiagnostik

- Internistische/pädiatrische/neurologische Erkrankungen
- Organische Störungen
- Schizophrenie
- Anpassungsstörungen
- Eine besondere Rolle spielen die emotional instabile, ängstlich-

vermeidende sowie histrionische Persönlichkeitsstörungen bzw. deren Auswirkungen auf die Essstörungssymptomatik und umgekehrt

Therapie

Die Einschätzung des körperlichen Gesundheitszustands (Achse IV, MAS) der Patientin spielt ebenso wie das Ausmaß einer bestehenden psychiatrischen Komorbidität (Achse I, MAS) sowie einer psychosozialen Belastung (Achsen V und VI, MAS) bei der Wahl des Behandlungssettings eine wesentliche Rolle. Eine Entlastung des familiären Systems kann eine wichtige Indikation zur stationären Aufnahme darstellen.

Setting

- Indikationen für eine stationäre Behandlung sind → kritisches Untergewicht bzw. hohe Frequenz der Essattacken bzw. häufiges Erbrechen → somatische Komplikationen → eine Akzentuierung zusätzlich vorhandener psychiatrischer Symptome (z. B. akute Suizidalität, ausgeprägtes selbstverletzendes Verhalten, Persönlichkeitsstörungen)
- Psychosozial sind v. a. die Entlastung des familiären Systems (elterliche Dekompensation) sowie Verdacht auf Misshandlung oder Missbrauch zu nennen
- Die Möglichkeit zur zielführenden ambulanten oder teilstationären Behandlung ist lediglich bei ausreichender körperlicher Stabilität (Fortführen des Alltagslebens mit alterstypischen Belastungen) und Compliance (zuverlässiges Erscheinen, ernsthaftes Arbeiten an Therapieinhalten bzw. Einhalten von gemeinsam getroffenen Absprachen, Mitarbeit der Eltern bzw. Bezugspersonen) gegeben

Familie

- Die Eltern essgestörter Patientinnen benötigen in erster Linie Entlastung
- Sinnvoll ist die Erarbeitung eines individuellen Störungsmodells gemeinsam mit der gesamten Familie im Rahmen der Psychoedukation
- Hierbei ist wichtig, inwieweit letztere Einblick in familiäre Gegebenheiten (Familienklima, elterliche Paarbeziehung, schwerwiegende Erkrankungen von Familienmitgliedern etc.) erlaubt
- Hierfür kann ein längerfristiger Beziehungsaufbau notwendig sein

Therapieziele

AN – Anhebung des Körpergewichts

- Wichtigstes Behandlungsziel: zunächst Wiedererlangung eines vertretbaren und gesunden Körpergewichts (Zielgewicht entsprechend der 25. Altersperzentile, orientiert am prämorbiden Gewicht; immer wieder an individuelle Wachstumskurve anpassen!)
- Erreichbar – zumindest im Kindes- und Jugendalter – häufig mithilfe verhaltenstherapeutischer Methoden wie → Erstellen eines Essensplans → einem verhaltenstherapeutisch orientierten Stufenplan mit Einsatz von Verstärkern zur Gewichtszunahme
- Die angestrebte Gewichtszunahme sollte zwischen 0,5 und 1,5 kg KG pro Woche liegen
- Sowohl ein Über- als auch Unterschreiten dieser Vorgabe ist therapeutisch nicht sinnvoll (»die Seele kommt nicht nach«/»rausfressen«) und bedarf der intensiveren Unterstützung
- Regelmäßige Gewichtskontrollen in Unterwäsche: 1 × bis maximal 3 × wöchentlich

- Parallel hierzu kann das spezifische Gewicht (Urin) bestimmt werden
- Sog. »verbotene« Speisen sind schrittweise wieder zu essen

Magensonde/parenterale Ernährung:
- Der Einsatz der Magensonde ist (im Kindes- und Jugendalter) als umstrittene Maßnahme zu werten; es gibt für den Einsatz keine Evidenz aus Studien
- In der aktuellen Literatur wird das eigenständige Essen fester Nahrung propagiert, da eines der wichtigsten Therapieziele das Wiedererlernen eines gesunden Essverhaltens (ausreichend, eigenständiges Einschätzen von Portionsgrößen, Abwägen im Zusammenhang mit körperlicher Betätigung) darstellt

Die Realimentierung von Patientinnen mit AN sollte zur Vermeidung von Elektrolytentgleisungen und hiermit verbundener somatischer Gefährdung unter strengen, d. h. zunächst ein- bis zweimal wöchentlichen (notfalls auch täglichen) Laborkontrollen und möglichst unter Umgehung einer Ernährung per Magensonde geschehen!

- Somit erreicht die Patientin auch im stationären oder teilstationären Setting durch Einhalten ihres individuellen Essensplans (3 Hauptmahlzeiten, anfänglich 3 Zwischenmahlzeiten, bis zu 3000 kcal/Tag) ihr Ziel überwiegend »aus eigener Kraft« und fühlt sich weniger in ihrer Autonomie eingeschränkt
- Die AWMF-Leitlinien behalten die Ernährung per Magensonde »schweren Fällen« vor und ziehen eine i.v.-Alimentierung (nur bei schweren somatischen Notfällen) vor
- Die Therapieleitlinien der *American Psychiatric Association* (APA) schlagen bei kooperativen Patienten die Möglichkeit einer zusätzlichen nasogastralen Nahrungsmittelzufuhr über Nacht vor
- Die Verfasser der NICE-Guidelines betonen im Zusammenhang mit einer möglichen Ernährung per Magensonde oder PEG mögliche Risiken eines körperlichen Widerstands vonseiten der Patientin

> Auf die Durchführung einer parenteralen Ernährung sollte nicht nur aufgrund hiermit verbundener somatischer Risiken verzichtet werden

Vorsicht ist geboten in Bezug auf das möglicherweise mit lebensbedrohlichen Folgen verbundene »Realimentierungssyndrom«, d. h. potenziell einsetzende Elektrolytengleisungen (v. a. Hypophosphatämie, Hypomagnesämie, Hypokaliämie, Glukoseintoleranz, Verschiebungen im Wasserhaushalt) im Zuge des körperlichen Wiederaufbaus. Demnach sind regelmäßige Kontrollen der Blutparameter (z. B. Serumkonzentration von Kalium, Kalzium, Natrium, Phosphat, Leberfunktionswerte) und körperlichen Funktionen (z. B. Kontroll-EKG, Blutdruck, Puls) durchzuführen.

BN – Reduktion von Essanfällen/ selbstinduziertem Erbrechen
- Zielerreichung in erster Linie mithilfe einer ausgeprägten Compliance vonseiten der Patientin im Rahmen eines vertrauensvollen therapeutischen Bündnisses
- Auf Handlungsebene ist v. a. eine Strukturierung des Essens hilfreich: – regelmäßige Mahlzeiten – Einführen von Zwischenmahlzeiten – Führen eines Essensprotokolls bzw. Ernährungstagebuchs – Dokumentation situativer Zusammenhänge von Essanfällen bzw. selbstinduziertem Erbrechen

Psychotherapie

Auch bei der Behandlung von AN und BN stellen die unterschiedlichen Formen der Psychotherapie die wesentlichen Elemente dar. In der Literatur ist neben der Effektivität der KVT (kognitiv-behaviorale Therapie) insbesondere hinsichtlich der Vermeidung von Rückfällen die Wirksamkeit familientherapeutischer Interventionen (z. B. »Maudsley-Modell«) – u. a. zur Steigerung der elterlichen Kompetenz im Umgang mit krankheitsspezifischen Alltagssituationen – bei essgestörten Patienten im Kindes- und Jugendalter mehrfach beschrieben. Auch sollte die Familie hinsichtlich eines altersadäquaten Ablöseprozesses Unterstützung erfahren.

- Inhalte der Einzelpsychotherapie:
  - das gestörte Essverhalten der Patientinnen
  - ihre verzerrten Kognitionen (Gewichtsphobie, dysfunktionale Gedanken, auch die eigenen Körperproportionen betreffend)
  - ihr Selbstwertgefühl
  - ihre Herangehensweise an zwischenmenschliche Konflikte
- Darüber hinaus sinnvoll: Steigerung der sozialen Kompetenz der häufig unsicheren Patientinnen
  - Förderung der sozialen Kompetenz beispielsweise in Form von Angstexpositionsübungen einzeln oder in der Gruppe
- Mögliche Alternative für eine Untergruppe der Patientinnen nach NICE-Guidelines: Durchführung einer nonverbalen projektiven Therapie (z. B. Psychodrama, Musik)
- Darüber hinaus als in komplexen Fällen hilfreiche Therapieformen beschrieben werden u. a.
  - interpersonale Psychotherapie (IPT) und v. a.
  - dialektisch-behaviorale Therapie (DBT)

Elternarbeit

- Die Eltern sollten ausführlich über die Erkrankung ihres Kindes aufgeklärt werden und durchgängig mit der häufig langfristigen Behandlung und den ihr zugrunde liegenden Entscheidungsprinzipien einverstanden sein (möglich ist, dies gemeinsam schriftlich unter Einbeziehung der Patientin in Form eines »Vertrags« zu fixieren)
- Vor allem zu Beginn der Therapie sind häufige Gespräche, teilweise auch am Telefon, hilfreich und notwendig, um einerseits zu entlasten und andererseits die Compliance (der gesamten Familie) zu festigen
- Ähnlich der Förderung des Autonomieprozesses aufseiten des Kindes/Jugendlichen sollten auch die Eltern Unterstützung erfahren, teilweise »verschütt« gegangene eigene Lebensinhalte (z. B. ihr gemeinsames Leben als Paar, Verfolgen eigener Hobbys, Wiederaufnahme der Berufstätigkeit) wiederzuentdecken und aufzugreifen, um somit den zur Gesundung des Familiensystems notwendigen Ablöse- und Distanzierungsprozess lebbar zu machen
- Darüber hinaus ist es sinnvoll, eine möglicherweise – auch von der kindlichen Erkrankung unabhängige – vorhandene psychisch/psychiatrische Belastung auf Elternseite zu thematisieren und ggf. erste Hilfen zu initiieren
- Insbesondere im Falle auftretender Krisen im Behandlungsverlauf (Therapiemotivation etc.) kann (z. B. zur Perspektivenerweiterung, Auflockerung des Gesprächssettings oder persönlichen Entlastung aufseiten des fallführenden Therapeuten oder von Elternteilen) das Hinzuziehen einzelner Kollegen aus dem Behandlungsteam oder einer/eines Vorgesetzten hilfreich sein

Pharmakotherapie (▶ Kap. 13)

- Teilweise kann eine medikamentöse Unterstützung sinnvoll sein zur
  - Abgrenzung von gewichtsphobischen Gedankeninhalten
  - Reduktion von Ängsten und innerer Anspannung

Atypische Antipsychotika

- Ggf. Einsatz von z. B. Olanzapin, Quetiapin im Rahmen eines **individuellen Heilversuchs**
- Vergleichsweise niedrige Dosierung meist ausreichend

> Ungeachtet bisher positiver Erfahrungsberichte muss dennoch gerade im Hinblick auf mögliche unerwünschte Wirkungen (z. B. kardial) und v. a. den Off-label-Gebrauch dieser Medikamentengruppe eine sorgfältige Güterabwägung erfolgen.

Selektive Serotoninwiederaufnahmehemmer (SSRI)

- Die antidepressive Wirkung z. B. von Fluoxetin ist für Patientinnen mit BN, nicht jedoch AN im Kindes- und Jugendalter, durch Studien belegt
- Die Stimmung magersüchtiger Patientinnen bessert sich häufig parallel zur Gewichtszunahme
- Dennoch kann der Einsatz von SSRI auch in dieser Patientengruppe im Falle ausgeprägter Ängste oder Zwangssymptome empfehlenswert sein

Weitere Maßnahmen und Hilfen

Entlassplanung

Diese spielt bei essgestörten Patientinnen eine besonders große Rolle, da eine Rückkehr nach Hause bisweilen mit erheblichen Problemen behaftet ist.

- Die Familien bulimischer Patientinnen leiden häufiger nach außen sichtbar unter Konflikten (häufiger getrennt lebende bzw. geschiedene Eltern)
- Familien magersüchtiger Patientinnen stellen sich oftmals besonders harmonisch dar (»heile Welt«)
- Eheliche Konflikte, Suchterkrankungen oder andere psychische Störungen auf Elternseite werden häufig gar nicht oder erst im Laufe wiederholter stationärer Aufenthalte offengelegt und diskutiert
- Ist eine Entlassung ins häusliche Milieu mittelfristig eher mit einer erhöhten Rückfallgefahr verbunden, empfiehlt es sich – nach ausführlicher Beratung und möglichst im engen Verbund mit den Sorgeberechtigten –, die Familie in ihrer Antragstellung in Bezug auf eine Eingliederungshilfe nach § 35a KJHG zu unterstützen
- Im Falle einer Befürwortung durch das zuständige Jugendamt kann die Patientin zunächst in der Bewältigung ihres Alltags und somit weiteren Gesundung unter erhöhten Belastungsbedingungen, z. B. im Rahmen einer betreuten Wohngruppe, unterstützt werden
- Somit wird der Weg in den weiteren altersentsprechenden Ablöse- und Verselbständigungsprozess professionell weiter gebahnt und die Gesamtprognose mit hoher Wahrscheinlichkeit verbessert

Im Vorfeld der Entlassung ist wichtig, v. a. bei Patientinnen mit AN:

- Gemeinsame Festlegung eines sog. Wiederaufnahme-Gewichts möglichst in Absprache mit allen Beteiligten (Patientin, Eltern, Therapeut)
- Dieses sollte bis zu max. 2 kg unter dem im Rahmen der Behandlung

erreichten Zielgewicht (»gesunder Gewichtsbereich«) liegen

- Ist eine solche Absprache nicht möglich bzw. ihre Einhaltung absehbar gefährdet, kann von einem komplizierten weiteren Behandlungsverlauf ausgegangen werden
- Weiterer wesentlicher Bestandteil der Entlassplanung ist die Entscheidung der Familie für eine ambulant weiterbehandelnde Stelle:
  - kinder- und jugendpsychiatrische Ambulanz
  - niedergelassene Kinder- und Jugendpsychiater und/oder Psychotherapeuten
- Im Fall einer Weiterbehandlung beim niedergelassenen Psychotherapeuten sollten zumindest während der ersten Monate wöchentliche Gewichtskontrollen mit entsprechender gegenseitiger (z. B. Haus-oder Kinderarzt – Therapeut – ggf. Eltern) Rückmeldung gewährleistet sein

Langzeitverlauf und Prognose

Anorexia nervosa

- Nach Langzeituntersuchungen zum Verlauf weist die AN eine **hohe Chronifizierungstendenz** auf: auch wenn nach 10–15 Jahren ein Drittel bis 50% der Patientinnen nicht mehr unter einer AN im engeren Sinne leidet, lässt sich die noch vorhandene Symptomatik der noch nicht Gesundeten zu ca. 20% der atypischen Form der Essstörung zuordnen
- Ein etwas größerer Anteil der Nachuntersuchten wird nach wie vor eine schwere Form der AN oder eine BN aufweisen
- In vielen Fällen muss von einem Persistieren bestehender komorbider psychiatrischer Störungen (z. B. Angst, Depression, Persönlichkeitsstörungen) ausgegangen werden
- AN ist die jugendpsychiatrische Erkrankung mit der **höchsten Mortalität** (um 6%)

Bulimia nervosa

- Dies trifft für BN nicht in vollem Umfang zu, wenngleich auch hier – aufgrund einer hohen Rückfallrate trotz relativ zahlreicher Remissionen und trotz erwiesener Wirksamkeit einer (zusätzlichen) psychopharmakologischen Behandlung – von einer nicht unerheblichen Langfristigkeit des Krankheitsverlaufs auszugehen ist und bisher überwiegend nur kurz- bis mittelfristige Therapieerfolge beschrieben sind
- Dennoch ist der Anteil der Gesundeten etwas höher (um 60%)
- Die Mortalitätsrate ist – aktuellen Daten zufolge – vergleichsweise niedriger

Auszug aus der ärztlichen Stellungnahme nach § 35a

Diese Stellungnahme wurde nach mehrmaligen Therapieversuchen bei der im Fallbeispiel geschilderten Patientin verfasst:

Jennifer leidet unter einer schweren Magersucht sowie zunehmend unter Zwangsgedanken und Zwangshandlungen. Aufgrund der enormen Gewichtsabnahme durch Nahrungsreduktion musste Jennifer innerhalb des vergangenen Jahres dreimal stationär kinder- und jugendpsychiatrisch (davon einmal kriseninterventorisch nach Verweigerung der Flüssigkeitszufuhr und zweimal zu langen therapeutischen Aufenthalten) behandelt werden. Aufgrund der Mangelernährung konnte Jennifer an immer weniger Freitzeitaktivitäten teilnehmen. Der weite Weg zur Schule einerseits und eine massive Schamthematik bezüglich der häuslichen Verhältnisse andererseits erschweren ihr eine Integration in die Peergroup. Zusätzlich zeigt Jennifer deutliche Zwangssymptome mit Putzen, Aufräumen und Kon-trollieren. Diese Symptome treten vornehmlich zu Hause auf. Jennifer lebt mit ihren beiden Eltern und der 6-jährigen Schwester in einem kleinen Haus. Die Ehe der Eltern scheint von unklarer Stabilität.

Aufgrund der Chronizität und Schwere der Störung sowie dem kaum veränderbaren dysfunktionalen Familiensystem (Familientherapie erfolgte bereits) wird eine vollstationäre Maßnahme der Jugendhilfe in einer entsprechenden Wohngruppe mit therapeutischer Begleitung empfohlen.

Schema zur Erfassung der Teilhabebeeinträchtigung im Fall von Jennifer ► Anhang A5.

Weiterführende Literatur

Kim KR, Jung YC, Shin MY, Namkoong K, Kim JK, Lee JH (2010) Sleep disturbance in women with eating disorder: prevalence and clinical characteristics. Psychiatry Res 176: 88–90

Mehler PS, MacKenzie TD (2009) Treatment of osteopenia and osteoporosis in anorexia nervosa: a systematic review of the literature. Int J Eat Disord 42: 195–201

Pinheiro AP, Raney TJ, Thornton LM, Fichter MM, Berrettini WH, Goldman D, Halmi KA et al (2010) Sexual functioning in women with eating disorders. Int J Eat Disord 43(2): 123–129

Powers PS, Bruty H (2009) Pharmacotherapy for eating disorders and obesity. Child Adolesc Psychiatr Clin N Am 18: 175–187

Root TL, Pisetsky EM, Thornton L, Lichtenstein P, Pedersen NL, Bulik CM (2010) Patterns of co-morbidity of eating disorders and substance use in Swedish females. Psychol Med 40: 105–115

C Störungsbilder mit kategorial unterschiedlicher Psychopathologie

Schizophrenie

Sabine Müller und Michael Kölch

Tab. 8.1 Schizophrenie – ICD-10

Erkrankung	ICD-10-Kodierung	Definition	Therapiestrategie
Paranoide Schizophrenie	F20.0	Häufigste Form der Schizophrenie. Wahnvorstellungen, Wahrnehmungsstörungen, häufig akustische Halluzinationen	Für alle gilt: – Bei Agitation: Sedierung mit Benzodiazepinen oder niederpotenten Antipsychotika – Antipsychotische Behandlung (mit konventionellen oder atypischen Antipsychotika) – Mit Beginn Remission: Belastungsaufbau, Training von Konzentration und Fertigkeiten, Arbeit an Krankheitsverständnis, Angehörigenschulung, Perspektivklärung – Rückfallprophylaxe – Cave: Depressive Phasen in Remissionsphase häufig; Suizidprophylaxe!
Hebephrene Schizophrenie	F20.1	Gehäufte Prävalenz im späten Jugend- und frühen Erwachsenenalter; Affektverflachung, desorganisiertes Denken, Sprachzerfahrenheit, unvorhersehbares und verantwortungsloses Handeln, Typisch: »läppischer Affekt«	
Katatone Schizophrenie	F20.2	Seltenere Form in Kindes- und Jugendalter, alle Altersstufen; motorische Auffälligkeiten, evtl. im Wechsel zwischen Erregung und stuporösen Zuständen	
Undifferenzierte Schizophrenie	F20.3	Allgemeine Kriterien für eine Schizophrenie sind erfüllt, keine Entsprechung einer Unterform oder Merkmale von mehr als einer Unterform	
Post-schizophrene Depression ▼	F20.4	Depressive Episode im Anschluss an eine schizophrene Erkrankung	

Tab. 8.1 *Fortsetzung*

Erkrankung	ICD-10-Kodierung	Definition	Therapiestrategie
Schizophrenes Residuum	F20.5	Chronisches Stadium im Verlauf einer schizophrenen Erkrankung, auffallendes Vorhandensein von Negativsymptomatik	
Schizophrenia simplex	F20.6	Sehr selten; Negativsymptome ohne vorherige Produktivsymptomatik; DD zu depressiven Störungen schwierig	
Schizotype Störung	F21	Betroffene zeigen seltsames, exzentrisches Verhalten, Beeinträchtigungen des Affekts und der sozialen Beziehungen, paranoide Tendenzen, ungewöhnliche Wahrnehmungen, umständliches, metaphorisches, gekünsteltes Denken, gelegentliche vorübergehende kurze Episoden mit halluzinatorischen Phänomenen, die jedoch niemals die Kriterien für eine Schizophrenie erfüllen	
Wahnhafte Störung	F22	Keine Halluzinationen, Dauer mindestens 3 Monate	
Akute vorübergehende psychotische Störungen	F23	Dauer kürzer als 1 Monat	
Induzierte wahnhafte Störung	F24	Seltene wahnhafte Störung, von 2 oder gelegentlich mehr Personen mit engen emotionalen Bindungen geteilt (*folie à deux*)	
Schizoaffektive Störungen	F25	Deutliche affektive Symptome zusätzlich zur schizophrenen Symptomatik	

Fallbeispiel

Der 15 Jahre alte Andreas besuchte bis zum Zeitpunkt des Ausbruchs seiner Erkrankung die Hauptschule mit guten Leistungen. Er wird als ruhiger, angenehmer, hilfsbereiter Jugendlicher beschrieben, der allerdings keine engeren Freundschaften zu Gleichaltrigen hat. In seiner Freizeit beschäftigt sich Andreas gerne mit seinem PC, er liest PC-Zeitschriften und ist Mitglied der örtlichen Rot-Kreuz-Gruppe. Andreas ist bei seiner Großmutter mütterlicherseits aufgewachsen und hat ein enges Verhältnis zu ihr. Seine Mutter ist im Alter von ca. 20 Jahren an einer paranoiden Schizophrenie erkrankt und seitdem immer wieder in stationärer Behandlung. Zu seinem ebenfalls psychisch erkrankten Vater besteht kein Kontakt.

Andreas kam als erstes Kind der damals 22 Jahre alten Mutter nach unauffälliger Schwangerschaft spontan zur Welt. Die Mutter hatte während der Schwangerschaft ungefähr eine halbe Schachtel Zigaretten pro Tag geraucht. Der Jugendliche war bei der Geburt zyanotisch, der Apgar-Wert betrug 4/7/10. Die Neonatal- und Säuglingsperiode sei unauffällig gewesen; Andreas habe viel geschlafen und sei im Kontaktverhalten zurückhaltend gewesen. Die Meilensteine der Entwicklung seien zeitgerecht absolviert worden. Ab dem 3. Lebensjahr Besuch des Kindergartens; hier habe er zunächst Schwierigkeiten in der Kontaktaufnahme zu anderen Kindern gezeigt. Ab dem 4. Lebensjahr erhielt Andreas Ergotherapie und Logopädie wegen motorischer Defizite und einer Sprachverzögerung. Regelrechte Einschulung mit 7 Jahren. Ca. 1,5 Jahre vor seiner stationären Aufnahme entwickelte sich schleichend eine Zwangssymptomatik. Andreas hatte die Befürchtung, dass seinen Angehörigen etwas passieren könne, wenn er bestimmte Rituale nicht durchführen würde. Zunehmend geriet der Jugendliche durch diese Vorstellungen unter Druck. Recht plötzlich weitete sich die Symptomatik dann zum Vollbild einer paranoiden Psychose aus, die schließlich zur stationären Aufnahme führte. Zum Zeitpunkt der Aufnahme ist Andreas wach, bewusstseinsklar, allseits orientiert und im formalen Gedankengang verlangsamt, jedoch geordnet. Es bestehen inhaltliche Denkstörungen in Form von Wahngedanken: Andreas ist fest davon überzeugt, dass ihm bestimmte Zeichen (Bilder in der Zeitung, Sirene eines Krankenwagens auf der Straße, Telefonläuten) mitteilen, dass einem seiner Angehörigen etwas zustoßen wird oder zugestoßen ist. Zudem besteht eine latente Suizidalität und ein ausgesprochen misstrauisches Verhalten.

Andreas spricht nur unzureichend auf die Medikation mit dem atypischen Antipsychotikum Olanzapin an, mit dem er von einer niedergelassenen Kollegin vorbehandelt wurde. Eine zusätzliche Medikation mit Haloperidol brachte ebenfalls keine ausreichende Symptomreduktion. Auch durch die medikamentöse Umstellung auf Clozapin wird keine Symptomfreiheit erreicht; jedoch erlangt Andreas nach einigen Monaten doch ein befriedigendes psychosoziales Funktionsniveau. Somit kann er nach 12 Monaten stationärer kinder- und jugendpsychiatrischer Behandlung zur Rehabilitation in ein Kinder- und Jugendwohnheim entlassen werden.

Epidemiologie

- Die Lebenszeitprävalenz schizophrener Erkrankungen beträgt vermutlich weniger als 1%
- Häufigkeitsgipfel im Erwachsenenalter: bei Männern 24 Jahre, bei Frauen 27 Jahre
- Vor Pubertät und Adoleszenz treten schizophrene Erkrankungen äußerst selten auf: – 0,1–1% erkranken vor dem 10. Lebensjahr – 4% vor dem 15. Lebensjahr – Häufigkeitsgipfel: im Alter von 7–9 Jahren und zwischen dem 15. und 16. Lebensjahr – Geschlechterverteilung: bei kindlichen Erkrankungen deutlicher Überhang von Jungen (2–2,5:1), im Erwachsenenalter ausgeglichen
- Mehrere Untersuchungen geben Hinweise auf eine protektive Funktion von Östrogen

Prodromalstadien

- Das Erscheinungsbild der Schizophrenie im Kindes- und Jugendalter weicht teilweise erheblich von dem der erwachsenen Patienten ab
- Schizophrene Psychosen entstehen häufig über unterschiedliche Vorstadien (**Prodromi**), welche sich von wenigen Tagen bis zu mehreren Jahren erstrecken können
- Die Symptomatik dieser Vorstadien ist unspezifisch; vor dem Hintergrund der Tatsache, dass die Dauer der prodromalen Symptomatik sowie auch insgesamt die »Dauer der unbehandelten Psychose« (DUP) einen Zusammenhang mit dem Verlauf der Erkrankung aufweisen, **müssen kindliche und jugendliche Krisenzeiten, die zu Leistungsknick und sozialem Rückzug führen, unbedingt ernst genommen werden**

Retrospektiv finden sich häufig bereits im Kindesalter **prämorbide Auffälligkeiten**:

- Sprachliche oder motorische Entwicklungsverzögerung
- Neurologische Softsigns, v. a. Koordinationsprobleme
- Auffälligkeiten im psychosozialen Verhalten (Rückzug, Schüchternheit, Passivität)
- Hyperaktives oder impulsives Verhalten

Mögliche Prodromalerscheinungen im Schulalter

- Regressives Verhalten
- Verstimmungszustände
- Plötzliche und unmotivierte dissoziale Handlungen und Aggressionsdurchbrüche
- Angst
- Mutistische Reaktionen
- Konzentrationsstörungen
- wenig spezifische, aber deutliche Abhebung von der bisherigen Persönlichkeitsentwicklung des Kindes

Mögliche Prodromalerscheinungen im Jugendalter

- Leistungseinbrüche in Schule und Lehre
- Konzentrationsstörungen
- Antriebsminderung mit Interessensverlust
- Phasenhaft depressive Verstimmungen

»Schizophrenia Prodrome«

- Erhoben durch retrospektive Erhebungen von Personen, die an Schizophrenie erkrankt sind
- Definiert als Zeitraum, in dem die ersten Symptome auftreten, bis zu dem Zeitpunkt, an dem die Diagnosekriterien für eine Schizophrenie erfüllt sind

- 80–90% der Patienten mit Schizophrenie berichten über verschiedene Symptome vor Ausbruch der Erkrankung, z. B. Veränderungen in Wahrnehmung, Kognition, Stimmung und Verhalten; nur 10–20% entwickeln psychotische Symptome recht plötzlich ohne irgendwelche Prodromalsymptome
- Aus dem Versuch, zu beschreiben, welche Personen besonders gefährdet sind, ergab sich der Begriff des *at risk mental state* (ARMS): hohes, aber nicht zwangsläufiges Risiko, in naher Zukunft an einer Schizophrenie zu erkranken
- Symptome unspezifisch, v. a. in den frühen Stadien
- Prodromalsymptome führen nicht zwingend zu einer Schizophrenie
- Um (besser) zu erkennen, welche Personen mit Prodromalsymptomen später an einer Schizophrenie erkranken, sind weitere Forschungsarbeiten notwendig
- Es gibt Hinweis auf neurobiologische Veränderungen in der Prodromalphase: z. B. Verminderung der grauen Substanz und des hippokampalen Volumens bei Personen, die aus einem Prodrom eine Schizophrenie entwickeln

Symptomatik und Klassifikation

- Kennzeichen einer Schizophrenie ist eine grundlegende Störung des Realitätsbezugs
- Die Klarheit des Bewusstseins ist in der Regel nicht beeinträchtigt
- Besonderheiten der Erkrankung im Kindes- und Jugendalter sind: – schleichender Beginn – vermehrte kognitive und neurologische Defizite – schlechtere prämorbide psychosoziale Anpassung – erhöhte Resistenz gegenüber antipsychotischer Behandlung – schlechtere Prognose – weniger ausdifferenzierte Symptomatik – erhöhte Rate an familiärer Belastung mit Schizophrenie
- Neben der **Symptomeinteilung nach Bleuler** und der **Rangordnung nach Schneider** hat sich auch die **Einteilung nach Positiv- bzw. Negativsymptomatik** bewährt

Positiv-(Plus-)Symptomatik mit

- **Halluzinationen**: bei Kindern und Jugendlichen häufig akustische z. B. imperative oder dialogische Stimmen
- **Denkstörungen:** – **Formal**: erst ab Grundschulalter diagnostizierbar; z. B. Assoziationslockerungen, Inkohärenz des Denkens, unlogische Schlussfolgerungen. Klassische formale Denkstörungen (Gedankenabreißen und Konkretismus) erst im Jugendalter – **Inhaltlich:** z. B. wahnhafte Überzeugungen, Beziehungsideen
- **Ich-Störungen**: Depersonalisation, Derealisation, Gedankeneingebung-/entzug, andere Fremdbeeinflussungserlebnisse
- **Veränderungen des Affekts**: Aggressive Gespanntheit, Angst, Erregungs- und Unruhezustände,
- **Veränderungen des Verhaltens:** Impulsivität, evtl. selbst- und fremdgefährdendes Verhalten, Desorganisation
- **Motorische Symptome**: Agitiertheit, Manierismen

Zu den **Negativ-(Minus-)Symptomen** zählen

- **Affektverflachung**
- **Antriebs- und Interesselosigkeit**
- **Sozialer Rückzug**

- **Kognitive Defizite** bzgl. Aufmerksamkeit, Konzentration, intellektueller Leistungsfähigkeit
- Sprachverarmung, **reduzierte Psychomotorik** bis zur Katatonie

Die für ältere **Jugendliche und Erwachsene typischen Produktivsymptome** sind bei Kindern relativ selten zu beobachten. Vielmehr stehen zunächst unspezifische Symptome und affektive Veränderungen im Vordergrund. Wahnstimmung, Negativismus und katatone Symptome können durchaus auch schon bei jüngeren Kindern vorkommen.

ICD-10 und DSM-IV

Alle nosologischen Einteilungen sind als **vorläufig** zu betrachten, z. B. wurden bis zur ICD-9 die autistischen Phänomene den kindlichen Psychosen zugerechnet. Heute wird davon ausgegangen, dass beide Gruppen von Erkrankungen unterschiedliche Entstehungswege aufweisen.

Einteilung nach ICD-10:

Mindestens 1 Symptom

- Gedankenlautwerden, Gedankeneingebung, Gedankenentzug, Gedankenausbreitung
- Kontrollwahn, Beeinflussungswahn, Wahnwahrnehmung, Gefühl des Gemachten
- Kommentierende oder dialogische Stimmen
- Bizarrer Wahn, z. B. mit Außerirdischen in Verbindung zu stehen

während der meisten Zeit innerhalb eines Monats

oder mindestens 2 der folgenden Symtpome

- Anhaltende Halluzinationen jeder Sinnesmodalität
- Neologismen, Gedankenabreißen, Zerfahrenheit
- Katatone Symptome wie Haltungsstereotypien und wächserne Biegsamkeit, Mutismus, Stupor, Negativismus
- Minussymptome wie Apathie, Sprachverarmung, Affektverflachung

während der meisten Zeit innerhalb eines Monats

Einteilung nach DSM-IV:

- Nach DSM-IV beträgt die erforderliche Zeitdauer der Symptome mindestens **6 Monate**
- Prodromal- und Residualsymptome werden im Gegensatz zur ICD-10 miterfasst
- Die schizotype Störung wird unter Persönlichkeitsstörungen erfasst
- Anhand des zeitlichen Verlaufstypus werden unterschieden:
  - sehr früh beginnende Psychosen (*very early onset*, **VEOS**): Beginn vor dem **13. LJ.**
  - früh beginnende Psychosen (*early onset*, **EOS**): Beginn vor dem abgeschlossenen **18. LJ.**

Ätiologie und Pathogenese

- Als ursächlich gilt eine **multifaktorielle Genese**, dabei stehen **biologische Faktoren** im Vordergrund
- Bekannt sind die genetischen Faktoren und Umweltfaktoren, die mit der Erkrankung assoziiert sind; weiterhin unklar ist, wie die Faktoren im Einzelfall die Entwicklung der Erkrankung auslösen
- Eine schlüssige, die bisherigen Erkenntnisse zusammenfassende Hypothese ist die des **Vulnerabilitäts-Stress-Modells** (syn.: Diathese-Stress-Modell, ► Vulnerabilitäts-Stress-Modell zur Entstehung der Schizophrenie)

Vulnerabilitäts-Stress-Modell zur Entstehung der Schizophrenie
Die Erkrankung entsteht auf der Grundlage einer **erhöhten Anfälligkeit des Organismus,** welche unter **bestimmten Belastungen** durch Entwicklungsaufgaben oder lebensgeschichtliche Ereignisse in einem Prozess der Dekompensation in die klinische Krankheitssymptomatik übergeht.

Genetische Faktoren

- Risiko, an einer Schizophrenie zu erkranken: – in der Allgemeinbevölkerung 1% – bei monozygoten Zwillingen 48% – bei Kindern mit zwei erkrankten Elternteilen 46% – bei Kindern mit einem erkrankten Elternteil 13%
- Dabei sind die biologischen Eltern entscheidend, nicht etwa Adoptiveltern
- Ein günstiges familiäres Kommunikationsklima kann das Erkrankungsrisiko bei erblich vorbelasteten Kindern verringern
- Genetische Assoziationen zu verschiedenen Varianten in den Genen für Dysbindin und Neuregulin-1 sowie des Genorts G 72 und dem mit diesem Genort interagierenden Gen für DAOA (D-Aminosäure-Oxidase-Aktivator) konnten mittlerweile mehrfach bestätigt werden

Umweltfaktoren bzw. Faktoren, die mit einem erhöhten Schizophrenierisiko assoziiert sind

- Infektionen der Mutter während der Schwangerschaft (z. B. Influenza)
- Schwangerschafts-/Geburtskomplikationen (fetale Hypoxie)
- Mangelernährung der Mutter bzw. des Patienten
- Erhöhung des Krankheitsrisikos bei vulnerablen Personen durch Konsum von Alkohol und Cannabis
- Neurologische Erkrankungen (z. B. Epilepsie)
- Neurologische Softsigns
- Psychosoziale Belastungen
- Defizite und Verzögerungen in der frühkindlichen Entwicklung
- Merkmale einer schizotypen Störung

Biochemische Befunde

- Während früher eine Überaktivität des dopaminergen Systems bei Schizophrenen vermutet wurde, zeichnen sich heute komplizierte Regulationsstörungen des **dopaminergen** Systems ab
- Neuere Befunde besagen, dass ein Zusammenhang zwischen einer reduzierten Dopaminaktivität im präfrontalen Kortex und einer gesteigerten stresssensitiven Dopaminaktivitat in subkortikalen Regionen angenommen werden muss
- Das dopaminerge und das glutamaterge System wiederum wirken eng zusammen; eine Dysfunktion des NMDA-Glutamatrezeptors mit mangelnder glutamaterger Aktivität könnte daher zu einer überschießenden Reduktion der dopaminergen Synapsen – gerade in der Phase verstärkter struktureller Differenzierung in der Adoleszenz – führen und auf diese Weise eine Grundlage für die schizophrene Vulnerabilität bilden
- Des Weiteren gibt es Hypothesen hinsichtlich einer erhöhten Mitochondrienaktivitat und konsekutivem oxidativem Stress
- Andere Befunde gehen von einer reduzierten Verfügbarkeit neurotropher Faktoren aus

Strukturelle Veränderungen des Gehirns

- **Ventrikelvergrößerung**, v. a. bei kindlichen Schizophrenien – generell **reduziertes Hirnvolumen** – reduziertes Volumen des linken Hippokampus – **Läsionen** im Bereich des dorsolateralen präfrontalen Kortex

Diagnostik

Identifikation von Risikopersonen (Melbourne-Kriterien)

Folgende Bedingungen zeigen ein **hohes Psychoserisiko** an:

- Reduktion der sozialen Anpassung, operationalisiert als Reduktion des GAF-Scores (*global assessment of functioning*) im letzten Jahr um mindestens 30% vom prämorbiden Leistungsniveau aus für mindestens einen Monat lang, sofern zusätzlich eine familiäre Belastung (Verwandter 1. Grades mit Psychose) vorliegt
- Milde Formen psychotischer Symptome (attenuierte psychotische Symptome, APS), wie sie in der ICD-10 als Symptome der schizotypen Störung genannt sind
- Kurze psychotische Symptome im vergangenen Jahr, maximal für 7 Tage, Remission ohne Behandlung (BLIPS: *brief limited intermittent psychotic symptoms*)

Diagnostisches Vorgehen

Häufig ist eine ausgedehnte Beobachtungszeit notwendig, da speziell bei Frühmanifestationen ungenügende Symptomspezifität und beträchtliche Symptomfluktuation vorliegen.

- Erhebung der Eigen- und Fremdanamnese, Verhaltensbeobachtung
- Erhebung des psychopathologischen Befundes
- Körperliche Untersuchung inkl. neurologische Untersuchung
- Labor: Blutbild, Leber- und Nierenwerte, Schilddrüsenwerte, Elektrolyte, Drogenscreening. Ggf.: immunologische Abklärung, Abklärung Infektion, toxikologische Untersuchungen
- EKG (v. a. auch zur Identifikation von Leitungsstörungen vor Gabe von potenziell leitungsverzögernden Medikamenten), EEG, MRT
- Bei v. a. entzündlichen neurologischen Prozessen: Lumbalpunktion

Wichtige Punkte in der Anamnese

- Prä-/perinatale Komplikationen
- Kognitive, motorische, sensorische und/oder soziale Entwicklungsprobleme
- Prämorbide Persönlichkeit
- Dokumentation des höchsten prämorbiden Funktionsniveaus, Bestimmung des bisherigen Verlaufs der Symptomatik, Beginn akut (innerhalb von 4 Wochen) oder schleichend
- Vorausgegangene Stressoren
- Medizinische Vorgeschichte: ZNS-Störungen (Epilepsie, Infektionen), sonstige organische Erkrankungen
- Medikation
- Zusätzliche Symptome, insbesondere Affektstörungen, Zwang (Komorbidität)
- Gebrauch von Alkohol, Drogen, Tabak
- Suizidalität
- Ressourcen der Familie, Risikofaktoren, Belastung mit psychiatrischen Störungen
- Verhalten und Leistungen in Schule und am Arbeitsplatz
- Erzieherischer Umgang in der Familie, Krankheitseinsicht des Patienten, Krankheitsverständnis der Familienangehörigen und wichtiger Bezugspersonen

Hilfreiche Fragen

An das Kind:

- Gab es in letzter Zeit besondere Belastungen (Prüfungen, Krankheit)?
- Woran denkst Du, wenn Du für Dich alleine bist?
- Wie kommst Du mit anderen Menschen zurecht?
- Hast Du Freunde?
- Gibt es Menschen, die etwas gegen Dich haben?
- Hast Du besondere oder übersinnliche Kräfte?
- Hältst Du dich für einen schlechten Menschen?
- Hast Du körperliche Probleme?
- Wie fühlt sich Dein Körper an?
- Trinkst Du Alkohol, hast Du schon einmal Drogen probiert?
- In welcher Stimmung bist Du meistens?
- Hast Du schon einmal daran gedacht, Dir etwas anzutun?
- Kannst Du schlafen?
- Hast Du irgendwann einmal seltsame Dinge gesehen oder gehört, welche andere Menschen vielleicht nicht hören oder sehen (spüren)?
- Erhältst Du manchmal Botschaften, die direkt an Dich gerichtet sind über Radio, Fernseher, Plakate?
- Kannst Du manchmal Deine Gedanken laut im Kopf hören?
- Kommen Dir gewöhnliche Dinge manchmal seltsam und verzerrt vor?

An die Eltern:

- Seit wann haben Sie bei Ihrem Kind Änderungen im Verhalten festgestellt?
- Gab es Auffälligkeiten im Schlaf-Wach-Rhythmus? Seit wann?
- Wirkte Ihr Kind in letzter Zeit in seinem Verhalten oder in seinen Äußerungen bizarr, so wie Sie es bisher gar nicht kannten?

Psychologische Diagnostik

- Standardisierte Erhebungsinstrumente zur Erfassung der produktiven Symptomatik und der Negativsymptomatik, z. B. BPRS (*Brief Psychiatric Rating Scale*), PANSS (*Positive and Negative Syndrome Scale*) und zur Verlaufskontrolle
- Untersuchung der kognitiven Entwicklung (IQ): nicht im Akutstadium

Früherkennungsintrumente

- *Comprehensive Assessment of At-Risk Mental States* (CAARMS): dient der Erfassung unterschwelliger psychotischer Symptome in Gruppen mit hohem Psychoserisiko, semistrukturiertes Interview, 8 Subskalen, für jedes Item Beispielfragen, Erfragung von Dauer, Häufigkeit und Symptommuster
- *Structured Interview for Prodromal Symptoms* (SIPS): Erfassung von Prodromalsymptomen, welche hinsichtlich ihres Schweregrades mittels der *Scale of Prodromal Symptroms* (SPOS) kodiert werden
- Bonner Skala für die Beurteilung von Basissymptomen (BSABS): Instrument zur Erfassung des präpsychotischen Prodroms. Das *Schizophrenia Prediction Instrument – Adult Version* (SPI-A) basiert auf der BSABS
- *Interview for the Retrospective Assessment of the Onset of Schizophrenia* (IRAOS): Symptombeginn und Verlauf für 128 Symptome einer beginnenden Psychose, darauf aufbauend wurde das *Early Recognition Inventory* basierend auf IRAS (ERIaos) erstellt: Ergänzung um attenuierte psychotische Symptome und um Basissymptome
- **Chapman-Skalen**: mehrere Skalen zur Erfassung des Konstukts »Psychoseneigung«

- → Keines der vorliegenden Früherkennungsinstrumente ist ausreichend hinsichtlich seiner Vorhersagevalidität untersucht worden
- → Was wird als Ergebnis mitgeteilt: V. a. Psychose? V. a. Prodrom? Übergangsrisiko?
- → Früherkennungsinstrumente helfen, Risikopersonen im initialen Prodrom zu identifizieren. Tragen sie auch prämorbid zur Erkennung bei?

Differenzialdiagnostik

- **Halluzinationen im Kindesalter** beruhen äußerst selten auf einer Schizophrenie: hier andere Ursachen gewissenhaft ausschließen (»magischer Begleiter«)
- Schizophrenieähnliche Symptome können auftreten bei – **Delir** (hier: auch Störung des Bewusstseins) – **substanzinduzierten psychotischen Störungen** – **Intoxikationen** (Amphetamin, Kokain, Anihistaminika, Kodein) – **Endokrinopathien** (Hypo-/Hyperthyreoidismus) – degenerativen Erkrankungen (z. B. Chorea Huntington) – Infektionen (Meningitis, Enzephalitis), Epilepsie
- **Abzugrenzen sind** – manische Störungen – **affektive Störungen mit psychotischen Merkmalen** – **organische Psychosen** (z. B. metachromatische Leukodystrophie, subakut sklerosierende Panenzephalitis) – dissoziative Störungen – **Zwangsstörungen** – desintegrative Störungen bei Kindern – Asperger-Autismus – Persönlichkeitsstörungen – Sprachentwicklungsstörungen – **Reifungskrisen in Adoleszenz** – vorübergehende psychotische Störungen – schizotype Störung – wahnhafte Störungen

Therapie

- Die Therapie sollte im Rahmen eines **Gesamtbehandlungsplans** stattfinden
- Die Therapie stützt sich auf drei Säulen: – Psychopharmakotherapie – Psychotherapie – sozial- und/oder milieutherapeutische Maßnahmen

Die medikamentöse Behandlung sollte sich nach der vorherrschenden Symptomatik richten, z. B. Depression, Angst etc., und hat das Ziel, die jeweilige Symptomatik zu verbessern und dadurch psychosozialen Behinderungen entgegenzuwirken. Die Ergebnisse der bisher vorliegenden internationalen Interventionsstudien, bei welchen zweimal neu entwickelte, auf die Bedürfnisse der Risikopersonen zugeschnittene, kognitiv ausgerichtete verhaltenstherapeutische Programme und dreimal atypische Antipsychotika, nämlich Risperidon, Olanzapin und Amisulprid, zur Anwendung kamen, sind in ihrer Aussagekraft noch eingeschränkt.

Frühintervention

- Wenn Risikopersonen wegen beginnender psychischer Symptome Hilfe suchen
- Ausschluss nichtpsychiatrischer Ursachen (s. oben, ► Diagnostisches Vorgehen)
- Beginn der antipsychotischen Medikation; Konsens derzeit: nicht vor Auftreten psychotischer Symptome

> In der Behandlung müssen die negativen Effekte der Prodromalsymptome und die Risiken der psychopharmakologischen Behandlung abgewogen werden. Eine frühzeitige Behandlung scheint den Krankheitsverlauf positiv zu beeinflussen.

Vorgehen nach Erkrankungsphasen

Akutphase

- Meist **stationäre** Aufnahme erforderlich
- Symptomatische Therapie im Vordergrund: — **Linderung der psychotischen Symptomatik** (z. B. Angst, Katastrophengefühl) — **Wiederherstellung der Kontaktfähigkeit** des Patienten
- Bei **Selbst- oder Fremdgefährdung** und **mangelnder Krankheitseinsicht** evtl. mit Freiheitsentzug (§ 1631b BGB oder nach Unterbringungsgesetz, ▶ Anhang A3, A4)
- Einleitung einer **geeigneten medikamentösen Therapie** (s. unten)
- **Information von Patient und Familie** über Art der Erkrankung, Therapie, möglichen Verlauf
- **Bei akuter Erregung:** — Reduktion der akuten Symptome — Senkung des Erregungsniveaus — Vermeidung von Selbst- und Fremdgefährdung
- **Reizarme, protektive Umgebung**, Entlastung, klar überschaubare, liebevolle Betreuung in Kleingruppen, **Strukturierung** des Tagesablaufs, Rückzugsmöglichkeiten, evtl. Unterstützung bei der Körperpflege
- **Wohlwollende Akzeptanz** vonseiten der Betreuenden

Klinische Phase

- Betonung von **Beziehungsaspekten**
- **Kommunikation:** klar und nicht mehrdeutig; Metaphern, Satire etc. sind kontraindiziert
- **Psychotherapeutische und soziotherapeutische Maßnahmen** (s. unten)
- **Milieutherapie: »Balance zwischen Beruhigung und Stimulierung«** — Strukturierung des Tagesablaufs — wechselnde Gruppensituationen — abgestufte Belastung, z. B. Beschäftigungstherapie — Arbeit — »Normalisierung« von Wohnen und Freizeit

Remissionsphase

- **Alterstypische Entwicklungsförderung:** — kognitive und soziale Fähigkeiten verbessern — **Selbstwert erhöhen** — **Lebensstil den Bedingungen der Vulnerabilität anpassen**
- **Bewältigungsmechanismen und Stressverarbeitungsstrategien** erarbeiten
- Verbesserung des **sozialen Netzwerks**
- **Milieutherapie:** — Anforderungen des Alltags — soziale Regeln — dosierte Aufgabenstellungen — protektive und progressive Maßnahmen in individuell dosierter Abstimmung anbieten
- **Rückfallprophylaxe,** individuelle **Frühwarnsymptome** besprechen und festhalten

Psychotherapie

Als wirksam gezeigt und bewährt ist die Psychotherapie bei schizophrenen Erkrankungen als **stützende individuelle** Psychotherapie und **psychoedukative** Familienintervention. Wichtige Aspekte sind:

- Beziehungsaufbau, Beziehungskontinuität
- Unterstützung beim Überstieg in die gemeinsame Realität (weniger durch Überzeugung, denn durch identifikatorische Prozesse; Ziel: der Patient tritt selbst in Distanz zu seinen überwertigen Ideen)
- Verbesserung der Kontaktfähigkeit
- Verbesserung von Konflikt- und Problemlösungsstrategien

- Unterstützung bei der Bewältigung von Entwicklungsaufgaben
- Verbesserung des Selbstwerts
- Erkennen persönlicher Grenzen und Ressourcen (Vulnerabilitätsbewusstsein)
- Koordination des multiprofessionellen Teams

Besondere Aufgaben des therapeutischen Teams (Therapeut und Pflegekräfte, Kotherapeuten, Sozialarbeit)
- Positive Selbsterfahrungen im emotionalen Bereich ermöglichen
- Erfolgsorientierte kommunikative Angebote
- Ausdifferenzierung von Kompetenzen und Talenten in z. B. kreativen Gruppentherapien

Elternarbeit
Durch die Vermittlung von Wissen über die Krankheit und deren Behandlung und Einbeziehen in die Therapie des Kindes/Jugendlichen sollen die Eltern lernen, mit der Erkrankung ihres Kindes umzugehen und dieses adäquat zu unterstützen.

Ziele
- Verminderung von Schuldgefühlen
- Überwindung von Hilflosigkeit
- Verminderung von familiären Spannungen/Konflikten im Zusammenhang mit der Erkrankung des Kindes/Jugendlichen
- Zulassen der Autonomieentwicklung des Jugendlichen
- Behandlung bei eigener psychischer Erkrankung
- Optimierung innerfamiliärer Kommunikation
- Förderung der innerfamiliären Problemlösestrategien

Psychoedukation
Bei schizophrenen Patienten und ihren Angehörigen häufig eine besondere Herausforderung: fehlt die **Krankheitseinsicht** oder ist sie nur geringfügig vorhanden, so kann sowohl die Akuttherapie als auch die Rehabilitation erschwert sein

> Therapeutisch sollte Klarheit, Optimismus und Verlässlichkeit ausgestrahlt werden.

- Wenn sich herausfinden lässt, was es Patient und Eltern schwer macht, die Erkrankung zu akzeptieren, und darauf eingegangen wird, fällt es leichter, gemeinsam die Zukunftsvorstellung anzupassen

> Wichtig ist es, den Eltern zu vermitteln, dass – obwohl der Jugendliche krank ist und besondere Unterstützung braucht – er sich ebenfalls wie seine gesunden Altersgenossen **verselbstständigen** sollte.

- In der Akutphase sollten (evtl. mehrmals) tägliche, kurze (10–15 Minuten) Kontakte stattfinden, möglichst immer zu denselben Zeiten
- Die Kontakte können allmählich verlängert werden und weniger häufig stattfinden

Suizidalität
- An Schizophrenie Erkrankte haben ein **erhöhtes Suizidrisiko** (► Kap. 12.1): es ist davon auszugehen, dass 5–13% der Patienten, die an einer schizophrenen Psychose erkranken, im Verlauf Suizid begehen
- Es gilt, im gesamten Verlauf der Erkrankung wachsam zu sein und Suizidalität beim Patienten offen anzusprechen und ihn ggf. zu schützen

Besondere Gefährdungsmomente:
- Prodromalphase: Der Patient bemerkt, dass »etwas nicht stimmt«, er anders ist/denkt als andere
- Initialverlauf einer schizophrenen Psychose: Der Patient registriert seine zunehmenden kognitiven Defizite
- Einfluss eines Wahnerlebens: Der Patient begeht – auch für seine erfahrene Umgebung unerwartet – manchmal raptusartig einen schweren Suizidversuch
- Remission: z. B. der Patient bekommt Einsicht in Wahngeschehen

Pharmakotherapie (▶ Kap. 13)

Konventionelle (typische) Antipsychotika (AP):
- Blockieren unterschiedlich stark die **Dopamin-(D_2)-Rezeptoren** (hoch-/niederpotente AP)
- Wirkung v. a. auf die **Plus-Symptomatik** der Schizophrenie
- **Häufiger unerwünschte extrapyramidalmotorische Nebenwirkungen** (EPS)

Atypische Antipsychotika:
- Kaum oder **wesentlich weniger** unerwünschte extrapyramidalmotorische Wirkungen
- Beeinflussen auch die **Minus-Symptomatik** günstig
- Blockieren sowohl **D_2-Rezeptoren als auch die serotonerge Transmission**

Grundsätzliche Überlegungen
- **Psychopathologischer Befund, Zielsymptomatik, Risiken,** vorher bestehende Bewegungsstörungen?
- Erforderliche **antipsychotische Potenz**? Mögliche unerwünschte Wirkungen?
- Bisherige **Vorerfahrungen des Patienten** mit Medikamenten?
- **Zulassung oder Off-label-Gebrauch?**
- **Aufklärung** mündlich und schriftlich
- Therapeutisches Drug Monitoring (**TDM**)
- **Orale Monotherapie** anstreben (Compliance, Einschätzung/Beherrschung von Nebenwirkungen)
- Besonders vorsichtige Eindosierung bei jüngeren, leichter gewichtigen, entwicklungsverzögerten oder intelligenzgeminderten Patienten
- **Entscheidung über Wirksamkeit**: ausreichende Dosierung über mindestens 3–6 Wochen.
- Wenn **keine ausreichende Wirkung/Rezidiv**: Stimmt Diagnose? Ist Dosierung ausreichend? Ist Einnahme regelmäßig erfolgt? Traten zu starke NW auf? War Dauer der Einnahme lang genug?
- **Langzeitbehandlung** mit konventionellen AP **senkt das Rückfallrisiko**, bei **atypischen AP ist dies auch** zu erwarten
- **Rezidivprophylaxe** mit der Substanz, die sich bei Akutsymptomatik auch als wirksam erwiesen hat
- Empfehlung: **Niedrigdosierung**, die ausreichend ist, eine möglichst geringe Symptombelastung zu erreichen, ohne dass relevante Nebenwirkungen auftreten
- **Depotpräparate**: Alternative bei mangelnder Compliance, signifikant geringere Rückfallraten
- Dosis spätestens alle 6 Monate **überprüfen**, ggf. neu anpassen
- Bei **Erstmanifestation: Erhaltungsdosis über 2 Jahre, nach Rezidiven: länger**
- **Reduktionen**: in 2- bis 4-wöchentlichen Intervallen über 3–6 Monate
- Regelmäßige Überprüfung von **unerwünschten Wirkungen**, z. B. tardive Dyskinesien, Akathisien: prüfen, ob Dosisreduktion oder Substanzwechsel notwendig

Auswahl des Medikaments

- Es sollte nicht mit zu vielen verschiedenen Substanzen behandelt werden, um eine gewisse Expertise bei den Substanzen, die eingesetzt werden, zu gewährleisten
- **Medikamente der 1. Wahl** (nach AWMF-Leitlinien): **konventionelle und atypische Antipsychotika** (außer Clozapin)
- In der Praxis werden bei Kindern und Jugendlichen – außer in schwer beherrschbaren Akutsituationen oder in der Anfangsphase – **hauptsächlich atypische AP** eingesetzt
- Außer den o. g. Vorteilen gegenüber den konventionellen AP ist des Weiteren von einer **geringeren Beeinträchtigung kognitiver Funktionen** auszugehen
- Hauptproblem bei atypischen AP: **Gewichtszunahme**, teilweise massiv > v. a. Clozapin, Olanzapin > weniger Risperidon und Quetiapin > Aripiprazol eher gewichtsneutral
- **Längerfristige Auswirkungen** auf Kohlenhydrat- und Fettstoffwechsel sind noch unbekannt
- Die Gabe von Antidiabetika oder eine Kombination von z. B. Clozapin mit Aripiprazol sind hilfreiche Ansätze bei dieser Problematik (s. unten)
- Dosisabhängige Auslösung von **extrapyramidalmotorischen Nebenwirkungen**: > v. a. Risperidon > Aripiprazol > Olanzapin

Die meisten atypischen Antipsychotika sind für Kinder und Jugendliche zur Behandlung einer schizophrenen Erkrankung **nicht zugelassen** (nur Clozapin ab 16 J., Aripiprazol ab 15 J.). Patienten und Angehörige besonders sorgfältig aufklären, insbesondere auf zugelassene Behandlungsalternativen hinweisen!

- Neuere Studien weisen darauf hin, **dass die atypischen AP den konventionellen AP keineswegs in der Wirkung überlegen sind**
- Abzuwägen sind in jedem Fall die gewünschte Wirkung auf die Zielsymptomatik und die mögliche Beeinträchtigung durch unerwünschte Wirkungen (v. a. EPS bei konventionellen AP, v. a. Gewichtszunahme bei atypischen AP)
- Die klinisch wirksamsten antipsychotischen Medikamente (Olanzapin, Clozapin, Haloperidol) zeigen auch die stärksten **Nebenwirkungen**
- Andere, von den Patienten wegen geringeren Nebenwirkungen besser tolerierte Medikamente (Quetiapin, Aripiprazol) zeigen in Vergleichsstudien leider auch weniger sichere Wirkung
- In den wenigsten Fällen führt das zuerst eingesetzte Medikament zum erwünschten Erfolg; in den meisten Kliniken wird in mehr als der Hälfte der Fälle die ursprüngliche Medikation umgestellt

Besonderheiten

Bei starker Erregung/Selbst- oder Fremdgefährdung/mangelnder Compliance:

- Evtl. hochpotentes (konventionelles) AP zusammen mit einem niederpotenten AP (z. B. Taxilan) oder mit kurzfristigem Einsatz von Benzodiazepinen
- Falls keine orale Medikation möglich: kurzfristig z. B. 5–10 mg Haloperidol i.v. mit langsamer Applikation von 1–2 mg Lorazapam (beides verdünnt).
- Evtl. Verwendung von Schmelztabletten (Aripiprazol, Olanzapin, Risperidon)

Sonderfall Clozapin:

- Nur als AP **2. Wahl** nach nicht hinreichend wirksamer Behandlung durch ein alternatives AP
- **Gute Wirksamkeit**, häufig auch bei zunächst schlecht auf medikamentöse Therapie ansprechenden Verläufen
- Regelmäßige **Blutbildkontrollen** (in den ersten 18 Wochen wöchentlich, danach alle 4 Wochen) wegen **Agranulozytoserisiko (bei 1–2%)**
- Absetzen von Clozapin, wenn Leukozyten < 3000/mm³ bzw. neutrophile Granulozyten < 1500/mm³
- Anlegen und Führen eines Medikamentenausweises mit den aktuellen Blutwerten, der Patient soll diesen Pass bei sich tragen
- Erste Anzeichen für eine Agranulozytose können sein: — **Halsschmerzen** — **Fieber** — **Zahnfleischentzündungen**

Metabolische Nebenwirkungen

Zu der bei Schizophrenen im Vergleich zu Gesunden deutlich erhöhten **Prävalenz eines metabolisches Syndroms oder anderer kardiovaskulärer Risikofaktoren** trägt neben einem **ungesunden Lebensstil** (Rauchen, Übergewicht, Fehlernährung, wenig Bewegung) und **genetischer Prädisposition** v. a. auch die **Medikation mit AP** bei.

- Entstehung der metabolischen Wirkungen von atypischen AP v. a. durch **erhöhten Appetit und einen veränderten Insulin- und Glukosemetabolismus**; Folgen: Übergewicht und konsekutiv das Risiko, einen Diabetes mellitus, eine Dyslipidämie, einen Bluthochdruck etc. zu entwickeln
- **Definition des metabolischen Syndroms** durch die *International Diabetes Federation* (2005): Bauchumfang bei Männern > 94 cm bzw. bei Frauen > 80 cm und mindestens 2 weitere der folgenden Störungen/Bedingungen: — Erhöhte Triglyzeridwerte (mindestens 150 mg/dl bzw. 1,7 mmol/l) bzw. eine bereits eingeleitete Behandlung zur Absenkung der Triglyzeride — zu niedriges HDL-Cholesterin (Männer: < 40 mg/dl bzw. 1,03 mmol/l; Frauen: < 50 mg/dl bzw. 1,29 mmol/l) bzw. eine bereits eingeleitete Therapie zur Anhebung des HDL-Cholesterins — Bluthochdruck (systolisch > 130 mmHg oder diastolisch > 85 mmHg) bzw. eine bereits behandelte Hypertonie — erhöhter Nüchtern-Blutglukosespiegel (> 100 mg/dl bzw. 5,6 mmol/l) oder ein bereits diagnostizierter Typ-2-Diabetes.
- Höchstes Risiko einer Gewichtszunahme bei Medikation mit Clozapin und Olanzapin, niedrigstes bei Ziprasidon
- **Empfohlen wird zu Beginn der Therapie** die Erhebung — der bestehenden Risikofaktoren — des Gewichts, des Body Mass Index (BMI) — des Hüftumfangs (die zentrale Adipositas ist ein besserer Hinweis auf das Risiko, ein metabolisches Syndrom zu entwickeln, als der BMI) — des Blutdrucks — des Nüchtern-Blutzuckers — des Nüchtern-Lipidprofils
- Je nach bestehenden Risikofaktoren und jeweiligen Untersuchungsergebnissen mehr oder weniger engmaschiges Monitoring
- Bei fehlenden Risikofaktoren und Normalwerten zu Beginn der Behandlung: Kontrolle des Gewichts alle 4 Wochen, des Blutdrucks, der Glukose- und Lipidparameter nach 12 Wochen und dann jährlich
- Die Patienten sollten umfassend über die metabolischen Risiken aufgeklärt

und bzgl. ihrer Ernährung und ihres generellen Lebensstils geschult werden
- Besteht eine signifikante Gewichtszunahme unter einem AP wird empfohlen, die Medikation auf ein Präparat mit niedrigeren metabolischen Effekten umzustellen
- Zudem besteht die Möglichkeit, durch eine Komedikation das Risiko einer Gewichtszunahme zu mindern (Metformin)

Komplikation bei der Behandlung mit Antipsychotika: malignes neuroleptisches Syndrom

- Extrapyramidalmotorische Störungen (Akinese, Rigor, Muskelsteife, evtl. Tremor, Ophistotonus, Trismus, Blickkrämpfe, Hyporeflexie)
- Vegetative Entgleisung (Fieber, Schwitzen, Tachykardie, Tachypnoe)
- Psychische Störungen (Stupor, Verwirrtheit, Mutismus, Bewusstseinsstörungen, Katatonie)
- Laborveränderungen (CK-Erhöhung, Transaminasenerhöhung, Myoglobinurie, Leukozytose, metabolische Azidose)
- Auftreten meist zu Beginn einer Antipsychotikatherapie, v. a. bei
  - hochpotenten AP
  - parenteraler Verabreichung
  - hoher Dosierung
  - bestehender Gehirnschädigung
  - bei Kindern und Jugendlichen
- Als Ursache wird ein Dopaminmangel durch postsynaptische D_2-Blockade angenommen
- Die Behandlung erfolgt symptomatisch unter Intensivbedingungen

Elektrokrampftherapie (EKT)

- **Absolute Ausnahme** bei kindlichen/jugendlichen Schizophrenien
- Einzige Indikation: **lebensbedrohliche perniziöse Katatonie** (bei Kindern nicht, bei Jugendlichen äußerst selten beschrieben)
- Hinreichend gesicherte Erfahrung über Einsatz der EKT bei Jugendlichen liegt nicht vor

Bei der perniziösen Katatonie (besonders schwere Form der Katatonie mit Fieber, Elektrolytverschiebungen, Kreislaufkomplikationen, Erregungszustand oder Stupor) ist häufig auch die stuporlösende Wirkung eines **Benzodiazepins** (z. B. Lorazepam i.v.) ausreichend.

Verlauf und Prognose

Schizophrenie im Kindes- und Jugendalter zeigt gegenüber psychotischen Formen mit späterem Beginn einen deutlich **ungünstigeren Verlauf.** Es ist davon auszugehen, dass ca. 20–28% der Patienten eine gute Prognose aufweisen, 20–30% zeigen geringe Beeinträchtigungen, und **etwa die Hälfte der Patienten leidet bis ins Erwachsenenalter hinein an ihrer schizophrenen Erkrankung.** Schulkarriere und Ausbildung weisen in den meisten Fällen einen deutlichen Knick auf.

Günstige Prädiktoren

- Höheres Lebensalter bei Erkrankungsbeginn
- Prämorbid gesellig, gute prämorbide Sozialanpassung
- Weibliches Geschlecht
- Akuter Beginn
- Stabile Partnerschaft
- Affektive Symptome zu Beginn
- Low-expressed-emotions-Status der Angehörigen

Ungünstige Prädiktoren

- Früher Erkrankungsbeginn
- Männliches Geschlecht
- Ohne stabile Partnerschaft

- Prämorbid schizoid
- Schlechte prämorbide Sozialanpassung
- Genetisches Risiko
- Schleichender Beginn
- Negative Symptome zu Beginn
- High-expressed-emotions-Status der Angehörigen

Weitere Maßnahmen und Hilfen

Rehabilitation

Hauptanliegen ist die Wiedereingliederung langfristig Erkrankter in die Gesellschaft. Bei schizophrenen Erkrankungen sind zwei Aspekte der »sozialen Beeinträchtigung« zu berücksichtigen:

- Die der Schizophrenie zugrunde liegende spezifische **Vulnerabilität** und die somit **verminderte Stresstoleranz**: Belastungen können leichter als bei Gesunden psychotische Zustände auslösen
- Wegen der oft längerfristig bestehenden **Negativsymptomatik** sind viele Patienten nicht in der Lage, die ihrem Lebensalter angemessenen sozialen und leistungsmäßigen Anforderungen zu erfüllen

Bausteine in der Rehabilitation

- Stärkung der Stresstoleranz
- Reduktion von Stressbelastung
- Vermittlung von Kompetenzen, Kompensation von Defiziten
- Anpassung von Anforderungen und Unterstützung an das jeweils aktuelle Fähigkeitsniveau

Jugendhilfemaßnahmen

- Die Rehabilitation schizophren erkrankter Jugendlicher findet größtenteils in vollstationären Einrichtungen statt, die Kosten werden teilweise von den Jugendämtern übernommen (§ 35a, Eingliederungshilfe für seelisch behinderte Kinder und Jugendliche)
- Nach Vollendung des 18. Lebensjahres können dann Leistungen nach § 41 SGB »Hilfe für junge Volljährige, Nachbetreuung« gewährt werden
- Allerdings kommt es bei chronifizierten Verläufen teilweise auch dazu, dass Leistungen über die Sozialhilfe gewährt werden und die o. g. Maßnahmen nicht sinnvoll begründet werden können
- Einrichtungen, die Maßnahmen speziell für jugendliche und adoleszente Patienten mit schizophrenen Erkrankungen anbieten, sind beispielsweise die »Leppermühle« (bei Gießen) sowie die »Gutenhalde« (Filderstadt)

Auszug aus der ärztlichen Stellungnahme nach § 35a

Bei Andreas handelt es sich um einen 15-jährigen Jugendlichen, der seit 2006 zunächst unter massiven Trennungsängsten und Zwangshandlungen litt. Im Verlauf wurde eine schizophrene Psychose (ICD-10 F20.0) diagnostiziert mit massiven, dauerhaften Wahnvorstellungen mit Gedankeneingebungen und -lautwerden, imperativen Stimmen und Hinweisen auf einen Beziehungswahn.

Da Andreas bisher überwiegend hoffnungslos und verzweifelt wirkt, nur eingeschränkten Kontakt zu den Mitpatienten aufnimmt und unter Symptomen der Müdigkeit, Antriebslosigkeit, Apathie, Konzentrationsschwäche und psychomotorischen Einschränkungen leidet, stellt derzeit die Strukturierung des Alltags sowie die Krankheitsverarbeitung einen Hauptbehandlungsschwerpunkt dar. Andreas benötigt zur Bewältigung der Alltagsaufgaben (Einnahme der Medikation, Hygiene, Essen/Trinken) intensive Aufforderungen durch Dritte. Es fällt ihm schwer, persönliche Interessen wahrzunehmen, zu formulieren und eigene Anliegen zu verfolgen.

Zusammenfassend sehen wir einen schwer psychosekranken, bisher nur eingeschränkt krankheitseinsichtigen Jugendlichen im Stadium einer schizophrenen Akutphase, der massiv belastet und verzweifelt wirkt und dringend weitere fachliche Anleitung und Unterstützung in der Bewältigung seiner Erkrankung und der Integration derselben in sein weiteres Leben benötigt.

Empfehlung

Aus kinder- und jugendpsychiatrischer Sicht empfehlen wir aufgrund der schweren Erkrankung des Jugendlichen eine stationäre Rehabilitationseinrichtung, die über viel Erfahrung mit dem Krankheitsbild verfügt. Andreas sollte dort einen geschützten, aber auch fordernden Rahmen sowie intensive Hilfe bezüglich seiner zukünftigen Eingliederung in den schulisch-beruflichen Rahmen finden. Darüber hinaus sollte er im Hinblick auf die weitere Vertiefung altersangemessener Entwicklungs- und Verselbstständigungsprozesse Begleitung erfahren.

Schema zur Erfassung der Teilhabebeeinträchtigung im Fall von Andreas ► Anhang A5.

Weiterführende Literatur

Correll CU, Rummel-Kluge C, Corves C, Kane JM, Leucht S (2009) Antipsychotic combinations vs. monotherapy in schizophrenia: a meta-analysis of randomized controlled trials. Schizophr Bull 35(2): 443–457

Eggers C, Fegert JM, Resch F (Hrsg) (2004) Psychiatrie und Psychotherapie des Kindes- und Jugendalters. Springer, Berlin Heidelberg New York Tokio

Alvarez-Jiménez M, Parker AG, Hetrick SE, McGorry PD, Gleeson JF (2009) Preventing the second episode: a systematic review and meta-analysis of psychosocial and pharmacological trials in first-episode psychosis. Schizophr Bull Nov 9

Mc Gorry PD, Nelson B, Amminger GP, Bechdolf A, Francey SM, Berger G, Riecher-Rössler A et al (2009) Intervention in individuals at ultra high risk for psychosis: a review and future directions, J Clin Psychiatry 70(9): 1206–1212

Resch F, Weisbrod M (2009) Schizophrene, wahnhafte und andere psychotische Störungen. In: Fegert JM, Streeck-Fischer A, Freyberger HJ (Hrsg) Adoleszenzpsychiatrie. Schattauer, Stuttgart; S 241–260

Affektive Psychosen: Major Depression, Manie und bipolare Störungen

9.1 Depressive Erkrankungen bei Minderjährigen

Michael Kölch und Jörg M. Fegert

Tab. 9.1 Affektive Psychosen – ICD-10

Erkrankung	ICD-10-Kodierung	Definition	Therapiestrategie
Hypomanie	F30.0	Leichtere Ausprägung der Manie	Medikamentöse Therapie mit Antipsychotika, Lithium, Antikonvulsiva, zur Sedierung Benzodiazepine Psychoedukation und Angehörigenschulung
Manie			
– ohne psychotische Symptome	F30.1	Gehobene, inadäquate Stimmung, Gereiztheit, expansives Verhalten, Rededrang und drängende Gedanken, gestörtes Schlafverhalten	
– mit psychotischen Symptomen	F30.2	Zusätzlich: wahnhaftes Geschehen (Liebes-, Größenwahn etc.)	
Bipolare affektive Störung	F31	Abwechselnd manische und depressive Phasen	Wie bei F30 Zusätzlich ggf. antidepressive Therapie
Depressive Episode	F32	Stimmungsprobleme (depressive Stimmung, Traurigkeit, Reizbarkeit, Interessen- und Freudverlust), Probleme im Denken (»*ineffective with self-critical*	Bei leichter Episode: psychosoziale Stützung, psychotherapeutische Kurzintervention, Aktivitätsaufbau

▼

Tab. 9.1 *Fortsetzung*

Erkrankung	ICD-10-Kodierung	Definition	Therapiestrategie
– Leicht	F32.0	*focus*«/negativistischer Denkstil), Veränderungen im Aktivitätsniveau (verminderter Antrieb, Aktivitätsverlust, Konzentrationsstörungen) Bei leichter Episode: Funktionsniveau eingeschränkt erhalten	und ggf. soziales Kompetenztraining Wenn keine Besserung und bei schweren Episoden: medikamentöse Therapie mit Fluoxetin (Citalopram, Sertralin) Bei Suizidalität und schweren dauerhaften Erkrankungen: stationäre Therapie Bei schweren Episoden mit psychotischen Symptomen: ggf. antipsychotische Therapie
– Mittelgradig	F32.1	Größere Anzahl von Symptomen und stärkere Funktionseinschränkung, z. B. erhebliche Schwierigkeiten, in die Schule zu gehen	
– Schwer – ohne psychotische Symptome	F32.2	Fast alle Symptome sind erfüllt, starke Verzweiflung, Gefühl der Wertlosigkeit, eingefrorener Affekt	
– Schwer – mit psychotischen Symptomen	F32.3	Zusätzlich: Wahngedanken (Versagenswahn, Schuldwahn)	
– Rezidivierende depressive Störung	F33	Mehrere einzelne Epsioden	
– Anhaltende affektive Störungen	F34	Keine abgrenzbaren Phasen	
Zyklothymie	F34.0	Wechsel leichterer depressiver Episoden mit Phasen leicht gehobener Stimmung	Wie bei Depression, in schweren Fällen kann eine stimmungsstabilisierende Medikation notwendig werden
Dysthymie	F34.1	Chronisch depressive Stimmung, die in der Schwere und Dauer aber nicht die Kriterien einer depressiven Episode erfüllt Dauer mindestens 2 Jahre	Wie bei depressiven Episoden (s. oben)

Fallbeispiel

Der 16-jährige Florian wurde nach ambulanter Behandlung zur stationären Behandlung zugewiesen. Grund der Vorstellung waren suizidale Äußerungen im familiären Rahmen, depressive Stimmung und ein seit einigen Monaten bestehender massiver sozialer Rückzug. Der Beginn der Symptomatik stand im zeitlichen Zusammenhang mit zunehmenden Schwierigkeiten im Kontakt mit dem leiblichen Vater vor ca. 2,5 Jahren. Zusätzlich zu den akut aufgetretenen Symptomen schilderte Florian massive Probleme in der Schule, die seit der 8. Klasse bestünden (Notenabfall, er komme mit Mitschülern nicht klar, niedriger Selbstwert, er könne sich schlecht konzentrieren, würde von Mitschülern schikaniert).

Familienanamnese: Eltern getrennt, konflikthafte Beziehung zum Vater. Ambivalente Beziehung zur Mutter, die mit neuem Lebensgefährten zusammenlebt. Großmutter mütterlicherseits mehrfach wegen depressiver Erkrankung behandelt, Mutter erinnert eine Phase dysthymen Erlebens einige Jahre nach Florians Geburt.

Psychopathologisch imponierte, dass Florian im Gespräch kaum Blickkontakt halten konnte. Er war bei klarem Bewusstsein und allseits orientiert. Im Kontakt wirkte er unsicher, ängstlich und misstrauisch; er sprach sehr leise. Geschildert wurde eine depressive Grundstimmung mit Antriebslosigkeit, einem Gefühl der Niedergeschlagenheit, Interessenverlust und sozialem Rückzug. Darüber hinaus schilderte Florian starke Müdigkeit über den Tag und keine Erholung durch Schlaf. Das Bestehen von Schlafstörungen wurde seit 9 Monaten im Sinne von Früherwachen, wiederholtem Aufwachen und Wachliegen nachts mit Grübeln angegeben. Er schilderte, es falle ihm schwer, im Unterricht mitzukommen. Zusätzlich äußerte er soziale Ängste wie Angst vor Klassenkameraden, Angst, sich zu blamieren oder etwas Falsches zu sagen, Angst, vor der Klasse zu sprechen. Klare Behandlungsmotivation bei fraglicher Krankheitseinsicht.

Behandlung

Abklärung der Suizidalität, Diagnostik der Schwere der Depression mittels CDRS-R und BDI-II, psychotherapeutische Behandlung mittels Tagesstrukturierung mit begleitenden Gesprächen sowie Aktivitätenaufbau. Zur Verbesserung seiner Emotionswahrnehmung begann Florian das Führen von »Stimmungsprotokollen« (»Wann fühle ich mich gut?«, »Wann geht es mir schlechter?«). Es wurde ein individuelles Erklärungsmodell zur Entstehung seiner Schwierigkeiten erstellt. Der Zusammenhang von Gefühlen/Kognitionen/-Verhalten wurde verdeutlicht, mithilfe von Verhaltensanalysen konnte er dysfunktionale Gedanken (»Ich bin ein Versager«, »Niemand akzeptiert mich«, »Es hat alles keinen Sinn«, »Ich werde nicht gemocht«) und Gefühle (Schuld, Trauer, Hilflosigkeit) identifizieren. Weitere Schwerpunkte der Therapie waren die Stärkung seines Selbstwerts und die Ermutigung, ein altersentsprechendes Maß an Selbstständigkeit an den Tag zu legen. Hinzu kamen Strategien zur Reduktion von Grübeln (Stopp-Gedanken, 3-2-1-Übungen, sich an den Pflege- und

▼

Erziehungsdienst wenden, sich mit Patienten unterhalten).

Medikamentös wurde mit der Behandlung mit Fluoxetin (für eine Woche 10 mg/Tag, dann 20 mg/Tag) begonnen.

Verlauf: Deutliche Besserung, aber in der Beziehung zur Mutter weiterhin Probleme. Beide entschieden sich jedoch im Verlauf gegen eine Weiterführung der stationären Behandlung und lehnten auch eine Beratung durch unseren Sozialdienst hinsichtlich ambulanter Hilfsmaßnahmen ab.

Epidemiologie

- Die Depression ist nach WHO für die Industrienationen »*first-line public health issue*« mit enormen Auswirkungen auf die Lebensqualität der Betroffenen, aber auch mit immensen Folgekosten sowohl für das Gesundheitssystem wie auch die Volkswirtschaft insgesamt
- 3–10% der Minderjährigen sollen von depressiven Störungen betroffen sein
- Es besteht eine deutliche Mädchenwendigkeit (2:1) ab Pubertät; bei Kindern Verhältnis ausgeglichen
- Die Erkrankung zeigt einen ausgesprochen unterschiedlichen Verlauf: Einerseits remittiert fast die Hälfte der Depressionen bei Minderjährigen innerhalb eines Jahres, jedoch sollen ungefähr 50% der Erkrankten bis in das Erwachsenenalter krankheitswertige Symptome zeigen
- Zusätzlich erhöht eine Depression das Risiko für einen Suizid

Symptomatik und Klassifikation einer depressiven Störung

- Depressive Störungen im Sinne der affektiven Psychosen oder der *Major Depression* (MDD) sind von emotionalen Störungen bei Kindern und Jugendlichen, die eher unspezifische Symptome und Varianten »normalen« Erlebens in krankheitswertiger Ausprägung zeigen (► Kap. 2), zu unterscheiden
- Generell zeigt sich die affektive Psychose oder MDD, wie viele psychische Störungen des Kindes- und Jugendalters, in ihrer Symptomatik oftmals weniger klar und deutlich als im Erwachsenenalter
- Häufig weniger stark oder auch in geringerer Anzahl ausgeprägte Symptome
- Manche Symptome sind entwicklungspsychologisch noch nicht zu erwarten, wie z. B. ein Schuldwahn
- Auch die Leitlinien in den USA, Großbritannien und Deutschland betonen, dass es in der Symptomatik einer depressiven Störung zwischen Erwachsenen und Minderjährigen Unterschiede geben kann
- Generell bei MDD Auswirkungen auf das soziale oder persönliche Funktionsniveau
- Symptomatik einer depressiven Störung bei Minderjährigen mit großer Bandbreite; zeigt nicht wie bei Erwachsenen die klassische Symptomatik von trauriger Stimmung, Antriebslosigkeit und Schuldgedanken
- Nach der NICE-Leitlinie 3 Kernsymptome: – Stimmungsprobleme (Traurigkeit; Reizbarkeit, Freudverlust) – Probleme im Denken (*ineffective with self-critical focus*) – Veränderungen im Aktivitätsniveau

Generelle Symptome einer Depression (**Kriterien nach ICD-10**):

- Depressive Stimmung
- Interessenverlust/Freudverlust

- Kein Antrieb/Ermüdbarkeit
- Vermindertes Selbstwertgefühl/-vertrauen
- Selbstvorwürfe/Schuldgefühle
- Wiederkehrende Todesgedanken
- Konzentrations-/Aufmerksamkeitsprobleme
- Psychomotorische Agitiertheit/Hemmung
- Schlafstörungen
- Appetit-/Gewichtsverlust (bei Kindern auch: mangelnde Gewichtszunahme)

Unter Berücksichtigung des Alters finden sich zwei Cluster an typischen Symptomen:

- Alterstypische Symptome einer Depression bei jüngeren Kindern: – Traurigkeit – Zurückgezogenheit – körperliche Schmerzen (Bauch-, Kopfweh, Kopfschmerzen, Muskelschmerzen) – Wütendsein – erhöhte Reizbarkeit/Gereiztheit – unerklärbare Wutanfälle – Müdigkeit – Angst vor dem Tod – Gelangweiltsein
- Alterstypische Symptome einer Depression bei älteren Kindern/Jugendlichen: – Selbstverletzendes Verhalten – Sozialer Rückzug (geht nicht mehr in Verein, trifft sich nicht mehr mit Freunden) und Beziehungsprobleme – Leistungsabfall in der Schule – Verschiebung des Tag-Nacht-Rhythmus – Substanz-/Alkoholabusus

Als Besonderheit bei Kindern und Jugendlichen ist v. a. auch in der Exploration zu beachten, dass Traurigkeit oftmals verleugnet wird, aber die Kinder/Jugendlichen angeben, sich »down« oder niedergeschlagen zu fühlen.

- Exploration einer manifesten Anhedonie in immerhin 15–20% der Fälle
- Für jüngere Kinder typisch: – sie können wenig Positives über sich berichten – sie nehmen für ihre Stimmung und Symptomatik sowie für etwaige Probleme in der Familie eher Schuldzuweisungen an sich selbst vor
- Psychopathologische Phänomene wie Hoffungslosigkeit, Konzentrationsprobleme und Entscheidungsunfähigkeit (»Weiß-nicht-Antworten«)
- Die auch vom Erwachsenenalter bekannten Phänomene wie Appetitsteigerung oder -verminderung und Schlafstörungen treten auch bei Kindern auf

Bei Kindern mit vielen und chronischen, v. a. auch wechselnden Schmerzen ist an eine komorbide Depression zu denken, so wie auch Schmerzen an sich als Auslöser einer Depression fungieren können.

Formen und Unterschiede zwischen Klassifikationssystemen

Im Vergleich zwischen DSM-IV und ICD-10 ergeben sich hinsichtlich der Symptomatik keine relevanten Unterschiede.

ICD-10:

- Depressive Episode: – leicht (F32.0), – mittelgradig (F32.1), – schwer ohne (F32.2)/mit psychotischen Symptomen (F32.3)
- Rezidivierende depressive Störung (F33.x) (mit jeweiligem Schweregrad F33.0-3) oder remittiert (F33.4)
- Dysthymie (F34.1)
- Der Schweregrad einer Episode wird nach dem Vorliegen einer gewissen Anzahl von Symptomen bestimmt: z. B. wird bei einer leichten Episode verlangt, dass – mindestens 2 Symptome aus dem Komplex depressive

Stimmung, Freud-/Interessenverlust und erhöhte Ermüdbarkeit vorliegen – und zusätzlich 2 der übrigen Symptome
- Eine rezidivierende Störung wird kodiert, wenn mehrere Erkrankungsphasen aufgetreten sind
- Bei der Dysthymie ist keines der Symptome so stark ausgeprägt wie bei einer depressiven Episode, dafür aber länger (chronisch) vorhanden; der episodenhafte Verlauf fehlt

DSM-IV:
- Es werden explizit wiederkehrende Gedanken an den Tod als ein mögliches Kriterium für eine Major depression benannt
- DSM-IV teilt die Major depression ein in – eine einzelne Episode – rezidivierende Episoden (»*recurrent*«: hier sollen zwischen den Episoden mindestens 2 Monate ohne Symptome liegen)
- Zusätzlich sollen die Störung nach Chronizität und Schwere spezifiziert und Angaben darüber gemacht werden, ob psychotische oder katatone Symptome hinzutreten und ob die Krankheitsphase mit atypischen Inhalten im Denken einhergeht
- Als gesondert zu klassifizierende Form wird im DSM-IV die postpartale Depression aufgeführt

Ätiologie
- Mischung aus neurobiologisch-genetischen und sozial-psychischen Faktoren
- Familiäre Häufung
- Genetische Belastung moduliert v. a. Erkrankungsrisiko und Therapieansprechen (Abnormitäten HPA-Achse, Serotonintransportergen (SLC6A4, 5-HTTLPR), BDNF etc.)
- Deprivation in der frühen Kindheit
- Chronische Überforderung, seltener Unterforderung
- Familiäre Muster von pessimistischen, entwertenden Denk- und Erziehungsstilen (»Das schaffst Du doch ohnehin nicht«)
- Life-events wie Trennung der Eltern, Tod eines Angehörigen oder Freundes, Verlust des sozialen Umfelds

Komorbiditäten
- Gehäuft Angststörungen
- Emotionale Störungen
- Posttraumatische Belastungsstörungen
- Störung des Sozialverhaltens (Differenzialdiagnose: maskierte Depression aufgrund jugendtypischer Symptome wie Gereiztheit etc.)
- Mit zunehmendem Alter auch Substanzabusus, Essstörungen (Differenzialdiagnose: Gewichtsabnahme wegen Depression)

Diagnostik
- Prinzipiell wird die Symptomatik durch Exploration des Patienten und von Angehörigen erhoben
- Dabei Erhebung von: – Lebensgeschichte – erstmaligem Auftreten der Symptomatik – kontextuellen (auslösenden) Faktoren – Auswirkungen auf den Alltag
- Unverzichtbar: genaue Erhebung eines psychopathologischen Befundes, der altersadaptiert die Kernsymptome erfragt, wie – Hoffnungslosigkeit – Traurigkeit – Selbstvorwürfe (Kontrollüberzeugungen) – Suizidgedanken (▶ Kap. 12.1) – somatische Symptome wie z. B. Schlafstörungen – etwaigen Substanzabusus

❓ Hilfreiche Fragen

An das Kind:

- Bist Du eher ein trauriges oder ein fröhliches Kind?
- Wann bist Du richtig fröhlich? Was macht Dir richtig Spaß?
- Fühlst Du dich oft niedergeschlagen oder »down«? War das früher anders?
- Denkst Du, dass andere Kinder/Deine Freunde fröhlicher und/oder glücklicher als Du sind/sich fühlen?
- Weinst Du oft? Weinst Du vor dem Einschlafen? Schläfst Du lange nicht ein?
- Kreisen Deine Gedanken oft um dasselbe? Grübelst Du viel? Über was?
- Macht Dir vieles keinen Spaß mehr, was Du früher gerne gemacht hast? Tust Du weniger, triffst Du Dich z. B. weniger mit Freunden?

An die Eltern:

- Tut Ihr Kind Dinge nicht mehr, die ihm früher Spaß gemacht haben?
- Besucht Ihr Kind weniger seine Freunde?
- Haben Sie das Gefühl, dass Ihr Kind sehr gereizt ist?

➤ Eltern können über internalisierende Symptome oftmals weniger gut berichten.

❗ Cave: Dissimilationstendenzen bei Jugendlichen!

Fragebogenverfahren

- Erfassung der Symptome in der Diagnostik mit Fragebogen oft nur unzureichend; Dissimilationstendenz!

➤ Ein unauffälliger Befund in einem Fragebogen oder Test schließt das Vorliegen einer Depression nicht aus!

- Gut geeignet, in der Therapie den Verlauf der Erkrankung zu messen und ggf. auch einzelne Symptome oder den Verlauf mit dem Patienten zu besprechen
- Übliche Verfahren, z. B. – Depressions-Inventar für Kinder und Jugendliche (DIKJ) – BDI-II – *Child-Depression Rating Scale* (CDRS-R)
- Projektive Verfahren: z. B. Wiener Satz-Ergänzungs-Test

Leistungsdiagnostik

- Mittels üblicher Verfahren wie HAWIK-IV, PSB etc. zum Ausschluss einer Über- bzw. Unterforderung, z. B. in der Schule
- Zu beachten ist: eine depressive Störung kann das Leistungsniveau beeinflussen
- Testbefunde sind von daher im Kontext mit der Anamnese (Leistungsknick?) zu interpretieren

Labor und sonstige Diagnostik

- Labor zum Ausschluss somatischer Ursachen (Schilddrüse, Anämien etc.)
- EEG und EKG v. a. vor Beginn pharmakotherapeutischer Maßnahmen

Differenzialdiagnostik

- Emotionale Störungen
- Posttraumatische Belastungsstörung (PTBS)
- Anpassungsstörungen

Therapie

Wenn auch ein großer Teil der Depressionen im Kindes- und Jugendalter spontan oder nach Wegfall von auslösenden Belastungsfaktoren remittiert, so erhöht eine Depression dennoch das Risiko für das Auftreten einer Folgeepisode und auch für Suizide deutlich.

- Generell sollte bei Erstvorstellung eines Patienten bedacht werden: Patienten haben oft schon eine längere Phase mit bereits bestehender Symptomatik durchlitten, bevor sie zur Erstvorstellung kommen

- Dies relativiert die Empfehlung etwa der NICE-Guideline, ca. 3 Monate bei leichten bis mittleren depressiven Episoden aufmerksam den Verlauf der Symptomatik zu beobachten und erst dann Behandlungsoptionen einzuleiten
- Tatsächlich wird im klinischen Alltag die Diagnostikphase eine gewisse Zeit in Anspruch nehmen, ebenso die Einleitung etwaiger therapeutischer Maßnahmen, sodass ein zusätzliches Zuwarten ohne therapeutische Maßnahmen (und seien es »nur« regelmäßige gesprächspsychotherapeutische Kontakte mit dem Patienten) nicht zu vertreten ist
- Für alle Formen der Depression: psychotherapeutische Maßnahmen sind Mittel der 1. Wahl
- Bei schweren Formen und bei länger andauernden Depressionen: medikamentöse Therapie erwägen
- Diese sollte nicht allein, sondern unter psychiatrisch-psychotherapeutischer Begleitung stattfinden

Stationäre Therapie

- Bei schweren Störungen unerlässlich, v. a. wenn Suizidalität als Symptom hinzutritt
- Ansonsten bei der Indikationsstellung zur stationären Therapie: immer abwägen, inwieweit dadurch psychosoziale Funktionen des Patienten eingeschränkt werden (ist der Patient z. B. in einer Berufsausbildung, der er noch nachkommt und die gefährdet wäre durch eine stationäre Therapie?)
- Im Alltag noch bestehende Funktionen des Patienten können eine starke antidepressive Komponente sein, die u. U. durch eine stationäre Therapie gefährdet werden; dies ist sorgfältig mit Patient und Angehörigen abzuwägen

Psychotherapie

- Für die psychotherapeutischen Verfahren: beste Evidenz für **verhaltenstherapeutische Interventionen** (I)
- Verschiedene modulare Programme bestehen (z. B. Harrington)
- Prinzipiell elementare Bausteine in der Therapie: die üblichen verhaltenstherapeutischen Techniken wie – Stimmungstagebücher – Aufklärung über die Triade von Gefühlen, Stimmung, Gedanken – negative/automatische Gedanken – Gedankenstopp etc.
- Neben den prinzipiellen Elementen einer Verhaltenstherapie: individuelle Aspekte mittels Mikro- und Makroanalyse diagnostizieren und in die Therapie einbeziehen
- Vermutlich noch stärker als bei Erwachsenen spielt die Einbeziehung der Umwelt(faktoren) eine Rolle
- Es gibt Ansätze zur **Gruppentherapie** bei depressiven Jugendlichen, sie sind aber für den deutschsprachigen Bereich noch nicht evaluiert
- Hilfreich können Gruppenangebote für soziale Kompetenzen sein
- Für **tiefenpsychologische** Verfahren ist der Evidenzgrad niedriger, Wirknachweise fehlen bisher

Verhaltenstherapeutisches Vorgehen

- Als Basis gilt immer: mit dem Patienten den Zusammenhang zwischen Gedanken (z. B. »Ich bin nichts wert«) – Gefühl (z. B. traurig) – Aktivität/Handlung (z. B. »Ich gehe nicht mehr zu Freunden«) erarbeiten und für diesen verstehbar machen
- Das Erkennen von Gefühlen/Emotionen lässt sich z. B. mit dem Patienten

zusammen üben, indem verschiedene Karten mit Bildern oder Text zu einzelnen Emotionen besprochen werden und das Kind/der Jugendliche die Emotionen erklärt und Beispiele gibt, wann er sich so gefühlt hat
- **Stimmungstagebuch:** Genau genug, um Unterschiede zu erkennen, aber so einfach, dass es tatsächlich geführt wird; damit bei der Planung angenehmer Aktivitäten auch Überprüfungen möglich, inwieweit diese Auswirkungen auf die Stimmung haben, wenn nicht, warum nicht etc.
- **»Gedankendetektiv«:** Hilfe, um negative oder automatische Gedanken zu entdecken, v. a. im Alltag; das Kind wird angehalten, darauf zu achten, welche negativen Gedanken in welcher Situation kommen, welche positiven Gedanken es hat; es soll selbst sein eigener Detektiv werden und so mehr Kontrolle über die Gedanken erhalten und damit lernen, sich selbst und seine Stimmung zu beeinflussen

Der Königsweg, suizidale Gedanken und Impulse zu eruieren und den Patienten diesbezüglich adäquat zu betreuen, ist das psychotherapeutische Gespräch. Deshalb ist die psychiatrisch-psychotherapeutische Begleitung des Patienten auch bei der medikamentösen Behandlung unerlässlich.

- Der therapeutischen Beziehung kommt – jenseits aller therapeutischen Schulenzuordnung – die größte Bedeutung zu
- Gerade zu Beginn einer Therapie sollte gezielt nach suizidalen Gedanken gefragt werden; oft ist es sinnvoll, dies nicht am Ende, sondern bereits während der Therapiesitzung zu tun

Über **Antisuizidverträge** besteht hinsichtlich ihrer tatsächlichen Wirksamkeit keine Evidenz. Bedeutend ist aber, dass sie die Beziehung zwischen Patient und Therapeut symbolisieren können. Solange ihre Unwirksamkeit nicht belegt ist, sollte nicht auf sie verzichtet werden. Wichtig: realistische Zeitspannen ausmachen (▶ Kap. 12.1).

- Nach derzeitigem Stand sprechen auch die Studienergebnisse dafür, dass eine **Kombination von Verhaltenstherapie und Medikation** die besten Ergebnisse hinsichtlich der Verbesserung des psychosozialen Funktionsniveaus und der Lebensqualität erzielt

Elternarbeit

- Eltern sind aufzuklären über
  - die Erkrankung
  - die Folgen
  - aber auch störungsbedingte Verhaltensweisen des Kindes (Gereiztheit, Rückzug etc.)

Wie bei erwachsenen Patienten ist es wichtig, den Angehörigen zu vermitteln, dass der Patient nicht willentlich manche Dinge nicht tut, sondern aufgrund der Erkrankung nicht kann. Wichtig ist aber auch, zu vermitteln, den Patienten nicht übermäßig zu »schonen«.

- Bei dysfunktionalen intrafamiliären Beziehungen, die störungsaufrechterhaltend wirken (entwertendes Verhalten der Eltern, zu wenig Zuwendung etc.) muss entsprechend versucht werden, bei den Eltern das Verhalten zu modifizieren (Lernen von alternativen Kommunikationsstrategien, Aufbau gemeinsamer Aktivitäten etc.)

Pharmakotherapie (▶ Kap. 13)

Um die medikamentöse Therapie depressiver Störungen im Kindes- und Jugendalter bestand in den vergangenen

Jahren bezüglich der selektiven Serotoninwiederaufnahmehemmer (**SSRI**) Verunsicherung hinsichtlich Wirkung und Nebenwirkungen. Vor allem die Gefahr einer möglicherweise erhöhten Suizidalität bei Antidepressiva stand im Mittelpunkt der Diskussionen.

SSRI-Studien

Die Daten wurden inzwischen reanalysiert und Metaanalysen durchgeführt; Ergebnisse sind:

- Bisher gibt es außer für Fluoxetin, bei älteren Jugendlichen auch für Escitalopram, keinen überzeugenden Wirknachweis für die SSRI
- Das Risiko von Suizidgedanken ist bei Jugendlichen tatsächlich erhöht
- Es sind keine vollendeten Suizide aufgrund einer SSRI-Therapie nachzuweisen
- Das Kosten-Nutzen-Verhältnis für den Einsatz der meisten SSRI ist negativ

NIMH-geförderte TADS-Studie zur Therapie adoleszenter Depression:

- Aufwendiges Design: Vergleich Fluoxetin mit Plazebo und mit kognitiver Verhaltenstherapie (KVT) und Kombinationstherapie
- Ergebnis: Überlegenheit von Fluoxetin gegenüber Plazebo und ein relativ geringer Effekt einer zusätzlichen KVT bei Medikation; eine zusätzliche VT kann die Gefahr einer auftretenden Suizidalität mindern
- Die Gabe von Fluoxetin zeigte einen positiven Effekt auf das Funktionsniveau

Fluoxetin

- Für Minderjährige ab 8 Jahre in Europa zugelassen
- Es besteht hinreichende Sicherheit für die Wirksamkeit von Fluoxetin
- Aktuell scheint dies die einzige evidenzbasierte pharmakotherapeutische Option bei depressiven Minderjährigen zu sein
- Sie sollte unter Beachtung der Sicherheitsmaßnahmen eingebettet werden in eine umfassende kinder- und jugendpsychiatrische Behandlung
- Nach der NICE-Guideline erscheint der Einsatz von Antidepressiva nach folgendem Algorithmus sinnvoll: bei mittlerer und schwerer Depression, wenn diese nach etwa 6 Sitzungen nicht auf psychologisch/psychotherapeutische Behandlungsversuche anspricht
- Bedacht werden sollte, dass die Ergebnisse hinsichtlich einer Verbesserung des psychosozialen Funktionsniveaus durch eine Pharmakotherapie nicht eindeutig sind

Besonderheit »*behavioral toxicity*« bei Minderjährigen

In der Analyse aller publizierten Studien mit SSRI bei Minderjährigen finden sich deutliche altersspezifische Unterschiede im Nebenwirkungsspektrum:

- Müdigkeit: als Nebenwirkung bei Kindern weniger häufig als bei Jugendlichen oder Erwachsenen
- Erbrechen: bei Kindern deutlich häufiger als bei Jugendlichen oder Erwachsenen
- Aktivierung: als gefürchtete Nebenwirkung bei Kindern 2- bis 3-mal häufiger als bei Jugendlichen; bei Erwachsenen am seltensten

❗ Für das Kindes- und Jugendalter scheint es also eine spezifische Nebenwirkung im Sinne einer »*behavioral toxicity*« zu geben, die so bei Erwachsenen nicht beobachtbar ist. Damit ist eine vermehrte Aktivierung des Patienten

gemeint, die einen Zusammenhang mit suizidalen Gedanken und Verhalten haben kann.

- Für die SSRI über alle Studien:
  - Relatives Risiko für Suizidalität bisher bei 1,95 (95% Konfidenzintervall 1,28–2,98)
  - Risiko für parasuizidale Handlungen und Suizidgedanken bei 1,90 bzw. 1,74 (1,00–3,63 bzw. 1,06–2,86)
- Die Erfassung des Phänomens suizidaler Gedanken und Suizidalität in den Studien ist kritisch zu hinterfragen
- Neueste Arbeiten kritisieren die Verwendung des Surrogatmarkers Suizidalität für vollendete Suizide durch die FDA bei ihrer Reanalyse

Epidemiologische Untersuchungen zum Verordnungsverhalten

Es wurden deutliche Unterschiede im Verordnungsverhalten bei Antidepressiva in den USA, Europa und Deutschland aufgezeigt.

- In Deutschland:
  - Im internationalen Vergleich werden insgesamt weniger Antidepressiva an Minderjährige verordnet als etwa in den USA oder den Niederlanden
  - Das verordnete Substanzspektrum ist im Vergleich mit diesen Ländern vollkommen unterschiedlich
  - > 80% aller Antidepressiva-Verordnungen an Minderjährige: Tri-/Tetrazyklika (TZA) und Johanniskrautpräparate, letztere mit einem Anteil von fast 50%
- In den USA überwog mit fast 70% die Verschreibung von SSRI an Kinder und Jugendliche
- Insgesamt ein hoher **Off-label-Anteil**, der für Johanniskrautpräparate bei 54,85% der Verordnungen liegt und damit höher ist als die Off-label-Quote für die Gruppe der Antidepressiva insgesamt (36,35%)
- Auffällig ist ein kleiner, aber relevanter Prozentsatz von Verschreibungen auch an sehr kleine Kinder

Substanzgruppen

- **SSRI:** Fluoxetin; als 2. Wahl: Citalopram (Escitalopram), Sertralin
- **TZA:** kein Wirknachweis, Gefahr von Nebenwirkungen höher und Möglichkeit der letalen Dosis bei Einnahme mit suizidaler Absicht
- **Johanniskrautpräparate:** für leichte bis mittelschwere depressive Episoden, Wirknachweis bisher bei Kindern nicht ausreichend belegt

Bei Verordnung von Johanniskrautpräparaten ist darauf zu achten, dass das Präparat eine standardisierte Zusammensetzung garantiert.

- **Benzodiazepine und Antipsychotika:** Für die im Rahmen einer Depression möglichen suizidalen Krisen können Benzodiazepine oder aber niederpotente Antipsychotika indiziert sein; Studien hierzu sind nicht vorhanden
- Bei sachgerechter Anwendung ist die Gefahr der Abhängigkeitsentwicklung bei Benzodiazepinen beherrschbar; nicht gut vorhersehbar ist die individuell mögliche paradoxe Wirkung bei Minderjährigen
- Bei schweren depressiven Störungen können Antipsychotika zur Lösung von schweren Denkstörungen und wahnhaften Symptomen notwendig und ggf. auch zur Stimmungsstabilisierung hilfreich sein
- Auch die Depression im Rahmen schizophrener Erkrankungen und die wahnhafte Depression, die eher selten

ist im Kindes- und Jugendalter, benötigen ein anderes pharmakotherapeutisches Vorgehen als die unipolare Depression: Der Einsatz von Antipsychotika ist in solchen Fällen (meist) notwendig; für ein eine schwere Depression begleitendes Wahngeschehen empfiehlt etwa die NICE-Guideline den Einsatz von Antipsychotika

Weitere Maßnahmen und Hilfen

- Je nach Ursache einer Depression bzw. den Belastungsfaktoren: **sozialtherapeutische Maßnahmen** wie Hilfen über das SGB VIII/KJHG, z. B. – Einzelfallhelfer – Besuch einer heilpädagogischen Tagesgruppe zur besseren sozialen Integration – sozialpädagogische Familienhilfe bei chronischen familiären Streit- oder Konfliktsituationen
- Scheidungsgruppen können Kindern helfen, die im Rahmen der Trennung ihrer Eltern eine depressive Symptomatik aufweisen, um Peergroup-Erfahrungen zu machen und zu einem besseren Coping gegenüber ihrer belastenden Situation zu gelangen
- Ähnliche Gruppen gibt es auch für Kinder suchtkranker Eltern
- Die Schule ist bei einer Über- oder Unterforderungssymptomatik ein wichtiger Ansatzpunkt, um chronische Belastungsfaktoren zu eliminieren

Auszug aus der ärztlichen Stellungnahme nach § 35a

Der Patient lehnte eine Hilfe durch das Jugendamt ab. Aus ärztlicher Sicht hätte die Stellungnahme wie folgt ausgesehen:

Aus unserer Sicht bedarf Florian einer engen Unterstützung in der Selbstständigkeits- und Persönlichkeitsentwicklung. Diese Unterstützung erfährt er nicht in adäquater Weise in seinem familiären Umfeld, da es hier zahlreiche Spannungen gibt, die Eltern wenig Verständnis für seine Bedürfnisse haben und die Zukunftsplanung der Mutter vor allem auf den neuen Partner bezogen ist. Zudem wird er nicht hinsichtlich seiner Vermeidungsstrategien (Ängste) ausreichend strukturiert, sodass eine Gefahr für einen neuerlichen sozialen Rückzug besteht. Um eine weitere Zuspitzung der Problematik und eine Chronifizierung zu verhindern und seine Ressourcen (IQ von 110) angemessen zu fördern, benötigt er aus unserer Sicht einen eng strukturierenden Rahmen.

Empfehlung

Aufgrund der Stärke der Störung und der Chronizität zusätzlich zu einer ambulanten Psychotherapie und Fortführung der antidepressiven Medikation Integration in eine sozialpädagogische Wohngruppe.

Schema zur Erfassung der Teilhabebeeinträchtigung im Fall von Florian ► Anhang A5.

9.2 Manie und bipolare Störung

Fallbeispiel

Die 16-jährige Sarah wurde notfallmäßig aufgenommen, nachdem sie unter massiven Schlafstörungen und Erregungszuständen litt. Die Mutter berichtete, dass Sarah seit einigen Tagen sehr stark eingeschränkt sei. Sie habe 2 Nächte nicht geschlafen und reagiere teilweise nicht auf Ansprache. Erstmals sei es im Sommer 2008 zu einer Phase mit Schlafstörungen gekommen. Zusätzlich sei diese Phase von starken Stimmungsschwankungen geprägt gewesen. Vor ca. 3 Wochen sei es zu einer erneuten Episode mit deutlich weniger Schlafbedürfnis, deutlich geringerem Hungergefühl (Gewichtsverlust innerhalb von 6 Wochen: 5 kg) und starker Aktivitätszunahme, insbesondere nachts gekommen (sie habe versucht, mit Freundinnen zu telefonieren, Reisepläne geschmiedet und habe Stars anschreiben wollen, zwischendurch äußerte sie auch immer wieder, »die Liebesgöttin« zu sein, und sie habe nackt auf die Straße gehen wollen). Sie habe starke Konzentrationsprobleme, Versagensängste und wechsle zwischendurch in eine depressive Stimmungslage. Entsprechend dem Störungsbild zeigte Sarah keine Einsicht in ihre Symptomatik und lehnte den Vorschlag einer stationären Therapie bzw. einer medikamentösen Behandlung ab.

Familienanamnese: Aufgrund des Verhaltens deutliche familiäre Konflikte mit Vater und Mutter. Mütterlicherseits ist beim Cousin eine Depression und beim Großcousin eine Schizophrenie bekannt. Außerdem litt die Mutter selbst an Depressionen. 2. Kind der damals 29-jährigen Mutter. Aktuell Besuch der 10. Klasse Gymnasium. Die 9. Klasse wurde mit einem Durchschnitt von 2,1 und einer Belobigung abgeschlossen.

Psychopathologisch fiel sie im Kontakt auf als verunsichert und scheu. Die an sie gestellte Frage nach ihrem aktuellen Befinden vermochte sie nicht zu beantworten, sie bejahte jedoch, das Gesagte verstanden zu haben. Sie könne jedoch nicht antworten. Psychomotorisch war zuerst eine hohe Erregbarkeit mit Gedankenflucht und schneller Gereiztheit zu erkennen. Diese Symptomatik wechselte aber immer mehr in eine starke Hemmung, die kataton anmutete. Der Antrieb war dann deutlich reduziert.

Während der Behandlung (anfänglich mittels Benzodiazepin und Aufdosierung mit einem atypischen Antipsychotikum) nach 3 Wochen Wechsel in eine schwere depressive Episode mit psychotischen Symptomen wie Halluzinationen, Depersonalisationsphänomenen und ausgeprägten katatonen Symptomen. Hierbei war Sarah in ihrer Sprache und in ihrer Beweglichkeit deutlich eingeschränkt. Differenzialdiagnostisch wurde zunächst an eine katatone Schizophrenie gedacht. Im weiteren Verlauf bildeten sich die psychotischen Symptome zurück, sodass die affektive Störung in den Vordergrund trat. Da Sarah bereits zum 2. Mal eine Exazerbation der bipolaren Erkrankung erlitt, wurde sie zusätzlich auf Lithium eingestellt, die antipsychotische Medikation aber für einen 4-monatigen Zeitraum beibehalten.

▼

Anfangs wurde mit ihr überwiegend stabilisierend gearbeitet, im Weiteren erfolgten eine ausführliche Psychoedukation und die Behandlung der depressiven Symptome im Sinne einer kognitiv-verhaltenstherapeutischen Behandlung. Zum Zeitpunkt der Entlassung hatte sie sich deutlich stabilisiert, die Stimmung war ausgeglichen, die Katatonie vollständig remittiert. Einen weiteren Schwerpunkt der Behandlung bildete die Beratung der Eltern. Anfangs war eine Einwilligung des Vaters zur stationären Therapie seiner Tochter nur schwer zu erreichen gewesen.

Epidemiologie

- Vor dem 10. Lebensjahr äußerst selten: Prävalenz 0,3–0,5%
- Im Jugendlichenalter werden Prävalenzzahlen von ca. 1% genannt
- In den USA wird seit ca. einer Dekade vermehrt die Diagnose »*childhood bipolar*« auch bei Kindern gestellt
- Für das Erwachsenenalter wird eine Prävalenzrate von 1–2,5% angenommen

Symptomatik und Klassifikation einer Manie und von bipolaren Störungen

Manie

- Symptomkomplex, der vereinfachend oft als das »Gegenteil« der Depression gesehen wird, was sich aber bei Betrachtung der Symptome als nicht vollkommen zutreffend erweist:
  - Gehobene Stimmung ist ein Kriterium, das aber nicht immer als Euphorie oder gar Glücklichsein beobachtet wird
  - Häufiger ist eine gereizte Grundstimmung
- Psychopathologisch wird die Hypomanie unterschieden, die weniger klar die Symptome einer Manie zeigt
- Diese fällt im Bereich des Kindes- und Jugendalters epidemiologisch nicht allzu stark ins Gewicht und ist eher als Stimmungslage bei anderen Erkrankungen, etwa Persönlichkeitsstörungen (▶ Kap. 11.4) oder Schizophrenien (▶ Kap. 8), bisweilen zu beobachten

Bipolare Störung

- Charakterisiert durch das Auftreten sowohl depressiver als auch manischer oder hypomanischer Phasen
- Diskutiert wird, ob bei Minderjährigen sog. »*rapid cycler*«, d. h. Patienten, bei denen die Stimmung rasch – bis hin zu Wechseln innerhalb eines Tages – häufiger sind; jedoch hierzu keine belastbaren epidemiologischen Daten

Diagnostisches Kennzeichen für das Vorliegen einer bipolaren Störung nach ICD-10:

- Eine manische Episode oder eine gemischten Episode, mit mindestens einer vorhergegangenen affektiven Episode ist aufgetreten, oder
- Eine depressive Episode mit mindestens einer vergangenen manischen oder gemischten Episode ist aufgetreten, oder
- Der gegenwärtige Zustand erfüllt nicht die Kriterien für eine Manie/Depression; in der Anamnese findet sich aber wenigstens eine eindeutig belegte hypomane, manische oder gemischte affektive Episode und zusätzlich mindestens eine andere affektive Episode

Störungsbild einer bipolaren Störung im Kindesalter:

- Vermehrt in der Diskussion, v. a. in den USA; nach DSM-IV ohnehin eine andere Einteilung der bipolaren Störungen (s. unten)
- Oftmals verschwimmen in dieser Diskussion die Grenzen zu anderen Störungsbildern wie z. B. ADHS
- Es hat sich hat, dass diejenigen Minderjährigen, die aktuell in den USA als bipolar diagnostiziert werden, im ICD-10-Klassifikationssystem eher als ADHS mit Störung des Sozialverhaltens erscheinen würden (Holtmann et al. 2008)

Nach derzeitigem Wissenstand besteht kein Grund, vom bisher tradierten Konzept der bipolaren Störung abzuweichen und bei der Diagnostik die in der ICD-10 geforderten Diagnosekriterien zu verlassen.

- Unbestritten ist das Auftreten erster Phasen bipolarer oder manischer Erkrankungen ab dem Jugendalter
- Differenzialdiagnostisch ist v. a. eine erstmals auftretende Manie oft schwer von schizophrenen Störungsbildern zu unterscheiden, zumal die Auswirkungen der Erkrankung auf das Sozialverhalten den unspezifischen Prodromalsymptomen der Schizophrenie ähneln können
- Grundsätzlich nähert sich die typischerweise zu beobachtende Symptomatik bei Jugendlichen der im Erwachsenenalter anzutreffenden Symptomatik an

Kernsymptomatik einer Manie:

- Gesteigerte Aktivität und motorische Ruhelosigkeit
- Gesteigerte Gesprächigkeit, Rededrang
- Ideenflucht/Gedankenrasen
- Verlust normaler sozialer Hemmungen, altersinadäquate Kritiklosigkeit
- Vermindertes Schlafbedürfnis
- Überhöhte Selbsteinschätzung
- Erhöhte Ablenkbarkeit/dauernder Wechsel von Tätigkeiten
- Leichtsinniges/tollkühnes Verhalten
- Gesteigerte Libido
- Ggf. Halluzinationen und Wahn (Größenwahn)

Besonderheiten im Kindes- und Jugendalter: Irritierbarkeit, emotionale Labilität, gesteigerte Aktivität und gefährliche Verhaltensweisen sind häufiger als die – klassischerweise bei Erwachsenen anzutreffende – gehobene Stimmung.

Formen und Unterschiede zwischen Klassifikationssystemen

Zwischen ICD-10 und DSM-IV gibt es einige essentielle Unterschiede: diese betreffen den Zeitpunkt, ab wann eine Diagnose gestellt werden kann, aber auch die Ausprägung.

ICD-10:

Manische Störungen

- Hypomanie (F30.0): geringere Intensität der Symptome und Beeinträchtigung der Lebensführung
- Manie (F30.1): deutlich abnormes Ausmaß der Symptomatik und schwere Störung der Lebensführung
- Manie mit psychotischen Symptomen (F30.2): innerhalb der manischen Phase treten synthyme (F30.20) oder parathyme (F30.21) psychotische Symptome auf

Bipolare Störungen

- Einteilung aufgrund des gegenwärtigen Zustandsbilds danach, welche Symptomatik aktuell im Vordergrund steht bzw. ob die Störung remittiert ist
- Dabei werden bisher aufgetretene Episoden beachtet

- **Sonderfall Zyklothymie** (F34.0): analog zur Dysthymie definiert als andauernde Instabilität der Stimmung mit zahlreichen Perioden von Depression und leicht gehobener Stimmung (Hypomanie), von denen aber keine ausreichend schwer und anhaltend genug ist, um die Kriterien für eine andere oben genannte bipolare oder manische Störung zu erfüllen

DSM-IV:

- Bipolar-I: Mindestens eine manische oder gemischte Episode liegt vor; es kann also eine Störung bereits bei der ersten Episode diagnostiziert werden
- Bipolar-II: Mindestens eine depressive und eine hypomane Episode sind aufgetreten; es darf keine manische und gemischte Episode aufgetreten sein
- DSM-IV berücksichtigt auch noch den Verlauf, nämlich folgende Unterformen: – mit oder ohne vollständige Remission zwischen den Episoden – saisonale Muster – Rapid Cycling (4 Episoden in den letzten 12 Monaten)

Cave: Es muss an Intoxikationen mit Pharmaka oder/und Drogen gedacht werden!

Ätiologie

- Offenbar hohes genetisches Risiko, da familiäre Häufung
- Genaue Mechanismen unbekannt
- Beteiligung von Transmittersystemen: – GABAerges – glutamaterges, – serotonerges, – dopaminerges System
- Forschung z. B. zum Polymorphismus des CLOCK-Gens, neueste Ergebnisse aufgrund genomweiter Assoziationsstudien z. B. zu rs1006737, das mit dem Auftreten von bipolaren Störungen stark assoziiert sein soll (CACNA1C-Gen: Kalziumkanäle)

Komorbiditäten

- Generell beschreibt die Störung durch die Kombination von Depression und Manie schon die klassische Komorbidität
- Aufgrund der Manie können Substanzabusus oder Verhalten, das wie eine Störung des Sozialverhaltens erscheint, auftreten

Gehäuftes Auftreten von Suizidaliät bei bipolar Erkrankten!

- Die in den USA gebräuchliche Störung *childhood bipolar* (ähnlich zu ADHS mit Störung des Sozialverhaltens) zeigt nach derzeitigem Studienstand keine erhöhte Gefahr für eine bipolare Störung im Erwachsenenalter

Diagnostik

- Ähnlich wie bei der Depression sind Exploration, Anamnese und hier v. a. auch die Fremdanamnese essentiell
- Bei der Fremdanamnese sind v. a. auch Verhaltensweisen wie exzessives Geldausgeben, Schlafverminderung, Umtriebigkeit etc. zu erfragen, da der Patient dies selbst in der akuten Krankheitsphase u. U. nicht als auffällig wahrnimmt
- Wahnvorstellungen sollten sehr gezielt exploriert werden

Hilfreiche Fragen

An das Kind:

- Bist Du in letzter Zeit viel besser drauf als sonst oder sehr aufgekratzt und überdreht?
- Hast Du dich ganz besonders albern verhalten, dass z. B. Deine Freunde Dich darauf angesprochen haben?

- Hast Du ohne Unterlass geredet oder gequasselt?
- Warst Du sehr gereizt?
- Hast Du das Gefühl, alles fällt Dir viel leichter als früher, und Du kannst viel mehr oder alles schaffen (in viel weniger Zeit)?
- Schläfst Du viel weniger und fühlst dich trotzdem sehr fit?
- Wie lange?
- Hat sich Dein Schlafrhythmus verschoben, gehst Du viel später ins Bett, weil Du aufgedreht bist, oder fast immer wach und fit?
- Hast Du das Gefühl, dass Deine Gedanken manchmal so schnell sind, dass Du oder andere gar nicht mehr mitkommen, dass die Gedanken rasen?
- Oder ist es so, dass Du den Faden verlierst?
- Waren so viele Gedanken da, dass Du es schon seltsam fandest?

An die Eltern:
- Seit wann hat sich das Verhalten Ihres Kindes verändert?
- Hat sich der Tag-Nacht-Rhythmus verändert?
- Hat Ihr Kind viel Geld ausgegeben?
- Gibt es eine bipolare Erkrankung in der Familie?

Psychologische Diagnostik
- Strukturierte Interviews wie K-SADS können bei der Diagnostik helfen
- Fragebogen: z. B. *Young Mania Rating Scale* (YMRS) diese ist weniger ein diagnostisches Instrument und kann der Verlaufsmessung der Erkrankung bei der Behandlung dienen

Diagnostik zum Ausschluss der Diagnose bzw. vor Einleitung der Therapie
- Sorgfältige Medikamenten- (Antidepressiva, Kortison) und Drogen-/Substanzabusus-Anamnese
- Labor inkl. Schilddrüsen- und Entzündungsparameter
- Drogenscreening
- Atem-/Blutalkohol (im akuten Zustand)
- Schwangerschaftstest
- Untersuchung auf Geschlechtskrankheiten (bei Hinweis auf wechselnde Sexualpartner; **Cave:** Einwilligung!)
- EEG
- MRT (zum Ausschluss entzündlicher Erkrankungen und von Neoplasien)
- EKG, v. a. wg. Medikation
- Weiterführende Diagnostik wie Liquordiagnostik etc. nach klinischen Ergebnissen

Differenzialdiagnostik
- Schizophrene Störungen
- Ausgeprägte Formen einer ADHS
- Somatische Erkrankungen/organische Störungen wie Schilddrüsenüberfunktionen
- Aber auch: entzündliche Gehirnerkrankungen, Neoplasien, Delir etc.

Therapie
Die Therapie einer manischen Störung besteht aus pharmakologischen, psychotherapeutisch-psychoedukativen, soziotherapeutischen und milieutherpeutischen Elementen.
- Der Pharmakotherapie (s. unten) kommt dabei – im Gegensatz zur Depression - eine deutliche stärkere Bedeutung zu
- Oftmals sind psychoedukative oder psychotherapeutische Maßnahmen ohne eine Medikation gar nicht möglich
- Stationäre Therapie bei Erstmanifestation von manischen und bipolaren Störungen ist angezeigt → zur genauen Differenzialdiagnose → aufgrund der Schwere der Symptomatik

– zur Einleitung der medikamentösen Therapie zumindest zu Beginn oft unumgänglich

Besonderheit: Es kann notwendig sein, den Patienten gegen seinen Willen behandeln zu müssen, da oft das Krankheitsverständnis und die Einsicht in die Erkrankung fehlt. Manche Patienten fühlen sich mit der gehobenen Stimmung und dem gesteigerten Antrieb sehr wohl, die kritische Eigenreflexion fehlt aufgrund der Erkrankung. Es ist dann eine Abwägung vorzunehmen, inwieweit eine Eigengefährdung ohne Behandlung vorliegt (Schulden, Schulkarriere, Drogenkonsum, wechselnde Sexualkontakte).

Psychotherapie

- In der Erstmanifestation kommt es v. a. darauf an – das Krankheitsverständnis aufzubauen – die Introspektion zu erhöhen – etwaige depressive oder auch suizidale Krisen im Verlauf der Besserung der Manie aufzufangen
- Therapieschritte: – Aufbau einer vertrauensvollen Beziehung – behutsame Konfrontation des Patienten mit der Realität – Durchführung von Entspannungs-, Ruhe- und Konzentrationsübungen – Wichtig: auch soziale Situationen, in denen das Verhalten des Patienten problematisch ist, besprechen
- Psychoedukativ sollte gesprochen werden über mögliche Symptome, Auswirkungen, Risikofaktoren und Frühwarnzeichen, aber auch über Vor- und Nachteile der Medikation

Elternarbeit

- Die Einbeziehung der Familie ist essenziell bei: – dem Aufbau des Krankheitsverständnisses – der Erkennung von Frühzeichen – der gestuften Belastung und individuellen Festlegung der günstigen »Stressschwelle« im Alltag
- Eltern müssen über die Notwendigkeit der Medikation informiert werden
- Teilweise werden sie auch die Einnahme der Medikation mit überwachen müssen
- Die Aufklärung über die Prognose ist wichtig

Pharmakotherapie (▶ Kap. 13)

- Zu unterscheiden sind: – Akuttherapie, in der die Sedierung im Vordergrund steht – unmittelbare Behandlung einer Erkrankungsphase – Rezidivprophylaxe
- Im **Akutfall** kann eine Sedierung des Patienten notwendig sein, bis die Behandlung mit Antipsychotika, Lithium oder Antikonvulsiva wirkt
- Hier ist eine Behandlung mit Benzodiazepinen und niederpotenten Antipsychotika möglich (z. B. Lorazepam 5–15 mg/Tag, Chlorprothixen: 20–60 mg/Tag)
- Generell ist die Datenlage zur medikamentösen Therapie bei Kindern und Jugendlichen äußerst unzureichend; für atypische Antipsychotika (SGA) bei Erwachsenen gute Datenlage
- Sowohl für Lithium als auch für Antikonvulsiva gibt es nur wenige aufgrund von klinischen Prüfungen gesicherte Daten für das Kindes- und Jugendalter
- Auch die Datenlage hinsichtlich der Medikation zur Vermeidung eines Rückfalls ist sehr limitiert und zudem in den Aussagen uneinheitlich
- Mögliche Wirkstoffe können Lithium, Antikonvulsiva, und (insbesondere atypische) Antipsychotika sein (▶ Kap. 13)

Sonderfall psychotische Symptome

- Um sowohl psychotische als auch manische Symptome zu behandeln, bietet sich die Behandlung mit Quetiapin oder Aripiprazol an
- Eine Kombination von Antikonvulsiva/Lithium und Antipsychotika ist möglich
- Zur Evidenz: ▶ Kap. 13
- Voruntersuchungen bei Antipsychotika: ▶ Kap. 13

Das Risiko für ein malignes neuroleptisches Syndrom soll bei Kombinationstherapie mit Lithium erhöht sein.

Empfohlener Behandlungsalgorithmus:

- Beginn mit Bezodiazepinen, u. U. niederpotente Antipsychotika in erster Akutphase
- Als first-line: atypisches Antipsychotikum mit möglichst geringem Potenzial für Gewichtszunahme
- Wenn keine Verbesserung: ggf. Wechsel auf anderes atypisches Antipsychotikum
- Wenn keine Verbesserung: Überlegung Antikonvulsivum, Kombination mit Lithium

Auszug aus der ärztlichen Stellungnahme nach § 35a

Für Sarah ist ein strukturierter Alltag dringend erforderlich. Aufgrund der ganztägigen Berufstätigkeit der Mutter und der eigenen psychischen Belastung empfahlen wir die Einleitung von Jugendhilfemaßnahmen, z. B. in der ersten Stufe einer sozialpädagogischen Familienhilfe (SPFH).

Ziele: Aufbau angemessener Aktivitäten, Unterstützung in der ersten Phase der Entlassung in der Reorganisation des Alltags (Hausaufgaben, Schule, Freunde). Bei kontinuierlicher Besserung: Ausschleichen der Jugendhilfemaßnahme.

Nach der zweiten Phase der Erkrankung lautete die Stellungnahme wie folgt: Aktuell bedarf Sarah eines geschützten Rahmens, um erfolgreich die Schulausbildung absolvieren zu können.

Eine für die Patientin geeignete Maßnahme bzw. Jugendhilfeeinrichtung sollte folgende Kriterien erfüllen:

1. Therapeutisches Milieu (erfahrenes Personal mit entsprechender Qualifikation)
2. Gemeinsame Mahlzeiten mit den Betreuern
3. Strukturierter Tagesablauf/Freizeitgestaltung
4. Klar strukturierter Rahmen und Regeln
5. Möglichkeiten zu Schulabschluss, Berufsfindung/Berufsausbildung
6. Unterstützung bei der Verselbstständigung
7. Regelmäßige Besuche der Eltern und Geschwister ermöglichen
8. Sehr viel Erfahrung mit Jugendlichen mit ähnlichen Störungsbildern
9. Enge Kooperation mit niedergelassenem Kinder- und Jugendpsychiater
10. Kleine Gruppe mit hohem Betreuungsschlüssel, die Gruppe sollte immer besetzt sein

Schema zur Erfassung der Teilhabebeeinträchtigung im Fall von Sarah ▶ Anhang A5.

Weiterführende Literatur

Harrington R (2001) Kognitive Verhaltenstherapie bei depressiven Kindern und Jugendlichen. Hogrefe, Göttingen

Holtmann M, Goth K, Wockel L, Poustka F, Bolte S (2008) CBCL-pediatric bipolar dis-

order phenotype: severe ADHD or bipolar disorder? J Neurol Transm 115(2): 155–161
Kölch M, Fegert JM (2007) Medikamentöse Therapie der Depression bei Kindern und Jugendlichen. Prax Kinderpsychol Kinderpsychiatr 56: 224–233
Kölch M, Fegert JM, Freyberger HJ (2009) Affektive Störungen. In: Fegert JM., Streeck-Fischer A, Freyberger HJ (Hrsg) Adoleszenzpsychiatrie. Schattauer, Stuttgart
Nemeroff CB (2002) Recent advances in the neurobiology of depression. Psychopharmacol Bull 36: 6–23
Pössel P, Hautzinger M (2006) Effekte pharmakologischer und psychotherapeutischer Interventionen auf Depressionen bei Kindern und Jugendlichen. Z Kinder Jugendpsychiatr Psychother 34(4): 243–253
Pössel P, Horn AB, Seemann S, Hautzinger M (2004) Trainingsprogramm zur Prävention von Depressionen bei Jugendlichen. LARS&LISA: Lust an realistischer Sicht & Leichtigkeit im sozialen Alltag. Hogrefe, Göttingen

Tiefgreifende Entwicklungsstörungen

Marc Allroggen und Michael Kölch

Tab. 10.1 Tiefgreifende Entwicklungsstörungen – ICD-10

Erkrankung	ICD-10-Kodierung	Definition	Therapiestrategie
Frühkindlicher Autismus	F84.0	Gestörte Funktionsfähigkeit in den Bereichen soziale Interaktion und Kommunikation sowie eingeschränktes repetitives Verhalten; Manifestation der abnormen Entwicklung vor dem 3. Lebensjahr	Symptomorientiert, pharmakologische, psychotherapeutische und sozialintegrative Maßnahmen
Atypischer Autismus	F84.1	Entsprechend dem frühkindlichen Autismus, aber nicht alle Kriterien sind erfüllt	
Asperger-Syndrom	F84.5	Gestörte Funktionsfähigkeit in dem Bereich soziale Interaktion sowie eingeschränktes repetitives Verhalten; Fehlen einer Sprachentwicklungsverzögerung	
Rett-Syndrom	F84.2	Normale Entwicklung bis zum 6. Lebensmonat, Abnahme Kopfwachstum, rezeptive und expressive Sprachstörung, Verlust bereits erworbener zielgerichteter Handbewegungen, Auftreten stereotyper Handbewegungen	
Sonstige desintegrative Störung des Kindesalters	F84.3	Unauffällige Entwicklung bis zum Alter von 2 Jahren, Verlust bereits erworbener Fertigkeiten, qualitativ auffälliges soziales Verhalten	
Überaktive Störung mit Intelligenzminderung und Bewegungsstereotypien	F84.4	Motorische Überaktivität, stereotypes Verhalten, IQ < 50	

Fallbeispiel

Der 6-jährige Alexander wird von seinen Eltern vorgestellt, weil er im Kindergarten kein Interesse an anderen Kindern zeige. Er spiele immer alleine, in Gruppensituationen brauche er stets Anleitung von Erwachsenen. Bereits als Säugling sei er sehr ruhig gewesen und habe wenig Interesse an seiner Umgebung gezeigt. Die Sprachentwicklung sei verzögert gewesen, zum Vorstellungszeitpunkt spricht Alexander nur Zwei-Wort-Sätze. Er besuche den Lebenshilfekindergarten und erhalte seit 2 Jahren logopädische und ergotherapeutische Behandlung.

Im psychopathologischen Befund fällt auf, dass Alexander kaum Kontakt zum Untersucher aufnimmt. Die Sprache ist undeutlich, er spricht nur in Zwei-Wort-Sätzen, es findet sich eine Echolalie. An angebotenen Gegenständen (Stifte, Spielzeug) riecht Alexander zunächst, bevor er sie nimmt. Psychomotorisch ist er sehr unruhig. Von den Eltern werden ergänzend eine Unfähigkeit zu Rollenspielen, Probleme bei der Wahrnehmung von Gefühlen und die Notwendigkeit eines immer gleich ablaufenden Tagesablaufs berichtet.

Die testpsychologische Untersuchung mittels ADI-R und ADOS bestätigt den klinischen Verdacht eines frühkindlichen Autismus (F84.0). In der testpsychologischen Intelligenzdiagnostik zeigt sich zudem eine Intelligenz im Bereich einer leichten geistigen Behinderung. Die somatische Diagnostik ergibt keinen pathologischen Befund.

Epidemiologie

- Die Prävalenz des **frühkindlichen Autismus** liegt bei ca. 10 Fällen pro 10.000 Kindern und Jugendlichen
- Die Zunahme der Prävalenz, die in den letzten Jahren beobachtet wird, liegt an den sog. Spektrumstörungen (*Autism Spectrum Disorder* ASD), nicht an einer Zunahme des frühkindlichen Autismus
- Das Geschlechterverhältnis zwischen männlichen und weiblichen Patienten beträgt 3–4:1
- Für den **atypischen Autismus** liegen keine zuverlässigen Daten zur Epidemiologie vor, obwohl davon ausgegangen werden kann, dass er etwas häufiger vorkommt als der frühkindliche Autismus
- Für das **Asperger-Syndrom** wird die Prävalenz mit 2–3 pro 10.000 Kinder im Schulalter angegeben
- Hier liegt das Geschlechterverhältnis zwischen Jungen und Mädchen bei 8:1
- Das **Rett-Syndrom**, von dem ausschließlich Mädchen betroffen sind, und die **desintegrative Störung des Kindesalters**, die überwiegend Jungen betrifft, sind deutlich seltener (< 1 pro 10.000 Kinder)

Symptomatik und Klassifikation

Definitionen

Tiefgreifende Entwicklungsstörungen sind durch einen Beginn in der frühen Kindheit und durch eine Verzögerung der normalen Entwicklung des Kindes gekennzeichnet. Unterschieden werden:
- Der **frühkindliche Autismus**
- Der **atypische Autismus**
- Das **Asperger-Syndrom**
- Das **Rett-Syndrom**
- Die **sonstige desintegrative Störung des Kindesalters** (Dementia infantilis)
- Die **überaktive Störung mit Intelligenzminderung und Bewegungsstereotypien**

▼

Unter dem Begriff der **Autismus-Spektrum-Störung** werden in der Regel der frühkindliche Autismus, das Asperger-Syndrom sowie der atypische Autismus zusammengefasst.

Allgemeine Grundlagen

- Tiefgreifende Entwicklungsstörungen (▶ Definitionen) sind in der Regel genetisch bedingt und gemäß den beiden gängigen Klassifikationssystemen ICD-10 und DSM-IV gekennzeichnet durch
  - qualitative Beeinträchtigungen der sozialen Interaktion und der Kommunikation sowie
  - ein eingeschränktes, stereotypes und sich wiederholendes Repertoire von Interessen und Aktivitäten
- Diese qualitativen Abweichungen sind ein grundlegendes und situationsübergreifendes Funktionsmerkmal bei den betroffenen Personen, können jedoch in ihrem Ausprägungsgrad variieren
- Bei dem Konzept der **Autismus-Spektrum-Störung** wird davon ausgegangen, dass es sich bei den einzelnen autistischen Störungen nicht um kategorial unterscheidbare Krankheitsentitäten, sondern um ein Kontinuum handelt; die einzelnen Krankheitsbilder unterscheiden sich also nicht qualitativ von einander, sondern lediglich quantitativ in der Ausprägung ihrer Merkmale
- Bei autistischen Störungen finden sich bestimmte neuropsychologische Defizite, sodass bei den Betroffenen von einem Integrationsdefizit zerebraler Funktionen ausgegangen wird; es handelt sich demnach um eine Entwicklungsstörung neuronaler Netzwerke, die zu einer Störung der Verarbeitung komplexer Informationen führt
- Menschen mit einer autistischen Störung zeigen insbesondere Defizite in
  - den **Exekutivfunktionen**, d. h. bei der Handlungsplanung und -umsetzung
  - der **zentralen Kohärenz**
  - der »**Theory of Mind**« (▶ Theory of Mind)
- Zudem finden sich bei Kindern und Jugendlichen mit autistischen Störungen auch Schwierigkeiten bei der Selbstregulation, was auf eine Störung der Frontalhirnfunktion hinweist

Theory of Mind

- Fähigkeit, die Welt aus dem Blickwinkel anderer zu betrachten
- Autistische Menschen haben Schwierigkeiten, sich vorzustellen, dass andere Menschen von ihnen abweichende seelische Befindlichkeiten aufweisen können
- Menschliches Verhalten kann von ihnen daher leicht missverstanden werden, und sie werden durch Verhaltensweisen anderer leicht aus der Fassung gebracht, da diese häufig für sie nicht vorhersehbar sind
- Autistische Personen können Intentionen anderer Personen nicht erkennen und nicht unterscheiden, ob ein Ereignis zufällig eingetreten ist oder bewusst herbeigeführt wurde

Weitere Defizite

- Unterscheidung physikalischer von psychischen Vorgängen
- Wörter, die psychische Zustände bezeichnen, können nicht eingeordnet und mit dem psychischen Zustand nicht in Verbindung gebracht werden
- Es werden nicht nur keine metaphorischen Bedeutungen verstanden, sondern dementsprechend auch weder Ironie oder noch Witze

- Autistische Kinder scheitern im Gegensatz zu geistig behinderten Kindern regelmäßig an sog. False-belief-Aufgaben (▶ False-belief-Aufgabe – Beispiel)

False-belief-Aufgabe – Beispiel (nach Wimmer und Perner 1983)
Der Versuchsperson wird eine Geschichte erzählt, in der die Protagonistin Lisa einen Gegenstand (z. B. eine Tafel Schokolade) an einen Ort A legt. Während der Abwesenheit von Lisa kommt ihr Bruder und legt den Gegenstand (ohne dass Lisa dies sehen kann) an Ort B. Nun kommt Lisa zurück und möchte den Gegenstand wieder an sich nehmen. Die Testfrage lautet: »Wo wird Lisa den Gegenstand suchen?«
Ab dem Alter von etwa 4 Jahren geben die meisten Kinder auf diese Frage die richtige Antwort, d. h. sie verstehen, dass Lisa den Gegenstand da suchen wird, wo sie fälschlicherweise glaubt, dass er sei (an Ort A, wo sie ihn hingetan hat). Autistische Kinder hingegen sagen, dass Lisa den Gegenstand da suchen wird, wo ihr Bruder ihn hingetan hat, weil sie sich nicht in die Denkweise und Erwartungshaltung von Lisa hineinversetzen können.

Theorie der schwachen zentralen Kohärenz
- Ausgegangen wird von einer partialisierten Reizwahrnehmung, die den Gesamtzusammenhang zugunsten des Einzelreizes vernachlässigt
- So werden bei autistischen Menschen anders als bei Gesunden Reize nicht stets automatisch in einem Bezugssystem zu anderen Reizen und Informationen gesehen
- Menschen, Objekte und Situationen werden nicht unwillkürlich kontextgebunden und im Sinne einer kohärenten Gestalt wahrgenommen, sondern die Aufmerksamkeit richtet sich auf einzelne Details
- So können die Betroffenen gute Ergebnisse beim Mosaiktest der Wechsler-Intelligenztests erzielen, da die optisch geschlossene Reizvorlage visuell segmentiert wird

Frühkindlicher Autismus (F84.0)

Diagnostische Kriterien gemäß ICD-10:
- Qualitative Auffälligkeiten der gegenseitigen sozialen Interaktion
- Qualitative Auffälligkeiten der Kommunikation
- Begrenzte, repetitive und stereotype Verhaltensmuster, Interessen und Aktivitäten
- Manifestation der Symptomatik zumindest teilweise vor dem 3. Lebensjahr

Für die Diagnose des frühkindlichen Autismus müssen alle 4 Kriterien erfüllt sein.

Qualitative Beeinträchtigung der gegenseitigen sozialen Interaktion
- Frühzeitiges Auftreten in der Eltern-Kind-Interaktion, aber auch in der Beziehung zu Gleichaltrigen
- Unfähigkeit zur Verwendung von Blickkontakt, Mimik, Körperhaltung und Gestik zur Regulation sozialer Interaktionen
- Beziehungen zu Gleichaltrigen können nicht aufgenommen werden, es besteht ein ausgeprägter Mangel an Interesse gegenüber anderen Kindern
- Soziale und emotionale Signale werden unangemessen eingeschätzt bzw. nur wenig gebraucht
- Die Kinder zeigen keine Lächelreaktion

- Der Blickkontakt fehlt
- Die Kinder reagieren nicht, wenn die Eltern sie alleine lassen oder nach Abwesenheit zurückkehren
- Gefühlsäußerungen fehlen, und andere Personen werden häufig wie Gegenstände behandelt
- Oft wirken die Kinder scheinbar selbstzufrieden in ihrer eigenen Welt lebend

Qualitative Beeinträchtigung der Kommunikation

- Sie zeigt sich im Wesentlichen im Gebrauch der Sprache
- Etwa ein Drittel bis die Hälfte der Kinder entwickelt keine oder verspätet eine nichtkommunikative Sprache
- Gesten mit symbolischem Gehalt oder vorsprachliche Äußerungen (z. B. kommunikatives Geplapper) fehlen häufig, ebenso wie das spontane Imitieren der Handlungen anderer
- Häufig eigentümliches Sprechverhalten mit Echolalie, Pronominalumkehr oder Neologismen
- Viele Kinder sprechen von sich in der dritten Person
- Unmelodische Sprache, abgehackt, mit grammatikalischen Fehlern, sie wird stereotyp verwendet
- Im Schulalter kann die Sprache einen partiell kommunikativen Charakter gewinnen

Begrenzte, repetitive und stereotype Verhaltensmuster, Interessen und Aktivitäten

- Die Patienten beschäftigen sich häufig mit **stereotypen und begrenzten Interessen**, die in Inhalt und Schwerpunkt abnorm sind
- Zudem bestehen
  - eine ausgeprägte Anhänglichkeit an spezifische, nichtfunktionale Handlungen oder Rituale und
  - ein ängstlich-zwanghaftes Bedürfnis nach Gleicherhaltung der Umwelt mit starker Veränderungsangst (fremde Räume, Umstellung der Möbel etc.)
- Das Spiel- und Beschäftigungsmuster ist starr und einförmig
- Bei Spielmaterial oder Gegenständen beschäftigen sich die Patienten häufig mit spezifischen Teilobjekten, z. B. dem Material, dem Geschmack oder dem Geruch

Motorische Stereotypien

- Sie finden sich im Sinne von einfachen oder komplexen Bewegungen wie z. B. Augenbohren, Pendelbewegungen des Kopfes oder des ganzen Körpers
- Die Kernsymptomatik bleibt auch im Erwachsenenalter weitgehend stabil, erfährt aber graduelle Veränderungen, v. a. im Bereich der sozialen Interaktion und der Kommunikation
- Bei etwa der Hälfte der Patienten liegt eine geistige Behinderung vor
- Bei bis zu 25% der Patienten kommt es zu epileptischen Anfällen
- Ein vermehrtes Auftreten des frühkindlichen Autismus ist zudem assoziiert mit
  - dem Fragilen X-Syndrom und
  - der tuberösen Sklerose

Der **High-functioning-Autismus** ist eine Variante des frühkindlichen Autismus, bei dem ein höheres kognitives Funktionsniveau besteht und der durch eine geringere soziale Beeinträchtigung gekennzeichnet ist.

Atypischer Autismus

Die Symptomatik entspricht im Wesentlichen der des frühkindlichen Autismus, wobei jedoch entweder nicht alle geforderten Kriterien erfüllt sind (**Autismus**

mit atypischer Symptomatologie F84.11), die auffällige Entwicklung erst im oder nach dem 3. Lebensjahr deutlich wird (**Autismus mit atypischem Erkrankungsalter F84.10**) oder Erkrankungsalter und Symptomatologie atypisch sind (**Autismus mit atypischem Erkrankungsalter und atypischer Symptomatologie F84.12**).

Asperger-Syndrom (F84.5)

Diagnostische Kriterien gemäß ICD-10:

- Qualitative Beeinträchtigung der gegenseitigen sozialen Interaktion (entsprechend den Kriterien für Autismus)
- Ungewöhnlich intensives umschriebenes Interesse oder begrenzte, repetitive und stereotype Verhaltensmuster
- Fehlen einer klinisch eindeutigen allgemeinen Sprachentwicklungsverzögerung oder einer Verzögerung der kognitiven Entwicklung; einzelne Worte werden bereits im 2. Lebensjahr gesprochen

Aufgrund der fehlenden Sprachentwicklungsverzögerung und der nicht vorhandenen oder nur geringen kognitiven Beeinträchtigung wird das Störungsbild meist später diagnostiziert als der frühkindliche Autismus.

Qualitative Beeinträchtigung der gegenseitigen sozialen Interaktion

- Diese zeigt sich wie beim frühkindlichen Autismus in der beeinträchtigten Fähigkeit, zwanglose Beziehungen zu Gleichaltrigen oder Älteren herzustellen
- Bei Kindern und Jugendlichen mit Asperger-Syndrom finden sich
  - Auffälligkeiten im nonverbalen Verhalten (reduzierte Gestik, Mimik, Blickkontakt)
  - eingeschränkte Empathie
  - eine nur unzureichende emotionale Reaktion
- Ein sozialer Rückzug besteht in der Regel nicht primär
- Menschen mit Asperger-Syndrom nehmen vielfältig, wenn auch oft unangemessen, Kontakt zu ihrer Umwelt auf

Intensive umschriebene Interessen und Verhaltensmuster

- Häufig ist die exklusive Beschäftigung mit umschriebenen Wissensgebieten, die meist nicht von allgemeinem Interesse sind
- Das Ausmaß der Beschäftigung umfasst viele Stunden des Tages und verdrängt alle anderen Themengebiete
- Im Gegensatz zum frühkindlichen Autismus eher ungewöhnlich sind:
  - motorische Manierismen
  - die besondere Beschäftigung mit Teilobjekten oder mit nichtfunktionalen Elementen von Spielmaterial

Sprachentwicklung und Kommunikation

- Eine verzögerte **Sprachentwicklung** findet sich beim Asperger-Syndrom im Gegensatz zum frühkindlichen Autismus nicht
- Die Intelligenz liegt meist im Normbereich
- Obwohl die Sprachentwicklung meist vor dem Laufen einsetzt und sich bei den Kindern oft ein großer Wortschatz findet, der teilweise auch originelle Wortschöpfungen beinhaltet, so zeigt sich doch auch eine **Störung der Kommunikation** insofern, dass oft ohne Rücksicht bzw. Anpassung an den Zuhörer gesprochen wird oder Selbstgespräche geführt werden
- Inhaltlich stehen meist die Spezialinteressen der Betroffenen im Mittelpunkt des Gesagten

- Die Sprachmelodie ist oft monoton und wenig moduliert
- Trotz ihrer guten Intelligenz fallen die Kinder und Jugendlichen daher im sozialen Kontext schnell auf

Weitere Symptome

- Zudem findet sich bei vielen Patienten eine ausgeprägte Aufmerksamkeitsstörung, da sie sich viel mit sich selbst beschäftigen
- Die soziale Integration ist durch ihr bizarres, oft unempathisches Verhalten meist erschwert
- Teilweise finden sich auch Zwänge bzw. ausgeprägte Rituale und große Veränderungsängste
- Ein häufiges, für die Diagnose aber nicht notwendiges Symptom ist die **motorische Ungeschicklichkeit**, sodass die Betroffenen schwerfällig und ungeschickt erscheinen

Die Prognose hängt im Wesentlichen davon ab, ob die soziale Integration gelingt, dabei kann eine Berufswahl, die den Sonderinteressen des Patienten entspricht, hilfreich sein. Insgesamt ist die Prognose jedoch deutlich besser als beim frühkindlichen Autismus.

Rett-Syndrom (F84.2)

Diagnostische Kriterien gemäß ICD-10:

- Eindeutig normale pränatale und perinatale Periode und eindeutig normale psychomotorische Entwicklung während der ersten 5 Monate und normaler Kopfumfang bei der Geburt
- Abnahme des Kopfwachstums zwischen dem 5. Lebensmonat und dem 4. Lebensjahr und Verlust der erworbenen zielgerichteten Handbewegungen zwischen dem 5. und dem 30. Lebensmonat, verbunden mit einer gleichzeitigen Kommunikationsstörung und beeinträchtigten sozialen Interaktion und Auftreten von kaum koordiniertem, unsicherem Gang oder Rumpfbewegungen
- Entwicklung einer schwer gestörten expressiven und rezeptiven Sprache mit einer schweren psychomotorischen Verlangsamung
- Stereotype Handbewegungen (Händewringen oder Waschbewegungen)

Beim Rett-Syndrom ist ausschließlich das weibliche Geschlecht betroffen. Die Störung wird meist durch eine Mutation des MECP2-Gens verursacht. Häufig treten in den ersten Lebensjahren zusätzlich epileptische Anfälle auf.

Sonstige desintegrative Störung des Kindesalters (Dementia infantilis, Heller-Syndrom) (F84.3)

Diagnostische Kriterien gemäß ICD-10:

- Eindeutig normale Entwicklung bis zu einem Alter von mindestens 2 Jahren
- Endgültiger Verlust vorher erworbener Fertigkeiten mit Beginn der Störung
- Qualitativ auffälliges soziales Verhalten

Für die Diagnose werden das Vorliegen normaler altersgemäßer Fertigkeiten im Bereich der Kommunikation, der sozialen Beziehungen, des Spiels und des Anpassungsverhaltens im Alter von 2 Jahren oder später verlangt.

- Es sind überwiegend Jungen betroffen
- Bei Beginn der Störung: klinisch deutlicher Verlust – von Fertigkeiten der expressiven oder rezeptiven Sprache – des Spielens – der sozialen Fertigkeiten oder des adaptiven Verhaltens – der Darm- oder Blasenkontrolle – der motorischen Fertigkeiten

- Das auffällige soziale Verhalten zeigt sich in den folgenden Bereichen:
  - gegenseitige soziale Interaktion
  - qualitative Auffälligkeiten der Kommunikation
  - begrenzte, repetitive und stereotype Verhaltensmuster, Interessen und Aktivitäten einschließlich motorischer Stereotypien und Manierismen
  - allgemeiner Interessensverlust an Objekten und der Umwelt insgesamt

Trotz des schweren Demenzprozesses wird beschrieben, dass der Gesichtsausdruck bei den Kindern unverändert bleibt, sodass teilweise von einem »Prinzengesicht« bei den Kindern gesprochen wird.

Überaktive Störung mit Intelligenzminderung und Bewegungsstereotypien (F84.4)

Diagnostische Kriterien gemäß ICD-10:

- Schwere motorische Überaktivität mit Ruhelosigkeit und exzessiven Aktivitäten mit schnellem Aktivitätswechsel
- Repetitives und stereotypes Verhalten
- IQ < 50
- Keine Beeinträchtigung der sozialen Interaktionsfähigkeit, der sozialen Kommunikationsfähigkeit und der Kontaktaufnahme zu anderen Personen

Das Krankheitsbild ist insgesamt schlecht definiert und von unsicherer nosologischer Validität.

Ätiologie

Tiefgreifende Entwicklungsstörungen sind überwiegend genetisch bedingte Erkrankungen mit einer Heritabilität von über 90%.

- Verschiedene Gendefekte führen möglicherweise zu Störungen der Synapsenbildung und damit zu reduzierter Konnektivität einzelner Hirnareale
- Diese Entwicklungsstörung neuronaler Netzwerke führt zu den o. g. neuropsychologischen Defiziten

Komorbiditäten

Häufige komorbide Störungen bei Autismus sind:

- Konzentrations- und Aufmerksamkeitsdefizite im Sinne einer hyperkinetischen Störung
- Erhöhte Ängstlichkeit und selbstverletzendes oder fremdaggressives Verhalten
- Zudem finden sich häufig spezifische Phobien und Zwangserkrankungen

Beim Asperger-Syndrom sind insbesondere bei Jugendlichen und jungen Erwachsenen aufgrund ihrer Schwierigkeiten in sozialen Beziehungen zusätzlich häufig depressive Entwicklungen zu beobachten.

Diagnostik

Autismus ist ein exklusiv über Verhaltenskriterien definiertes Syndrom. Ab dem 18.–24. Lebensmonat kann beim frühkindlichen Autismus die Diagnose hinreichend sicher gestellt werden, für andere autistische Störungen ist die Diagnose jedoch deutlich unsicherer. Die Diagnostik erfordert die gezielte entwicklungs- und symptomorientierte Befragung der Eltern und eine strukturierte Beobachtung des Verhaltens des Patienten.

Beispiele frühes auffälliges Verhalten

In der Anamneseerhebung und der Beobachtung sollte auf die folgenden Aspekte geachtet werden:

- **Kommunikation und Sprache**
  - kein Vokalisieren (6. Monat)
  - kein

Nachsprechen von Silben bzw. keine Lautfolgen (9. Monat) – keine Reaktion auf bestimmte akustische Reize – keine Hinwendung zur Schallquelle

- **Soziale Interaktion** – kein Armausstrecken nach Bezugspersonen (7. Monat) – kein Imitationsverhalten (11. Monat) – kein Zeigen auf Gegenstände (12. Monat) – ungewöhnlich ruhiges Allgemeinverhalten
- **Stereotypien** – ständiges Beschäftigen mit derselben Tätigkeit – lang andauerndes Bewegen und Drehen der Hände oder von Lieblingsgegenständen im Gesichtsfeld – wenig Explorationsverhalten der Umgebung – lang andauernde Fixierung bestimmter visueller Muster

Hilfreich bei der Diagnostik können auch private Videoaufnahmen der Familie sein.

Standardisierte Interview- und Beobachtungsinstrumente

- Ihr Einsatz ist erforderlich zur Sicherung der Diagnose
- Als »Goldstandard« gilt aktuell die Kombination von FSK, ADI-R sowie ADOS
- Fragebogen zur Sozialen Kommunikation (FSK): Elternfragebogen, der zum Screening von Autismus-Spektrum-Störungen eingesetzt wird
- Diagnostisches Interview für Autismus – Revidiert (ADI-R): standardisiertes Interview, das in der Regel mit den Eltern oder den Bezugspersonen durchgeführt wird
- Diagnostische Beobachtungsskala für Autistische Störung (ADOS): standardisiertes Beobachtungsverfahren zur Diagnostik von Autismus-Spektrum-Störungen

Neben der Kernsymptomatik des Autismus sollten auch Komorbiditäten, der allgemeine Entwicklungsstand, die kognitiven Fähigkeiten, das adaptive Verhalten und die neuropsychologischen Funktionen beurteilt werden. Eine körperliche Untersuchung ist unerlässlich.

Bei autistischen Störungen indizierte apparative und testpsychologische Untersuchungen

- Standardisierte Intelligenz- und Entwicklungsdiagnostik
- Seh- und Hörprüfung
- Neurologische Untersuchung
- EEG
- Kraniale Bildgebung (MRT)
- Chromosomale und molekulargenetische Untersuchung

Differenzialdiagnostik

- Die wichtigste Differenzialdiagnose umfasst die tiefgreifenden Entwicklungsstörungen untereinander
- Insbesondere das Asperger-Syndrom ist nur schwer vom High-functioning-Autismus zu unterscheiden
- Beim Asperger-Syndrom bestehen oft Defizite – in der Fein- und Grobmotorik – im Bereich der visuellen Integration, des visuellen Gedächtnisses und der Raumwahrnehmung – in der nonverbalen Konzeptbildung

Vorsicht bei der Diagnose eines Asperger-Autismus, wenn eine manifeste HNO- oder neurologische Erkrankung vorliegt!

- Zudem müssen geistige Behinderungen und Sinnesdefekte abgegrenzt werden
- Bei Kindern mit geistiger Behinderung sind die emotionalen Beziehungen zur Umwelt in der Regel nicht

beeinträchtigt, zudem fehlen die sprachlichen Besonderheiten
- Weitere Differenzialdiagnosen umfassen – beim frühkindlichen Autismus Schizophrenie sowie Deprivationssyndrome – beim Asperger-Syndrom die schizoide Persönlichkeitsstörung sowie Zwangsstörungen
- Eine häufige **Fehldiagnose** beim Asperger-Syndrom stellt ADHS dar, weil es auch hier zu sekundären Kontaktschwierigkeiten kommen kann

Therapie

Die Therapie der tiefgreifenden Entwicklungsstörungen ist prinzipiell symptomorientiert und umfasst pharmakologische, psychotherapeutische und sozialintegrative Maßnahmen.

Ziele

- Förderung von – sozialer Interaktionsfähigkeit – Kommunikationsfähigkeit – Selbstständigkeit – sprachlichen Fähigkeiten
- Abbau von – Ritualen – Zwängen – Auto- und Fremdaggression – Hyperaktivität – motorischen Defiziten – Isolation
- Eine kausale Behandlung der Kernsymptomatik ist nicht möglich, allerdings kann es zu einer deutlichen Verbesserung in den o. g. Bereichen kommen

Da autistische Personen in strukturierten Umgebungen in der Regel deutlich besser zurechtkommen als in unerwarteten und unstrukturierten Situationen, besteht das größte Problem bei der Therapie im **Transfer** von der strukturierten therapeutischen Situation **in den Alltag**, wo eine größere Flexibilität erforderlich ist. Unerlässlich ist daher bei der Behandlung die Einbindung der Eltern und Bezugspersonen als Kotherapeuten, um diesen Transfer zu ermöglichen. Dies beinhaltet eine umfassende Aufklärung der Eltern über das Krankheitsbild.

Elternberatung

- Aufklärung über Diagnose, Ursachen und Verlauf der Erkrankung
- Aufklärung über begrenzte Ziele der Behandlung, d. h. keine Heilung möglich, aber Besserung der Symptomatik
- Entlastung von Schuldgefühlen
- Unterstützung bei Trauerarbeit
- Anerkennung der Belastung für die Familie
- Beratung über Anspruch auf Hilfen nach dem Bundessozialhilfegesetz aufgrund der in der Regel bestehenden Mehrfachbehinderung
- Kontaktaufnahme zu Selbsthilfeorganisationen bzw. Elterngruppen (*www.autismus.de*)

Psychotherapie

- Ein ganzheitliches und umfassendes Vorgehen steht im Vordergrund der Behandlung
- Die individuelle Psychotherapie dient im Wesentlichen der Unterstützung autistischer Menschen und ihrer Angehöriger, mit der Erkrankung und den damit verbundenen Schwierigkeiten umzugehen
- Therapeutische Maßnahmen sollten möglichst früh beginnen
- Als hilfreich haben sich umfassende Programme erwiesen, die pädagogische und verhaltenstherapeutische Elemente integrieren

Frühförderung

- Wichtigster Baustein der nichtmedikamentösen Behandlung autistischer Kinder
- Ausgehend von dem individuellen Entwicklungsprofil des autistischen Kindes

- Durch gezielte Übungsmaßnahmen wird versucht, die individuellen Defizite des Kindes zu verbessern
- Die Therapie muss über einen ausreichend langen Zeitraum durchgeführt werden
- Kinder profitieren insbesondere dann, wenn – die Therapie möglichst früh beginnt (2.–4. Lebensjahr) – intensiv genug ist (mindestens 15 Stunden pro Woche) – lang genug durchgeführt wird (mindestens 1-2 Jahre)
- Dabei sollten stets nur 1–2 Ziele gleichzeitig verfolgt werden

Verhaltenstherapie

- Verhaltenstherapeutische Techniken haben sich als günstig erwiesen, problematische Verhaltensweisen zu verringern
- Insbesondere sind sinnvoll: – operantes Konditionieren – Prompting (Geben von Hilfestellungen) – Shaping (Verhaltensformung) – Fading (schrittweises Zurücknehmen der Hilfestellung)
- Beim High-functioning-Autismus und beim Asperger-Syndrom sind auch Verhaltenstrainings mit Rollenspielen und Feedback möglich sowie ein Training sozialer Fähigkeiten
- Es liegen auch spezielle Programme zur Behandlung des Autismus vor, deren Wirksamkeit gut belegt ist (▶ Spezielle Programme zur Behandlung des Autismus)

Spezielle Programme zur Behandlung des Autismus

Therapieprogramm nach Lovaas

Es wird u. a. davon ausgegangen, dass es sich bei autistischen Störungen primär um Störungen der Wahrnehmung und nicht um Beziehungsstörungen handelt. Die Therapie ist sehr zeitintensiv, beansprucht wöchentlich 15–40 Stunden und ist auf mehrere Jahre angelegt. Sie basiert auf der systematischen Anwendung und Evaluation lerntheoretisch begründeter Techniken der Verhaltensmodifikation. Die Therapie beginnt mit dem Erlernen grundlegender sozialer Verhaltensweisen, in der Folge wird der Schwerpunkt auf sprachliche Fähigkeiten verlagert. Parallel wird versucht, die Kinder in Kontakt zu gesunden Kindern zu bringen. Am Ende der Therapie steht die Beschäftigung mit Emotionen, vorschulischen Fähigkeiten sowie der Fähigkeit zur Selbstregulation in fremder Umgebung.

TEACCH-Programm (Treatment and Education of Autistic and Related Communication-Handicapped Children)

Es basiert ebenfalls auf verhaltenstherapeutischen Techniken und versucht, die Stärken und Schwächen der Kinder in Einklang zu bringen und nicht nur die Schwächen zu eliminieren. Das Training wird von unterschiedlichen Personen in verschiedenen Umgebungen durchgeführt.

- Auch wenn sie teilweise sehr populär sind, müssen die folgenden therapeutischen Ansätze als eher **kritisch** in Bezug auf ihre erwiesene Wirksamkeit **bewertet** werden: – Festhaltetherapie – psychodynamische, aufdeckende Therapieverfahren – gestützte Kommunikation – Klangtherapie nach Tomatis – Diäten oder Vitamintherapien – tiergestützte Therapie

Pharmakotherapie (▶ Kap. 13)

Die Wahl des Medikaments richtet sich nach der Zielsymptomatik, die beeinflusst werden soll (◻ Tab. 10.2, ▶ Kap. 13).

Weitere Maßnahmen und Hilfen

Logopädie und Ergotherapie

Logopädie zur Förderung der Sprech- und Sprachfähigkeit, Ergotherapie zur Verbesserung der Feinmotorik oder Physiotherapie zur Förderung der Koordination sind nie wissenschaftlich auf ihre Wirksamkeit untersucht worden, können jedoch im Einzelfall zu einer Verbesserung der Lebensqualität beitragen.

Jugendhilfemaßnahmen

- Unter Umständen kann auch eine stationäre oder teilstationäre Unterbringung in einer spezialisierten Einrichtung der Jugendhilfe indiziert sein, insbesondere bei
  - ausgesprochenem Förder- und Betreuungsbedarf
  - fehlenden Fördermöglichkeiten vor Ort
  - erschöpften familiären Ressourcen

Auszug aus der ärztlichen Stellungnahme nach § 35a

Bei Stellungnahmen ist es wichtig, auf das Intelligenzniveau zu achten: bei Kindern mit einer Intelligenz im Bereich der geistigen Behinderung ist das SGB XII zuständig (▶ Kap. 16).

Alexander leidet an einem frühkindlichen Autismus (F84.0). Die Eltern wurden über die Diagnose aufgeklärt und über Hilfs- und Unterstützungsmöglichkeiten beraten. Eine Fortsetzung der bestehenden Frühfördermaßnahmen wird empfohlen. Diese Störung zeichnet sich aus durch gestörte soziale Interaktion und Kommunikationsprobleme. Vor allem die soziale Interaktion ist bei diesen Kindern gestört, ebenso die Empathiefähigkeit. Wichtig ist bei Alexander ein stringentes verhaltenssteuerndes pädagogisches Setting. Besonders schwierig ist es für Kinder mit Autismus, wenn sich Veränderungen in der Umwelt einstellen. Alexander kann dann nicht genügend flexibel auf solche Veränderungen reagieren und zeigt immer wieder

◻ **Tab. 10.2** Gängige Medikamente, die bei bestimmten Zielsymptomen zum Einsatz kommen

Stoffgruppe	Medikament/Dosierung	Zielsymptome
SSRI	Fluoxetin 20–40 mg/Tag Fluvoxamin 50–200 mg/Tag Citalopram 20–40 mg/Tag	Stereotypien, Angst- und Zwangsstörung, Depression
Atypische Antipsychotika	Risperidon 0,5–2 mg/Tag Olanzapin 2,5 mg/Tag Quetiapin 25 mg/Tag	Irritabilität, Impulsivität, selbstverletzendes Verhalten Aggression, repetitives Verhalten, motorische Unruhe, affektive Symptome (Ängste)
Stimulanzien, Atomoxetin	Methylphenidat 0,3–1 mg/kg KG Atomoxetin 0,5–1,2 mg/kg KG	Hyperaktivität, Aufmerksamkeitsprobleme

SSRI selektive Serotoninwiederaufnahmehemmer

temporär starke Verhaltensauffälligkeiten, die einer starken pädagogisch-therapeutischen Beeinflussung bedürfen.

Empfehlung

Insofern sollte seine Beschulung auf die Bedürfnisse des Jungen ausgerichtet sein (kleine Klasse, bei Veränderungen im Klassenverbund Möglichkeiten intensiverer Betreuung etc.).

Schema zur Erfassung der Teilhabebeeinträchtigung im Fall von Alexander ► Anhang A5.

Weiterführende Literatur

Kasari C, Lawton K (2010) New directions in behavioral treatment of autism spectrum disorders. Curr Opin Neurol 23(2): 137–143

McDougle CJ, Scahill L, Aman MG, McCracken JT, Tierney E, Davies M, Arnold LE et al. (2005) Risperidone for the core symptom domains of autism: results from the study by the autism network of the research units on pediatric psychopharmacology. Am J Psychiatry 162(6): 1142–1148

Poustka L, Poustka F (2007) Psychopharmakologie autistischer Störungen. Z Kinder Jugendpsychiatr Psychother 35(2): 87–94

Verhoeven JS, De Cook P, Lagae L, Sunaert S (2010). Neuroimaging of autism. Neuroradiology 52(1): 3–14

Volkmar FR, Lord C, Bailey A, Schultz RT, Klin A (2004) Autism and pervasive developmental disorders. J Child Psychol Psychiatry 45(1): 135–170

D Störungen mit diagnoseleitender biografischer Komponente

Coping, Lerngeschichte und Persönlichkeitsentwicklung

11.1 Reaktionen auf schwere Belastungen

Veronica Kirsch und Yonca Izat

Tab. 11.1 Reaktionen auf schwere Belastungen – ICD-10

Erkrankung	ICD-10-Kodierung	Definition	Therapiestrategie
Akute Belastungsstörung	F43.0	Unmittelbare, vorübergehende psychische Reaktion auf ein traumatisches Erlebnis; Mischbild verschiedener Symptombereiche	Stabilisierung und Sicherung der Lebenssituation/des Kindeswohls; Psychoedukation; Symptomüberwachung im Verlauf
Posttraumatische Belastungsstörung	F43.1	Chronische Symptombildung nach traumatischem Erlebnis; Symptomtrias (Wiedererleben, Vermeidung, autonome Übererregung)	Stabilisierung und Sicherung der Lebenssituation/des Kindeswohls; traumafokussierte kognitive Verhaltenstherapie
Anpassungsstörung	F43.2x	Mittelfristig vorübergehende psychische Belastung als Reaktion auf ein psychosoziales Ereignis von nicht außergewöhnlichem Ausmaß; Mischbild von/oder Depressionen, Ängste, Störungen des Sozialverhaltens	Stabilisierung und Sicherung der Lebenssituation/des Kindeswohls; bei Gefahr der Chronifizierung und/oder ausgeprägter Belastung ggf. leitlinienkonforme Behandlung der dominanten Symptomatik

Fallbeispiel

Nach langjähriger häuslicher Gewalt tötete Herr T. seine Frau durch mehrere Messerstiche. Der 4 Jahre alte Sohn befand sich zum Tatzeitpunkt in der Wohnung; inwieweit er die Tat direkt beobachtete ist unklar. Die 9 Jahre alte Tochter war beim Turnen und ging zu einer Freundin, als die Mutter sie nicht wie üblich abholte. Die Polizei wurde durch Nachbarn benachrichtigt, die Kinder wurden noch am Tattag in Obhut genommen. 3 Monate nach der Tat leidet das Mädchen unter wiederkehrenden, erschreckenden Erinnerungen und Albträumen, die mit physiologischen Stressreaktionen und deutlicher emotionaler Belastung verbunden sind. Sie vermeidet weitestmöglich jegliche Gedanken, Gefühle und Gespräche über ihre Eltern, ihr Zuhause und die Tat. Sie empfindet deutlich weniger Freude, zieht sich sozial zurück, ihr Gefühlsleben ist massiv eingeschränkt. Des Weiteren schildert sie Schlafstörungen, Konzentrationsschwierigkeiten und berichtet, leicht reizbar zu sein. Sie fühlt sich mitschuldig und glaubt, dass sie die Tat möglicherweise verhindern hätte können (»Wenn ich nicht zum Turnen gegangen wäre …«). Zudem schämt sie sich für ihren Vater, auch für die langjährige, dem Tötungsdelikt vorangegangene massive häusliche Gewalt. Sie berichtet von Zukunftsängsten (z. B. Wo wird sie leben? Kann sie mit ihrem Bruder zusammenbleiben?).

Der jüngere Bruder habe sich bereits vor dem belastenden Ereignis häufig aggressiv und impulsiv verhalten. Dies verstärkte sich massiv, zudem berichtet er Erziehern wiederholt von Erinnerungen an das traumatische Ereignis und wirkt dabei emotional deutlich belastet. Er leidet unter häufigen Albträumen und Schlafstörungen. Mit bekannten Personen, z. B. Verwandten, vermeidet er hingegen jegliches Gespräch über seine Familie. Er wirkt körperlich angespannt und ist leicht schreckhaft.

Epidemiologie

Schwere Belastungen bzw. Traumata führen bei nahezu allen Menschen kurzfristig zu Belastungsreaktionen, die sich in ihrem Erscheinungsbild oft deutlich unterscheiden. Dabei ist die Abgrenzung zwischen einer angemessenen Belastungsreaktion und den klinisch relevanten Störungsbildern der **akuten Belastungsstörung** und der **Anpassungsstörungen** teilweise schwierig. Bei diesen Störungsbildern ist innerhalb relativ kurzer Zeit eine hohe Rate von Spontanremissionen beobachtbar, sodass nur ein geringer Teil klinisch relevant wird.

- Es ist davon auszugehen, dass die Prävalenz der akuten Belastungsstörungen bzw. der Anpassungsstörungen deutlich höher liegt als die der **posttraumatischen Belastungsstörung** (PTBS)
- Die PTBS äußert sich in einer spezifischeren und damit abgrenzbareren Symptomatik von hoher klinischer Relevanz, selbst bei nicht vollständig erfüllten Diagnosekriterien
- Die Funktionsfähigkeit der Betroffenen ist oftmals eingeschränkt, sie sind auch durch die häufig vorliegenden Komorbiditäten sehr belastet
- Die Symptomatik zeichnet sich durch eine hohe Stabilität und eine schlechte Prognose bei Nichtbehandlung aus

- Lebenszeitprävalenz in der Allgemeinbevölkerung: 1–10%
- Frauen sind deutlich häufiger betroffen (2:1)
- Die Vulnerabilität bei Kindern und Jugendlichen ist besonders hoch
- Bei Traumata mit interpersoneller, v. a. sexueller Gewalt und bei multiplen Traumatisierungen erhöht sich das Risiko für eine PTBS

Symptomatik und Klassifikation

Akute Belastungsreaktion (»Psychischer Schock«) (ICD-10: F43.0; DSM-IV: 308.3)

- Eine akute Belastungsreaktion zeigt ein gemischtes Bild mit wechselnder Symptomatik von – Angst (v. a. vegetative Zeichen) – Depression – Derealisation – Desorientiertheit – Ärger – Verzweiflung – Hyperaktivität – Dissoziation und Rückzug
- Bei Kindern treten auch regressive Phänomene auf (z. B. wieder im Bett der Eltern schlafen, einnässen)

Trauma und Beginn der Symptomatik

ICD-10:

- Beginn **innerhalb 1 h** nach außergewöhnlicher psychischer oder physischer Belastung

DSM-IV:

- s. Kriterium A bei PTBS

Symptomatik und Schweregradeinteilung

ICD-10:

F43.00 leicht: Symptome aus Gruppe 1
F43.01 mittelgradig: Symptome aus Gruppe 1 und 2 Symptome aus Gruppe 2
F43.02 schwer: Symptome aus Gruppe 1 und 4 Symptome aus Gruppe 2 oder dissoziativer Stupor (F44.2, ► Kap.4)

1. Kriterien B, C und D der generalisierten Angststörung (F41.1, ► Kap.2.2)
2. Weitere Kriterien: – sozialer Rückzug – Einengung der Aufmerksamkeit – objektivierbare Desorientiertheit – Ärger oder verbale Aggression – Verzweiflung oder Hoffnungslosigkeit – unangemessene, sinnlose Überaktivität – unkontrollierbare, kulturell außergewöhnliche Trauer

DSM-IV:

- **Dissoziative Symptome – nach oder während des Ereignisses mindestens 3:** – emotionale Taubheit, Entfremdung bzw. mangelnde emotionale Reaktivität – verringertes Gewahrsein der Umwelt (wie »benebelt«) – Derealisation – Depersonalisation – dissoziative Amnesie
- **Wiedererleben – mindestens 1 Symptom:** – Erinnerungen, inkl. Bilder, Gedanken, Träume, Wahrnehmungen, Illusionen, Flashbacks, Handeln und Fühlen als ob, Belastung bei internaler oder externaler Konfrontation – physiologische Reaktion bei internaler oder externaler Konfrontation mit Triggern
- **Vermeidung:** – Vermeiden von traumabezogenen Gedanken, Gefühlen bzw. Gesprächen, Aktivitäten, Orten bzw. Menschen
- **Angst- oder erhöhte Erregung,** z. B. – Schlafstörungen – Reizbarkeit – Konzentrationsschwierigkeiten – übermäßige Wachsamkeit – übertriebene Schreckreaktion – motorische Unruhe

Dauer und Belastung

ICD-10:

- Bei Beendigung oder Abmilderung der Belastung beginnt die Symptomatik nach frühestens 8 h, bei Fortdauern der Belastung nach maximal 48 h nachzulassen

DSM-IV:
- Die Symptomatik besteht innerhalb der 4 Wochen nach dem Trauma, dauert mindestens 2 Tage und nicht länger als 4 Wochen an
- Es kommt zu bedeutsamer Belastung und Funktionseinschränkung

Ausschlusskriterium
ICD-10:
- Seit mindestens 3 Monaten liegt keine andere psychische Störung (außer generalisierter Angststörung und Persönlichkeitsstörungen) vor

DSM-IV:
- Die Symptomatik ist nicht die Folge von Substanzmissbrauch oder Medikation
- Sie lässt sich nicht besser unter akute vorübergehende psychotische Störung klassifizieren
- Sie ist keine Exazerbation einer vorbestehenden Achse-I- oder Achse-II-Störung

Anpassungsstörungen (ICD-10: F43.2x; DSM-IV: 309.xx)

- Die Symptomatik dieser Störungsgruppe dauert länger an als die der akuten Belastungsreaktion und lässt sich eindeutiger einem der folgenden Symptombereiche zuordnen: – Depression – Angst – regressive Phänomene bei Kindern – Störungen des Sozialverhaltens bzw. – gemischte Ausprägungen hiervon

Trauma und Beginn der Symptomatik
ICD-10:
- Beginn **innerhalb eines Monats** nach psychosozialer Belastung von nicht außergewöhnlichem oder katastrophalem Ausmaß

DSM-IV:
- Beginn **innerhalb von 3 Monaten** nach der Belastung

Symptomatik und vorherrschendes Erscheinungsbild
ICD-10:
Symptome aus den Bereichen affektive (F3), neurotische, Belastungs- und somatoforme Störungen (F40–48) sowie Störungen des Sozialverhaltens (F91), die die Kriterien der einzelnen Störungen nicht vollständig erfüllen.

Das vorherrschende Erscheinungsbild wird wie folgt kodiert:
- Kurze depressive Reaktion (F43.20): maximal 1 Monat
- Längere depressive Reaktion (F43.21): maximal 2 Jahre
- Angst und depressive Reaktion gemischt (F43.22)
- Mit vorwiegender Beeinträchtigung von anderen Gefühlen (F43.23): – Angst – Depression – Sorge – Anspannung – Ärger – regressives Verhalten
- Mit vorwiegender Störung des Sozialverhaltens (F43.24)
- Gemischte Störung von Gefühl und Sozialverhalten (F43.25)
- Mit sonstigen spezifischen deutlichen Symptomen (F43.28)

DSM-IV:
Akut: Symptomatik dauert maximal 6 Monate

Chronisch: Symptomatik dauert länger als 6 Monate
- Mit depressiver Stimmung (309.0)
- Mit Angst und depressiver Stimmung, gemischt (309.28)

- Mit Störung des Sozialverhaltens (309.3)
- Mit emotionalen Störungen und Störungen des Sozialverhaltens (309.4)
- Mit Angst (309.24)
- Nicht näher spezifiziert (309.9)

Dauer und Belastung

ICD-10:

- Nach Beendigung der Belastung oder ihrer Folgen dauert die Symptomatik maximal 6 Monate an (Ausnahme F43.21)

DSM-IV:

- Nach Beendigung der Belastung oder ihrer Folgen dauert die Symptomatik maximal 6 Monate an
- Signifikante Belastung bzw. Funktionseinschränkung

Ausschlusskriterien

ICD-10:

- Emotionale Störung mit Trennungsangst des Kindesalters

DSM-IV:

- Die Symptomatik entspricht nicht den Kriterien einer anderen Achse-I-Störung
- Oder ist eine Exazerbation einer vorbestehenden Achse-I- oder Achse-II-Störung
- Oder ist allein durch eine Trauerreaktion erklärbar

Posttraumatische Belastungsstörung (PTBS) (ICD-10: F43.1; DSM-IV: 309.81)

- Bei einer PTBS liegt in unterschiedlicher und entwicklungsstandabhängiger Ausprägung folgende Symptomtrias (3 Cluster) vor: – Wiedererleben – Vermeidung – autonome Übererregung

▶ Posttraumatische Belastungsstörung – Diagnosekriterien

> **Posttraumatische Belastungsstörung – Diagnosekriterien**
>
> Die Diagnosekriterien des DSM-IV berücksichtigen teilweise entwicklungsspezifische Symptomausprägungen des Kindes- und Jugendalters und sind besser operationalisiert als in der ICD-10. Aufgrund der strengeren Kriterien kann eine PTBS nach DSM-IV aber seltener diagnostiziert werden als nach ICD-10. Nach Studienlage ist eine subklinische Symptomatik, d. h. keine Symptome in einem Cluster oder nicht ausreichend Symptome in mehreren Clustern, ebenso klinisch relevant und behandlungsbedürftig wie eine voll ausgeprägte Symptomatik. Die Angemessenheit der dem Erwachsenenbereich entnommenen Diagnosekriterien für das Kindes- und Jugendalter wird oft diskutiert, v. a. die Symptome des Clusters »Vermeidung« bei präpubertären Kindern. Scheeringa und Zeanah (2005) entwickelten und überprüften alternative Diagnosekriterien für das Vorschulalter, die gerade für den Altersbereich bis 7 Jahre deutlich angemessener erscheinen und Anwendung finden sollten.

Kriterium A: Trauma

ICD-10:

- Person war einem kurz oder lang anhaltenden Ereignis oder Geschehen von außergewöhnlicher Bedrohung oder mit katastrophalem Ausmaß ausgesetzt, das nahezu bei jedem tief greifende Verzweiflung auslösen würde

DSM-IV:

- Person erlebte, beobachtete oder war mit einem bzw. mehreren Ereignissen konfrontiert, die tatsächlichen bzw.

drohenden Tod oder ernsthafte Verletzung oder Gefahr der körperlichen Unversehrtheit der eigenen bzw. anderer Person beinhaltete

- Die Reaktion umfasste intensive Furcht, Hilflosigkeit oder Entsetzen
- Beachte: bei Kindern auch aufgelöstes, agitiertes Verhalten; bei sexueller Gewalt ist Kriterium A automatisch erfüllt

Kriterium/Cluster B: Wiedererleben

ICD-10– mindestens 1 Symptom:

- Anhaltende aufdringliche Nacherinnerungen (Flashbacks), lebendige Erinnerungen, Träume, innere Bedrängnis bei Konfrontation

DSM-IV – mindestens 1 Symptom:

- Erinnerungen, inkl. Bilder, Gedanken, Wahrnehmungen; bei Kindern auch traumabezogenes Spielthema
- Traumabezogene Träume; bei Kindern auch Albträume ohne Bezug
- Handeln und Fühlen als ob, inkl. Illusionen, Halluzinationen, dissoziative Flashbacks (auch beim Aufwachen und bei Intoxikation); bei Kindern auch traumaspezifische Nachinszenierung
- Psychische Belastung bei internaler oder externaler Konfrontation
- Physiologische Reaktion bei internaler oder externaler Konfrontation

Kriterium/Cluster C: Vermeidung

ICD-10– mindestens 1 Symptom:

- Dem Trauma ähnliche oder damit in Zusammenhang stehende Umstände werden tatsächlich oder möglichst vermieden; Vermeidungsverhalten bestand nicht vor dem Trauma

DSM-IV – mindestens 3 Symptome:

- Bewusstes Vermeiden von traumabezogenen Gedanken, Gefühlen bzw. Gesprächen
- Bewusstes Vermeiden von Aktivitäten, Orten bzw. Menschen
- Unfähigkeit, sich an einen wichtigen Traumaaspekt zu erinnern
- Vermindertes Interesse bzw. Teilnahme an Aktivitäten
- Gefühl von Losgelöstheit bzw. Entfremdung
- Emotionale Abflachung
- Gefühl einer eingeschränkten Zukunft

Kriterium/Cluster D: Autonome Übererregung

ICD-10 – entweder 1. oder 2 Symptome aus »autonome Übererregung«:

1. Unfähigkeit, sich an wichtigen Traumaaspekt zu erinnern
2. Autonome Übererregung – Ein- bzw. Durchschlafstörungen – Reizbarkeit bzw. Wutausbrüche – Konzentrationsschwierigkeiten – übermäßige Wachsamkeit – erhöhte Schreckhaftigkeit

DSM-IV – mindestens 2 Symptome, die nicht vor dem Trauma bestanden:

- Symptome: – Ein- bzw. Durchschlafstörungen – Reizbarkeit bzw. Wutausbrüche – Konzentrationsschwierigkeiten – übermäßige Wachsamkeit – übertriebene Schreckreaktion

Kriterium E (Zeit) und F (Belastung)

ICD-10:

- Beginn der Symptomatik (Cluster B, C und D) **spätestens 6 Monate** nach dem Trauma
- Ausnahmen sind möglich

DSM-IV:

- Die Symptomatik (Cluster B, C und D) besteht seit **mindestens 1 Monat** und führt zu klinisch bedeutsamem Leiden und Beeinträchtigung

Ätiologie

Eine Besonderheit ist die **kausale Verursachung** durch ein traumatisches Erlebnis (akute und posttraumatische Belastungsstörung) oder ein belastendes psychosoziales Ereignis von nicht ungewöhnlichem Ausmaß (Anpassungsstörungen). Grundsätzlich gelten biopsychosoziale Ätiologiemodelle mit entsprechenden Schutz- und Risikofaktoren.

Akute Belastungsstörungen und Anpassungsstörungen

- Die Ätiologie ist weitestgehend unklar
- Vermehrt diskutiert werden:
  - biologische Faktoren bei der akuten Belastungsstörung
  - Modelllernen, operante Konditionierung und dysfunktionale Kognitionen bei der Anpassungsstörung

PTBS

- Bedeutsam sind:
  - klassische und operante Konditionierung
  - Modelllernen
  - subjektive Bewertung des Traumas
  - dysfunktionale Kognitionen
  - Vermeidungsverhalten als Copingstrategie
  - chronische psychophysiologische/neuroendokrine Stressreaktionen
- Biologische Faktoren werden ebenfalls als Risikofaktoren diskutiert
- Die Beteiligung genetischer Faktoren ist unklar

Komorbiditäten

- Über die Komorbiditätsrate bei Anpassungsstörungen ist wenig bekannt
- Bei akuten Belastungsreaktionen liegen definitionsgemäß kaum komorbide Störungen vor
- Bei der PTBS kommt es gehäuft zu komorbid vorliegenden Störungen:
  - Depressionen
  - somatoforme Störungen (v. a. undifferenzierte)
  - Substanzmissbrauch
  - Angststörungen
  - aggressives Verhalten
  - Störungen des Sozialverhaltens
  - ADHS
  - Persönlichkeitsstörungen (v. a. Borderline)
  - Suizidgedanken und -versuche
  - selbstverletzendes Verhalten
  - reaktive Bindungsstörungen
  - Essstörungen
  - Mutismus
- Kinder in institutioneller Erziehung oder mit entsprechender Vorgeschichte sind oft multiplen Belastungen ausgesetzt (gewesen); sie erfüllen oft nicht das Vollbild einer PTBS, deshalb wird über die Einführung einer *trauma developmental disorder* im DSM-V diskutiert
- Auch bei Kindern und Jugendlichen, die vorwiegend durch aggressiv-dissoziales Verhalten und Substanzkonsum imponieren, sollte das Vorliegen eines Traumas exploriert werden, da sich diese externalisierenden Verhaltensweisen oftmals sekundär entwickeln
- In einigen Fällen kann erst nach erfolgreichem Abschluss einer Traumatherapie bestimmt werden, ob Symptome wie motorische Unruhe und Konzentrationsschwierigkeiten der PTBS oder einer komorbid vorliegenden ADHS zuzuordnen sind

Diagnostik

Jede Neuvorstellung eines Patienten sollte eine Traumaexploration und ein PTBS-Symptom-Screening beinhalten. Die Diagnostik der Belastungsstörungen erfolgt grundsätzlich durch die Exploration des Patienten und seiner Bezugspersonen. Dabei sind die Anamnese des Traumas, die Lebensgeschichte, Umgebungsfaktoren und Auswirkungen auf den Alltag zu erheben. Der psychopathologischen Befunderhebung kommt ein besonderer Stellenwert zu.

Grundsätzlich sollten in der Diagnostik folgende Punkte beachtet werden:

- Nie von der Symptomatik ableiten, dass eine Traumatisierung stattgefunden hat bzw. welche Art der Traumatisierung vorliegt
- Den hohen Internalisierungsgrad beachten (die Symptomatik ist teilweise kaum beobachtbar, die Exploration des Patienten ist unerlässlich)
- Die Bezugspersonen explorieren, auch wenn sie über die internalisierende Symptomatik oft weniger gut berichten können
- Die Exploration benötigt oft Zeit, ggf. sind mehrere Termine notwendig, da erst ein Beziehungsaufbau erfolgen muss und Scham und Vermeidungsverhalten den Bericht erschweren
- Die Fragen sind individuell an das jeweilige Erlebnis anzupassen, spezifische Beispiele sind hilfreich (z. B. »Versuchst Du zu vermeiden, X zu sehen oder zu X zu gehen?«)
- Das Trauma konkret benennen (z. B. »Nachdem Du sexuell missbraucht wurdest …« anstatt »Nachdem Du das Schreckliche erlebt hast«)
- Klärung, ob die Traumatisierung fortdauert bzw. eine fortdauernde Exposition mit traumarelevanten Reizen stattfindet
- Vermeidungstendenzen, Dissimulation und Selbstmedikationsversuche durch Drogen und Alkohol beachten und erfragen

Exploration von

- Art, Dauer und Schwere der erlebten traumatischen Erfahrung(en)
- Ausmaß der initialen Angstreaktion
- Vorliegen und Schweregrad der Symptome
- Funktioneller Beeinträchtigung in der gegenwärtigen psychosozialen Situation
- Bewältigungsverhalten des Betroffenen und Reaktionen der Umwelt
- Veränderungen des Lebensalltags, Verluste
- Belastung der Bezugspersonen (oftmals entwickeln nahestehende Personen eine PTBS als Reaktion auf das Trauma des Kindes)
- Sozialer und familiärer Unterstützung, Ressourcen
- Kognitiven Verzerrungen, Schuld, Scham, Ambivalenzen, Loyalitätskonflikten
- Verlust erworbener Fähigkeiten
- Spielverhalten und Reinszenierungen (z. B. Diebesgut)
- Juristischen Kontexten (Strafverfolgung, Opferentschädigungs-, Gewaltschutzgesetz)

? Hilfreiche Fragen

- Kannst Du mir von etwas Angenehmen erzählen, das Du in der letzten Zeit unternommen hast, oder von etwas, das Du gerne machst? (erleichtert den Bericht über das belastende Erlebnis)
- Weißt Du, warum A (Bezugsperson) Dich zu mir gebracht hat?
- Ich weiß von A (Bezugsperson), dass Du etwas Schlimmes erlebt hast. Kannst Du mir davon erzählen?
- Ggf.: Am/Vor … (Zeitpunkt) ist X (Ereignis benennen) passiert. Kannst Du mir davon erzählen? Wie war das? Was ist dann passiert?
- Ich weiß, dass es sehr schwer ist, von etwas Schlimmem oder Unangenehmem zu erzählen. Ich möchte aber gerne herausfinden wie es Dir geht und wie wir Dich unterstützen können. Dafür ist es wichtig, dass Du mir erzählst was passiert ist und wie es Dir geht.

- Ich weiß von anderen Kindern, dass es schwer ist, zu erzählen. Später haben sie mir gesagt, dass es gut war, darüber zu sprechen, und es ihnen geholfen hat.
- Ich war ja nicht dabei, kannst Du mir das genauer erzählen?
- Was hast Du da gedacht? Wie hast Du Dich gefühlt?
- Musst Du dauernd an X denken, obwohl Du das gar nicht möchtest? Was träumst Du?
- Wie geht es Dir, wenn ich Dich nach X frage oder Du Y (Trigger) begegnest? Was passiert in Deinem Körper?
- Möchtest Du am liebsten nicht an X denken, nichts davon hören, durch nichts erinnert werden?
- Gibt es etwas, das Du seit X nicht mehr machst, einen Ort, den Du nicht mehr besuchst?
- Wie schläfst Du? Wie fühlst Du Dich? Kann man Dich leicht erschrecken?

Fragebogenverfahren

Folgende Fragebogen eignen sich zum Screening und zur Verlaufskontrolle.

Akute Belastungsstörungen

- Checkliste zur akuten Belastungssymptomatik CAB (dt. Version des *Acute Stress Index for Children* – ASC-Kids) → Selbsturteil ab 8 Jahren nach Single-Trauma → 29 Items; operationalisierte DSM-IV-Kriterien
- TSK10 (dt. Version des *Child Trauma Screening Questionnaire* – CTSQ) → Selbsturteil ab 6 Jahren → 10 Items; operationalisierte DSM-IV-Kriterien der Cluster Wiedererleben und Hyperarousal

Posttraumatische Belastungsstörung

- *UCLA-PTSD Reaction Index* → Selbst- (Jugendlichen- und Kinderversion) und Fremdurteil; ab 7 Jahre → 20–22 Items; operationalisierte DSM-IV-Kriterien aller Cluster; dimensionale und kategoriale Einordnung möglich
- TSK10 → s. oben, akute Belastungsstörung
- *Children's Impact of Event-Scale* (CRIES 13) → Selbsturteil, ab 8 Jahre → 13 Items; operationalisierte DSM-IV-Kriterien aller Cluster
- PDS-D → Selbsturteil, ab 16 Jahre → 17 Items; operationalisierte DSM-IV-Kriterien aller Cluster

Allgemein

- Angst- und Depressionsfragebogen, z. B. FAS-E/K und BDI-II
- *The Child Dissociative Checklist* (CDC)

Störungsspezifische Klinische Interviews

Störungsspezifische Klinische Interviews mit dem Betroffenen selbst und ergänzend mit Bezugspersonen sind v. a. für eine PTBS der Goldstandard in der Diagnostik.

Akute Belastungsstörungen

- Interview zu Belastungsstörungen – akute Belastungsstörung Kinder und Jugendliche IBS-A-KJ (dt. Version des CAPS-CA) → s. unten, posttraumatische Belastungsstörung

Posttraumatische Belastungsstörung

- Interview zu Belastungsstörungen – posttraumatische Belastungsstörung Kinder und Jugendliche IBS-P-KJ (dt. Version des CAPS-CA) → Goldstandard; Version für akute und posttraumatische Belastungsstörung → Selbsturteil ab 7 Jahre mit Visualisierungshilfen → operationalisierte DSM-IV-Kriterien aller Cluster;

Dimensionale und kategoriale Einordnung (nach DSM-IV und ICD-10) möglich – Intensität und Häufigkeit der Symptome getrennt einschätzbar – Deutsch normiert – K-SADS-PL PTSD gute Ergänzung des IBS-KJ durch Elternurteil

- PTBS Semistrukturiertes Interview und Beobachtungsbogen für Säuglinge und Kleinkinder PTSD-SSI (Scheeringa u. Zeanah 2005) – Fremdurteil für Kinder ab 9 Monate – alternative Diagnosekriterien für Säuglinge und Kleinkinder, angelehnt an DSM-IV-Kriterien – dimensionale und kategoriale Einordnung nach DSM-IV-Kriterien und den alternativen Kriterien möglich

Leistungsdiagnostik

- Die Kenntnis des intellektuellen Leistungsniveaus des Patienten ist in erster Linie für die individuelle Therapieplanung von Bedeutung
- Zu beachten ist, dass eine PTBS oder andere Belastungsreaktionen das Leistungsniveau negativ beeinflussen können
- Oftmals kommt es aufgrund von Schulversäumnissen, emotionaler Belastung, Konzentrations- und Gedächtnisschwierigkeiten zu einem Leistungsknick in der Schule

Labor und sonstige Diagnostik

- Somatische Abklärung, insbesondere bei Traumata mit körperlichen Auswirkungen
- Labor zum Ausschluss somatischer Ursachen
- Bei sexuellem Missbrauch sind körperliche Untersuchungen höchst sensibel durchzuführen
- Wiederholte organische Diagnostik ist grundsätzlich zu vermeiden

Differenzialdiagnostik

- Die Differenzialdiagnostik wird besonders wichtig, wenn eine Traumatisierung unsicher bzw. die zeitliche Zuordnung zur Symptomatik fraglich ist bzw. die Symptomatik schon vor dem Trauma bestand.
- Neben den unter Komorbiditäten aufgeführten Symptomkomplexen sind wegen der möglicherweise ähnlich anmutenden Erscheinungsbilder folgende Bereiche zu beachten: – Psychosen – dissoziative Störungen – Hyperthyreoidismus – Asthma – Anfallsleiden – Tumorerkrankungen – Medikamentennebenwirkungen (z. B. Antihistaminika, SSRI, atypische Antipsychotika)

Therapie

- Bei allen Belastungsstörungen gilt es, zunächst Sicherheit und Stabilität zu garantieren, d. h., ein Fortdauern der Exposition (z. B. Gewalt, Missbrauch) auszuschließen bzw. zu beenden
- Ggf. muss eine Inobhutnahme erfolgen (► Kap. 16)
- Ein Therapiebeginn unter Fortdauern des Traumas bzw. unter fortdauernder Exposition mit vermeidbaren Schlüsselreizen ist absolut kontraindiziert, akute Suizidalität ist auszuschließen
- Von De-briefing ist aufgrund nicht nachgewiesener Effektivität und möglicherweise negativen Konsequenzen (z. B. Destabilisierung, Retraumatisierung) im Kindes- und Jugendalter abzusehen

Setting

- Grundsätzlich haben ambulante, psychotherapeutische Interventionen Vorrang vor stationären und medikamentösen Behandlungen

- Mangelnde soziale Unterstützung bzw. massiver sozialer Rückzug, deutlich ausgeprägte Komorbiditäten z. B. in Form von Substanzmissbrauch und selbstverletzendem Verhalten, können eine stationäre Therapie unabdingbar machen

Psychotherapie

Kontraindikationen für traumafokussierte Psychotherapie

Absolut:

- Akute Suizidalität
- Bestehender Täterkontakt
- Akute Psychose

Relativ:

- Instabile psychosoziale Situation
- Anhängiges Gerichtsverfahren
- Eingeschränkte körperliche Belastbarkeit
- Substanzmittelabusus
- Schwere Dissoziationsneigung
- Mangelnde Affekttoleranz
- Unkontrolliert autoaggressives Verhalten

Akute Belastungsstörung

- Herstellen von Sicherheit und Wiederherstellen von Alltagsroutine
- Stabilisierung und Unterstützung aller beteiligten Personen
- Stärkung der Haltefunktion der Eltern ohne hohe *expressed emotions*
- Klärung der Notwendigkeit, in geschütztem Rahmen und bei eigenem Wunsch, über das Trauma sprechen zu können
- Psychoedukation über normale Stressreaktion und Abgrenzung von pathologischen Reaktionen
- Symptomüberwachung im Verlauf

Posttraumatische Belastungsstörung

Die Therapie von jeweils vorliegenden Komorbiditäten sollte leitlinienkonform durchgeführt werden, der Fokus liegt allerdings zunächst auf der Behandlung der Hauptsymptomatik, d. h. der PTBS. Die Behandlungsentscheidung ist abhängig von der Schwere und der Beeinträchtigung des Patienten und sollte dementsprechend auch bei subklinischer Symptomatik erfolgen.

Elemente einer störungsspezifischen Psychotherapie nach den AACAP- und NICE-Leitlinien

- Psychoedukation über Prävalenz und Besonderheiten des jeweiligen traumatischen Erlebnisses, über Symptomatik (einschließlich physiologischer Stressreaktionen), Prognose und Behandlungsmöglichkeiten sowie über das Opferentschädigungsgesetz und die Möglichkeit einer Strafanzeige
  - Opferentschädigungsgesetz (OEG): Die Antragstellung beim zuständigen Versorgungsamt ist für Opfer einer intentionalen Gewalttat auf deutschem Boden möglich, minderjährige Patienten können den Antrag selbst stellen; über das OEG können z. B. auch therapeutische Maßnahmen finanziert werden
  - Strafanzeige: Sie kann ggf. bei der zuständigen Polizeibehörde gestellt werden; bei sexuellem Missbrauch und anderen Offizialdelikten kann die Strafanzeige nicht zurückgenommen werden, Polizei und Staatsanwaltschaft sind gesetzlich verpflichtet, weiter zu ermitteln
  - Die lange Bearbeitungszeit, ausführliche Begutachtungen, wiederholte Befragungen/Aussagen und enttäuschende Resultate (z. B. Strafanzeige wird fallengelassen/Freispruch/Gelder werden nicht bewilligt) können zu erheblichen Frustrationen und einer Chronifizierung der Symptomatik beitragen

! Opferentschädigungsgesetz und Strafanzeige: Beides kann sinnvoll sein, in einzelnen Fällen jedoch auch kontraproduktiv.

- Traumafokussiertes Vorgehen, inkl. (Trigger-)Exposition mit Angstreduktion
- Einbezug wichtiger Bezugspersonen, auch zur Verbesserung deren Symptomatik bzw. Belastung
- Zusätzlich Therapie »am Symptom vorbei«: Verbesserung Funktionsfähigkeit und Hilfe bei Entwicklungsaufgaben
- Kognitive Umstrukturierung dysfunktionaler Gedanken, auch der wahrgenommenen Wahrscheinlichkeit von Bedrohung
- Stressbewältigungsstrategien
- In jedem Fall sollte eine Therapie traumafokussiert stattfinden, die genaue Benennung des Traumas und ein möglichst belastungsfreies Reden über das Trauma ermöglichen, Expositionen mit Triggern und die Umstrukturierung dysfunktionaler Gedanken beinhalten
- Traumafokussierte Therapiemethoden erweisen sich im Vergleich zu nondirektiven bzw. unspezifischen Verfahren alters- und schulenübergreifend als effektiver
- Der Einbezug von Bezugspersonen wird v. a. bei Kindern dringend empfohlen

Von AACAP und NICE empfohlene kognitiv-behaviorale Therapieverfahren

- TF-CBT (*Trauma Focussed Cognitive Behavioral Therapy*)
- CBITS (*Cognitive Behavioral Intervention for Trauma in Schools*)
- PE-A (*Prolonged Exposure – Adolescents*)
- *Seeking safety* bei komorbidem Substanzmissbrauch
- *UCLA Trauma/Grief Program for Adolescents*
- EMDR (*Eye Movement Desensitization and Reprocessing*)

Bewertung der Verfahren:

- Die höchste Evidenz zeigt sich nach Studienlage für das **TF-CBT-Modell** (Cohen et al. 2009), das sowohl eine Ergänzung um *traumatic grief* als auch eine Adaption an Gruppen (**CBITS**) bietet; die Therapiemethode beinhaltet: – Psychoedukation – Elterntraining – Entspannungsverfahren – Affektmodulation – kognitive Umstrukturierung – Auseinandersetzung mit dem Trauma im Narrativ – Expositionen mit Triggern – gemeinsame Eltern-Kind-Sitzungen zur Förderung der Kommunikation – Präventionsarbeit
- Das von Foa entwickelte Therapiemodell **PE-A** (Foa et al. 2008) erwies sich bei Erwachsenen als wirksam, bei Jugendlichen zeigen sich in Studien vielversprechende Effekte; der Einbezug von Bezugspersonen ist auch hier möglich; einzelne Komponenten des PE-A sind: – Förderung von Therapiemotivation – Stabilisierung – Psychoedukation – Atemübungen – Exposition mit Triggern und dem Narrativ – Rückfallprävention
- **EMDR** hat sich bei Erwachsenen als wirksam erwiesen, für Kinder und Jugendliche liegt noch keine ausreichende Evidenz vor; möglicherweise ist eine altersspezifische Anpassung der Technik erforderlich

Von AACAP und NICE empfohlenes psychodynamisches Therapieverfahren

- Die **Child-Parent Psychotherapy** von Lieberman ist für den Altersbereich

bis 7 Jahre nach häuslicher Gewalt konzipiert (Lieberman u. Van Horn 2005); das Therapiemodell beinhaltet neben
- Kriseninterventionsmethoden und konkreter Sozialarbeit
- den Aufbau protektiven elterlichen Verhaltens
- die Förderung des elterlichen Verständnisses für Gedanken und Gefühle der Kinder
- die emotionale Unterstützung durch die Eltern
- die Entwicklung eines gemeinsamen Narrativs über das Trauma

Anpassungsstörungen

- Der Fokus liegt hier nicht auf der Traumabewältigung, sondern auf den pathologischen Reaktionen
- Die Therapie sollte Copingfähigkeiten fördern und ressourcenorientiert durchgeführt werden
- Gleichermaßen sind Psychoedukation und die Schaffung eines geschützten Rahmens, in dem bei Wunsch über die belastenden Ereignisse gesprochen werden kann, notwendig

Elternarbeit

Fokus der Elternarbeit bei allen Belastungsstörungen

- Unterstützung in ihrer Elternfunktion, in günstigem Modellverhalten und wenig *expressed emotions*
- Unterstützung in der Stabilisierung der Situation, ggf. durch Jugendhilfemaßnahmen
- Psychoedukation, Entlastung

In der Therapie der posttraumatischen Belastungsstörung

Enger Elterneinbezug, v. a. bis zum Jugendalter, ist unabdingbar für die Generalisierung und Stabilisierung des Therapieerfolgs. Themen sind:

- Stärkung der Elternfertigkeiten im Umgang mit Verhaltensauffälligkeiten und emotionalen Schwierigkeiten
- Einbezug als Kotherapeuten
  - zur Umsetzung von Selbsthilfestrategien im Alltag (z. B. Entspannungsverfahren, hilfreiche Gedanken etc.)
  - zum Teilen des Traumanarrativs mit dem Kind
  - zur emotionalen Stärkung und Stabilisierung des Kindes
  - zur Sicherung zukünftigen Wohles (z. B. gemeinsames Erarbeiten eines Sicherheitsplans)

Pharmakotherapie (▶ Kap. 13)

- Bei Anpassungsstörungen ist eine Pharmakotherapie entbehrlich
- Bei akuten Belastungsstörungen und PTBS besteht relative Indikation
- Aufgrund der pharmakotherapeutisch verursachten Hemmung der Gedächtniskonsolidierung besteht teils eine Kontraindikation
- An eine die Psychotherapie begleitende Medikation sollte gedacht werden, wenn
  - eine komorbide Störung es erforderlich macht
  - die Psychotherapie bisher nicht ausreichend zu Verbesserungen führte
  - die Notwendigkeit einer raschen Symptomreduktion, z. B. durch quälende Angstsymptome, besteht
- Eine medikamentöse Monotherapie bei Kindern und Jugendlichen ist nach den NICE-Leitlinien kontraindiziert.
- Empfohlene Substanzen s. unten

Selektive Serotoninwiederaufnahmehemmer

- Für Erwachsene mit PTBS zugelassen und evidenzbasiert, Symptomreduktion auf allen Clustern; auch als Monotherapie möglich

- Bei Kindern und Jugendlichen kaum untersucht (Sertralin, Citalopram, Fluoxetin)

Andere Pharmaka
- Propranolol (akut bei z. B. Tachykardie, wirksam gegen Intrusionen, ca. 7 Tage, dann ausschleichend)
- Carbamazepin (Zielsymptom: Intrusionen, Irritabilität, Schlafstörung; **in Deutschland für die Indikation nicht zugelassen**)
- Clonidin (in USA v. a. bei aggressiver Gespanntheit, Impulsivität und Schlafstörungen; **in Deutschland für die Indikation nicht zugelassen**)

Entbehrliche Therapiemaßnahmen und häufige Fehler
- **Verschweigen** der zugrunde liegenden traumatischen Erfahrung
- Längerfristige Gabe von **Benzodiazepinen**
- Vernachlässigung der Sicherstellung eines **geschützten Rahmens**
- Affektiv betonte, **forcierte Frühexposition** im Rahmen von Frühinterventionen
- Überwiegend **somatische bzw. psychopharmakologische** Behandlung
- Traumaexposition ohne hinreichend **stabile therapeutische Beziehung**
- Traumaexposition ohne Beachtung bestehender **Kontraindikationen**

Weitere Maßnahmen und Hilfen
Inobhutnahmen oder andauernde vollstationäre Jugendhilfemaßnahmen werden z. B. bei fortlaufender Gefährdung notwendig. Zur Unterstützung des elterlichen Erziehungsverhaltens können auch ambulante Jugendhilfemaßnahmen wie eine sozialpädagogische Familienhilfe erforderlich sein.

Weiterführende Literatur

Bengel J, Hubert S (2009) Anpassungsstörungen und akute Belastungsreaktion. Hogrefe, Göttingen

Cohen J, Mannarino AP, Deblinger E (2009) Traumafokussierte kognitive Verhaltenstherapie bei Kindern und Jugendlichen. Springer, Berlin Heidelberg New York Tokio

Foa EB, Chrestman KR, Gilboa-Schechtman E (2008) Prolonged exposure therapy for adolescents with PTSD emotional processing of traumatic experiences, therapist guide (programs that work). Oxford University Press, New York

Körner W, Deegener G (2005) Kindesmisshandlung und Vernachlässigung. Hogrefe, Göttingen

Lackner R (2005) Wie Pippa wieder lachen lernte. Fachliche Hilfe für traumatisierte Kinder. Springer; Berlin Heidelberg New York Tokio

Lieberman A, Van Horn P (2005) Don't hit my Mommy! A manual for child-parent-psychotherapy with young witnesses of family violence. Zero to three Press, Washington, DC

Resch F, Schulte-Markwort M (2005) Kursbuch für integrative Kinder- und Jugendpsychotherapie 2005. Schwerpunkt: Dissoziation und Trauma. Beltz Psychologie Verlags Union, Weinheim

Scheeringa M, Zeanah CH (2005) PTSD semistructured interview and observational record for infants and young children. Tulane University Health Sciences Center, New Orleans, LA

Schmid M, Fegert JM, Petermann F (2010) Traumaentwicklungsstörung: Pro und Contra. Kindheit und Entwicklung 19(1): 47–63

11.2 Psychische und Verhaltensstörungen durch psychotrope Substanzen, nichtsubstanzgebundenes Suchtverhalten

Andrea G. Ludolph

Tab. 11.2 Störungen durch psychotrope Substanzen – ICD-10

Erkrankung	ICD-10-Kodierung	Definition	Therapiestrategie
Akute Intoxikation	F1	Vorübergehendes Zustandsbild nach Aufnahme von Alkohol oder anderen psychotropen Substanzen mit Störungen von Bewusstsein, kognitiven Funktionen, Wahrnehmung, Affekt und Verhalten	Bei akuter somatischer Gefährdung somatisches Behandlungssetting, Ausschluss chronischen Substanzkonsums, Ausschluss komorbider psychischer Störung[a]
Schädlicher Gebrauch	F1x.1	Konsumverhalten, das zu einer Gesundheitsschädigung führt, diese kann eine körperliche Störung, etwa in Form einer Hepatitis durch Selbstinjektion von Substanzen sein oder eine psychische Störung, z. B. eine depressive Episode durch massiven Alkoholkonsum	Bei somatischer Gefährdung somatisches Behandlungssetting; bei Substanzkonsum erheblichen Ausmasses Entgiftung und anschl. Rehabilitation in spezialisiertem Behandlungssetting; Ausschluss komorbider psychischer Störung[a]
Abhängigkeitssyndrom	F1x.2	Entscheidendes Charakteristikum der Abhängigkeit ist der oft starke, gelegentlich übermäßige Wunsch, Substanzen oder Medikamente (ärztlich verordnet oder nicht), Alkohol oder Tabak zu konsumieren. 3 oder mehr der folgenden Kriterien sollten mindestens einen Monat lang bestanden haben oder während der letzten 12 Monate wiederholt vorhanden gewesen sein: 1. Starker Wunsch oder Zwang, psychotrope Substanzen zu konsumieren	Ggf. somatisches Behandlungssetting bei Entzugssymptomatik, qualifizierte Entgiftung, Rehabilitation in spezialisiertem Behandlungssetting; Ausschluss komorbider psychischer Störung[a]

▼

Tab. 11.2 *Fortsetzung*

Erkrankung	ICD-10-Kodierung	Definition	Therapiestrategie
		2. Verminderte Kontrollfähigkeit bezüglich des Beginns, der Beendigung und der Menge des Konsums 3. Körperliches Entzugssyndrom bei Beendigung oder Reduktion des Konsums 4. Nachweis einer Toleranz 5. Vernachlässigung anderer Vergnügen oder Interessen 6. Anhaltender Substanzkonsum trotz Nachweis eindeutiger schädlicher Folgen	

[a] Besteht eine komorbide psychische Störung – liegt diese dem Substanzkonsum im Rahmen einer Selbstmedikation womöglich zugrunde –, muss diese je nach Schweregrad ambulant, teilstationär oder stationär kinder- und jugendpsychiatrisch behandelt werden.

Fallbeispiel

Der 16-jährige Tobias wurde morgens um 3:00 Uhr notfallmäßig von der Polizei in die Klinik gebracht. Die Polizisten berichteten, es sei unter Alkoholeinfluss zu suizidalen Äußerungen gekommen. Der Atem-Alkoholgehalt lag bei Aufnahme bei 1,54 Promille. Die Erhebung eines psychopathologischen Befundes war in der Nacht nicht mehr möglich. Der Junge wurde kriseninterventorisch für eine Nacht stationär aufgenommen. Am nächsten Morgen konnten die Sorgeberechtigten erreicht werden. Zu diesem Zeitpunkt zeigte sich Tobias bei vollem Bewusstsein und zu allen Qualitäten orientiert. Psychopathologischer Befund aktuell weitestgehend unauffällig. Deutliche Distanzierung von Suizidgedanken und akuter Suizidalität. Tobias konnte in die Obhut seiner Eltern entlassen werden. 2 Monate später wurde der Junge erneut in alkoholisiertem Zustand aufgefunden und mit dem Rettungswagen mit einem Alkoholspiegel von 2,6 Promille in die Kinderklinik gebracht. Tobias war wach und orientiert, es bestand keine pädiatrische Behandlungsbedürftigkeit, daher zur Abklärung von akuter Selbst- oder Fremdgefährdung Übernahme in die Kinder- und Jugendpsychiatrie.

Vereinbarte ambulante Termine waren zwischenzeitlich nicht wahrgenommen worden. Das Jugendamt war bereits eingeschaltet. Bei mangelnder Aufsicht und Steuerung im Elternhaus, im Folgenden diagnostizierter ADHS und leichter depressiver Episode erfolgte die Aufnahme in eine stationäre Jugendhilfeeinrichtung.

Epidemiologie

Nikotin

- Im Drogen- und Suchtbericht vom Mai 2009 (*www.drogenbeauftragte.de*; ein Bericht für 2010 wird nicht erstellt) wurde bei den 12- bis 17-jährigen Jungen und Mädchen seit 2001 ein deutlicher Rückgang des Nikotinkonsums verzeichnet
- Bei männlichen Jugendlichen sank die Quote von 27,2% im Jahr 2001 auf 14,7% im Jahr 2008
- Bei den Mädchen sank die Quote von 27,9 % im Jahr 2001 auf 16,2 % im Jahr 2008
- Hier scheinen auch gesetzliche Maßnahmen in der Tabakprävention gegriffen zu haben

Alkohol

- In der Drogenaffinitätsstudie der Bundeszentrale für gesundheitliche Aufklärung (BZgA) aus dem Jahr 2008 geben rund drei Viertel der 12- bis 17-Jährigen an, mit Alkohol in Kontakt gekommen zu sein
- 2004 waren es 21,2%, die angaben, wöchentlich mindestens ein alkoholisches Getränk zu trinken
- Im Jahr 2008 lag dieser Anteil bei 17,4%
- Trotz dieses sehr leichten Rückgangs ist davon auszugehen, dass 2008 etwa 2% der Jugendlichen im Alter von 12–17 Jahren einen gefährlichen Alkoholkonsum aufweisen
- Drastisch zugenommen hat die Zahl der Krankenhauseinweisungen aufgrund akuter Alkoholintoxikation
- 2007 wurden 23.000 Kinder und Jugendliche zwischen 10 und 20 Jahren aufgrund einer Alkoholvergiftung stationär behandelt, 2006 waren es 19.500, 2000 noch 9.500 Kinder und Jugendliche
- Besonders gravierend ist der Anstieg der alkoholintoxikationsbedingten Krankenhauseinweisungen bei den 10- bis 15-Jährigen
- Auch der Anteil der Mädchen hat sehr stark zugenommen; unter den 10- bis 15-Jährigen kam es 2007 erstmals zu mehr stationären Aufnahmen von Mädchen als von Jungen

Cannabis und »Spice«

- Auch beim Cannabiskonsum ist bei den Jugendlichen ein rückläufiger Trend festzustellen
- Von 1979–2003 stieg der Konsum bei den Jugendlichen und jungen Erwachsenen im Alter von 12–25 Jahren kontinuierlich an
- 2004 konsumierten noch 31,1% der Jugendlichen und jungen Erwachsenen Cannabis, der Anteil fiel bis 2008 leicht bis auf 28,3%
- Der Anteil der regelmäßigen Cannabiskonsumenten bei den 12- bis 25-Jährigen wird für 2008 mit 2,3% angegeben
- Seit August 2008 bis Anfang 2009 spielte die Modedroge »Spice« eine nicht unerhebliche Rolle (Kräutermischung, die zunächst frei verkäuflich als Räucherwerk zur Verbesserung des Raumdufts im Handel war)
- 2008 wurde ein synthetisches Cannabinoid in den Kräutermischungen entdeckt, das eine vielfach stärkere Wirkung als das THC der Cannabispflanze aufwies
- Es kam daher auf Veranlassung des Bundesgesundheitsministeriums zu einer Eilverordnung, die am 22.01.2009 in Kraft trat und diese Substanzen unter das Betäubungsmittelgesetz stellte
- Es werden Nachahmerpräparate erwartet

Heroin, Kokain, Amphetamine und Ectasy

- Diese Substanzen werden auch im Drogen- und Suchtbericht zusammengefasst
- Auch hier konnte ein leichter Rückgang verzeichnet werden
- Die Lebenszeitprävalenz von Opiaten lag im Jahr 2008 bei 1,4%

Online- und Computerspielsucht

- Diese ist noch ungenügend untersucht
- Verschiedene Studien geben 3–7% der Internetnutzer als onlinesüchtig und noch einmal so viele als stark suchtgefährdet an
- Hier gibt es noch keine spezifischen Zahlen für Kinder und Jugendliche

Symptomatik und Klassifikation

Ein Abhängigkeitssymptom ist charakterisiert durch den starken, gelegentlich übermächtigen Wunsch, Substanzen oder Medikamente, Alkohol oder Tabak zu konsumieren. Die Diagnose Abhängigkeit kann gestellt werden, wenn 3 oder mehr der folgenden Kriterien mindestens einen Monat lang oder während der letzten 12 Monate wiederholt bestanden haben:

- Starker Wunsch/Zwang, Substanzen zu konsumieren
- Verminderte Kontrollfähigkeit bzgl. Beginn, Beendigung und Menge des Konsums
- Körperliches Entzugssymptom bei Beendigung oder Reduktion des Konsums (dies findet sich bei Jugendlichen eher selten)
- Nachweis einer Toleranz
- Fortschreitende Vernachlässigung anderer Vergnügen oder Interessen zugunsten des Substanzkonsums
- Anhaltender Substanzkonsum trotz Nachweis eindeutiger schädlicher Folgen (z. B. substanzbedingte Leistungseinbußen, depressive Zustände nach massivem Substanzkonsum)

ICD-10 und DSM-IV

Substanzspezifische Subtypen nach ICD-10:

- Störungen durch Alkohol (F10)
- Störungen durch Opioide (F11)
- Störungen durch Cannabinoide (F12)
- Störungen durch Sedativa oder Hypnotika (F13)
- Störungen durch Kokain (F14)
- Störungen durch andere Stimulanzien einschließlich Koffein (F15)
- Störungen durch Halluzinogene (F16)
- Störungen durch Tabak (F17)
- Störungen durch flüchtige Lösungsmittel (F18)
- Störungen durch multiplen Substanzgebrauch und Konsum sonstiger psychotroper Substanzen (F19)

Weder in der ICD-10 noch im DSM-IV kommen bislang die **nichtsubstanzgebundenen Suchtverhaltensweisen** wie Spielsucht oder Computersucht bei Kindern und Jugendlichen vor. Im zukünftigen DSM-V soll es nach dem Stand 2010 die Diagnose *Internet addiction* geben.

Ätiologie

> **Suchtverhalten/Suchtpersönlichkeit – Zitate**
>
> *»Adolescents make a lot of decisions that the average 9-year old would say was a dumb thing to do.«* (Ronald E. Dahl, NYAS Magazine, November 2003)
>
> *»A child who reaches age 21 without smoking, abusing alcohol or using drugs is virtually certain never to do so.«* (Joseph A. Califano Jr., Chairman und Präsident National Center on Addiction and Substance Abuse, Columbia Universität)

- Die Existenz einer Suchtpersönlichkeit ist umstritten (▶ Suchtverhalten/Suchtpersönlichkeit – Zitate)
- Als begünstigend ist Suchtverhalten der Eltern oder betreuenden Personen und der Gleichaltrigengruppe anzusehen
- Es gibt sog. Trait-Variablen und Temperamentsfaktoren wie z. B. impulsives Verhalten, die mit einem erhöhten Risiko für Substanzmissbrauch assoziiert sind
- Häufig finden sich spezifische Entwicklungsstörungen (z. B. Teilleistungsstörungen bis zum Schulleistungsversagen) sowie Störungen der neurofunktionalen Entwicklung/des psychosozialen Funktionsniveaus (Achse-IV des multiaxialen Klassifikationsschemas)
- Heute wird von einer signifikanten genetischen Komponente von Suchtverhalten ausgegangen
- Annahme: 40–60% der Vulnerabilität zur Suchtentwicklung ist auf genetische Faktoren zurückzuführen
- Jugendliche sind im Vergleich zu Kindern und Erwachsenen besonders gefährdet, Suchtstörungen zu entwickeln (▶ Suchtverhalten/Suchtpersönlichkeit – Zitate)
- Fast alle Substanzen, die zu Sucht führen können, erhöhen die Konzentration des Neurotransmitters **Dopamin** im synaptischen Spalt
- Da gerade das dopaminerge Belohnungssystem in der Adoleszenz dramatisch transformiert wird, es zu diesem Entwicklungszeitpunkt im Vergleich zu Kindheit und Erwachsenenalter zu einer Entkopplung der präfrontalen Steuerungszentren vom Nucleus accumbens kommt, besteht während dieser Phase eine besondere Vulnerabilität
- Dies zeigt sich u. a. auch im erhöhten Risikoverhalten Jugendlicher

Komorbiditäten

- Vielen neuropsychiatrischen Erkrankungen liegen Störungen im mesokortikolimbischen dopaminergen System zugrunde; daher ist die Phase der Adoleszenz auch eine Hochrisikoperiode für die Entwicklung von neuropsychiatrischen Störungen
- Bei 60% der Jugendlichen mit Suchtproblemen zeigen sich auch psychiatrische Erkrankungen
- Die häufigsten Störungen, die möglicherweise auch primär dem Substanzkonsum zugrunde liegen, sodass nicht nur von Komorbiditäten gesprochen werden sollte, da hier auch möglicherweise im Rahmen einer Selbstmedikation konsumiert wird, sind:
  - Aufmerksamkeitsdefizit-/Hyperaktivitätsstörung (ADHS)
  - Angststörungen
  - Affektive Störungen
  - Störung des Sozialverhaltens, die – wenn sich bereits eine deutliche Suchtproblematik entwickelt hat – auch zu Beschaffungskriminalität führen kann

Diagnostik

- Zu jeder Vorsorgeuntersuchung im späten Kindes- und Jugendalter gehören orientierende Fragen über den Konsum von Nikotin, Alkohol oder anderen Substanzen
- Bei Verdacht auf verstärkten Substanzkonsum durch ein solches erstes Screening sollte der Untersucher gezielter evaluieren,
  - um Quantität und Frequenz des Konsums abschätzen zu können
  - ob bereits Kriterien für schädlichen Gebrauch oder gar Abhängigkeit erfüllt werden
- Da die Angaben von Jugendlichen nicht immer reliabel sind: Eltern oder

andere Bezugspersonen gesondert befragen
- Im Vergleich zu Erwachsenen kommt es bei Jugendlichen erst bei sehr viel höheren Alkoholspiegeln zu Störungen der Koordination
- Bei Verdacht auf akute Intoxikation sind die Vitalparameter zu prüfen
- Pupillenreaktion: – Miosis bei Opiatkonsum – Mydriasis bei THC, Kokain und Amphetaminen

Generell erfolgt die Exploration des Jugendlichen allein, ohne die Eltern; diese sind jedoch separat danach zu fragen, ob sie über den Konsum ihres Kindes Bescheid wussten bzw. was ihnen dazu bekannt war.

Hilfreiche Fragen

An den Jugendlichen:
- Kannst Du Dich erinnern, wann Du die erste Zigarette geraucht hast? (sehr früher Nikotinkonsum bereits im Kindesalter ist oft ein Hinweis auf ADHS)
- In welchen Abständen konsumierst Du?
- Wie viel rauchst/kiffst/trinkst Du?
- Gibt es bestimmte Situationen, in denen Du eher rauchst/kiffst/trinkst?
- Wann fällt es Dir besonders leicht, **nicht** zu konsumieren?
- Hast Du schon einmal versucht aufzuhören? Wenn ja, wie oft?
- Rauchen/kiffen/trinken Deine Freunde?
- Schwänzt Ihr gemeinsam die Schule?
- Wie fühlst Du Dich morgens?
- Hat sich Dein Leistungsvermögen verändert? Deine körperliche Leistungsfähigkeit?

An die Eltern:
- Haben Sie etwas vom Konsum ihres Kindes mitbekommen?
- Welche Freunde hat Ihr Kind?
- Vernachlässigt Ihr Kind frühere Freunde? Seit wann?

Labor und sonstige Diagnostik
- THC, Amphetamine, Opiate, Benzodiazepine: Nachweis durch Schnelltests im Urin
- Chronischer Alkoholkonsum führt zu erhöhter γ-Glutamyltransferase (γ-GT)
- Spezifischer und sensitiver: Messung des CDT-Werts (Carbohydrate-deficient-Transferrin = Kohlenhydrat-Mangel-Transferrin, CDT)
- Erhöhung des mittleren Erythrozytenvolumens (mittleres korpuskuläres Volumen, MCV, HK/Ery): Hinweis auf eine Störung der Erythropoese
- Einschränkend muss gesagt werden, dass diese Werte bei Jugendlichen im Vergleich zu Erwachsenen trotz entwicklungsgefährdenden Konsums sehr viel seltener pathologisch sind
- Sehr gezielt sollten in der Anamnese psychiatrische Komorbiditäten evaluiert werden

Differenzialdiagnostik
- Auszuschließen sind hirnorganische Veränderungen, die Intoxikationserscheinungen simulieren können
- Bei psychotischen Zustandsbildern ist zu eruieren, ob diese substanzinduziert sind
- Jugendliche, die mit akuter Psychose in die Klinik kommen, haben sehr häufig THC oder Alkohol über einen mehrmonatigen Zeitraum oder aber auch einmalig in sehr hoher Dosierung konsumiert; bei genetisch bedingter Vulnerabilität können diese Substanzen nachgewiesenermaßen zur Exazerbation einer psychotischen Symptomatik führen

Therapie
Behandlung ist besser als keine Behandlung; mehrere Metaanalysen konnten hierzu zeigen:

- Jugendliche Suchtpatienten zeigten nach der Behandlung im Durchschnitt – deutlich weniger Alkoholintoxikationen – geringeren Konsum illegaler Drogen – deutlich rückläufiges kriminelles Verhalten
- Es ergab sich ein verbessertes psychosoziales Funktionsniveau einhergehend mit besseren Schulleistungen
- Länger andauernde Behandlungen erzielten bessere und länger anhaltende Erfolge als kürzere

Wichtig ist eine jugendtypische Behandlung.

- Jugendliche, die über einen längeren Zeitraum Substanzen konsumiert haben, haben in dieser Phase oft alterstypische Entwicklungsschritte versäumt; hier muss die Gelegenheit zur »Nachreifung« gegeben werden
- Prädiktiv für eine erfolgreiche Behandlung sind u. a. – kontinuierliche Familientherapie – Hilfestellungen bei Alltagsproblemen wie Wohnungs- und Arbeitssuche – Eingliederung in nichtkonsumierende Gleichaltrigengruppen – Entwicklung von Freizeitaktivitäten

Stationäres Setting

- Ist eine stationäre Behandlung notwendig, gliedert sich diese sinnvollerweise in: – Entgiftungsphase – Behandlungsphase – Abschlussphase mit großzügigen Beurlaubungen und Wiedereingliederung in den Alltag
- Häufig führt nicht eine erste Aufnahme in eine jugendspezifische Suchtstation zum Erfolg
- Bei der Erstuntersuchung mit sehr gründlicher Erhebung der Suchtanamnese sollten daher bereits Vorkehrungen für den Fall des Behandlungsabbruchs getroffen werden

Wichtig ist in der ersten Phase der Behandlung eine reizarme Umgebung.

Medikamentöse Behandlung (▶ Kap. 13)

- Bei ausgeprägten Entzugssymptomen (Craving) kann der Einsatz von Medikation notwendig sein
- Es gibt hierzu keine kontrollierten Studien für das Jugendalter, vielmehr stützen sich die Interventionen auf Erfahrungen aus dem Erwachsenenbereich
- Bei Abhängigkeit und komorbiden psychiatrischen Störungen sollte die pharmakologische Behandlung bei Jugendlichen nur sehr vorsichtig erfolgen
- Bei deutlicher Alkoholentzugssymptomatik können Benzodiazepine hilfreich erscheinen
- Bei Opiatentzug mögen Clonidin oder auch Buprenorphin zum Einsatz kommen
- Eine medikamentöse Behandlung von Entzugssymptomen bei Jugendlichen unterliegt dem sog. **Off-label-Gebrauch**, da die Substanzen für diese Indikation und Altersgruppe weder ausreichend evaluiert noch zugelassen sind
- Wichtig erscheint eine Behandlung der o. g. Komorbiditäten, die zum Substanzkonsum prädisponieren können

Je früher, je länger und je intensiver die Behandlung von Suchtstörungen ist, desto besser die Prognose der betroffenen Jugendlichen.

Weitere Maßnahmen und Hilfen

- Für manche Jugendliche ist eine an die stationäre Behandlung anschlie-

ßende 6- bis 12-monatige Rehabilitation in einer entsprechenden Jugendeinrichtung angezeigt
- Eine darüber hinausgehende Nachsorge (Spezialambulanz, Beratungsstelle) verbessert die Prognose
- Bei psychischen Komorbiditäten kann eine längerfristige kontinuierliche Psychotherapie und/oder medikamentöse Begleittherapie indiziert sein oder ebenfalls der Rückfallprophylaxe dienen
- Für eine spezifische medikamentöse Rückfallprophylaxe (z. B bei Alkoholabhängigkeit mit Acamprosat, Naltrexon oder Disulfiram) liegen für das Jugendalter keine Daten vor
- Die beste Evidenz liegt vor für eine Kombination aus kognitiver Verhaltenstherapie, Gruppentherapie (soziales Kompetenztraining, Motivationsförderung, Stressbewältigung, Selbstmanagement) sozial unterstützenden Maßnahmen (Zusammenarbeit mit Jugendamt, Agentur für Arbeit)

Auszug aus der ärztlichen Stellungnahme nach § 35a

Diese Stellungnahme wurde erstellt, nachdem eine qualifizierte Suchtbehandlung (Entzug und Entwöhnung) bei diesem Patienten nicht angezeigt war.

Es liegt ein regelmäßig schädlicher Gebrauch von Alkohol (F10.1) vor. Tobias wurde mehrmals von der Polizei alkoholisiert in unsere Klinik gebracht, nachdem er laut Angaben der Polizisten gegenüber Freunden suizidale Äußerungen gemacht hatte. An den Folgetagen konnte sich Tobias jeweils glaubhaft und nachhaltig von Suizidabsichten distanzieren. Vereinbarte ambulante Termine wurden jeweils nicht wahrgenommen. Es besteht eine deutliche psychosoziale Beeinträchtigung bei dem Jungen, einhergehend mit eingeschränktem Schulbesuch, devianter Peergroup und zusätzlich deutlicher Belastung aufgrund der psychischen Erkrankung der Mutter. Nach unserem Kenntnisstand war Tobias jetzt über einen mehrwöchigen Zeitraum hinweg nicht auffindbar gewesen.

Empfehlung

Tobias erscheint aus kinder- und jugendpsychiatrischer Sicht in seiner Entwicklung bei bislang absolut mangelnder Aufsicht und Steuerung seitens der Eltern chronisch gefährdet. Eine akute Selbst- oder Fremdgefährdung besteht nicht. Er benötigt eine sehr enge pädagogische Betreuung, sodass wir die Unterbringung in eine entsprechende Jugendhilfeeinrichtung, ggf. zunächst auch geschlossene Einrichtung, für dringend indiziert ansehen. Diese sollte nach Möglichkeit nicht zu nah an seinem jetzigen Umfeld liegen. Da Tobias langfristig einen sehr engen, stabilen Rahmen für seine weitere Entwicklung benötigt, ist eine mehrwöchige kinder- und jugendpsychiatrische Unterbringung nicht zielführend. Eine ambulante kinder- und jugendpsychiatrische Betreuung ist sicherlich weiterhin notwendig.

Schema zur Erfassung der Teilhabebeeinträchtigung im Fall von Tobias ▶ Anhang A5

Weiterführende Literatur

AACAP (2005) Official Action, Practice Parameter for the Assessment and Treatment of Children and Adolescents with Substance Use Disorders. J Am Acad Child Adolesc Psychiatry 44: 609–621

Deutsche Gesellschaft für Kinder- und Jugendpsychiatrie und Psychotherapie (2007) (Hrsg) Leitlinien zur Diagnostik und Therapie von psychischen Störungen im Säuglings-, Kindes- und Jugendalter, 3. Aufl. Deutscher Ärzte Verlag, Köln

Schepker R, Barnow S, Fegert JM (2009) Suchtstörungen bei Jugendlichen und jungen Erwachsenen. In: Adoleszenzpsychiatrie. Fegert JM, Streeck-Fischer A, Freyberger H (Hrsg) Schattauer, Stuttgart, S 231–240

11.3 Bindungsstörungen

Ute Ziegenhain und Jörg M. Fegert

Tab. 11.3 Bindungsstörungen – ICD-10

Erkrankung	ICD-10-Kodierung	Definition	Therapiestrategie
Reaktive Bindungsstörung	F94.1	Ängstlich, übermäßig wachsames Verhalten, keine Reaktion auf Trost, widersprüchliche oder ambivalente soziale Reaktionen in verschiedenen Situationen, fehlende emotionale Ansprechbarkeit, kaum soziale Interaktion mit Gleichaltrigen, aggressiv gegenüber sich selbst und anderen, apathisch, unglücklich	Eltern-Kind-Therapie zur Förderung elterlichen feinfühligen Verhaltens (standardisierte Therapieprogramme, videogestützt); begleitende Elternarbeit; häufig enge Kooperation mit dem Jugendamt nötig
Bindungsstörung mit Enthemmung	F94.2	Diffuse bzw. mangelnde exklusive Bindungen, wenig modulierte, distanzlose Interaktionen; Aufmerksamkeitssuche, eingeschränkte Interaktion mit Gleichaltrigen	

Fallbeispiel

Der 19 Monate alte Kevin wird in der kinder- und jugendpsychiatrischen Ambulanz vorgestellt Der Termin wird von der Sozialarbeiterin vereinbart, die Kevin und seine alleinerziehende jugendliche Mutter betreut. Diese nimmt den Termin, wie sie eingangs sagt, nur auf Wunsch der Sozialarbeiterin wahr und sieht selbst keine Veranlassung dazu. Die Mutter lebt mit Kevin in einem Appartement in einer Einrichtung für junge Mütter und Kinder. Kevin ist seit seinem 2. Lebensmonat in einer Krippe. Kevins Mutter hat nach der Geburt des Kindes ihren Hauptschulabschluss nachgeholt und besucht seit ca. einem halben Jahr eine Berufsfachschule. Die Beziehung zu Kevins Vater war lose und ging schon in der Schwangerschaft auseinander. Seitdem hatte sie zwei weitere kurze Beziehungen, die ebenfalls auseinandergingen.

Die Mutter schildert Kevin als »pflegeleicht«; er esse und schliefe gut und meckere auch nicht, wenn sie

▼

ihn einmal alleine lasse. Sie könne ihn überall mit hinnehmen, und er bleibe dann problemlos bei Freundinnen oder Bekannten, auch über Nacht, wenn es einmal nicht anders ginge. In der Interaktion mit Kevin ist die Mutter kurz angebunden, sie gibt ihm während des Gesprächs überwiegend nur knappe Befehle, um ihm etwa zu verbieten, Gegenstände im Regal anzufassen. Einmal greift sie ihn unvermittelt von hinten am Arm und zerrt ihn vom Regal weg. Kevin reagiert weder auf die sprachlichen noch die handgreiflichen Interventionen seiner Mutter. Er ist ausdrucklos, wirkt unbeteiligt und bewegt sich unermüdlich im Raum, ohne aber länger interessiert zu verweilen oder mit einem der Spielzeuge zu spielen. Gegenüber der Untersucherin ist er freundlich. Er geht sofort und ohne sich nach der Mutter umzuwenden mit ihr in einen anderen Raum und bleibt dort mehr als eine halbe Stunde lang mit ihr. Im Entwicklungstest ist er verzögert, insbesondere im kognitiven und sprachlichen Bereich. Die Mutter ist damit einverstanden, Kevins Erzieherin von ihrer Schweigepflicht zu entbinden. Diese schildert ihn in der Krippe als aggressiv gegenüber anderen Kindern und klagt, dass er auf Grenzen, die ihm gesetzt würden, bockig und verweigernd reagiere, indem er sich z. B. die Ohren zuhielte. Zudem habe er keinerlei Ausdauer beim Spielen, sondern wirke unruhig und wechsele von einem Ort, von einem Spielzeug zum anderen.

In den folgenden Therapiestunden wurden die Beziehungskompetenzen der Mutter und ihre Fähigkeit zur feinfühligen Übernahme der Perspektive

▼

des Kindes mithilfe eines bindungs- und videobasierten Ansatzes fokussiert. Ergänzend wurde eine Entwicklungs- und Frühförderung von Kevin veranlasst. In begleitenden Gesprächen und Verhaltensanleitungen wurde die Mutter darüber hinaus unterstützt, das Verhalten des Kindes zu regulieren bzw. im Alltag eine stringente und verlässliche Beziehungsumwelt für das Kind zu gestalten. In Gesprächen mit der Sozialarbeiterin, der Krippenerzieherin sowie der zuständigen Betreuerin in der Mutter-Kind-Einrichtung wurde die gemeinsame Unterstützung von Kevin und seiner Mutter vereinbart und abgesprochen.

In der Folge verhielt sich die Mutter zunehmend feinfühliger im Umgang mit Kevin. Sie achtete darauf, Kevin nicht mehr bei für ihn unvertrauten Menschen zu lassen, sondern verabredete Betreuungsarrangements mit vertrauten Menschen und vorhersehbaren Zeiten. Kevin wendete sich insbesondere bei Verunsicherung oder Belastung zunehmend an die Mutter. Seine aggressiven Verhaltensauffälligkeiten in der Krippe wurden seltener, und die Erzieherin berichtete, dass er zwar weiterhin unruhig wirke, sich aber zunehmend auch für kurze Zeit konzentriert mit einem Spielzeug beschäftige.

Epidemiologie

- Über die Auftretenshäufigkeiten von Bindungsstörungen gibt es so gut wie keine empirischen Daten
- Extrapolierte Schätzungen analog zur Prävalenz von Misshandlung und Vernachlässigung: < 1%
- Ergebnisse der Untersuchung einer deutschen Inanspruchnahmepopulation: von Kindern, die bei ihrer

leiblichen Mutter aufwuchsen, litten < 1% an einer Bindungsstörung nach ICD-10 > 25% aller Kinder aus Pflegefamilien und > 10% der im Durchschnitt älteren Heimkinder bekamen eine der beiden Diagnosen einer Bindungsstörung nach ICD-10

Symptomatik und Klassifikation

▶ Bindungstheoretische Annahmen

Bindungstheoretische Annahmen
Gemäß den Annahmen der Bindungstheorie verfügen Säuglinge und Kleinkinder über die angeborene soziale Motivation, eine oder mehrere enge Beziehungen zu emotional nahestehenden Bezugspersonen einzugehen (Bowlby 1969). Das Bindungssystem beschreibt die Organisation von Verhaltensweisen, über die das Kleinkind unter Stress Nähe und (Körper-)Kontakt zu einer oder mehreren Bindungspersonen herstellt. Seine Aktivierung lässt sich beim Kind an innerer Erregung beobachten (Herzfrequenzanstieg), die erst mit Nähe zur bzw. Kontakt mit der Bindungsperson wieder abklingt. Mary Ainsworth, Protagonistin der empirischen Bindungstheorie, spricht von der sicheren Basis, die Eltern darstellen und die die Voraussetzung dafür ist, dass das Kind unbelastet und interessiert seine Umwelt erkunden kann. Das Interesse an Exploration und Erkundung gilt als komplementäres Grundbedürfnis zum Bedürfnis nach Bindung. Danach lässt sich eine ausgewogene Verwirklichung von Sicherheits- und Bindungsbedürfnissen auf der einen und von Erkundungs- bzw. Autonomiebestrebungen auf der anderen Seite mit sicherer Bindung gleichsetzen. Die unsicheren

▼

Bindungsmuster (unsicher-vermeidend bzw. unsicher-ambivalent) stellen Normvarianten der sicheren Bindung dar, bei denen die Balance zwischen Bindung und Exploration beeinträchtigt ist, die aber klar von den Bindungsstörungen abgegrenzt werden müssen.
Demgegenüber ist hochunsicher-desorganisierte Bindung mit Psychopathologie des Kindes assoziiert. Hinzu kommt, dass Kinder mit desorganisierter Bindung nicht selten die gleichen Verhaltensweisen zeigen wie Kinder mit einer reaktiven Bindungsstörung (z. B. Erstarren oder Einfrieren: »*freezing*« bzw. »*frozen watchfulness*«). Allerdings geht eine desorganisierte Bindung nicht notwendigerweise immer mit Symptomen einer reaktiven Bindungsstörung einher.

Frühkindliche Bindungsstörungen

- Bindungsstörungen als voll ausgebildete psychische Störung des Kindesalters nach ICD-10 beschreiben kindliche Verhaltensweisen, die in hohem Maße von den Bindungsverhaltensweisen abweichen, wie sie gemäß dem Paradigma der Bindungstheorie erwartet werden
- In Situationen von Verunsicherung und Belastung suchen die Kinder keine Nähe und Kontakt zur Bindungsperson bzw. reagieren nicht mit einer zwar unsicheren, aber dennoch organisierten Strategie, mit der sie ihre innere Belastung einigermaßen regulieren können
- Vielmehr sind sie bei Belastung deutlich gestresst, können aber keinen Trost bei der Bindungsperson suchen oder aber sie sind nicht nur unbeteiligt, sondern wenden sich sogar an eine fremde Person statt an die vertraute Bezugsperson

Reaktive Bindungsstörung im Kindesalter

- Kriterien reaktiver Bindungsstörungen sind
  - übermäßig ängstliches und wachsames Verhalten sowie
  - widersprüchliche oder ambivalente Reaktionen in unterschiedlichen sozialen Situationen
- Des Weiteren gehören emotionale Auffälligkeiten zum Störungsbild (Deutsche Gesellschaft für Kinder- und Jugendpsychiatrie und Psychotherapie 2007):
  - verminderte Ansprechbarkeit
  - Furchtsamkeit
  - Rückzugsverhalten
  - aggressives Verhalten gegenüber sich selbst oder gegenüber anderen als Reaktion auf das eigene Unglücklichsein
- Kinder mit reaktiven Bindungsstörungen zeigen gegenüber Bindungspersonen Symptome ambivalenter Reaktionen wie beispielsweise
  - wechselnde Suche von Nähe und Vermeidung von Körperkontakt oder von elterlichen Trostversuchen, auch oder insbesondere in für das Kind belastenden Situationen
  - ein gleichermaßen aggressives wie stark zurückgenommenes Verhalten
- Dennoch lassen sich in der Interaktion mit adäquat reagierenden Bezugspersonen soziale Gegenseitigkeit und Ansprechbarkeit beobachten
- Die Interaktion mit Gleichaltrigen, wie z. B. soziales Spielen, ist eingeschränkt
- In der klinischen Praxis sind es nahezu immer Kinder mit ausgeprägter Vernachlässigung oder psychischer und körperlicher Misshandlung, die mit einer reaktiven Bindungsstörung klassifiziert werden (reaktiv)
- Unzureichendes bzw. grob inadäquates Elternverhalten kann allerdings aufgrund mangelnder Evidenz über den Zusammenhang dieses Elternverhaltens mit kindlicher Störung nicht als diagnostische Bedingung herangezogen werden

! Gemäß ICD-10-Leitlinien sollte die Diagnose einer reaktiven Bindungsstörung ohne Hinweise auf Vernachlässigung oder Misshandlung mit Vorsicht gestellt werden.

Bindungsstörung mit Enthemmung

- Kriterien von Bindungsstörung mit Enthemmung sind
  - diffuse, also wenig emotional bezogene bzw. mangelnde persönliche Bindungen
  - situationsübergreifend wenig modulierte und distanzlose Interaktionen mit unvertrauten Personen
  - anklammerndes Verhalten oder Suche nach Aufmerksamkeit
- Diffuse Bindungen mit Bezugspersonen zeigen sich darin, dass insbesondere Bindungsbedürfnisse, wie Suche nach Trost oder Nähe, unterschiedslos gegenüber Bezugspersonen und unvertrauten Personen gezeigt werden
- Auch für den Typ Bindungsstörung mit Enthemmung kennzeichnend sind
  - aggressives Verhalten (gegen sich selbst und gegen andere)
  - eingeschränkte Interaktion mit Gleichaltrigen
  - eingeschränktes soziales Spiel

ICD-10

- In den meisten sozialen Kontexten entwicklungsunangemessenes Verhalten
- Im Zusammenhang mit schwerer elterlicher Vernachlässigung und Misshandlung
- Zwei Typen von Bindungsstörungen:
  - »Reaktive Bindungsstörung im Kindesalter« (F94.1)

– »Bindungsstörung des Kindesalters mit Enthemmung« (F94.2)
- Die Störung muss vor dem 5. Lebensjahr begonnen haben
- Primär organische Ursachen und/oder tiefgreifende Entwicklungsstörungen (F84) müssen ausgeschlossen werden (Ziegenhain 2009)

Diagnostik

Empfehlung gemäß den Leitlinien der Deutschen Gesellschaft für Kinder- und Jugendpsychiatrie und -psychotherapie (Deutsche Gesellschaft für Kinder- und Jugendpsychiatrie und Psychotherapie 2007):

- Neben der Anamnese des allgemeinen Entwicklungsverlaufs des Kindes Erhebung seines Bindungsverhaltens gegenüber Bezugs- und anderen Kontaktpersonen sowie seiner Betreuungsgeschichte
- Als wichtige Informationsquelle über die Familie hinaus Befragen von Dritten wie z. B. Erziehern, Sozialarbeitern, Kinder- oder Hausärzten

Für die Erhebung des kindlichen Bindungsverhaltens empfehlen die sog. *Practice Parameters der American Academy of Child and Adolescent Psychiatry* (2005) als Minimalstandards, Verhaltensbeobachtungen durchzuführen.

Bindungsrelevante (Fehl-)Verhaltensweisen bei Kindern unter 5 Jahren

- Eingeschränkter Affektaustausch in unterschiedlichen sozialen Situationen oder distanzloser positiver Affekt gegenüber einer relativ unvertrauten Erwachsenen
- Fehlende Trostsuche bei Stress
- Klammert exzessiv oder ist unfähig, Hilfe der Bezugsperson zu suchen und zu nutzen
- Mangelnde Kooperation gegenüber der Bezugsperson, durchgängig Ungehorsam bei Bitten oder Forderungen oder ängstlich überangepasst (*compulsive compliance*)
- Kontrollierendes Verhalten gegenüber der Bezugsperson, übermäßig besorgt und/oder altersunangemessen fürsorglich oder extrem dominant oder bestrafend
- Keine Rückversicherung bei der Bezugsperson bei der Exploration oder überhaupt keine Exploration wegen Unfähigkeit, sich von der Bezugsperson zu lösen
- Nach kurzen Trennungen von der Bezugsperson kein interaktiver Austausch, eingeschlossen – aktiv ignorierendes oder vermeidendes Verhalten – intensiver Ärger – offensichtlicher Mangel an positivem Affekt – Unvermögen, Verstörung aufgrund der Trennung zu beenden
- Distanzlose Reaktion gegenüber fremden Menschen: – engagiert sich unmittelbar ohne anfängliche Vorsicht – nimmt extensiv körperlichen Kontakt auf ohne Rückversicherung mit der Bezugsperson – ist bereit, die Bezugsperson ohne Protest zu verlassen und evtl. mit einer fremden Person mitzugehen

❓ Hilfreiche Fragen an die Eltern

Wenn Sie an Alltagssituationen mit Ihrem Kind denken:

- Wie verhält Ihr Kind sich, wenn es z. B. hingefallen ist oder sich wehgetan hat? – Sucht es Trost? – Wenn es Trost sucht, bei wem?
- Wie verhält es sich in einer unvertrauten/neuen Situation gegenüber fremden Menschen? – Interessiert es sich für die fremde Person? – Bleibt es in Ihrer Nähe? – Wirkt es ängstlich? – Geht

es zu der fremden Person hin? — Geht es zusammen mit der fremden Person aus dem Raum?

Labor und sonstige Diagnostik

- Entbehrlich

Differenzialdiagnostik

- Ausschluss einer tiefgreifenden Entwicklungsstörung

Ätiologie

- Über den Entwicklungsverlauf von Bindungsstörungen ist wenig bekannt
- Deprivations- und Misshandlungserfahrungen müssen vorgelegen haben bzw. sollte die Diagnose einer Bindungsstörung ohne Hinweise auf Vernachlässigung oder Misshandlung mit Vorsicht gestellt werden
- An der Entwicklung der nach England bzw. nach Kanada adoptierten rumänischen Heimkinder zeigten sich insbesondere bei den Kindern mit dem längsten Heimaufenthalt vor der Adoption nachhaltige Symptome von Bindungsstörung mit Enthemmung
- Das Fehlen einer stabilen und konstanten Bezugsperson scheint hinreichend dafür, dass Kinder Symptome von Bindungsstörung mit Enthemmung entwickeln
- Neuere Studien legen nahe, dass die beiden Subtypen (gehemmte und enthemmte Bindungsstörung) eher zwei verschiedenen Störungen entsprechen

Komorbiditäten

- Es existieren wenige empirische Studien zur Komorbidität von Bindungsstörungen
- Gemäß klinischer Erfahrung und vorliegenden Fallstudien ist altersbedingt von einer **Verlaufskomorbidität** auszugehen, die sich äußert in — Störungen des Sozialverhaltens — emotionalen Störungen — hyperkinetischen Störungen — Angststörungen — Intelligenzminderung
- In der kinder- und jugendpsychiatrischen Praxis werden die beiden Bindungsstörungsdiagnosen fast ausschließlich auf schwer vernachlässigte früh misshandelte Kinder angewandt
- Damit einher gehen häufig somatische Erkrankungen und Begleiterscheinungen; dazu gehören — die frühkindliche nichtorganische Gedeihstörung und — der psychosoziale Minderwuchs

Therapie

Für die Therapie und die Behandlung von Kindern mit Bindungsstörungen hat sich bisher kein therapeutisches Vorgehen als hinreichend erfolgreich erwiesen.

- Es ist unbestritten, dass das Vorhandensein einer emotional zuverlässigen und konstanten Bindungsperson unabdingbarer Bestandteil jedes therapeutischen Vorgehens ist
- Zentraler therapeutischer Fokus ist — die Förderung der Eltern-Kind-Interaktion mit manualisierten Programmen zur Förderung elterlichen feinfühligen Verhaltens als Minimalstandard; bewährt haben sich bindungstheoretisch konzeptualisierte Programme, die häufig videogestützt sind, und darüber hinaus — begleitende Elternarbeit (s. unten)
- Weitergehende psychotherapeutische Maßnahmen sollten erst dann in Erwägung gezogen werden, wenn eine emotionale Stabilisierung durch die Etablierung einer stabilen Beziehung und begleitender Elternarbeit erreicht ist

Tatsächlich stellt ein Kind mit Bindungsstörung erhöhte Anforderungen in die Erziehungs- und Beziehungskompetenzen der (Pflege-)Eltern. Daher sollten über eine engmaschige Beratung hinaus ambulante Hilfen zur Erziehung in Erwägung gezogen werden (▶ Weitere Maßnahmen und Hilfen).

Umschriebene Entwicklungsstörungen auf der zweiten Achse des ICD-10 bedürfen nach den Leitlinien der Deutschen Gesellschaft für Kinder- und Jugendpsychiatrie (2007) entsprechender funktioneller Therapien.

Elternarbeit

Bindungstheoretisches und handlungsorientiertes Wissen ermöglicht es Eltern, die Erlebens-, Verarbeitungs- und Verhaltensweisen von bindungsgestörten Kindern mit häufig aggressivem und bizarrem Verhalten zu interpretieren und Verhaltensstrategien im Umgang mit dem Kind abzuleiten.

> Wichtig ist es, nichtintrusive Wege zu entwickeln, um positive und akzeptierte Nähe und einen Kontakt zum Kind herzustellen.

- Es hat sich bewährt, Eltern auch auf feine Zeichen von positiven Reaktionen des Kindes hinzuweisen und dies möglichst videogestützt gemeinsam zu erarbeiten
- Ebenso hilft es Eltern, negative Verhaltensweisen des Kindes wie aggressives Verhalten oder Wutanfälle nachzuvollziehen und zu verstehen, dass solches Verhalten beim Kind der Angst entspringt, verlassen zu werden
- Daneben haben sich verhaltenstherapeutische Routinen, insbesondere im Umgang mit aggressivem, impulsivem oder regelverletzendem Verhalten von Kindern mit Bindungsstörungen in der klinischen Praxis bewährt

Pharmakotherapie

- Eine psychopharmakologische Behandlung ist bei Bindungsstörungen nicht indiziert
- Bei ggf. komorbid auftretenden Erkrankungen erfolgt die psychopharmakologische Behandlung entsprechend den jeweiligen Kriterien

Verlauf und Prognose

- Kinder mit einer Bindungsstörungsdiagnose haben eine eher ungünstige Prognose
- Bei sehr vielen ursprünglich als Bindungsstörung mit Enthemmung diagnostizierten Kindern wird im späten Jugendalter oder jungen Erwachsenenalter die Diagnose einer Persönlichkeitsstörung gestellt (Ziegenhain u. Fegert 2004)

Weitere Maßnahmen und Hilfen

Therapie bei Kindern mit Bindungsstörungen hängt in hohem Maße von der Kooperation der Eltern ab.

- Bei einer Vorgeschichte von Vernachlässigung und/oder Misshandlung bestehen häufig geringe Chancen für eine Kooperation mit den Eltern, insbesondere dann, wenn deren Einsicht in zurückliegendes eigenes Fehlverhalten nicht zu erreichen ist
- In gravierenden Fällen kann eine therapeutische Intervention die Unterbringung in einer Pflege- oder Adoptionsfamilie oder in einer geeigneten therapeutischen Einrichtung einschließen; die Therapie richtet sich dann auf die Unterstützung der Pflegeeltern bei der Etablierung und Gestaltung einer tragfähigen Bindungsbeziehung mit dem Kind

- Im Falle schwebender Entscheidungen bzw. in Fällen (drohender) Kindeswohlgefährdung ist eine Therapie gewöhnlich nur in enger Kooperation mit dem Jugendamt durchzuführen und in der Regel von weiteren intensiven Jugendhilfemaßnahmen und möglichst engmaschigen, vom Jugendamt organisierten, Hilfeplankonferenzen begleitet

> Die Behandlung und Therapie bei Kindern mit Bindungsstörungen ist langwierig und auch immer wieder durch institutionell bedingte Beziehungsabbrüche gefährdet. Insofern ist es notwendig, alle therapeutischen Planungen langfristig anzulegen und abzusichern.

Auszug aus der ärztlichen Stellungnahme nach § 35a

Diese Stellungnahme gilt für ein älteres Kind, bei dem eine Bindungsstörung aus der Anamnese diagnostiziert wurde. In schweren Fällen ist auch an eine Stellungnahme zur Fremdplatzierung zu denken. Oftmals sind Pflegefamilien (zumindest ohne engmaschige fachliche Begleitung) mit diesen Kindern (Nähe-Distanz-Regulation, Kränkungen) überfordert, sodass es in den schwierigsten Fällen eines eher distanzierten, hochfachlichen Settings bedarf.

Bei Benjamin (7 Jahre) zeigen sich deutliche Schwierigkeiten in der Nähe-Distanz-Regulation gegenüber anderen Personen. Er kann nicht einschätzen, was angemessenes Verhalten ist. Er versucht immer wieder, durch inadäquates bzw. demonstrativ anmutendes Verhalten Aufmerksamkeit auf sich zu ziehen. Zu Beginn der Behandlung umarmte er wahllos fremde Menschen, klammerte sich an diese an. Auch ist bei Benjamin immer wieder eine Traurigkeit spürbar, die allerdings noch nicht so ausgeprägt ist, dass von einer depressiven Symptomatik gesprochen werden könnte. Die zu Beginn bestehenden Symptome, die differenzialdiagnostisch an eine ADHS denken ließen, konnten durch eine Optimierung der Medikation verbessert werden. Die bei uns durchgeführte Intelligenztestung unter Medikation ergab einen IQ im unteren Durchschnittsbereich.

Es zeigten sich deutliche Auffälligkeiten in der Mutter-Kind-Interaktion. So wurde zu Beginn beobachtet, dass die Mutter während der Besuchszeit nichts mit Benjamin unternahm, sondern nur anwesend war. Daraufhin wurde mit Mutter und Kind ein videogestütztes Training zur Förderung der Interaktion begonnen. Hier zeigte sich, dass die Mutter wenig Positives an ihrem Kind sehen konnte und es ihr sehr schwer fiel, es zu loben. Sie berichtete, dass es ihr vor dem Aufenthalt nicht möglich gewesen war, körperliche und emotionale Nähe zu Benjamin zuzulassen. Die Mutter wirkt bei uns massiv belastet; sie zeigt den Wunsch, das für ihre Kinder Beste zu tun, kann dies aber weder bei Benjamin noch bei ihren anderen Kindern adäquat umsetzen. Dies scheint bei ihr aufgrund einer massiven Überforderung und möglicherweise bestehenden psychischen Erkrankung der Fall zu sein. Benjamins Vater sowie ihren jetzigen Lebensgefährten erlebt die Mutter als wenig unterstützend; sie fühlt sich vielmehr alleingelassen.

Der Mutter wurde – auch im Hinblick auf die Geschwister Benjamins – von unserer Seite aus empfohlen, sich selbst therapeutische oder psychiatrische Unterstützung zu suchen. Nach Realisierung dieses Vorschlags könnten gemeinsam weitere Schritte zur Unterstützung der Familie angedacht werden.

Empfehlung

Aus kinder- und jugendpsychiatrischer Sicht empfehlen wir dringend eine Auftragsklärung für die bereits in der Familie eingesetzten Familienhelfer und ein Aufstocken der Stunden pro Woche, um intensiver mit der Familie arbeiten zu können.

Es sollte zum einen weiterhin mit Benjamin am Aufbau von adäquatem Kontaktverhalten und sozialen Kompetenzen gearbeitet werden. Ein sehr wichtiger Punkt ist jedoch auch die konsequente Unterstützung der Mutter im Umgang mit Benjamin. Die Mutter-Kind-Interaktion sollte weiter gestärkt werden, um für Benjamin ein verlässliches Erziehungssetting zu schaffen. Auch das adäquate Regeln und Setzen von Grenzen ist ein Punkt, bei dem wir für die Mutter Unterstützungsbedarf sehen.

Schema zur Erfassung der Teilhabebeeinträchtigung im Fall von Benjamin ▶ Anhang A5

Weiterführende Literatur

AACAP Official Action (2005) Practice parameters for the assessment and treatment of children and adolescents with reactive attachment disorder of infancy and early childhood. J Am Acad Child Adolesc Psychiatry 44: 1206–1219

Bowlby J (1969) Attachment and loss, Vol 1: Attachment. Basic Books, New York

Deutsche Gesellschaft für Kinder- und Jugendpsychiatrie und Psychotherapie et al (2007) Leitlinien zur Diagnostik und Therapie von psychischen Störungen im Säuglings-, Kindes- und Jugendalter, 3. Aufl. Deutscher Ärzte Verlag, Köln, S 311–317

Ziegenhain U, Fegert JM (2004) Frühkindliche Bindungsstörungen. In: Eggers C, Fegert JM, Resch F (Hrsg) Psychiatrie und Psychotherapie des Kindes- und Jugendalters. Springer, Berlin Heidelberg New York Tokio, S 875–890

Ziegenhain U (2009) Bindungsstörungen. In: Marggraf J, Schneider S (Hrsg) Verhaltenstherapie, Bd. 3: Störungen des Kindes- und Jugendalters, 3. Aufl. Springer, Berlin Heidelberg New York Tokio

11.4 Persönlichkeitsentwicklungsstörungen, Persönlichkeitsstörungen

Michael Kölch, Marc Allroggen und Paul L. Plener

Tab. 11.4 Persönlichkeitsentwicklungsstörungen, Persönlichkeitsstörungen – ICD-10

Erkrankung	ICD-10-Kodierung	Definition	Therapiestrategie
Persönlichkeitsstörungen	F60	Generell überdauernde Abweichungen in Fühlen, Denken und Verhaltensweisen weit über das gewöhnlich Maß hinaus Soziale Auffälligkeiten, insbesondere Probleme in den interpersonalen Beziehungen mit deutlichen Auswirkungen auf bzw. Einschränkungen im psychosozialen Funktionsniveau	Langfristige Psychotherapie mit Fokus auf der Bewältigung des Alltags Beziehungsarbeit (wichtig: tragfähige Beziehung zu Therapeuten), klare Absprachen und Regeln für die Therapie Spezielle Therapieformen für emotional-instabile PS u. a. DBT-A, TFP Stationäre Behandlung meist zur Krisenintervention Pharmakotherapie bei starker Impulsivität und Stimmungslabilität ggf. mit SGA oder SSRI
Paranoide Persönlichkeitsstörung	F60.0	Misstrauen und Verdächtigungen andren gegenüber, isolierte Wahnphänomene	
Schizoide Persönlichkeitsstörung	F60.1	Soziale Zurückgezogenheit, kein emotional enger Kontakt	
Dissoziale Persönlichkeitsstörung	F60.2	Empathielosigkeit und dissoziales und/oder aggressives Verhalten	
Emotional-instabile Persönlichkeitsstörung	F60.3		
– Impulsiver Typus	F60.30	Emotionale Instabilität, aggressiv-impulsive Durchbrüche	
– Borderline-Typus	F60.31	Innere Leere, Beziehungsambivalenz, suizidale Impulse, emotionale Krisen	

▼

Tab. 11.4 *Fortsetzung*

Erkrankung	ICD-10-Kodierung	Definition	Therapiestrategie
Histrionische Persönlichkeitsstörung	F60.4	Dramatisierendes Auftreten, Suggestibiltät, labile Affektivität »Im Mittelpunkt stehen wollen«	
Anankastische Persönlichkeitsstörung	F60.5	Dauerndes Zweifeln, übervorsichtig-perfektionistisch, rigide	
Ängstlich vermeidende Persönlichkeitsstörung	F60.6	Dauernde Besorgtheit, Minderwertigkeitsgefühle und soziale Ängstlichkeit mit Vermeidung von Kontakten	
Abhängige Persönlichkeitsstörung	F60.7	Unselbstständigkeit, Unterordnung und mangelnde Durchsetzungs- bzw. Artikulationsfähigkeit eigener Wünsche und Ziele, Angst vor Verlassenwerden	

DBT-A dialektisch-behaviorale Therapie für Adoleszente, *TFP transference-focussed psychotherapy* (übertragungsfokussierte Psychotherapie), *SGA second-generation antipsychotics* (atypische Antipsychotika), *SSRI* selektive Serotoninwiederaufnahmehemmer

Fallbeispiel

Die 16-jährige Jessica ist seit mehreren Jahren in ambulanter kinder- und jugendpsychiatrischer Behandlung. Frühere Diagnosen waren eine depressive Störung sowie eine Anorexia nervosa. Seit mehreren Jahren tritt selbstverletzendes Verhalten in Form von Ritzen auf. Mehrfach kam sie zu kriseninterventorisch-stationären Aufenthalten, nachdem sie starke Selbstmordgedanken hatte und bereits zweimal eine Packung Kopfschmerztabletten eingenommen hatte. Sie meldete sich jeweils eine Stunde nach Einnahme der Tabletten. Im letzten Jahr hatte sie nach eigenen Angaben drei Freunde, zu denen sie jeweils die Beziehung abbrach, nachdem es zu Sexualkontakten gekommen war. Mit ihren Freundinnen verstehe sie sich eigentlich gut, sie habe sich jedoch von ihrem früheren Freundeskreis immer stärker entfernt. Am Wochenende kommt es häufiger zu Alko-

▼

holexzessen, mehrmals hatte sie einen »Filmriss«, nach dem sie sich auch nicht erinnern konnte, ob es mit Unbekannten zu Sexualverkehr gekommen war. Sie kam jetzt zur stationären Aufnahme, nachdem sie wiederum einen Suizidversuch (wahllose Einnahme von Tabletten in insgesamt unbedenklicher Menge) unternommen hatte. Während des stationären Aufenthalts traten immer wieder starke Selbstverletzungen auf, einmal aß die Patientin auch Glasscherben. Im therapeutischen Kontakt ist sie momentan, nachdem sie anfänglich äußerst bedürftig erschien, gegenüber der Therapeutin sehr ablehnend und entwertend. Innerhalb der Patientengruppe wird die Patientin stark abgelehnt.

In der Vorgeschichte ist bekannt, dass es durch einen Freund des Stiefvaters zu einem sexuellen Übergriff auf Jessica kam, als diese 11 Jahre alt war. Die Mutter hatte sich im Jahr nach der Geburt vom leiblichen Vater getrennt, und Jessica wuchs eine Zeitlang bei der Großmutter mütterlicherseits auf. Im Alter von 2,5 Jahren kam sie wieder zurück zur Mutter. Die Mutter selbst hat eine Depression, und bei übermäßigem Alkoholkonsum ist eine Alkoholabhängigkeit zu vermuten.

Diagnostisch wurde bei Jessica eine Störung der Persönlichkeitsentwicklung am ehesten im Sinne einer beginnenden »Borderline-Persönlichkeitsstörung« (emotional-instabiler Typus F60.31) festgestellt. Die Patientin wurde mittels Elementen des DBT-A behandelt. Medikamentös wurde eine Stimmungsstabilisierung mit Aripiprazol versucht. Die Patientin nahm diese Medikation aber nur sehr unzuverlässig ein, weshalb sie wieder abgesetzt wurde.

Epidemiologie

- Belastbare Zahlen gibt es eher für das Erwachsenenalter, dort Prävalenz 5–10%; in klinischen Populationen höher
- Nachdem die Störung nicht vor dem 16. Lebensjahr diagnostiziert werden sollte, ist nicht von einer höheren Prävalenz im Kindesalter auszugehen
- Beginn in der Jugend bzw. Adoleszenz
- Symptome von Persönlichkeitsstörungen können passager im Kindes- und Jugendalter vorkommen, ohne dass sich daraus später tatsächlich eine manifeste Persönlichkeitsstörung (»Reifungskrise«) ergibt
- Innerhalb der Persönlichkeitsstörungen dominiert im Jugendalter die emotional-instabile Persönlichkeitsstörung, ebenfalls kommt die dissoziale Persönlichkeitsstörung häufiger vor

Symptomatik und Klassifikation

- Persönlichkeitsstörungen stellen tief verwurzelte, überdauernde Verhaltensmuster dar, die den Patienten in flexiblen Reaktionen auf seine Umwelt behindern und sein persönliches und soziales Leben deutlich einschränken
- Sie betreffen alle Qualitäten des Fühlens, Denkens und Handelns und insbesondere die Beziehungsgestaltung (interaktionelle Komponente)

> Ein wichtiges Kriterium der Persönlichkeitsstörung ist, dass das Verhalten nicht nur passager, sondern überdauernd ist, weshalb die Diagnose von Persönlichkeitsstörungen im Jugendalter häufig noch schwierig zu stellen ist.

Die Folgen der Persönlichkeitsstörung führen bei den Patienten (aber auch bei den unmittelbaren Angehörigen und der Umwelt) oft zu Leiden und Inanspruchnahme psychiatrischer Hilfe; diese Patientengruppe gehört zu den teuersten im Gesundheitssystem, da störungsbedingt immer wieder krisenhaft die Aufnahme in psychiatrische Kliniken nötig ist, andererseits aber (ambulante und stationäre) Therapien oftmals abgebrochen werden.

Einteilung nach Cluster A-B-C

Durch deskriptive Ähnlichkeiten in ihrer Symptomatik bzw. Auswirkung auf die Beziehungsgestaltung und aufgrund theoretischer Entstehungskonzepte lassen sich die Persönlichkeitsstörungen in 3 Gruppen einteilen, die sog. Cluster A–C.

Cluster A

- Zugeordnet werden dem Cluster A
  - paranoide Störung
  - schizoide Störung
- Hier soll die mangelnde Verinnerlichung von Objektbeziehungen das Kernsymptom sein
- Es besteht ein Grundgefühl des essentiellen Andersseins
- Die Beziehungen sind flüchtig und kaum affektiv belegt
- Teilweise kommen wahnhafte Ideen vor (paranoide Persönlichkeitsstörung) oder v. a. Idealisierungen bei gleichzeitig hoher Distanziertheit (schizoide Persönlichkeitsstörung)
- Schizoide Persönlichkeiten haben kein Interesse an anderen (oder geben dies vor), kaum Beziehungen, sie sind eigenbrötlerisch und zurückgezogen

Cluster B

- Es handelt sich v. a. um strukturelle Störungen, bei denen es um Ich-Defizite und Defizite im Bereich der Objektbeziehungen und daraus folgende Entwicklungsdefizite geht
- Zu den Cluster-B-Störungen gehören:
  - dissoziale
  - emotional-instabile
  - narzisstische
  - histrionische

  Persönlichkeitsstörung

Kennzeichen der **dissozialen** Persönlichkeitsstörung:

- Unfähigkeit zur Empathie
- Ständige Grenz- und Regelüberschreitungen mit Kriminalität und hoher Gewaltbereitschaft

Formen der **emotional-instabilen** Persönlichkeitsstörung:

- Impulsive Form mit leichter Reizbarkeit und hoher Impulsivität (sie soll bei Männern häufiger vorkommen)
- Borderline-Typus

Kennzeichen der **Borderline-Persönlichkeitsstörung**:

- Hohe emotionale Instabilität mit
  - wechselhaften Beziehungen
  - unausgereifter Nähe-Distanz-Regulation (große Nähe, die aber nicht ertragen und dann umso massiver abgelehnt wird)
- Neigung zu selbstverletzendem, selbstdestruktivem Verhalten
- Probleme in der Wahl der Sexualpartner (Präferenz), promiskuitives Verhalten
- Immer wieder einschießenden Suizidgedanken

Kennzeichen der **narzisstischen** Persönlichkeitsstörung:

- Überzeugung von der eigenen Großartigkeit in Phantasie und Verhalten einerseits, die andererseits hoch labil ist und der ständigen Bestätigung bedarf
- Diese hohe Unsicherheit über die eigene phantasierte Grandiosität führt zu dauernden tiefen Kränkungen

- Die Beziehungsgestaltung ist dementsprechend schwierig

Kennzeichen der **histrionischen** Persönlichkeitsstörung:
- Suche nach ständiger Aufmerksamkeit durch Theatralik
- Im eigentlichen Affekt flach, wechselhaft und für das Gegenüber kaum zu spüren (»man steht im Nebel«)
- Übermäßige Versuche, für andere verführerisch zu wirken, attraktiv zu sein; dabei auch stark suggestibel

Cluster C
- Zu den Cluster-C-Störungen gehören: – anankastische – ängstliche – dependente Persönlichkeitsstörung
- Sie zeichnen sich durch ängstliches oder furchtsames Verhalten aus

Kennzeichen der **anankastischen** Persönlichkeitsstörung:
- Sie führt zu – hoher Rigidität – Kontrollbedürfnis – ständigem Perfektionismus – teils auch zu Zwangsgedanken

Kennzeichen der **ängstlich-vermeidenden** Persönlichkeitsstörung:
- Die Patienten sind übervorsichtig in allen Lebensbereichen
- Sie meiden Sozialkontakte, weil sie sich als unattraktiv empfinden sowie unsicher und scheu sind
- Ständige Besorgnis über alles und jedes

Kennzeichen der **dependenten** Persönlichkeitsstörung:
- Abhängigkeit (meist) gegenüber einer Person
- Eigene Entscheidungen werden nicht mehr getroffen
- Es herrscht ständige Angst vor dem Verlassenwerden durch die Bezugspersonen
- Eigene Wünsche werden nicht oder kaum artikuliert, geschweige denn durchgesetzt

ICD-10 und DSM IV
- In der ICD-10 werden die Persönlichkeitsstörungen unter Kapitel F6 als psychische Störungen eigenständig kodiert (Tab. 11.4)
- Im DSM-IV gibt es das Konzept der Achse II (nicht mit Achse II des MAS verwechseln!)
- Darunter fallen sog. **Developmental Disorders and Personality Disorders**: – Antisocial Personality Disorder 301.7 – Avoidant Personality Disorder 301.82 – Borderline Personality Disorder 301.83 – Histrionic Personality Disorder 301.50 – Narcissistic Personality Disorder 301.81 – Obsessive-compulsive Personality Disorder 301.4 – Paranoid Personality Disorder 301.0
- Die schizotype Persönlichkeitsstörung wird DSM-IV ebenfalls als Persönlichkeitsstörung (Achse II) gewertet (in der ICD-10 unter F2 klassifiziert)

So kann im DSM-IV neben der akuten psychiatrischen Störung auf der ersten Achse die (zugrundeliegende) Persönlichkeitsstörung auf der zweiten Achse kodiert werden.

Ätiologie
- Als wichtigster pathogener Faktor wird postuliert: eine Störung in der frühkindlichen Bindung und in der weiteren Objekt- und Selbstinternalisierung bzw. -repräsentation, der Affektentwicklung als Folge der gestörten Resonanz durch die Be-

zugspersonen bzw. fehlende adäquate Bindung

- Zur Entwicklung von Persönlichkeitsstörungen prädisponieren: – frühkindliche Bindungsstörungen – Regulationsstörungen – elterliche psychische Erkrankung in der frühen Kindheit
- Zur Genese einer Persönlichkeitsstörung insbesondere vom emotional-instabilen Typus können auch abnorme psychosoziale Umstände beitragen wie – (emotionale) Verwahrlosung – Vernachlässigung – Körpergrenzen überschreitende Traumata wie Missbrauch
- Zusätzlich werden biologische prädisponierende Faktoren postuliert; neurobiologische Korrelate sollen vorhanden sein – funktionelle Veränderungen im präfrontalen Kortex – eine erhöhte Aktivierung im Bereich der Amygdala (fMRT-Untersuchungen) – Diskonnektivitäten zwischen präfrontalen, orbitofrontalen und amygdalären Strukturen
- Erblichkeitsstudien zeigen eine hohe Vererbbarkeit von Persönlichkeitsstörungen
- Verschiedene psychodynamische Theorien (u. a. von Otto F. Kernberg und Peter Fonagy)

Komorbiditäten

Prinzipiell zeigen die Patienten eine Vielzahl (bis alle) psychiatrischer Symptome, so wie die Definition der Persönlichkeitsstörungen auch verstärkte oder überdauernde Symptome anderer psychiatrischer Störungen einschließt (z. B. ängstlich-vermeidende Persönlichkeitsstörung mit Symptomen einer Angststörung, paranoide Persönlichkeitsstörung mit Wahnsymptomen).

- Insbesondere bei Persönlichkeitsstörungen vom emotional-instabilen Typus: gehäuft selbstverletzendes Verhalten (▶ Kap. 12.9), auch Essstörungen und depressive Störungen oder Symptome
- Anamnestisch bei vielen Patienten: Phänomene von Störungen in der frühkindlichen Bindung (Bindungstypen nach Ainsworth; ▶ Kap. 11.3); dies hat allerdings unmittelbar für die Therapie oder Klassifikation keine Relevanz
- Einige Patienten haben auch traumatische Erlebnisse in der Vorgeschichte

❶ Es sei gewarnt von dem Rückschluss, emotional-instabile Persönlichkeitsstörung bedeute automatisch ein Trauma (z. B. Missbrauch) in der Vorgeschichte!

Diagnostik und Differenzialdiagnostik

- Die Diagnostik erfolgt hauptsächlich klinisch durch – Beobachtung – Anamnese – Fremdanamnese
- Es handelt sich um Ausschlussdiagnosen, d. h., wenn eine Depression, Essstörung o. ä. leitend ist, stellt diese häufig die Primärdiagnose dar, und im Verlauf (etwa bei sehr behandlungsresistenten Verläufen) ergibt sich der Verdacht auf eine zugrundeliegende Persönlichkeitsstörung
- Bei der emotional-instabilen Persönlichkeitsstörung treten insbesondere folgende Störungen komorbid auf bzw. sind differenzialdiagnostisch auszuschließen: – depressive Störungen – Essstörungen – ADHS

❷ Hilfreiche Fragen

An das Kind:

- Hast Du häufig das Gefühl, keiner versteht Dich?

- Ist es Dir unangenehm, wenn jemand Dir nah ist?
- Fühlst Du häufig Leere und Verzweiflung?
- Musst Du Dich selbst verletzen, wenn Du Dich schlecht fühlst?
- Hast Du häufiger die Idee, nicht mehr leben zu wollen?
- Wechselt bei Dir häufig das Gefühl, jemanden sehr zu mögen und ihn andererseits zu hassen?

Bei dissozialer Persönlichkeitsstörung:
- Kannst Du Mitleid fühlen?
- (Warum) Tut es Dir leid, wenn Du etwas gestohlen/jemanden verprügelt hast?
- Warum, denkst Du, ist es schlecht, sich nicht an das Gesetz zu halten?

An die Eltern:
- Wechseln die Freunde Ihres Kindes oft?
- Haben Sie das Gefühl, es Ihrem Kind nie recht zu machen?
- Gab es etwas Schlimmes, das Ihr Kind erlebt hat?

Fragebogenverfahren
- Klinische Interviews wie SKID-II können hilfreich sein
- Generell können diagnostische Interviews oder Fragebogenverfahren zu den klinisch präsentierten Leitsymptomen (z. B. CDRS-R, ETI, UCLA) dazu beitragen, die Schwere der einzelnen Symptome einzuschätzen

Therapie
Psychotherapie
- Grundbedingung der Psychotherapie bei Persönlichkeitsstörung ist die **Beziehungsarbeit**
- Diese ist insbesondere gekennzeichnet durch die Fähigkeit des Therapeuten
  - einerseits eine emotional tragfähige Beziehung herzustellen
  - andererseits keine allzu starke, weil für den Patienten nicht aushaltbare, Nähe zum Patienten zu inszenieren
- Die Therapie ist meist langfristig angelegt, sollte aber dennoch einen klaren, ggf. auch phasenweise gestuften Inhalt und Fokus haben
- Regressionsfördernde Ansätze sind eher kontraproduktiv, es geht um Aktivierung und Lebensbewältigung
- Derzeit hauptsächlich angewandte und in Studien untersuchte Therapien bzw. Elemente aus diesen Therapien sind:
  - die **dialektisch-behaviorale Therapie für Adoleszente** (DBT-A, nach Linehan 1998, Böhme et al. 2001)
  - die **übertragungsfokussierte Psychotherapie** (TFP) nach Otto F. Kernberg
- Bei der TFP stehen Klärungsprozesse der Interaktion und der Übertragung im Hier und Jetzt im Vordergrund (Clarkin et al. 2008)
- Hauptbestandteil der DBT-A ist das **Fertigkeitentraining**
- Vermittelt werden dabei
  - Lernen von Achtsamkeit
  - Stresstoleranz
  - Identifikation und Umgang mit Emotionen
  - zwischenmenschliche Fertigkeiten
- Grundsätzlich ist es wichtig, Therapieverträge mit den Patienten zu schließen, in denen auf den Umgang in der Therapie mit suizidalen Impulsen sowie Impulsen, die Therapie abzubrechen, eingegangen wird

> Mit dem Patienten muss eindeutig vereinbart werden, dass bei suizidalen Drohungen z. B. die ambulante Therapie ausgesetzt wird und eine kriseninterventorische Behandlung erfolgt. Damit soll vermieden werden, dass der Patient durch (unbewusstes) Agieren in der Therapie pathologische Interaktionen und Beziehungen reinszeniert und letztlich nicht von der Therapie profitiert.

Klarheit, Validierung und wertschätzende Neutralität dem Patienten gegenüber sind Grundprinzipien für den Therapeuten.

- Meist ist eine Supervision der Therapie für den Therapeuten zur emotionalen Entlastung unerlässlich

❶ Typischer therapeutischer Fehler insbesondere bei emotional-instabilen Patienten: Der Therapeut lässt sich vom Patienten durch Idealisierung und übergroße Nähe verstricken, was der Patient nicht dauerhaft aushält, weshalb er dann durch massive Entwertung des Therapeuten die Therapie zum Scheitern bringt!

- Weiteres Element in der Therapie ist **Psychoedukation**: – Was sind Gefühle, wie bestimmen sie mein Handeln? – Wie sehen »Teufelskreise« von Emotionen, Gedanken und Handlungen aus? – Übungen, Gefühle zu identifizieren – Ausprobieren von alternativen Handlungsstrategien (Verhaltensexperimente)
- Der achtsame Umgang mit sich selbst stellt dazu eine Basis dar und wird zu Beginn vermittelt: – z. B. Wahrnehmen, ohne zu bewerten – Konzentration auf situativ Wichtiges

❯ Notfallkoffer für andrängende Impulse, sich selbst zu verletzen oder Suizid zu begehen, sollten mit dem Patienten erarbeitet werden. Es sollte immer wieder geübt werden, die dort hinterlegten Strategien auch anzuwenden.

- Bei dissozialen Persönlichkeitsstörungen ist zu identifizieren, inwieweit **Empathiefähigkeit** gegeben ist (»*hot*« vs. »*cold aggression*«, ► Kap. 1.2)
- Bei starker Empathielosigkeit ist die (pädagogische) strikte Sanktionierung von – insbesondere verdeckt- oder instrumentell-aggressivem – Verhalten essentiell
- Stationär lässt sich meist keine Besserung erzielen, eher in langfristig angelegten und sehr stringent organisierten Jugendhilfemaßnahmen in Begleitung mit dem Kinder- und Jugendpsychiater (bei impulsiven Durchbrüchen, depressiven Einbrüchen etc.)

Elternarbeit

- Eltern müssen über die Schwere der Störung und die typischen Auswirkungen auf die interpersonelle Beziehung aufgeklärt werden
- Typische pathologische Kommunikations- und Interaktionsmuster zwischen Patient und Familie sollten identifiziert und besprochen werden
- Bei gehäuft auftretendem selbstverletzendem Verhalten sind die Eltern darin zu schulen, dieses nicht durch Aufmerksamkeit zu verstärken
- Das Thema »Wer ist an der Erkrankung schuld?« kann eine wichtige Rolle spielen

❯ Frühere Erziehungsbedingungen tragen bisweilen oder sogar häufig zu der Störung bei, jedoch darf Eltern nicht im Sinne einer Schuldzuweisung begegnet werden. Vielmehr ist es wichtig, im Hier und Jetzt zu bleiben und mit den Eltern zu versuchen, validierende Umgebungsbedingungen für den Patienten zu schaffen (klare Rückmeldungen, keine Doppelbotschaften, Gefühle benennen, aber nicht überbewerten).

Pharmakotherapie (► Kap. 13)

- Zur Stimmungsstabilisierung und Regulierung der Affekte kann eine antipsychotische Medikation mit SGA (atypische Antipsychotika, *second-*

generation antipsychotics) bisweilen Erfolge zeitigen
- Auch eine antidepressive Medikation mit SSRI kann zur Stimmungsstabilisierung beitragen
- Trotz des leicht erhöhten Risikos für suizidale Impulse haben SSRI, etwa gegenüber trizyklischen Antidepressiva, den Vorteil, dass sie bei nicht seltenen Suizidimpulsen und daraus folgender Ingestion nicht tödlich wirken
- Ein großes Problem stellt die mangelnde dauerhafte Therapieadhärenz dar, die den Einsatz von Psychopharmaka häufig limitiert
- SGA mit einem hohen Risiko für Gewichtszunahme werden von den meist weiblichen Patientinnen abgelehnt

❶ Substanzen mit dem Potenzial, Abhängigkeit zu erzeugen (z. B. Benzodiazepine), sind zu vermeiden, da die Patienten ein erhöhtes Suchtrisiko haben!

Weitere Maßnahmen und Hilfen

- Die Patienten stellen oftmals für die Familien eine große Belastung dar, gleichzeitig kann sich innerhalb der familiären Interaktionsmuster auch ein weiterer, die Störung unterhaltender Faktor zeigen
- Insofern wechseln einige Patienten in eine Fremdunterbringung
- Da hier die Tendenz besteht, bekannte Muster zu reinszenieren, sind solche Patienten mit die größte Herausforderung für Jugendhilfeeinrichtungen
- Eine engmaschige Beratung, klare Absprachen im Fall von Krisen etc. können erneute Ausstoßungstendenzen und damit inszenierte Beziehungsabbrüche verhindern
- Wiederaufnahme in die Psychiatrie sollte als klare Krisenintervention mit Garantie der Rückkehr vereinbart werden

Auszug aus der ärztlichen Stellungnahme nach §35a

Jessica leidet an einer beginnenden Persönlichkeitsstörung vom emotional-instabilen Typus. Zusätzlich zeigte sie anamnestisch eine Anorexia nervosa und wiederholte rezidivierende depressive Episoden. Es liegt selbstverletzendes Verhalten an Armen und am Bauch vor (Schnittwunden). Aktuell war sie zum 5. Mal in unserer stationären Behandlung, nachdem sie in suizidaler Absicht insgesamt 15 Tabletten Paracetamol eingenommen hatte.

Empfehlung

Nachdem sich im Umgang mit der Mutter trotz mehrerer Therapieversuche keine Änderung in der Interaktion (Mutter weiterhin vorwürflich und entwertend, Jessica weiterhin ambivalent und aggressiv) ergeben hat und die Wochenendbeurlaubungen immer wieder zu Exzessen selbstverletzenden Verhaltens (mehrfache chirurgische Versorgung der Schnitte notwendig) geführt hatten, empfehlen wir eine stationäre Jugendhilfemaßnahme mit engmaschiger kinder- und jugendpsychiatrischer Betreuung und klaren Absprachen für kriseninterventorische Aufnahmen bei Suizidalität. Die Jugendhilfeeinrichtung sollte Erfahrung im Umgang mit diesem Störungsbild haben, an der Nähe-Distanz-Regulation und der Emotionsregulation der Patientin weiterarbeiten.

Eine Schuleinrichtung sollte angegliedert sein (und eine individuelle Beschulung ermöglichen), da eine Beschulung in einer Regelschule (trotz guter Intelligenz) aufgrund ihres Verhaltens und daraus folgender Fehlzeiten nicht möglich sein wird.

Die parallele Psychotherapie sollte die stationäre DBT-A-Therapie fortsetzten und das Fertigkeitentraining fortführen. Eine stimmungsstabilisierende Medikation wäre wünschenswert, ist aber aktuell aufgrund der ablehnenden Haltung der Patientin nicht zu realisieren.

Schema zur Erfassung der Teilhabebeeinträchtigung im Fall von Jessica ▶ Anhang A5.

Weiterführende Literatur

Böhme R, Fleischhacker C, Mayer-Bruns F, Schulz E (2001) Dialektsich-Behaviorale Therapie für Jugendliche (DBT-A) – Arbeitsbuch. Abteilung für Psychiatrie und Psychotherapie im Kindes- und Jugendalter des Klinikums der Universität Freiburg

Clarkin JF, Yeomans F, Kernberg O (2008) Psychotherapie der Borderline-Persönlichkeit – Manual zur psychodynamischen Therapie. Schattauer, Stuttgart

Kernberg P, Weiner A, Bardenstein K (2001) Persönlichkeitsstörungen bei Kindern und Jugendlichen. Klett-Cotta, Stuttgart, S 200–216

Linehan MM (1998) Dialektische Verhaltenstherapie bei Borderline-Persönlichkeitsstörungen. Prax Klin Verhaltensmed Rehabil 2: 220–227

Schmeck K, Streeck-Fischer A, Herpertz SC (2009) Störungen der Persönlichkeitsentwicklung und Persönlichkeitsstörungen. In: Fegert JM, Streeck-Fischer A, Freyberger HJ (Hrsg) Adoleszenzpsychiatrie. Schattauer, Stuttgart

Spezielle Situationen

12.1 Der suizidale Patient

Ulrike M.E. Schulze und Anja K. Voit

Fallbeispiel

Christian ist ein 17-jähriger Jugendlicher, der aufgrund einer Schnittverletzung an der linken Hand im alkoholisierten Zustand in der Chirurgischen Ambulanz eines Kreiskrankenhauses vorstellig wird. Die körperliche Untersuchung des Patienten zeigt neben dem Bestehen tiefer Schnittverletzungen am linken Unterarm eine Strangulationsnarbe im Halsbereich. Christian, der sich im Vorfeld auf einer größeren Party aufhielt, kann – hierzu befragt – weder Zeitpunkt noch Ursache für seine Verletzung benennen. Im Anschluss an die notwendige chirurgische Versorgung und nach Ausschluss einer Intensivüberwachungsbedürftigkeit des Patienten aufgrund der vorliegenden Alkoholisierung erfolgt dessen notfallmäßige Verlegung in die zuständige kinder- und jugendpsychiatrische Klinik zur Abklärung der Suizidalität und ggf. weiteren Behandlung. Die Übernahme durch die Kinder- und Jugendpsychiater gestaltet sich aufgrund einer nicht unerheblichen verbalen Aggressivität Christians zunächst problematisch.

Epidemiologie

In der Altersgruppe der Kinder und Jugendlichen stellt Suizid nach Unfällen die zweithäufigste Todesursache dar.

- Im Jahr 2007 suizidierten sich Angaben des Statistischen Bundesamts zufolge in Deutschland 14 Jungen und 9 Mädchen zwischen 10 und 15 Jahren sowie 149 männliche und 47 weibliche Jugendliche im Alter von 15–20 Jahren
- Hohe Dunkelziffer: somit müssen die o. g. Zahlen wohl mit dem Faktor 5 bzw. 6 multipliziert werden
- Zahl der täglichen Suizidversuche in Deutschland nach Schätzungen von Experten: 20–40
- Suizide vor dem 10. Lebensjahr sind selten; mögliche Ursache: die meisten Kinder verfügen entwicklungspsychologisch betrachtet erst ab dem Alter von 9 Jahren über ein »richtiges« Todeskonzept
- Geschlechterverteilung bei Suiziden (Zimmermann et al. 2005):
  - ähnlich wie im Erwachsenenalter
  - deutliches Überwiegen des männlichen Geschlechts
- Ein Großteil der Selbsttötungen wird während der Abendstunden bis zum frühen Morgen verübt
- Das Vorhandensein eines sog. Frühjahrs- und Herbstgipfels scheint eine wesentliche Rolle zu spielen

Symptomatik und Klassifikation

Zusammenhänge

- Suizidalität ist kein Krankheitsbild im eigentlichen Sinne
- Sie ist aufzufassen als sich **akut entwickelnde** oder aber im Sinne eines **inneren Prozesses entstehende Komplikation** im Rahmen einer Erkrankung oder Konfliktsituation
- Sie ist stets in einen Zusammenhang zu setzen

Vor allem weibliche Jugendliche mit Migrationshintergrund leben, in Deutschland aufgewachsen, häufig in einem für sie als äußerst belastend erlebten Spannungsfeld zwischen traditionsbedingten, teilweise religiös begründeten Erwartungen und den durch das gelebte Umfeld entstehenden Autonomiebedürfnissen. Für sie kann ein (appellativer) Suizidversuch ggf. den möglichen Weg einer »Konfliktlösung« bzw. den Versuch einer »Sichtbarmachung« der jeweils bestehenden spezifischen Problemkonstellation bedeuten.

- Sie kann im Rahmen psychischer Störungen, einer psychopharmakologischen Behandlung oder als Antwort auf eine akute Belastungssituation auftreten
- Sie kann appellativen Charakter haben
- Sie kann sich z. B. im Sinne einer inneren Bilanzziehung auch im Verborgenen – also im Inneren des Patienten – abspielen, ohne dass er sich anderen gegenüber mitteilt
- Sie kann auch »ansteckend« wirken
- Sie muss grundsätzlich ernst genommen werden
- Suizidversuche bei Jugendlichen stehen häufig im Zusammenhang mit einer psychiatrischen Erkrankung oder Beziehungsproblemen zu Eltern oder Freunden
- Eine Besonderheit in dieser Altersgruppe ist der nicht selten vorliegende appellative Aspekt suizidaler Handlungen
- Probleme in Bezug auf Schule, Studium oder Beruf scheinen ursächlich weniger bedeutsam zu sein, als dies immer wieder vermutet wird

Trotz aller Sorgfalt in Diagnostik und Therapie lassen Suizide sich nicht immer vermeiden; somit bringen sie Verantwortliche und Behandelnde nicht selten an eigene Grenzen.

Suizide – Vorkommen und Risikofaktoren

- Suizide können auch während einer (teil-)stationären oder ambulanten kinder- und jugendpsychiatrischen Behandlung auftreten
- Im Rahmen einer therapeutischen Beziehung – v. a. mit persönlichkeitsgestörten Patienten – lässt sich teilweise ein vermeintlich bestrafender Aspekt suizidaler Handlungen ableiten
- Innerhalb einer Peergroup insbesondere unter Jugendlichen werden bisweilen Todessehnsüchte und Suizidabsichten geteilt und kommuniziert
- Dies kann auch für den stationären Kontext gelten
- Suizidziffern steigen mit zunehmendem Alter an
- Das Risiko eines »erfolgreichen« Suizids erhöht sich mit der Anzahl vorausgegangener Suizidversuche
- Weitere mögliche Risikofaktoren aus dem familiären Bereich: – mangelhafte Kommunikation mit den Eltern – insgesamt schwierige Eltern-Kind-Interaktion – familiäre Belastung mit Depressionen, Substanzmissbrauch und Suiziden

- Auslöser für suizidale Krisen bei Jugendlichen: – Familienkonflikte – Liebeskonflikte/Trennung – Schul- oder Leistungsprobleme (weniger häufig)
- Beachtet werden sollte auch: – der »schwellensenkende« Aspekt des Konsums von Alkohol oder weiteren psychotropen Substanzen (Drogen, Tabletten) – das Fehlen eines suffizienten sozialen Netzes, welches dem bisweilen vordringlichen und belastenden Gefühl des Alleinseins des Betroffenen erfolgreich entgegenstehen könnte

Suizidmethoden

Eine Unterscheidung in sogenannte **harte und weiche Suizidmethoden** ist üblich.

- Harte Suizidmethoden: Tod durch – Erhängen – Erschießen – Sturz aus großer Höhe – Überfahrung durch Schienenfahrzeuge – Selbsttötung durch Ertrinken – Selbstverbrennung – Stichverletzungen
- Weiche Suizidmethoden: – Schnitte am Handgelenk – Ingestion von Schlaf-, Beruhigungs- und Schmerzmitteln

Terminologie – eine Orientierungshilfe

Präsuizidales Syndrom

Dieses wurde durch Ringel (1953) beschrieben und ist definiert durch eine zunehmende Einengung (situativ, in zwischenmenschlichen Beziehungen), die Entwicklung eines Aggressionsstaus (fehlende Aggressionsabfuhr) und eine Wendung der Aggression gegen sich selbst (Aggressionsumkehr). Suizidphantasien werden anfangs eher aktiv intendiert und drängen sich später eher passiv auf.

Parasuizid

Selbstgefährdende und selbstverletzende Handlungen, bei denen der eigene Tod zwar riskiert, jedoch nicht angestrebt wird. Dies entspricht dem nicht tödlich endenden Akt einer Selbstverletzung in überlegter Weise. Ein Parasuizid wird als **missglückt** bezeichnet, wenn der Tod trotz fehlender Tötungsabsicht eintritt. Todesfälle aufgrund einer parasuizidalen Handlung werden als Parasuizid eingeordnet und finden somit keinen Eingang in offizielle Suizidstatistiken.

Suizidgedanken

Verbale und nonverbale Anzeichen, die darauf hinweisen, dass sich der Betreffende mit Selbstmordideen auseinandersetzt.

Suizidale Handlungen

Sammelbegriff für alle diejenigen Suizidversuche, die nicht lebensgefährdend und von vornherein auf Entdeckung angelegt sind. Sie drücken häufig einen Wunsch nach Ruhe oder Hilfe aus, besitzen also einen durchaus ernstzunehmenden **appellativen** Charakter.

Suizidversuche

Potenziell lebensbedrohliche, bewusst intendierte Selbstvergiftungen oder Selbstverletzungen ohne Todesfolge.

Suizid

Hierunter ist die selbst zugefügte absichtliche Beendigung des Lebens zu verstehen.

- Die Unterscheidung zwischen Parasuizid und Suizidversuch (▶ Terminologie – eine Orientierungshilfe) ist mittlerweile nach den AWMF-Leitlinien nicht mehr gebräuchlich; hier entfällt der Begriff Parasuizid gänzlich
- In den letzten Jahren wird dagegen die Abgrenzung von Suizidalität und selbstverletzendem Verhalten stark betont
- Letzteres wird nach Empfehlung von Libal und Plener (2009) aufgrund vorliegender Befunde definiert als »bewusste, freiwillige und direkte Zerstörung von Körpergewebe ohne suizidale Absicht, die sozial nicht akzeptiert ist«

Mit erhöhtem Suizidrisiko einhergehende kinder- und jugendpsychiatrische Erkrankungen

- Kinder- und jugendpsychiatrische Störungen mit erhöhtem Suizidrisiko sind: – akute Reaktionen oder Anpassungsstörungen im Zusammenhang mit unmittelbar zurückliegend erlebten Belastungen (Traumata unterschiedlicher Genese; ▶ Kap. 11.1) – daneben spielen nach den deutschen Leitlinien psychiatrische Störungsbilder mit hoher Chronifizierungsneigung eine wichtige Rolle (z. B. depressive Störungen)
- Insgesamt zeigen Jugendliche mit multiplen komorbiden Störungen ein besonders erhöhtes Risiko suizidalen Verhaltens

Schizophrene Psychosen (▶ Kap. 8)

- Hervorzuheben ist hier ein möglicher »depressiver Nachschwang« im Rahmen einer Besserung der floriden Symptomatik
- Darüber hinaus sind suizidale Impulse während der akuten Erkrankung insbesondere im Zusammenhang mit einer Akzentuierung der sog. Positivsymptomatik (Halluzinationen, Wahngedanken und -erleben) zu berücksichtigen

Depressive Störungen (▶ Kap. 9)

- Bei dieser bereits im Jugendalter häufigen Erkrankung stellt der Suizid das Hauptverlaufsrisiko dar

Emotional-instabile Persönlichkeitsstörung vom Borderline-Typus (▶ Kap. 11.4)

- Eine Abgrenzung von selbstverletzendem Verhalten (▶ Kap. 12.9) gestaltet sich hier bisweilen schwierig (Brodsky et al. 1997)

Angsterkrankungen (▶ Kap. 2.2)

- Es ist ein enger Zusammenhang mit Suiziden im Kindes- bzw. Jugendalter insbesondere im Zusammenspiel mit depressiven Störungen beschrieben
- Teilweise besteht jedoch auch ein erhöhtes Suizidrisiko, wenn der Einfluss anderer psychischer Störungen oder belastender Lebensereignisse ausgeschlossen wird
- Größtes Risiko für einen Suizid im Falle des gemeinsamen Auftretens mehrerer Angststörungen

Anorexia nervosa (▶ Kap. 7)

- Metaanalysen über mehrere Jahrzehnte verdeutlichen nicht nur ein mit dieser Form der Essstörung assoziiertes deutlich erhöhtes Mortalitätsrisiko, vielmehr stellt der Suizid – v. a. im Erwachsenenalter – neben direkten körperlichen Folgen der Erkrankung die häufigste Todesursache dar (Steinhausen 2002)

Alkoholabhängigkeit (▶ Kap. 11.2)

- Sowohl eine Substanzabhängigkeit allein als auch ihr komorbides Auftreten mit einer weiteren schweren psychiatrischen Störung gehen mit erhöhter Suizidalität einher

Störung des Sozialverhaltens (► Kap. 1.2)
- Hier stellt insbesondere die erhöhte Impulsivität einen beachtlichen Risikofaktor dar

Exploration

- Im Umgang mit akuter Suizidalität ist es – ungeachtet des jeweiligen äußeren Kontexts (stationär/ambulant kinder- und jugendpsychiatrisch oder konsiliarisch, z. B. in der Kinderklinik nach erfolgtem Suizidversuch zur Beurteilung der Entlassfähigkeit oder Notwendigkeit einer stationären Übernahme) – wichtig zu wissen, dass ein direktes Ansprechen möglicherweise bestehender suizidaler Gedanken oder Impulse überwiegend als entlastend erlebt wird

Ein angstfreies Benennen von Suizidgedanken nach Art und Intensität kann als Distanzierungshilfe für den Patienten dienen.

- Der Patient kann sich womöglich nach einer Phase gedanklicher Einengung für wenige Augenblicke wieder innerlich »neben sich stellen«, das innere Gedankenkreisen durchbrechen und damit vielleicht erstmals wieder ein wenig perspektivisch »über den Tellerrand« schauen

Man sollte sich möglichst davor hüten, im Rahmen der Exploration unmittelbar »mit der Tür ins Haus zu fallen«. Die Frage nach akuten Suizidabsichten ist, v. a. wenn sie Hauptgegenstand des Erstkontakts mit dem Patienten sein sollte, eher an das Ende der psychopathologischen Befunderhebung zu stellen. Bis dahin bleibt Raum zum Aufbau einer therapeutischen Beziehung und damit zur Schaffung einer ersten Grundlage für derlei intime Gesprächsinhalte.

- Nach einer möglichst sensiblen Exploration des betroffenen Kindes oder Jugendlichen sollten, nicht nur im Hinblick auf die Vervollständigung der Anamnese, die verantwortlichen Bezugspersonen mit einbezogen werden
- Im Interesse der weiteren Entwicklung ist es sinnvoll, anstehende Entscheidungen soweit wie möglich im gegenseitigen Einvernehmen bzw. gemeinsam zu treffen und zu tragen

Die differenzialdiagnostische Einschätzung einer akuten Selbstmordgefährdung ist mit hoher Verantwortung für den explorierenden Therapeuten verbunden.
Nicht nur aus rechtlichen Beweggründen muss deshalb zur entscheidenden Klärung weiterer zu veranlassender Schritte in jedem Fall der zuständige Vorgesetzte (Oberarzt, leitender klinischer Psychologe) hinzugezogen werden.
Für nicht kinder- und jugendpsychiatrisch tätige Kollegen gilt, dass ein Konsiliarius mit entsprechender fachlicher Ausbildung hinzuzuziehen ist.

Im Zusammenhang mit der zu explorierenden akuten Suizidalität sollte neben dem Auffinden von subjektiven und objektiven Belastungsfaktoren das Stellen folgender Fragen bedacht werden:

Hilfreiche Fragen
- Denkst Du im Moment daran, Deinem Leben ein Ende zu setzen?
- Warst Du schon einmal in dieser oder einer ähnlichen Situation?
- Hast Du Dir schon einmal überlegt, wie Du Dich umbringen würdest?
- Hast Du schon einmal versucht, Dir das Leben zu nehmen?

- Wie hast Du es versucht?
- Wann war das?
- Was war danach?
- Bist Du in Behandlung gewesen und wenn ja, wo?
- Hast Du Zukunftspläne und wenn ja, welche?
- Gibt es einen oder mehrere Menschen, der Dir besonders wichtig ist/die Dir besonders wichtig sind?
- Gibt es in Deiner Familie Menschen, die versucht haben, sich umzubringen oder die es getan haben?
- Hilft Dir unser Gespräch im Moment dabei, Abstand von diesen Gedanken zu nehmen?
- Was könnte Dir helfen, Abstand von diesen Gedanken zu nehmen?
- Könnte es Dir helfen, eine Nacht auf unserer Station zu bleiben?
- Würde Dir diese Vorstellung ein momentanes Gefühl von Sicherheit geben?

Therapeutische Interventionen

Die Behandlung von Suizidalität durchläuft mehrere Stufen:

- Krisenintervention bzw. Management der Suizidalität
- Auseinandersetzung mit den Hintergrundfaktoren und die Behandlung der psychiatrischen Grunderkrankung (s. oben: Mit erhöhtem Suizidrisiko einhergehende kinder- und jugendpsychiatrische Erkrankungen)
- Die erste Intervention ist daher die gezielte psychiatrische Exploration und differenzialdiagnostische Einordnung der Suizidalität

Einschätzung der Paktfähigkeit

- Es muss geklärt werden, ob und inwieweit sich der Patient in überzeugendem Maße von akuter Suizidalität distanzieren kann oder ob ihm dies nicht möglich ist

Antisuizidvertrag

- Das Schließen eines Antisuizidvertrags ist rechtlich gesehen kein Mittel zur Absicherung, dennoch trägt eine solche Vereinbarung zum Ausbau einer vertrauensvollen therapeutischen Beziehung bei
- Es wird datiert vereinbart, dass der Patient fest zusichert, bis zur nächsten Vereinbarung in einem angemessenen Zeitraum (im stationären Rahmen anfangs häufig von den Nachtstunden bis zum nächsten Vormittag, im ambulanten Kontext von einem Wiedervorstellungstermin bis zum zeitlich nah gelegenen nächsten Kontakt!), nicht Hand an sich zu legen bzw. entsprechende Gedanken/Impulse umgehend seinen Bezugspersonen, den Mitarbeitern des Pflege- und Erziehungsdienstes, dem Arzt vom Dienst oder seinem Therapeuten mitzuteilen und entsprechende Hilfe einzufordern
- Unterschrieben wird der Vertrag von allen bei seiner Vereinbarung Anwesenden

Begleitung im stationären Setting

- In Absprache mit dem Patienten und den Mitarbeitern des Pflege- und Erziehungsdienstes sollte die Intensität der Begleitung auf Station (z. B. Sitzwache) täglich neu bzw. auf die aktuelle Situation abgestimmt festgelegt werden
- Ggf. ist vorübergehend der Einsatz freiheitsentziehender Maßnahmen notwendig (s. unten, ▶ Rechtliche Grundlagen)

Einsatz von Medikamenten (▶ Kap. 13)

- Mittel der 1. Wahl sind, falls Medikamente eingesetzt werden – zumindest über einen kurzen Zeitraum hinweg und im stationären Kontext – Benzodiazepine (z. B. Lorazepam) und

niederpotente Antipsychotika (z. B. Quetiapin, im Rahmen eines individuellen Heilversuchs)
- Die Einnahme dieser Medikamente erleichtert eine emotionale Distanzierung und führt häufig zu einer deutlichen Abnahme der inneren Spannung
- Die Entscheidung für die jeweilige Medikamentengruppe ist erfahrungsgeleitet (für Berufsanfänger bedeutet dies im Zweifel eine Oberarztentscheidung) und muss von der individuellen Situation und der Persönlichkeitsstruktur des betroffenen Patienten abhängig gemacht werden

Benzodiazepine können nur als Notfallmedikamente eingesetzt werden, es besteht die Gefahr einer psychischen Abhängigkeitsentwicklung!

- Insgesamt stellen Medikamente in diesem Zusammenhang nur ein Adjuvans dar

Bleibt im therapeutischen Kontakt eine »Restunsicherheit« beim Therapeuten, ob der Patient es wirklich schafft, sich von seinen Suizidwünschen zu distanzieren, sollte dieser stationär aufgenommen werden. Die zeitliche Dauer des hieran anschließenden Aufenthalts hängt von der psychiatrischen Grunderkrankung des Patienten, dem Ausmaß der gegebenen psychosozialen Belastung und natürlich von seiner weiteren Distanzierungsfähigkeit ab.
Wichtig ist, dass Entscheidungen im Umgang mit suizidalen Patienten mit einem Gefühl der hohen individuellen Verantwortlichkeit verbunden sind. Diese ist zwar innerhalb einer Klinik hierarchisch »abgesichert«, entbindet jedoch nicht von eigenen inneren Prozessen der Auseinandersetzung aufseiten des involvierten Therapeuten und weiterer Mitarbeiter.

Entlassung

- Diese kann erst bei ausreichender emotionaler Stabilität des Patienten verantwortet werden
- Dennoch bleibt hervorzuheben, dass immer nur die aktuelle Situation durch den Verantwortlichen einschätzbar ist; somit kann mit dem Entlassungsbrief keine »Unbedenklichkeitsbescheinigung« ausgestellt werden; dies bedeutet, dass die jeweils verantwortlichen Bezugspersonen an der Kliniktür ein Stück Verantwortung mit zurück übernehmen
- Kriterien für eine evtl. erneute Aufnahmebedürftigkeit des Patienten bzw. die Erreichbarkeit der jeweiligen Ansprechpartner in der Klinik im Falle einer erneuten krisenhaften Zuspitzung sollten mit den verantwortlichen Bezugspersonen abgesprochen werden

Wichtig ist zu jedem Zeitpunkt der Behandlung die Dokumentation des erhobenen Befundes und der Einschätzung der akuten Suizidalität durch den jeweiligen Therapeuten sowie des nach außen sichtbaren Verhaltens durch den Pflege- und Erziehungsdienst.
Somit kann auch im Falle unvorhergesehener Ereignisse (z. B. erfolgter Suizid nach vorausgegangener andersartiger Einschätzung der aktuell gegebenen Gefährdung durch den zuständigen Therapeuten und seinen Vorgesetzten) – auch im Rahmen etwaiger gerichtlicher Verfahren – eine erfolgte Güterabwägung nachvollzogen werden.

Weitere Maßnahmen und Hilfen

Nachbehandlung

- Eine ambulante Wiedervorstellung in der klinikeigenen Ambulanz oder aber beim vorbehandelnden niedergelassenen Therapeuten sollte fest vereinbart sein

- Dies gilt sowohl im Kontext der ambulanten oder konsiliarischen Abklärung als auch für die Zeit nach der Entlassung von Station
- Wesentlich sind hier eine Weiterbehandlung der ggf. zugrunde liegenden Grunderkrankung sowie der Versuch einer Lösung von Konflikten, die zur Akzentuierung der Symptomatik geführt haben

Freiheitsentziehende Maßnahmen

- Im Falle der Selbstgefährdung des suizidalen Patienten und seiner stationären Behandlungsbedürftigkeit ist bei gleichzeitig nicht gegebener Complicance eine mit Freiheitsentziehung verbundene Unterbringung gemäß **§ 1631b BGB** oder nach UBG/PsychKG möglich
- Bei volljährigen Patienten nur UBG/PsychKG
- Als mögliche Alternative bei Kindern und Jugendlichen ist auch – im Einverständnis mit dem Patienten selbst oder auch ohne ihn – eine **Inobhutnahme nach § 42 KJHG** möglich

Rechtliche Grundlagen

Unterbringung gemäß § 1631b BGB:

- Erforderlich sind die richterliche Genehmigung nach Antragstellung der Eltern bzw. Sorgeberechtigten beim zuständigen Familiengericht sowie eine ärztliche Stellungnahme mit Begründung
- Der elterliche Antrag und eine kurze schriftliche Stellungnahme seitens der Behandler sollten parallel hierzu (auch per Fax möglich!) versandt werden
- Rechtlich gesehen ist damit bis zum Eintreffen des zuständigen Familienrichters zur Anhörung des Patienten ein vorläufiges Schließen der Stationstür möglich, da per definitionem die Unterbringung des Patienten ohne erfolgte ausdrückliche Genehmigung nur dann zulässig ist, wenn mit ihrem Aufschub Gefahr verbunden ist

Unterbringungsgesetz:

- Im Gegensatz zur o. g. Möglichkeit kann eine Behandlung unter diesen Voraussetzungen Ausschlusskriterium z. B. für eine spätere Anstellung im öffentlichen Dienst sein (möglicher Eintrag ins Führungszeugnis)
- Hierauf sind auch die Eltern Minderjähriger hinzuweisen, über deren Wunsch nach Entlassung ihres Kindes man sich im Falle einer hiermit nicht zu vereinbarenden Selbstgefährdung (»Gefahr im Verzug«) auf dieser rechtlichen Grundlage hinwegsetzen kann

Inobhutnahme nach § 42 KJHG:

- Eine Inobhutnahme durch das Jugendamt mit Unterbringung in einer geeigneten Einrichtung ist möglich, wenn – entweder das Kind oder der Jugendliche um Obhut bittet – oder eine dringende Gefahr für das Wohl (»Gefahr für Leib und Leben«) des Kindes oder des Jugendlichen vorliegt
- Dies gilt für einen Zeitraum von maximal 24 Stunden und erfordert im Falle eines nicht vorliegenden Einverständnisses durch die Sorgeberechtigten und/oder das Kind bzw. den Jugendlichen das Fällen einer familiengerichtlichen Entscheidung

Weiterführende Literatur

Brodsky BS, Malone KM, Ellis SP, Dulit RA, Mann JJ (1997) Characteristics of borderline personality disorder associated with suicidal behavior. Am J Psychiatry 154: 1715–1719

Deutsche Gesellschaft für Kinder- und Jugendpsychiatrie und Psychotherapie et al (Hrsg) (2007) Leitlinien zur Diagnostik und Therapie von psychischen Störungen im Säuglings-, Kindes- und Jugendalter, 3. Aufl. Deutscher Ärzte Verlag, Köln, S 409–421

Libal G, Plener PL (2009) Selbstverletzendes Verhalten. In: Fegert JM, Steeck-Fischer A, Freyberger HJ (Hrsg) Adoleszenzpsychiatrie. Schattauer, Stuttgart, S 190–200

Ringel E (1953) Der Selbstmord. Abschluß einer krankhaften Entwicklung. Maudrich, Wien

Steinhausen HC (2002) The outcome of anorexia nervosa in the 20th century. Am J Psychiatry 159: 1284–1293

Zimmermann U, Heinemann A, Püschel K, Fiedler G (2005) Suizide im Kindes- und Jugendalter. Rechtsmedizin 15: 211–217

12.2 Der agitiert-aggressive Patient

Michael Kölch und Paul L. Plener

Aggressives Verhalten von Kindern und Jugendlichen

- Im stationären Setting kaum vermeidbar
- Bei den Störungen des Sozialverhaltens (ICD-10 F91) kann es störungsassoziiert der aktuelle Anlass für die Behandlung eines Patienten sein
- Auftreten aber auch bei primär nicht aggressiven Patienten im Rahmen von Krisensituationen der Erkrankung, wie bei psychotischen Patienten (ICD-10 F2)
- Aggressives Verhalten kann sich gegen Dinge, andere Personen oder gegen die eigene Person richten

Management von aggressiven Situationen

- Einschränkende Interventionen sind in der klinischen Praxis in Situationen eigen- oder fremdgefährdenden Verhaltens oftmals notwendig (► Mögliche Maßnahmen der Ruhigstellung)
- Bei stark aggressiven Patienten kann eine Fixierung nötig werden
- Diese kann mechanisch (z. B. Fixierbett), aber auch pharmakologisch mittels sedierender Medikation erfolgen

❯ Entscheidend ist die Erarbeitung eines Konzepts für den Umgang mit aggressiven Situationen durch Ärzte, Psychologen und den Pflege- und Erziehungsdienst, das von einer Routine der beteiligten Mitarbeiter getragen wird. Damit wird die Wahrscheinlichkeit vermindert, im Akutfall in Aktionismus mit der Gefahr falscher Entscheidungen zu verfallen.

- Lang andauernde Aggression geht mit einer erhöhten Gefahr der Eigen- oder Fremdschädigung einher, weshalb eine rasche Entspannung der Situation erreicht werden sollte; dies muss auch bei geringer personeller Besetzung möglich sein
- Auch aus therapeutischen Gründen ist z. B. bei Sozialstörungen die unmittelbare Reaktion wichtig, um dysfunktionale Lernmechanismen zu unterbrechen
- Das Management der Situation und die Medikation müssen bekannt sein und einem Verfahrensablauf folgen, der allen Beteiligten vertraut und auf Mitarbeiterebene eingeübt ist
- Dies hilft im Akutfall, nicht unnötig zu agieren und übermäßig zu reagieren
- Gerade im Fall von wechselnden Ärzten, etwa im Rahmen des Nachtdiensts, muss eine bereits vor der Krisensituation festgelegte Medikation anwendbar sein, um die Gefahr von Fehldosierungen oder Fehlmedikation zu reduzieren
- Vereinbarungen sind auch für den Pflege- und Erziehungsdienst wichtig, um in kritischen Situationen sicher handeln zu können

Mögliche Maßnahmen der Ruhigstellung

Körperliche Fixierung: Einschränkung der Bewegungsfreiheit von Patienten durch körperlichen Einsatz des betreuenden Personals (etwa durch Festhalten, Weg versperren)

Mechanische Fixierung: Einschränkung der Bewegungsfreiheit von Patienten durch Geräte (etwa Fixierbetten)

Isolierung: Einschränkung der Bewe-

▼

gungsfreiheit von Patienten durch räumliche Isolation von Mitpatienten und betreuendem Personal
Pharmakologische Ruhigstellung: Gabe von schnell sedierender und spannungslösender Medikation

- Entscheidend ist es bereits bei der Aufnahme, dem Patienten und den Eltern das entsprechende Prozedere bei einer aggressiven Exazerbation transparent zu machen
- Bei stattgehabten Interventionen wegen aggressiver Durchbrüche, die mit Fixierung oder Notfallmedikation (insbesondere bei i.m.- oder i.v.-Medikation) einhergingen, sind die Sorgeberechtigten zu informieren

Das Konzept des Umgangs mit aggressiven Patienten sollte von der Haltung der Verhältnismäßigkeit getragen werden. Die Patientenautonomie ist soweit als möglich zu wahren. Gewaltexzesse, die im Sinne von Gegengewalt bei Reaktionen auf aggressive Patienten auftreten können, sind zu vermeiden.

- Sinnvoll kann ein Vorgehen nach Stufenschema (Abb. 12.1) sein, das in Abhängigkeit vom Verhalten des Patienten verschiedene Reaktionsstufen der Intervention vorhält

Es ist immer zu prüfen, ob noch die Notwendigkeit zur Intervention gegeben ist; ggf. sind Maßnahmen mit Zwangscharakter (z. B. Fixierung, Time-out-Raum) zu beenden.

Besondere Vorsicht ist im Zusammenhang mit traumatisierten Kindern geboten, z. B. kann eine Time-out-Situation bei diesen Patienten retraumatisierend wirken.

Bei Interventionen bei akuter Aggression die Vorgehensweise mit den Patienten und deren Sorgeberechtigten vor dem möglichen Anwendungsfall in jedem Fall genau klären. Über Therapiepläne aufklären und die Einwilligung der Angehörigen und die Zustimmung des Minderjährigen schriftlich einholen!

Internationale Ansätze zum Umgang mit aggressiven Patienten

- Ansätze zum strukturierten Umgang mit aggressiven Patienten werden z. B. vorgegeben im
  - *AACAP (American Academy of Child and Adolescent Psychiatry) Practice Parameter* zum Umgang mit aggressivem Verhalten im klinischen Setting
  - *Maryland Youth Practice Improvement Commitee for Mental Health (MYPICMH) Parameter* für den Umgang mit akutem aggressivem Verhalten in psychiatrischen Kliniken
- Beide Programme schlagen verschiedene hierarchisch angeordnete Ebenen im Umgang mit aggressivem Verhalten im stationären Bereich vor
- In der individuellen und störungsspezifischen Therapieplanung und der Gestaltung des Settings liegt die Basis zur Vermeidung von aggressiven Durchbrüchen bei den Patienten
- Diese Programme werden vom Betreuungspersonal umgesetzt
- Inhalte sind
  - verbale Deeskalationstechniken
  - Löschung aggressiven Verhaltens durch Nichtbeachtung
  - Einsatz von Körpersprache

Akuter Fall einer Eskalation aggressiven Verhaltens

2-stufiges Vorgehen nach AACAP-Parameter:

- Stufe 1: nichtrestriktive Maßnahmen herrschen vor, wie z. B. Ermahnun-

gen, Instruktion des Kindes zur Selbstregulation, selbstgewählter Time-out
- Stufe 2: beinhaltet bereits restriktive Maßnahmen, Deeskalationsprogramme

3-stufiges Vorgehen nach MYPICMH-Programm:
- Stufe 1: aufseiten des Patienten gekennzeichnet durch oppositionelles Verhalten, Ärger und Wut → Vorgehen mittels verhaltenstherapeutischer Maßnahmen und Steuerung sowie mittels direkten Besprechens mit dem Patienten
- Stufe 2: der Patient zeigt weiter Agitation, Ärger, er beschädigt Dinge und zeigt bedrohliches Verhalten → Absonderung des Patienten, erhöhte Betreuungsdichte und symptomspezifische Medikation
- Stufe 3: der Patient verhält sich weiter aggressiv oder selbst-/fremdgefährdend → sedierende Medikation, Fixierung und Absonderung

Möglicher Behandlungsalgorithmus
- Dreistufiges Vorgehen im stationären Management aggressiver und disruptiver Verhaltensweisen (Abb. 12.1)
- Essentiell in der Aufklärung über das Vorgehen im Rahmen des Stufenplans ist das Verständnis des Patienten dafür, dass jede Stufe sofort beendet und damit die nächste Stufe nicht erreicht wird, wenn eine Deeskalation eintritt

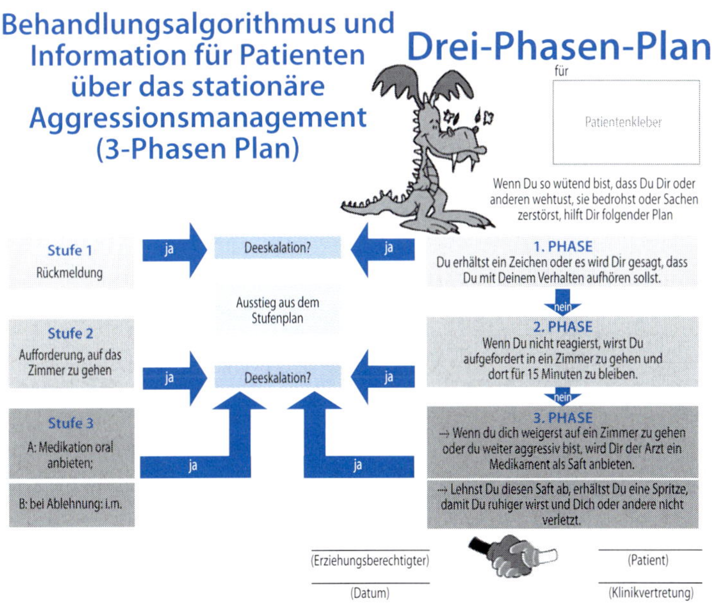

Abb. 12.1 Behandlungsalgorithmus

- Sobald sich der Patient beruhigt und das selbst-/fremdgefährdende Verhalten sistiert, wird das Verhaltensmanagement mittels Stufenplan beendet
- Die Stufen müssen in der Verlaufsdokumentation des Patienten vermerkt und mit diesem im Rahmen der Therapie und der Visiten besprochen werden
- Die Anwendung dieses Algorithmus beschränkt sich strikt auf jene Fälle, in denen eine begründet ernstzunehmende Gefahr durch aggressives Verhalten von Patienten für die Gesundheit oder das Wohlergehen der Betroffenen, ihrer Mitpatienten oder des betreuenden Personals besteht

Stufe 1:

- Im Plan steht die Erhaltung des Milieus und der Autonomie des Patienten im Vordergrund
- Mögliche Interventionen: – in der Kommunikation die Wahlmöglichkeiten aufzeigen – das Verhalten rückmelden, auch mittels Körpersprache – die Stimuli reduzieren – ggf. den Rückzug ins Zimmer einfordern, evtl. mit Begleitung

Stufe 2:

- Tritt keine Deeskalation ein, folgt Stufe 2
- Hauptziel: Reduktion der Zielsymptome
- Mögliche Intervention: Rückzug an einen ruhigen Ort mit erhöhter Überwachung durch das Personal
- Der Patient wird gebeten, auf sein Zimmer zu gehen, wobei er begleitet wird
- Die Dauer der Auszeit ist individuell, sowohl von Alter, Störungsbild und der konkreten Situation abhängig
- Längere Auszeiten sind nicht effektiver als kurze

Stufe 3:

- Gelingt es dem Patienten nicht, sich durch den Rückzug selbst zu regulieren, und bei Fortbestehen eigen- oder fremdaggressiven Verhaltens folgt Stufe 3
- Dem Patienten wird rückgemeldet, dass er sich auf der dritten Stufe befindet
- Hauptziel: Gewährleistung von Sicherheit des Patienten, der Mitpatienten sowie des Personals
- Mögliche Interventionen: Abschirmung von Mitpatienten, das Angebot einer oralen sedierenden Medikation bzw., wenn diese abgelehnt wird und weiter aggressives Verhalten im Vordergrund steht, i.m.-Medikation (▶ Akutes Krisenmanagement)

Akutes Krisenmanagement

1. Sicherstellen von ausreichendem Personal für das akute Krisenmanagement
2. Abklären der Situation auf mögliche Gefahrenmomente (gefährliche Gegenstände wie Bleistifte, Wurfgegenstände wie Stühle, Gefahr durch Beißen oder Spucken)
3. Bereitstellen der i.m.-Injektion (aufgezogene Spritze mit i.m.-Nadel, Desinfektionsmittel)
4. Ablauf vorher besprechen und Aufgaben klar verteilen
5. Führung und Verantwortung durch den diensthabenden Arzt (oder in Ausnahmefällen auch durch den erfahrensten Mitarbeiter) eindeutig festlegen

Auswahl der Medikation (▶ Kap. 13)

- Die Medikation soll – den Patienten rasch die Selbstkontrolle wiedererlangen lassen – Spannung und

Ängste reduzieren – Sedierung herbeiführen
- Ein schneller Wirkungseintritt ist wichtig
- Angezeigt sein können – Benzodiazepine – niederpotente Antipsychotika (z. B. Chlorprothixen, Levomepromazin und Prometazin) – neuere atypische Antipsychotika (z. B. Risperidon, Olanzapin), v. a. als leicht zu applizierende Schmelztabletten (Tab. 12.1)

Tab. 12.1 Medikamente zum Management akuter Aggression – Antipsychotika und Benzodiazepine

Substanzklasse	Wirkstoff	Handelsname	Zulassung im Kindesalter[a]	Dosierungsempfehlungen[b]
Antipsychotika				
Niederpotent	Chlorprothixen	z. B. Truxal	D, A, CH	25–100 mg/Tag
	Levomepromazin	z. B. Neurocil	D < 16 J.	25–100 mg/Tag
	Prometazin	z. B. Atosil	D ab 2. Lj.	25–100 mg/Tag
Konventionell	Haloperidol	z. B. Haldol	D, A, CH	Kinder: 1–4 mg Jugendliche: 2–9 mg
Atypisch	Risperidon	Risperdal	D, A, CH ab 5. Lj. mit unterdurchschnittlicher IQ	Kinder: 1–2 mg Jugendliche: bis 4 mg
	Ziprasidon	Zeldox	Keine	Kinder: 40–100 mg Jugendliche: 80–140 mg
	Olanzapin	Zyprexa	keine	Kinder: 5–10 mg Jugendliche: 10–15 mg
	Quetiapin	Seroquel	keine	Jugendliche: aufdosierend von 50 mg an bis ca. 450 mg
Benzodiazepine				
Lang wirksam	Diazepam	z. B. Valium	D, A, CH	Oral: 0,1–0,5 mg/kg/Tag bis max. 20 mg/Tag
Kurz wirksam	Lorazepam	z. B. Tavor	D	Oral: 0,02–0,09 mg/kg/Tag bis max. 7,5 mg/Tag

[a] Nicht unbedingt für die psychiatrische Indikation! [b] Modifiziert nach Bandelow et al. 2005.
D Deutschland, *A* Österreich, *CH* Schweiz

- Die Verfügbarkeit als i.m.-Präparat sollte gewährleistet sein
- Konventionelle hochpotente Antipsychotika können sich gut zur akuten Behandlung von Unruhe und Erregungszuständen im Rahmen ausgeprägter psychotischer Symptome oder begleitendem Substanzmissbrauch inklusive Alkohol- und Drogenintoxikation eignen
- Für Haloperidol ist die Datenlage am besten, aber es ist fraglich, ob für den Einsatz bei Kindern geeignet
- Eine Kombination mit Benzodiazepinen kann sich bewähren, v. a. zur begleitenden Behandlung von Angstzuständen

! Bei Benzodiazepinen kann es zu Atemdepression kommen (ggf. Flumazenil bereithalten)! Insbesondere bei alkoholintoxierten Patienten können Antipsychotika die Krampfschwelle senken!

- Wichtig ist immer eine ausreichende Dosierung, weil Auftitrierung eher ungünstig ist und erneute Eskalation hervorrufen kann
- Die i.m.-Medikation sollte in dem M. deltoideus verabreicht werden
- Medikation mit möglichst wenig »Überhang« am nächsten Tag (Müdigkeit, Abgeschlagenheit etc.) sollte bevorzugt werden

> Orale Medikation aufgrund der Aspirationsgefahr nur im Stehen oder beim aufrecht sitzenden Patienten verabreichen.
Monitoring der Vitalfunktionen nach Medikationsgabe durch entsprechend geschultes Personal.
Patienten nicht alleine lassen.

- Nach der Medikation ist darauf zu achten, dass die Patienten aufgrund der Sedierung und möglicher anticholinerger Nebenwirkungen nicht stürzen

> Wichtig beim Umgang mit aggressiven Patienten: keine Retraumatisierung, Transparenz, schnelle, sichere und personenunabhängige Reduktion des Verhaltens.

Weiterführende Literatur

Bandelow B, Heise CA, Banaschewski T, Rothenberger A (2005) Handbuch Psychopharmaka für das Kindes- und Jugendalter. Hogrefe, Göttingen

dosReis S, Barnett S, Love RC, Riddle MA (2003) Maryland Youth Practice Improvement Committee. A guide for managing acute aggressive behavior of youths in residential and inpatient treatment facilities. Psychiatr Serv. 54(10): 1357–1363

Libal G, Plener P, Fegert JM, Kölch M (2006) Chemical restraint: »Pharmakologische Ruhigstellung« zum Management aggressiven Verhaltens im stationären Bereich in Theorie und Praxis. Prax Kinderpsychol Kinderpsychiatr 10: 783–801

Masters KJ, Bellonci C, Brenet W, Arnold V, Beitchman J et al (2002) American Academy of Child an Adolescent Psychiatry. Practice parameter for the prevention and management of aggressive behavior in child and adolescent psychiatric institutions, with special reference to seclusion and restraint. J Am Acad Child Adolesc Psychiatry 41(2 Suppl): 4S–25S

12.3 Der unklare, z. B. desorientierte Notfallpatient

Michael Kölch und Paul L. Plener

Desorientierungszustände

Desorientierte, delirante, verwirrte Patienten stellen in der Notfallsituation eine große Herausforderung dar, da bei ihnen eine akute Gefährdung, eine somatisch akute Erkrankung und die Ursache für den deliranten Zustand abgeklärt werden muss, die Kommunikationsfähigkeit des Patienten eingeschränkt oder aufgehoben ist und gleichzeitig nicht selten die Patienten auch aggressiv sein können.

Häufige psychiatrische Ursachen

- Alkoholintoxikationen
- Drogenintoxikationen
- Exazerbation einer akuten schizophrenen Psychose
- Exazerbation einer manischen Störung
- Akute Schockreaktionen
- Posttraumatische Zustände
- Eine dissoziative Störung kann im Extremfall eine Desorientiertheit oder einen deliranten Zustand imitieren
- Die dissoziative Fugue ist eine Extremform der dissoziativen Störung, und sie ist selten

Nichtpsychiatrische Ursachen

- Fieber
- Unfälle
- Vergiftungen
- Hypoglykämien
- Schwere Infektionen (Meningitis) etc.
- Auch epileptische Erkrankungen können zu Dämmerzuständen, Verwirrung und Desorientierung führen
- Dies ist im Notfall rasch abzuklären, und es muss z. B. auch eine epileptische oder intrakraniale Erkrankung in der Vorgeschichte von Eltern, Begleitpersonen erfragt werden

Bewusstseinsstörungen

- Das Bewusstsein kann quantitativ oder qualitativ verändert sein (▶ Bewusstseinsstörungen)
- Quantitative Veränderungen betreffen den Grad der Wachheit und des Bewusstseins

Bewusstseinsstörungen

Quantitativ

- Somnolenz (Patient ist schläfrig, durch äußeren Reiz erweckbar)
- Sopor: tiefschlafähnlich (Patient zeigt auf massiven äußeren Reiz Reaktion, aber keine Kommunikation möglich)
- Stupor: Erstarrung, keine Kommunikation möglich
- Koma: vollkommener Bewusstseinsverlust

Qualitativ

- Delir: qualitative Veränderung inkl. Desorientierung, Halluzinationen, Unruhe, Apathie etc.

Diagnostische und therapeutische Maßnahmen

▶ Behandlungshierarchie

Behandlungshierarchie

1. Klärung vitale Gefährdung/Sicherung Vitalfunktionen: Verlegung ggf. auf Intensivstation, Innere Medizin, Pädiatrie, Neurologie mit weitergehender Diagnostik (MRT etc.)
2. Wenn keine somatische Diagnostik/Behandlung notwendig oder somatisch abgeklärt: Vitalüberwachung, Zugang i.v., Abschirmung und Kontakt zum Patienten
3. Medikation nach Zustandsbild

Wichtigstes psychiatrisches Vorgehen nach Ausschluss somatischer Ursachen

- Überprüfen des Ansprechens auf Reize (taktil, akustisch, visuell, ist z. B. trotz Stupor eine Lichtreaktion vorhanden? Fallen Schmerzreize dermatombegrenzt aus?)
- Ist der Patient orientiert zu Ort, Person, Zeit?
- Sind Angaben über Konsum von Drogen oder Alkohol verfügbar (Begleitperson, Freunde etc.)?
- Gibt es Hinweise auf psychiatrische Erkrankungen in der Vorgeschichte?
- Gibt es Hinweise auf Suizidalität in der Vorgeschichte?
- Gibt es Hinweise auf Einnahme von Medikamenten oder anderen Stoffen (in suizidaler oder akzidentieller Absicht)?
- Hat sich die Störung akut, subakut (also innerhalb von mehreren Tagen) oder chronisch entwickelt?

Klinische Untersuchung

- Reaktion auf Ansprache
- Pupillenreaktion
- Foetor
- Gangbild
- Puls und Blutdruck

Laboruntersuchungen

- Blut, ggf. mit Alkoholbestimmung
- Screening auf Drogen (so möglich, im Urin)
- Atemalkohol (so möglich)

Behandlungshinweise

- Die zeitliche Entwicklung des Verwirrungszustands lässt meist auch eine Zuordnung zu pädiatrischen (akute, subakute Fälle) und psychiatrischen Indikationen (eher chronische Verläufe) zu
- Liegt keine somatische Behandlungspflicht vor, etwa bei starken Alkoholintoxikationen mit der Notwendigkeit einer Intensivüberwachung und -behandlung wegen vitaler Gefährdung, so ist auf eine reizarme Umgebung zu achten
- Dem Patienten ist in einfacher und klarer Weise das Prozedere zu vermitteln (stationäre Aufnahme, ggf. sedierende Medikation bei Erregtheit etc.)

> Wichtig ist die Balance zwischen ausreichender Transparenz und Aufklärung einerseits, andererseits ist aber auch darauf zu achten, den Patienten nicht mit ihm eher Angst machenden Reizen zu überfluten.

- Die unmittelbare personale Zuwendung ist von besonderer Bedeutung im akuten Zustand
- Bei chronisch-dissoziativen Zuständen ist das Vorgehen im akuten Dissoziationszustand im generellen Therapieplan zu berücksichtigen, um durch die Akutsituation keine Verstärkungsmechanismen entstehen zu lassen

Medikation

- Bei Hinweisen auf zerfahrenes Denken in Kombination mit starker Unruhe oder Angstzuständen empfiehlt sich eine sedierende Medikation (z. B. Benzodiazepine, niederpotente Antipsychotika)

> **Nicht zu rasch eine komplexe Medikation beginnen, solange keine Klarheit über die Ursache des Verwirrtheitszustands hergestellt wird (und solange keine akute Gefährdung durch aggressives Verhalten o. ä. besteht)!**

- Ggf. ist eine Überwachung der Vitalparameter angezeigt

- Ggf. einen i.v.-Zugang legen für die Medikationsgabe und Flüssigkeitszufuhr bei Verschlechterung der Symptomatik

Diese Patienten müssen, so sie in der Kinder- und Jugendpsychiatrie behandelt werden, intensiv überwacht werden, meist ist eine 1:1-Betreuung notwendig und aus Sicherheitsgründen angezeigt.

Hinweise auf Intoxikationen

- In diesen Fällen wird eine pädiatrische oder internistische Behandlung unumgänglich sein
- Bei konkreten Hinweise auf Ingestion von Substanzen, ist auch die Giftzentrale (▶ Anhang 2) zu kontaktieren

Es sollten bei Anruf bei der Giftzentrale möglichst genaue Angaben zum Zeitpunkt der Einnahme, der Menge, des Stoffs etc. parat sein.

Sonderfälle

Katatone Schizophrenie

- Diese kann im Ernstfall einen katatonen Stupor hervorrufen, der wiederum in einen Erregungszustand wechseln kann
- Entsprechend ist eine Behandlung einzuleiten, Medikation mit Benzodiazepinen und ggf. Haloperidol (▶ Kap. 8 Schizophrenie)

Malignes neuroleptisches Syndrom

- Hier steht die Temperaturerhöhung als Erstsymptom eher im Vordergrund
- Es kann aber zu Bewusstseinsstörungen kommen

Bei mit Antipsychotika behandelten Patienten an malignes neuroleptisches Syndrom denken! Intensivmedizinische Behandlung obligat! Schwerer Notfall!

Zentrales Serotoninsyndrom

- Kann unter SSRI-Therapie auftreten, rasch nach Einnahme
- Fieber, Übelkeit, neuromuskuläre Symptome wie Tremor und Bewusstseinsveränderungen

Notfall mit intensivmedizinischer Überwachungspflicht!

Alkohol- und Benzodiazepinentzugsdelir

- In der Kinder- und Jugendpsychiatrie seltener als in der Erwachsenenpsychiatrie

Weiterführende Literatur

Benkert O, Hippius H (2011) Kompendium der Psychiatrischen Psychopharmakotherapie, 8. Aufl. Springer, Berlin Heidelberg New York Tokio

Goldstein AB, Frosch E, Davarya S, Leaf PJ (2007) Factors associated with a six-month return to emergency services among child and adolescent psychiatric patients. Psychiatr Serv 58(11): 1489–1492

Herkenrath P (1999) Bewusstseinsstörungen, Koma, Delir. In: Michalk D, Schönau E (Hrsg) Differentialdiagnose Pädiatrie. Urban & Schwarzenberg, München, S 89–96

Rosenbaum Asarnow J, Baraff LJ, Berk M, Grob C, Devich-Navarro M, Suddath R, Piacentini J, Tang L (2008) Pediatric emergency department suicidal patients: two-site evaluation of suicide ideators, single attempters, and repeat attempters. J Am Acad Child Adolesc Psychiatry 47(8): 958–966

Schepker R, Spitzer C, Kölch M (2009) Krisenmanagement. In: Fegert JM, Streeck-Fischer A, Freyberger HJ (eds) Adoleszenzpsychiatrie. Schattauer, Stuttgart

12.4 Der somatisch kranke Patient

Michael Kölch und Jörg M. Fegert

Somatische Erkrankungen und psychische Störungen

Somatische Erkrankungen können komorbid zu psychischen Symptomen und Störungen führen. Insbesondere chronische Erkrankungen haben Auswirkungen auf das psychische Befinden und prädisponieren zu psychiatrischen Begleiterkrankungen (Abb. 12.2).

- Mögliche Folgen somatischer Erkrankungen sind u. a. – Auswirkungen auf Selbstbild/Selbstwert und damit verbunden – Irritation bei entwicklungspsychologisch wichtigen Schwellensituationen – Verzögerungen oder auch Akzeleration in der psychosozialen Reifung
- Es kann zu Interaktionsproblemen kommen zwischen – Eltern und Kind – Eltern und Arzt – Arzt und Kind
- Eltern werden z. B. zu Überwachern der Therapie, die für das Kind oftmals auch Schmerzen oder Einschränkungen bedeutet

Therapie

Adhärenzprobleme

- Bei der somatischen Therapie chronischer Erkrankungen kann es im symptomfreien Intervall dazu kommen, dass – es dem Kind oder Jugendlichen an Leidensdruck fehlt – er die Erkrankung nicht ausreichend ernst nimmt – die Notwendigkeit der Therapie nicht mehr einsieht
- Die individuelle Kosten-Nutzen-Abwägung erfolgt in der Regel – v. a. bei Kindern – kurzfristig
- Langfristige negative Krankheitsfolgen werden nicht antizipiert
- Dies kann bei aufwendigen Therapiemaßnahmen (insbesondere wenn diese Auswirkungen auf die Lebensqualität haben) wieder zur Exazerbation der Erkrankung führen
- Allein schon die Auseinandersetzung um die Therapienotwendigkeit bedingt Belastungen in der Eltern-Kind-Interaktion

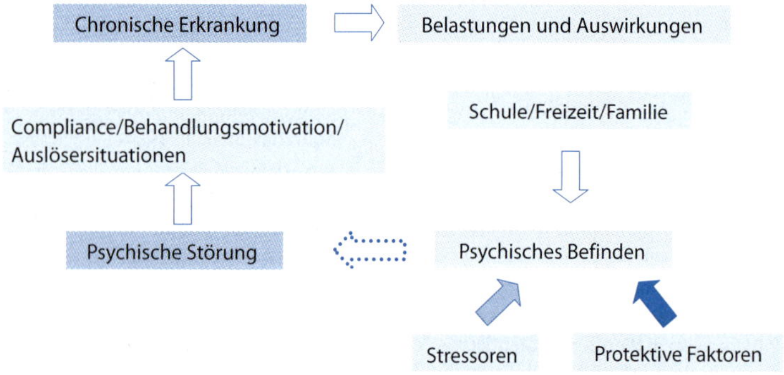

Abb. 12.2 Interaktion von chronischen Erkrankungen und psychischem Befinden

Psychiatrische (Mit-)Behandlung

In diesem Rahmen muss überprüft werden:

- Ist die psychiatrische Störung originär mit der somatischen Erkrankung verbunden, handelt es sich also um eine aufgrund der Symptome entstandene psychische Störung (z. B. Angststörung aufgrund mehrfacher schwerer epileptischer Anfälle)?
- Ist die psychische Störung sekundär mit der somatischen Erkrankung verbunden, etwa aufgrund familiärer Belastungen oder aufgrund von Entwicklungsverzögerungen (z. B. eine depressive Störung aufgrund des Auseinanderbrechens der Familie wegen der Belastung durch die Erkrankung etc.)?

Der familiäre Copingstil ist von entscheidender Bedeutung für den Umgang mit der Erkrankung und für das Risiko einer psychischen Störung.

Resilienz

- Definition: Prozess der biopsychosozialen Anpassung
- Resilienz ist letztlich die psychische Widerstandsfähigkeit von Kindern gegenüber biologischen und psychosozialen Entwicklungsrisiken
- Bei Patienten mit chronischen Erkrankungen gibt es Resilienzfaktoren, die dem Auftreten einer psychischen Störung eher entgegenstehen (wie auch bei Behinderungsfolgen, die individuell von persönlichen Faktoren des Umgangs mit Behinderung, Umfeldfaktoren wie Zugang zu Teilhabemöglichkeiten abhängen)

Die Resilienz zu stärken, ist ein wichtiger Aspekt in der psychiatrischen Betreuung chronisch Kranker.

Faktoren, die die Resilienz beeinflussen

- Individuelle Faktoren/Persönlichkeitsfaktoren (wie Extroversion, Neugierverhalten etc.)
- Familiär-interaktionelle Faktoren (stützender, optimistischer Familienstil)
- Eigenschaften des sozialen Umfelds wie hohe Unterstützung, gute Eingebundenheit etc.

Insofern können psychotherapeutische Interventionen auf die familiäre Interaktion ebenso abzielen wie auf Persönlichkeitsvariablen (z. B. Extroversion), die aktiviert werden können.

Kontrollüberzeugungen

- Sie spielen in der Therapie auch bezüglich der Erkrankung eine Rolle
- Sie sind für die Wahrnehmung der Erkrankung von hoher Bedeutung
- Sozial-externale Kontrollüberzeugungen sind oft bei chronisch Kranken vorhanden (▶ Kontrollüberzeugungen)
- Hier gilt es, auch internale Kontrollüberzeugungen aufzubauen (so dies im Rahmen der Realität möglich ist)

Kontrollüberzeugungen

- **Internale Kontrollüberzeugungen:** Das eigene Verhalten beeinflusst die Erkrankung
- **Sozial-externale Kontrollüberzeugungen:** Das Befinden wird von anderen Personen beeinflusst
- **Fatalistisch-externale Kontrollüberzeugungen:** Das Befinden hängt von Schicksal oder Zufall ab

Besonderheiten der Therapie

Setting

- Der somatisch kranke Patient wird oftmals konsiliarisch betreut
- Hier stellt schon allein das Setting eine Herausforderung dar, da Intimi-

tät und eine therapeutische Atmosphäre schwerer herzustellen sind
- Es empfiehlt sich – so möglich – die Konsile in der eigenen Klinik durchzuführen

Elternarbeit
- Zumindest mit den Eltern zu sprechen, wird in der eigenen Klinik leichter funktionieren
- Bei stationärer Aufnahme somatisch kranker Patienten die Eltern, die oftmals Experten in der Erkrankung sind, einbinden
- Die Eltern aber auch entlasten und ihnen Pflegeaufgaben (sukzessive) durch den Pflege- und Erziehungsdienst abnehmen
- Um das Vertrauen der Eltern zu gewinnen, kann eine Vereinbarung darüber, was diesen über den Krankheitszustand wann rückzumelden ist, hilfreich sein

Kotherapien
- Oftmals besonders hilfreich für die Patienten sind in der stationären Therapie auch nonverbale Therapien wie
  - Ergotherapie
  - Kunsttherapie
  - Musiktherapie
- Sie ermöglichen den Ausdruck von Gefühlen wie Angst, Wut und Trauer

Familienzentrierte Interaktionen
Sie stellen wichtige Therapieelemente dar. Eltern müssen häufig wieder lernen, selbst etwas für sich zu tun und Ressourcen zu entwickeln.
- Wichtige Therapieinhalte: Themen wie Schuldgefühle, Wut und Trauer
- Entscheidend ist auch immer die Zentrierung darauf, was der Patient, was die Familie trotz der Erkrankung tun kann, da oftmals bei Kindern wie Eltern eine defizitorientierte Denkstruktur besteht
- Risikofaktoren bei den Eltern: gehäufte Fehlzeiten im Beruf bzw. die reduzierte Berufstätigkeit, Sorgen, Ängste und Schuldgefühle, was weiter zu belasteten intrafamiliären Beziehungen führt
- Oftmals erleben die Eltern einen Mangel an sozialer Unterstützung
- Ziel kann es sein, den Eltern therapeutische Interventionen zu verschaffen und damit indirekt das Kind zu entlasten
- Tatsächlich führt die psychosoziale Situation der Eltern auch zu einer Verschlechterung des psychischen Zustands des Kindes: Bei Kindern mit Asthma findet sich eine mindestens 2-fach erhöhte Rate an Krankenhausaufenthalten (ohne Zusammenhang mit der tatsächlichen Symptomatik, Atemnot), wenn die Eltern einen klinisch signifikanten Wert in einem psychiatrischen Screening aufweisen
- Umgekehrt haben asthmakranke Kinder mit Verhaltensproblemen häufigere Atemnotanfälle

Psychopharmakotherapie
- Bei somatisch kranken Kindern ist im Falle einer Psychopharmakotherapie auf **Interaktionen** zu achten, insbesondere im Metabolismus (z. B. CYP2D6 bei Antidepressiva)
- Dies kann die medikamentöse Behandlung der komorbiden psychischen Störung erschweren

> Eine enge Absprache mit den pädiatrischen Kollegen ist unerlässlich.

- Oftmals finden sich keine Erfahrungswerte oder Studien, auf die in solchen Fällen Bezug genommen werden könnte; insofern ist die Therapie immer eine Herausforderung

Chronische Erkrankungen mit komorbider psychiatrischer Störung

Bei chronischen Erkrankungen wird in der Pubertät die Auswirkung der Erkrankung auf die Sexualität, das Lebenskonzept überhaupt, wichtig.

- Eine eminente Rolle spielen Fragen wie – Wie kann alt man mit der Erkrankung werden? – Kann man Kinder bekommen? – Welche Berufe kann man ausüben? – Welchen Sport kann man treiben?
- Supportive Therapien sind oftmals notwendig und können die Entwicklung einer chronischen psychischen Erkrankung vermeiden helfen
- Entscheidend sind auch Peergroup-Erfahrungen, was die Bedeutung von Selbsthilfegruppen in diesem Kontext unterstreicht
- Allerdings ist auch zu beachten, dass Kinder und Jugendliche u. U. eben keine Lust haben, immer mit Krankheit konfrontiert zu sein, weshalb sie diese Gruppen auch ablehnen können
- Typische chronische Erkrankungen mit komorbider psychiatrischer Störung sind – Asthma – Diabetes – maligne Erkrankungen – epileptische Erkrankungen
- Bei Mädchen mit Diabetes finden sich z. B. gehäuft Essstörungen, mittels Insulin wird das Gewicht manipuliert
- Eine besondere Schwierigkeit stellt die Differenzialdiagnostik bezüglich der somatoformen Störung dar (► Kap. 3), da in der Diagnostik immer auch eine tatsächliche somatische Erkrankung ausgeschlossen werden muss, was den therapeutischen Prozess komplizieren kann

Beispiel Asthma

- 11% der Kinder mit Asthma haben eine klinisch relevante psychische Störung
- Gegenüber gesunden Kindern weisen Kinder mit Asthma ein erhöhtes Risiko für internalisierende Störungen (Angst, v. a. Trennungsangst, depressive Störungen, Zwangsstörungen) auf
- Es besteht eine positive Korrelation mit dem Schweregrad des Asthmas
- Beim schweren Asthma zeigt sich auch ein Zusammenhang mit dysfunktionalen familiären Mustern/Interaktionen
- Die Eltern asthmakranker Kinder leiden gehäuft unter – affektiven Störungen – posttraumatischen Belastungsstörungen – Substanzmissbrauch

Interventionen bei asthmaassoziierten Angststörungen:

- Patientenschulungen mit Kindern und Eltern
- Ziel: Erhöhung der Selbstwahrnehmung, dadurch erhöhte Selbstkontrolle mit Reduktion der Ängste und damit verbesserte Compliance
- Bei starker Angst sind intensive verhaltenstherapeutische Interventionen (► Kap. 2.2) angezeigt
- Bei schweren affektiven Störungen sind verhaltenstherapeutische und familientherapeutische Interventionen notwendig

Beispiel Epilepsie

- Während 7% der Kinder in der Allgemeinbevölkerung an einer psychiatrischen Störung leiden, sind 12% der Kinder ohne neurologische, aber mit somatischer Erkrankung und 29% der Kinder mit Epilepsie psychisch auffällig

- Sogar 58% der Kinder mit komplizierter Epilepsie sind auffällig
- Das Risiko für emotionale Probleme (v. a. depressive Störungen/Symptome, soziale Phobie, Panikattacken) und Somatisierungssymptome scheint größer zu sein als für externalisierende Verhaltensprobleme, jedoch ist auch das Risiko für ADHS erhöht
- 16–38% der Kinder und Jugendlichen zeigen eine depressive Störung
- Auffällig ist das 2,5- bis 3-fach höhere Risiko für Schizophrenie/schizophreniforme Störungen
- Bei Absencen-Epilepsie: zudem subtile kognitive Defizite und Sprachstörungen
- Als Mediatoren des Risikos für eine psychiatrische Störung fungieren
  - die elterliche Bindung
  - die Beziehung zum Kind
  - das elterliche Stressempfinden
- Weiter wird das Risiko von folgenden Faktoren bestimmt:
  - Dauer des Anfallsleidens bzw. Alter bei Beginn
  - Fehlende Kontrolle über die Anfälle
  - Stigmatisierung durch die Epilepsie
  - Polypharmazie

> Verhaltensprobleme und emotionale Störungen können auch Folge der Medikation sein!

Weiterführende Literatur

Davies S, Heyman I, Goodman R (2003) A population survey of mental health problems in children with epilepsy. Dev Med Child Neurol 45: 292–295

McQuaid EL, Kopel SJ, Nassau JH (2001) Behavioral adjustment in children with asthma: a meta-analysis. J Dev Behav Pediatr 22: 430–439

Rodenburg R, Marie Meijer A, Dekovic M, Aldenkamp AP (2006) Family predictors of psychopathology in children with epilepsy. Epilepsia 47: 601–614

Rutter M (2006) Implications of resilience concepts for scientific understanding. Ann NY Acad Sci 1094: 1–12

Wamboldt MZ, Weintraub P, Krafchick D, Wamboldt FS (1996) Psychiatric family history in adolescents with severe asthma. J Am Acad Child Adolesc Psychiatry 35: 1042–1049

12.5 Besondere Aspekte der Kinder- und Jugendpsychiatrie bei Intelligenzminderung

Elisabeth Mayer und Andrea G. Ludolph

Tab. 12.2 Intelligenzminderung – ICD-10

Intelligenzbereich	ICD-10-Kodierung	IQ-Bereich	Beschreibung
Leichte Intelligenzminderung	F70	50–69	Verzögerter Spracherwerb, Unabhängigkeit in der Selbstversorgung, Erlernen der Kulturtechniken im Wesentlichen, konkrete Denkoperationen
Mittelgradige Intelligenzminderung	F71	35–49	Eingeschränkter Spracherwerb, eingeschränkte Fähigkeit zur Selbstversorgung, kein Erwerb von Kulturtechniken, praktisch bildbar
Schwere Intelligenzminderung	F72	20–34	Stark eingeschränkter Spracherwerb, meist zusätzliche motorische Beeinträchtigungen, begrenzt praktisch bildbar
Schwerste Intelligenzminderung	F73	< 20	Kaum verbale, begrenzte nonverbale Kommunikation, keine selbstständige Stillung der Grundbedürfnisse

Fallbeispiel

Lukas, 4 Jahre alt, ist das dritte von 3 Kindern gesunder Eltern; Schwangerschaft unkompliziert bis auf grippalen Infekt in der 11. SSW; Spontangeburt zum Termin, G 2800 g, L 48 cm, KU 32 cm, Apgar-Wert 9/10/10, NspH 7,15; Säuglingszeit unproblematisch, regelrechte statomotorische, leicht verzögerte sprachliche Entwicklung, Sauberkeitsentwicklung noch nicht abgeschlossen; jetzt im Regel-Kindergarten orientiert sich Lukas stark an den Erzieherinnen und baut keine altersty-▼pischen Beziehungen zu Gleichaltrigen auf. Sein Spiel ist auffällig (Ausräumen, orales Erkunden, Autos fahren lassen), er zeigt kein »So tun als ob-« oder Rollenspiel. In Gruppensituationen (Stuhlkreis, Spaziergänge) zeigt er zunehmend verweigernde Verhaltensweisen, vereinzelt kam es zu aggressiven Übergriffen auf andere Kinder ohne ersichtlichen Grund.

Epidemiologie

- Abhängig von Definitionskriterien stark schwankende Angaben in der internationalen Literatur! – z. B.

Prävalenz der leichten geistigen Behinderung 0,39–5,76

- Für Deutschland gilt: 0,8–0,9% eines Geburtsjahrgangs werden in Förderschulen, Sonderschulen oder integrativen Klassen unterrichtet

Symptomatik und Klassifikation

▶ Definition der Intelligenzminderung

> **Definition der Intelligenzminderung**
> Unter dem Begriff der Intelligenzminderung ist eine eingeschränkte kognitive Leistungsfähigkeit zu verstehen, die zu einer Beeinträchtigung der Lern-, Bildungs- und Anpassungsfähigkeit führt. Sie behindert das Individuum in der Partizipation am gesellschaftlichen Leben. Sie wird nach dem testpsychologisch ermittelten Intelligenzquotienten (IQ) in Schweregrade unterteilt (■ Tab. 12.2).

Psychiatrische Störungsbilder bei Kindern und Jugendlichen mit Intelligenzminderung

- Jedes psychiatrische Störungsbild kann auch bei Kindern und Jugendlichen mit Intelligenzminderung auftreten
- Menschen mit geistiger Behinderung haben ein 3- bis 4-fach erhöhtes Risiko, an einer psychischen Störung zu erkranken
- Neben den Risiken, die allgemein als Bedingung für die Entstehung psychischer Störungen identifiziert werden können, sind sie zahlreichen zusätzlichen Risiken ausgesetzt (Sarimski 2007, Deb et al. 2001)

Biologische Faktoren

- Erhöhte Vulnerabilität
- Hirnfunktionsstörung
- Epilepsie
- Erschwerte soziale Interaktion (Sprache, Sensorik, Motorik)

Psychologische Faktoren

- Eingeschränkte Anpassungsfähigkeit
- Defizitäre Problemlöse- und Copingstrategien
- Entwicklungshemmende Bindungsstile (z. B. Symbiose)
- Erschwerte Ausbildung erfüllender Beziehungen
- Erschwerte Ausbildung eines positiven Selbstbilds

Soziale Faktoren

- Über- und Unterforderung
- Mangel an kommunikativen Strategien
- Fehlende oder vordergründige Integration, Reduktion der Sozialisierung auf Gruppen mit Behinderten
- Häufiger seelische, körperliche oder sexuelle Misshandlung
- Fehlende Zukunftsperspektive

Ätiologie

Die Ursachen, die der Intelligenzminderung ätiologisch zugrunde liegen, sind vielfältig und können im Einzelfall oft nicht ermittelt werden. Eine Intelligenzminderung kann verursacht werden durch:

- Genmutationen oder Chromosomenaberrationen (z. B. Trisomie 21, Klinefelter-Syndrom, Fragiles-X-Syndrom)
- Metabolische oder endokrine Erkrankungen
- Pränatale Schädigung (Noxen, Infektionen)
- Perinatale Schädigung (Frühgeburtlichkeit, Asphyxie)

Die individuellen Entwicklungsbedingungen (sozioökonomisch, kulturell, emotional) haben modulierenden Einfluss.

Diagnostik

Das diagnostische Vorgehen entspricht dem in der Kinder- und Jugendpsychiatrie allgemein gültigen Prozedere. Zusätzliche Informationen sollten in folgenden Bereichen erhoben werden:

- **Entwicklungsanamnese:** – Stagnationen bzw. Rückschritte – aktueller Entwicklungsstand in Bezug auf Sprache, Alltagspraxis, Selbstständigkeit, Sozialkompetenz, Flexibilität, Ressourcen
- **Familienanamnese:** – Belastungen/Ressourcen – Erklärungsmodelle bzw. Bewältigungsstrategien und Erwartungen in Bezug auf die Behinderung des Kindes – Erziehungs- und Förderkonzepte – dysfunktionale Beziehungen – Belastung der Geschwisterkinder – Erfahrungen mit Helfersystemen
- **Medizinische Untersuchung:** – augenärztliche und pädaudiologische Untersuchung (ggf. logopädisch) – EEG, evtl. bildgebende und laborchemische Verfahren

Testpsychologische Verfahren

- Heidelberger Kompetenz-Inventar HKI: Beurteilung adaptiver Kompetenzen im Vergleich zu 7- bis 16-Jährigen mit geistiger Behinderung
- Testbatterie für geistig behinderte Kinder TBGB: Leistungserfassung im Vergleich mit 7- bis 12-Jährigen mit geistiger Behinderung
- *Nisonger Child Behavior Checklist*: Erfassung von Verhaltensauffälligkeiten bei geistig Behinderten
- SOEBEK: Fragebogen zur Erfassung der Lebensqualität der Eltern behinderter Kinder
- KIDS-2-Kinder-Diagnostik-System Geistige Behinderung und schwere Entwicklungsstörungen (Sarimski u. Steinhausen 2007)

Besonderheiten der Kinder- und jugendpsychiatrischen Diagnostik bei Intelligenzminderung

Abgrenzung psychiatrischer Störungsbilder von den Manifestationen der Intelligenzminderung

- Die Abgrenzung bereitet häufig spezielle Probleme
- Auch eine kognitive Einschränkung geht häufig mit Störungen von Aufmerksamkeit und Impulskontrolle, mit emotionaler Instabilität oder autistischen Verhaltensweisen (Stereotypien, eingeschränkte Interessen, Störung der Kommunikation und Interaktion) einher
- Aggressive und oppositionelle Verhaltensweisen sind nicht selten Hinweise auf eine Überforderung, die anders nicht artikuliert werden können
- Andererseits kann ein relevantes psychiatrisches Symptom fälschlicherweise als zur Behinderung gehörendes Phänomen gedeutet werden (*diagnostic overshadowing*, Reiss et al. 1982)
- Zur Differenzierung ist es hilfreich, Beginn und Progredienz der Symptomatik sowie ihre Ausgestaltung in Abhängigkeit von Setting, Situation und Tageszeit in Erfahrung zu bringen

> Somatische und vegetative Symptome (Schlaf, Appetit), Änderungen des Antriebs, des Freizeit- und Sozialverhaltens deuten eher auf ein psychiatrisches Störungsbild hin.

Underreporting

- Durch die eingeschränkte Fähigkeit der Patienten zur Introspektion und Selbstreflexion, dysfunktionale Stra-

tegien und reduzierte Kommunikationsfähigkeit werden psychopathologische Symptome »vereinfacht« ausgestaltet und mitgeteilt (*underreporting*)
- Übliche Diagnostische Kriterien können nur bedingt angewandt werden

Untersuchungssituation
- Diese stellt für Menschen mit geistiger Behinderung oft eine erhebliche Belastung dar
- Der medizinische Kontext wird mit einer Fülle von negativen Erfahrungen in Verbindung gebracht:
  - schmerzhafte und langwierige Untersuchungen
  - als Übergriff erlebte Handlungen
  - Konfrontation mit eigenen Defiziten
- In den Aufbau einer therapeutischen Beziehung und gelingenden Kommunikation muss daher Zeit und Geduld investiert werden
- Das Einbeziehen von Familie und anderen Bezugspersonen ist unverzichtbar
- Ressourcen des Patienten (Lieblingsspielzeug, Musik, Malen) können genutzt werden
- Selbstreflexion kann durch Identifikationsangebote (Bilderbücher, Handpuppen, Geschichten) gefördert werden

Differenzialdiagnostik

Die Intelligenzminderung muss **differenzialdiagnostisch** abgegrenzt werden von
- Demenziellen Entwicklungen (Verlust kognitiver Fähigkeiten, z. B. Rett-Syndrom)
- Traumabedingtem Verlust kognitiver Fähigkeiten
- Deprivationsfolgen
- Teilleistungsstörungen
- Tiefgreifenden Entwicklungsstörungen
- Mutismus
- Zerebralen Anfallsleiden (z. B. Absencen-Epilepsie)

Therapie

Elternarbeit

Die Intelligenzminderung als solche stellt keine Indikation zur Therapie dar. Ärztliche Aufgaben können hier sein:
- Sorgfältige Information im psychoedukativen Gespräch mit den Bezugspersonen über spezielle Auswirkungen der Behinderung nicht nur im schulischen, sondern auch im alltagspraktischen, emotionalen und sozialadaptiven Bereich
- Unterstützung des Erkennens und Förderns von Ressourcen des Kindes
- Beratung der Eltern in der Auswahl geeigneter Therapie- und Hilfsmaßnahmen (Case Management)
- Förderung der Kooperation und des Informationsflusses zwischen Eltern und unterschiedlichen Hilfssystemen (Schule, Therapeuten)
- ggf. Einleitung von Hilfen nach dem Sozialgesetzbuch (SGB); bei Intelligenzminderung wird regelhaft die Hilfe dem Kreis des SGB XII zugeordnet sein (▶ Kap. 16)

Ziele
- Für das behinderte Kind sind Entwicklungsbedingungen zu schaffen, in denen es vorhandene Möglichkeiten und Fähigkeiten optimal entfalten kann
- Zum anderen muss das Wohl von Eltern und Geschwistern im Blick sein, ggf. müssen auch hier Hilfen etabliert werden (Familienberatung, familienentlastende Angebote)
- Die Eltern sind darin zu unterstützen, dem Kind trotz Behinderung eine Autonomieentwicklung zuzugestehen und damit überprotektives Verhalten,

das auf die Dauer zu Überlastung auch bei Eltern führt, zu mindern

Verhaltenstherapie

- Verhaltenstherapeutische Interventionen bei Patienten mit Intelligenzminderung erfordern ein stark strukturierendes, direktives Vorgehen
- Der konkrete Zusammenhang, in dem problematisches Verhalten auftritt, muss zunächst sorgfältig analysiert (funktionale Verhaltensanalyse) und dann so modifiziert werden, dass das Einüben positiver Handlungsalternativen erleichtert wird
- Gewünschte Veränderungen müssen zeitnah von Kotherapeuten (Lehrer, Eltern) positiv verstärkt werden
- Persönliche Ressourcen des Patienten (Hobbys, Interessen) können in solchen Übungssituationen motivierend mitwirken
- Identifikationsfiguren (Bücher, Comics, imaginierte Freunde) erleichtern die Reflexion des eigenen Verhaltens und die Entwicklung von Handlungsalternativen
- Der Transfer in den Alltag wird durch Visualisierungsmethoden (gemeinsam erstellte, ggf. schriftfreie Tagespläne, Plakate) unterstützt

Bei Patienten mit Intelligenzminderung und ihren Familien ist es besonders wichtig, Interventionen den Möglichkeiten und Fähigkeiten des Systems anzupassen.

Kreativtherapie

Kreativtherapeutische Methoden wie Spiel, Theater, Malen, Musik, Tanz und imaginative Verfahren bieten intelligenzgeminderten Patienten neue Möglichkeiten, sich selbst zu erfahren und auszudrücken. Alternatives Verhalten und Handeln kann ausprobiert werden, gerade auch bei nonverbalen Kommunikationsformen treten eigene Defizite in den Hintergrund.

Heilpädagogik

Psychotherapeutisches und heilpädagogisches Arbeiten kann in der Behandlung intelligenzgeminderter Patienten Hand in Hand gehen: Die Förderung des Patienten im seelischen, körperlichen und sozialen Bereich trägt zur allgemeinen Stabilisierung bei, erhöht Flexibilität und Lernbereitschaft und unterstützt somit therapeutische Interventionen.

Pharmakotherapie (▶ Kap. 13)

Für die Behandlung intelligenzgeminderter Patienten mit Psychopharmaka gelten letztlich dieselben Regeln wie für normalbegabte Patienten:

- Klare Definition der Zielsymptomatik der Behandlung
- Der Schweregrad der Symptomatik sollte eine Medikation rechtfertigen
- Evaluation des Therapieeffekts nach einem im Voraus festgelegten Zeitraum
- Einbettung der medikamentösen Therapie in ein multimodales Therapiekonzept
- Regelmäßige medizinisch-psychiatrisch Kontrollen
- Bisweilen reagieren geistig behinderte Patienten sensibler, insofern ist eine vorsichtige Aufdosierung angezeigt

Auch wenn es sich nicht um eine einfache Aktivitäts- und Aufmerksamkeitsstörung handelt, kann bei hypermotorischem Verhalten Methylphenidat (*off-label*) indiziert sein. Prinzipiell bestimmt die Zielsymptomatik die Wahl der Medikation und nicht allein die Diagnose.

In Tab. 12.3 sind die Medikamente aufgelistet, die sich bei Patienten mit Intel-

Tab. 12.3 Pharmakotherapie bei Patienten mit Intelligenzminderung

Wirkstoff	Zielsymptomatik	Nebenwirkungen
Risperidon	Hyperaktivität, Irritabilität, Impulsivität, fremd- und autoaggressives Verhalten	Prolaktinerhöhung, Gewichtszunahme, Müdigkeit, extrapyramidalmotorische Symptome
Pipamperon	Aggressivität, Impulskontrollstörung	▶ Risperidon; Sedierung, negative kognitive Effekte, Herabsetzung der Krampfschwelle
Chlorprothixen	Aggressivität, Impulskontrollstörung	▶ Risperidon; Sedierung, negative kognitive Effekte, Herabsetzung der Krampfschwelle
Melperon	Aggressivität, Impulskontrollstörung	▶ Risperidon; Sedierung, negative kognitive Effekte, Vorteil: keine Herabsetzung der Krampfschwelle
Stimulanzien	Hyperaktivität	Inappetenz, Kopf-, Bauchschmerzen, **Cave:** geringere Response-Rate als bei Normalbegabten (44–66%)
Stimmungsstabilisatoren	Impulsivität, emotionale Instabilität, bipolare Störungen	Negative kognitive Effekte

ligenzminderung im Besonderen bewährt haben.

Weitere Maßnahmen und Hilfen

Oftmals wird nicht beachtet, dass auch Menschen mit geistiger Behinderung in die Pubertät kommen und eine entsprechende Sexualentwicklung erfolgt. Die Patienten haben auch Wünsche nach Intimität und Sexualität, was andererseits wieder zu Problemen in entsprechenden Einrichtungen etc. führen kann. Wichtig ist es, sie aufzuklären. Die Kinder und Jugendliche sind auch entsprechend darüber zu informieren, dass und wie sie sich ggf. gegen Übergriffe wehren können (▶ Sexuelle Selbstbestimmung bei geistiger Behinderung).

Sexuelle Selbstbestimmung bei geistiger Behinderung

Hierfür wurden Materialen entwickelt, wie die Broschüre »Ich bestimme mein Leben … und Sex gehört dazu. Geschichten zu Selbstbestimmung, Sexualität und sexueller Gewalt für junge Menschen mit geistiger Behinderung« (2007) von Jörg M. Fegert, Barbara Bütow, Anette E. Fetzer, Cornelia König und Ute Ziegenhain, Illustration: Birgit Pemberger (ISBN 978-3-938968-08-6; weitere Informationen über: Bundesministerium für Familie, Senioren, Frauen und Jugend oder Universitätsklinik für Kinder- und Jugendpsychiatrie/Psychotherapie, Ulm).

Auszug aus der ärztlichen Stellungnahme nach § 35a

Eine ärztliche Stellungnahme erfolgt bei Intelligenzminderung nicht nach § 35a SGB VIII, sondern nach § 53 SGB IX.

Die Einschätzung der Teilhabebeeinträchtigung kann analog zu den Stellungnahmen nach § 35a SGB VIII erfolgen.

Weiterführende Literatur

Deb S, Matthews T, Holt G et al. (2001) Practice guidelines for the assessment and diagnosis of mental health problems in adults with intellectual disability. Pavilion, Brighton, UK

Döpfner M, Görtz-Dorten A, Lehmkuhl G, Breuer D, Goletz H (2000) Diagnostik psychischer Störungen. Hogrefe, Göttingen

Fegert JM, Bütow B, FetzerAE, König C, Ziegenhain U (2007) Geschichten zu Selbstbestimmung, Sexualität und sexueller Gewalt für junge Menschen mit geistiger Behinderung, Bd 1. Schirmer, Ulm

Hennicke K, Buscher M, Häßler F (2009) Psychische Störungen und Verhaltensauffälligkeiten bei Kindern und Jugendlichen mit Intelligenzminderung. Medizinisch Wissenschaftliche Verlagsgesellschaft, Berlin

Reiss S, Levitan GW, Szyszko J (1982) Emotional disturbance and mental retardation: Diagnostic overshadowing. Am J Ment Defic 86: 567–574

Remschmidt H (2000) Kinder- und Jugendpsychiatrie. Thieme, Stuttgart

Sarimski K (2007) Praktische Ansätze in der Frühförderung zur Prävention psychischer Störungen. In: Hennicke K (Hrsg) Verhaltensauffälligkeiten bei Kinder, Jugendlichen und Erwachsenen mit geistiger Behinderung-Möglichkeiten der Prävention. Materialien der DGSGB, Bd 15, Berlin, S 21–30

Sarimski K, Steinhausen H-C (2007) KIDS-2-Kinder-Diagnostik-System – Geistige Behinderungen und schwere Entwicklungsstörungen. Hogrefe, Göttigen

Sarimski K, Steinhausen H-C (2008) Ratgeber Psychische Störungen bei geistiger Behinderung, Hogrefe, Göttingen

12.6 Kindesmisshandlung und Vernachlässigung

Jörg M. Fegert, Ute Ziegenhain und Anne Künster

Tab. 12.4 Kindesmisshandlung und Vernachlässigung – ICD-10

ICD-10-Kodierung	Definition
Y06.X	Vernachlässigung und im Stich lassen
Z61	Probleme durch negative Kindheitserlebnisse
Z61.6	Probleme bei körperlicher Misshandlung eines Kindes
Z61.7	Persönliches ängstigendes Erlebnis
Z61.8	Andere näher bezeichnete negative Kindheitserlebnisse
Z62	Andere Probleme bei der Erziehung eines Kindes
Z62.0	Ungenügende elterliche Überwachung oder Kontrolle
Z62.3	Feindseligkeit gegenüber dem Kind und ständige Schuldzuweisung an das Kind
Z62.4	Emotionale Vernachlässigung eines Kindes
Z62.5	Andere Vernachlässigung bei der Erziehung eines Kindes

Epidemiologie

Für Deutschland gibt es keine hinreichenden statistischen Daten, um objektive Aussagen hinsichtlich der Verbreitung und Entwicklung verschiedener Misshandlungstypen zu machen. Es existieren keine Daten zur Häufigkeit von Kindesmisshandlung, was laut Fegert (2008) auch auf die Rückholpflicht der Krankenkassen (§ 294a SGB V) gegenüber dem Schadensverursacher zurückzuführen ist. Dadurch folgt aus einer medizinischen Diagnose automatisch die Strafverfolgung, sodass weitgehend Diagnosen unterbleiben. Nicht zuletzt führt die unterschiedliche Gesetzgebung der Bundesländer dazu, dass eine einheitliche Meldestatistik für Kindesmisshandlung nicht existiert (Fegert et al. 2010).

- Lediglich zur Misshandlung mit Todesfolge hat UNICEF im Jahr 2003 für Deutschland in den 1990er Jahren 0,6 Todesfälle pro 100.000 Kinder verzeichnet, was 2 Todesfällen pro Woche entspricht
- Nach Schätzungen der Bundesärztekammer sollen 5% aller Kinder in Verhältnissen aufwachsen, in denen ein Risiko für Vernachlässigung besteht, d. h. ca. 30.000 Kinder jedes Geburtsjahrgangs
- Esser und Weinel (1990) schätzten, dass etwa 5–10% aller in Deutschland lebenden Kinder von Vernachlässigung betroffen sind

- Der Deutsche Kinderschutzbund, Landesverband Niedersachsen (2000), spricht zusammen mit dem niedersächsischen Ministerium für Frauen, Arbeit, Soziales davon, dass mindestens 50.000 Kinder unter erheblicher Vernachlässigung leiden
- Nach oben hin schwanken die Zahlen von 250.000–500.000

Symptome/Diagnosen

Misshandlung

Es gibt kaum psychische Symptome und Verhaltensauffälligkeiten, welche sich spezifisch und eindeutig einer Misshandlung zuweisen lassen.

- Erkennen von Misshandlungen im frühkindlichen Alter erschwert, da eine Misshandlung nur in eingeschränktem Maße durch Aussagen des betroffenen Kindes gestützt werden kann
- Zentral ist die gründliche körperliche Untersuchung der Kinder
- Teilweise müssen auch bildgebende Untersuchungen veranlasst werden
- Zusätzlich zur weitergehenden Diagnostik ist zunächst die einfache Wahrnehmung von körperlichen oder Verhaltensveränderungen und ein gründliches Erörtern der Vorgeschichte nötig; hierzu können fünf einfache Fragen gestellt werden (s. unten)

❓ Hilfreiche Fragen zur Vorgeschichte einer Misshandlung (Feldmann 1997)

- Was ist vorgefallen?
- Wie ist es geschehen?
- Wann?
- Wer?
- Warum?

- Häufig widersprechen sich Befund und elterliche Schilderungen, daher immer wieder die Plausibilität überprüfen
- Untersuchung des Kindes am ganzen Körper, da Misshandlungen häufig so stattfinden, dass im Alltag keine Male zu sehen sind
- Im Bereich der äußeren Merkmale gibt es Verletzungen, welche eine körperliche Misshandlung nahe legen, einen detaillierten Überblick bieten Jacobi et al. (2010): — **Blutergüsse** oder **blaue Flecken** auf den Gesäßbacken, im Bereich des unteren Rückens, auf der Rückseite der Extremitäten und an den Ohren (Blutergüsse an andern Stellen – etwa an der Stirn, den Ellbogen oder Schienbeinen – sind typisch für Verletzungen beim Laufen oder Spielen); auch Blutergüsse bei Kindern, welche (noch) nicht gehen können, sind als Warnhinweise zu werten — Schläfrigkeit, Benommenheit oder gar Bewusstlosigkeit von kleinen Kindern ist evtl. auf ein **Schütteltrauma** (*battered-child-syndrome*) zurückzuführen; heftiges Hin- und Herschwingen des Kopfes beim Schütteln kann zu einem Abriss der Gefäße unter der harten Hirnhaut führen; z. T. kommt es auch zu Erbrechen oder Krampfanfällen — **Form des Blutergusses oder der Wunde:** z. B. Ähnlichkeiten mit einem Handabdruck; kleine, runde und klar abgegrenzte Verbrennungen sind typisch, wenn Zigaretten auf der Haut eines Kindes ausgedrückt werden; auch Bügeleisen hinterlassen typische Abdrücke, mit geringeren Verbrennungen im Bereich der Dampflöcher — Das Eintauchen in heiße Flüssigkeiten hinterlässt **Verbrennungen** mit scharfer Abgrenzung, typisch sind v. a. handschuh- und sockenartige Verbrennungen an den äußeren Ex-

tremitäten; durch Spritzer hinterlassen Unfälle mit heißen Flüssigkeiten weniger scharfe Konturen

- Bei allen genannten Merkmalen berücksichtigen: – Kann erzählter Unfallhergang mit den vorhandenen Verletzungen und Wunden übereinstimmen? – Ist die Erzählung kohärent und in sich schlüssig?
- Weiterer Hinweis auf körperliche Misshandlung: Vorstellung einer Wunde oder Verletzung zum falschen Zeitpunkt, etwa mehrere Tage nach der Erstverletzung
- Als Alarmsignale sind außerdem zu werten: – die Eltern sind vom Unwohlsein des Kindes kaum betroffen – sie beschuldigen das betroffene Kind selbst oder andere Kinder für die Verletzung – sie sagen aus, das betroffene Kind lüge oft, man solle ihm nicht alles glauben – die verschleppte Vorstellung von Kindern mit schweren, schmerzhaften Traumatisierungen, häufiger Arztwechsel etc., in diesem Zusammenhang ▶ Münchhausen-Syndrom by Proxi
- Eine absichtlich beigebrachte **Intoxikation** muss forensisch sicher toxikologisch nachgewiesen werden

> **Münchhausen-Syndrom by Proxi**
> Das Kind wird unter Vortäuschung von Krankheitssymptomen dem Arzt vorgestellt, z. B. wird berichtet, das Kind habe nachts gekrampft. Teilweise wird so weit gegangen, dass an dem Kind direkt schädigende Manipulationen vorgenommen werden (Artifizielle Störung by Proxi, Fegert 2010).

Vernachlässigung

Vernachlässigung bezieht sich nicht nur auf die Missachtung der körperlichen, sondern auch auf die der seelischen und der emotionalen Bedürfnisse von Kindern und Jugendlichen. Bei **emotionaler Vernachlässigung** findet das Kind wenig oder keine Beachtung oder wird verbal erniedrigt. Äußere Merkmale können wiederum deutliche Hinweise auf **körperliche Vernachlässigung** darstellen:

- Bei stark verschmutzten Kleinkindern, die beim Windelwechsel nur oberflächlich gereinigt wurden, oder bei Kleinkindern, die bei tiefen Temperaturen nur leicht bekleidet sind, liegt eine Vernachlässigung körperlicher Bedürfnisse auf der Hand
- Bei einer Untersuchung ist v. a. die Erfassung von Gewicht und Körpergröße wichtig
- Bei Verdacht auf eine Gedeihstörung: Ausschluss anderer Erkrankungen, die zur nicht altersgemäßen körperlichen Entwicklung führen können (wie z.B. Stoffwechselerkrankungen)
- Da auch mangelnde Aufsicht oder das Aussetzen gegenüber einer schädigenden Umwelt als Vernachlässigung bezeichnet wird, sind auch andere körperliche Auffälligkeiten, wie z. B. Verbrühungen durch Unfälle mit heißen Flüssigkeiten, zu berücksichtigen
- Besonders problematisch ist die Einschätzung, ob eine Versorgung noch hinreichend ist, wenn Eltern in ihrer Zuverlässigkeit, abhängig von ihrem psychischen Zustand oder ihrer Suchterkrankung, stark schwanken; so können in manchen Situationen die Kinder bestens versorgt wirken, während sie zu anderen Zeiten schwerstvernachlässigt werden

Besondere Gefährdung von Säuglingen und Kleinkindern

- Gerade für sehr kleine Kinder, die ihre Basisbedürfnisse noch nicht selbst befriedigen können, können die

o. g. Zustände sehr schnell lebensgefährlich werden
- Es verwundert deshalb nicht, dass im 1. Lebensjahr mehr Kinder infolge von Vernachlässigung und Misshandlung sterben als in jedem späteren Alter
- 77% aller misshandlungsbedingten Todesfälle ereignen sich nach Angaben von UNICEF in den ersten 48 Lebensmonaten
- Die Analyse von »Skandalfällen im Kinderschutz« (Fegert et al. 2010) hat einen Altersschwerpunkt in dieser Altersgruppe gezeigt
- Die besondere Verletzlichkeit von Säuglingen und Kleinkindern macht sich durch abrupte Übergänge von dezenten Hinweisen bis zur akuten Gefährdung bemerkbar
- Zu berücksichtigen sind:
  - die Gefahr raschen Austrocknens bei unzureichender Flüssigkeitszufuhr (vgl. Osnabrücker Fall, Erfurter Fall)
  - die Gefahr lebensgefährlicher Verletzung aufgrund von unbeherrschtem Handling

Maßnahmen

- Häufig besteht die Notwendigkeit zu schnellem Einschreiten und direktem Handeln zum Schutz der Kinder
- Vorstellung der Kinder primär mit Akutsymptomen in der Pädiatrie
- Wegen mehr oder weniger diskreter Entwicklungsverzögerungen dann auch Vorstellung in der Sozialpädiatrie oder beim Kinder- und Jugendpsychiater
- Stationäre kinder- und jugendpsychiatrische Behandlung in der Regel erst bei massiven Entwicklungsretardierungen oder massiven Gedeihstörungen bis hin zum psychosozialen Minderwuchs

Für die Zukunft ist zu wünschen, dass bei problematischen Eltern-Kind-Interaktionen bei bekannter psychischer Belastung der Mütter/Eltern und der Kinder häufiger eine frühe Mutter-Kind-Behandlung in einem geeigneten Setting angeboten wird.

Diagnostische Verfahren

Zur Bewertung der Interaktion und des Verhaltens von Kindern, die möglicherweise gefährdet sind, bieten sich standardisierte und wissenschaftlich geprüfte Verfahren an, ein ausführlicher Überblick findet sich bei Deegener und Körner (2006).

Therapie/Weiteres Vorgehen

- Sowohl bei Misshandlung als auch bei Vernachlässigung kommt es wesentlich seltener zu einer Anzeige der Täter, da meist schwer zu definieren ist, ab wann eine Handlung oder Unterlassung »schwerwiegend genug« ist
- Des Weiteren wird in diesen Fällen den Familien häufiger eine Chance gegeben, eine Veränderung unter Begleitung von Jugendhilfeinstitutionen herbeizuführen
- Das Ziel jeder Intervention muss das Wohl des Kindes sein
- Das Kind/der Jugendliche ist akut vor der Gefahrensituation zu schützen
- Bei Interessenkonflikt zwischen Kind und Eltern: Einsetzen eines Verfahrensbeistands, der die Interessen des Kindes vertritt und eventuell auch ohne Einwilligung der Eltern eine Unterbringung außerhalb der Familie in die Wege leitet; hier hat sich gezeigt, dass die Einbeziehung des nichtmisshandelnden Elternteils in die Behandlung positive Auswirkung auf das Wohlergehen des Kindes haben kann

- Generell gibt es in Deutschland **keine strafrechtliche Anzeigepflicht**
- Allerdings sind die erwähnten Delikte »Offizialdelikt«, d. h. Polizei und Staatsanwalt müssen ein Verfahren einleiten, sobald sie von einem solchen Delikt Kenntnis erlangen
- Zu unterscheiden von der Strafanzeige sind **familiengerichtliche Maßnahmen** sowie die Einleitung von **Hilfen und Schutzmaßnahmen mit Einwilligung der Sorgeberechtigten** nach KJHG
- Sehr häufig wird eine **Fremdunterbringung**, sei es in einer Pflegefamilie oder in einer Institution, bei chronischer Vernachlässigung der einzige Ausweg sein
- Kinder- und jugendpsychiatrische Behandlung im Vorfeld: – Therapie der entstandenen Entwicklungsverzögerungen – Behandlung der akuten Verhaltenssymptome

Diagnose Bindungsstörung oder Bindungsstörung mit Enthemmung

- Kann häufig aufgrund der stark gestörten Eltern-Kind-Beziehung bei frühkindlicher Vernachlässigung und Misshandlung gestellt werden (▶ Kap. 11.3)
- Aufgrund dieser Bindungsstörung ist der stationäre Behandlungsrahmen, üblicherweise mit Schichtdienst etc., häufig gar nicht so extrem belastend für diese Kinder, wie es teilweise von Fachleuten im Jugendamt oder Ähnlichem angenommen wird
- Intensive Bindungsangebote, wie sie eine neue Pflegefamilie macht und darstellt, können diese Kinder am Anfang massiv überfordern
- Deshalb empfiehlt sich manchmal ein vorbereiteter Übergang in die Pflegefamilie, sodass die Kinder gut diagnostiziert, gefördert und primär behandelt mit klaren Empfehlungen an eine Pflegefamilie oder eine Institution übergeben werden können
- Häufig wird diese Chance der frühen kinder- und jugendpsychiatrischen Behandlung verpasst, und es werden prekäre Situationen durch multiple Fremdplatzierungen in Bereitschaftspflege mehr schlecht als recht kompensiert

Interdisziplinäre Zusammenarbeit

- Das größere Interesse an der Kleinkindpsychiatrie und der Bedeutung der Bindungsbeziehung, welches in den letzten Jahren entstanden ist, sollte dazu führen, dass Kinder- und Jugendpsychiater hier frühzeitiger entwicklungsfördernd eingreifen
- Die Beratung chirurgischer und pädiatrischer Kollegen bei Misshandlungsfällen und bei Vernachlässigungsverdacht gehört mit zu den wichtigen Konsiliaraufgaben in der Kinder- und Jugendpsychiatrie
- Auch das in der Kinder- und Jugendpsychiatrie und Psychotherapie vorhandene Wissen um die sozialen Unterstützungsmöglichkeiten durch das Jugendamt und die gesetzlichen Grundlagen der Jugendhilfe (SGB VIII) des Familienrechts (BGB, insbesondere § 1666a BGB) und des Strafrecht sind wertvoll
- Auch in diesen Fällen ist eine lückenlose Dokumentation vonseiten des Arztes vom ersten Kontakt an unerlässlich; diese sollte neben Äußerungen der befragten Personen und Handlungsschritten auch Behandlungsalternativen und detaillierte Entscheidungsbegründungen enthalten, sodass im Falle eines Scheiterns der Behandlung die Beweggründe für die Entscheidung nachvollziehbar sind

- Die pädiatrische und die radiologisch-neuroradiologische Kernkompetenz sind bei der Diagnostik von Kindesmisshandlung mindestens ebenso häufig gefordert
- Insofern sollten sich Kinder- und Jugendpsychiater nicht scheuen, bei entsprechendem Verdacht Konsile bei den genannten Kollegen einzuholen

Weiterführende Literatur

Deegener G, Körner W (2006) Risikoerfassung bei Kindesmisshandlung und Vernachlässigung: Theorie, Praxis, Materialien. Pabst, Lengerich

Deutscher Kinderschutzbund, Landesverband NRW e. V. und Institut für Soziale Arbeit e. V. (2000) Kindesvernachlässigung. Erkennen, Beurteilen, Handeln. Münster/Wuppertal

Esser G, Weinel W (1990) Vernachlässigende und ablehnende Mütter in Interaktion mit ihren Kindern. In: Martinius J, Frank R (Hrsg) Vernachlässigung, Misshandlung und Missbrauch von Kindern. Erkennen, Bewusst machen, Helfen. Huber, Bern

Fegert JM (2008) Bemerkungen zur öffentlichen Debatte um den Kinderschutz und zur Diskussion in der Jugendhilfe um den § 8a KJHG aus kinder- und jugendpsychiatrischer, psychotherapeutischer Sicht. Z Kindschaftsrecht Jugendhilfe (ZKJ) 4: 136–139

Fegert JM (2010) Diskussion zu Jacobi et al. 2010. Dtsch Ärztebl 107(28–29): 505–506

Fegert JM, Ziegenhain U, Fangerau H (2010) Problematische Kinderschutzverläufe – Mediale Skandalisierung, fachliche Fehleranalyse und Strategien zur Verbesserung des Kinderschutzes. Juventa, Weinheim/München

Feldman KW (1997) Evaluation of physical abuse. In: Helfer ME, Kempe RS, Krugman RD (eds) The battered child, 5th edn. The University of Chicago Press, Chicago, pp 175–220

Jacobi G, Dettmeyer R, Banaschak S, Brosig B, Herrmann B (2010) Child abuse and neglect: Diagnosis and management (Misshandlung und Vernachlässigung von Kindern – Diagnose und Vorgehen) Dtsch Ärztebl Int 107(13): 231–240

12.7 Sexueller Missbrauch

Jörg M. Fegert, Lilith König und Nina Spröber

Tab. 12.5 Sexueller Missbrauch – ICD-10

ICD-10-Kodierung	Definition
Y05	Sexueller Missbrauch mittels körperlicher Gewalt
Y07.X	Sonstige Misshandlungssyndrome, einschließlich seelische Grausamkeit, körperliche Misshandlung, sexueller Missbrauch, Folterung
Z61.4	Probleme bei sexuellem Missbrauch in der Kindheit durch eine Person innerhalb der engeren Familie
Z61.5	Probleme bei sexuellem Missbrauch in der Kindheit durch eine Person außerhalb der engeren Familie

Epidemiologie

- In einer retrospektiven Studie fand Finkelhor (1994) für die USA bei der Befragung einer repräsentativen Gruppe von Erwachsenen: ca. 20% der Frauen und 5-10% der Männer wurden in ihrer Kindheit sexuell missbraucht
- Nach Wetzels (1997) wurden 3,4% der Männer und 10,7% der Frauen aus einer deutschen Stichprobe vor dem 14. Lebensjahr sexuell missbraucht
  - Dies entspricht 60% der Missbrauchsfälle < 18 Jahre in dieser Studie
  - Bei den Opfern < 16 Jahre waren 94,7% der Täter männlich, davon 25,7% Unbekannte, 41,9% Bekannte und 27,1% Familienangehörige des Opfers
  - Anteil inzestuösen Missbrauchs durch Väter oder Stiefväter: bei Frauen 1,3%, bei Männern 0,3%
  - Inzestdelikte wurden signifikant häufiger mehrfach begangen, beinhalteten häufiger eine Penetration durch den Täter, und die Opfer waren signifikant jünger
- In einer Berliner Inanspruchnahmepopulation Mitte der 1990er Jahre wurden 20,3% der Mädchen und 6% der Jungen sexuell missbraucht; dies deutet auf eine Überrepräsentation von Opfern sexuellen Missbrauchs unter Kindern mit Verhaltensauffälligkeiten hin; auch war bei diesen Kindern die Wahrscheinlichkeit, der Behandlung fernzubleiben, bei Verdacht auf sexuellen Missbrauch signifikant höher (Fegert 2003)
- Laut Polizeilicher Kriminalstatistik ist die Zahl der angezeigten Fälle von sexuellem Missbrauch in den letzten Jahren (1987–2008) weitgehend konstant geblieben (Bundeskriminalamt 2009)
- Jedoch geht z. B. Pfeiffer (2010) von einer erhöhten Anzeigebereitschaft aus, sodass insgesamt wahrscheinlich eher ein Rückgang der Fälle zu verzeichnen ist

Symptome/Diagnosen

- Die sexuelle Gewalt gegenüber Kindern, also der sexuelle Missbrauch, umfasst **sämtliche Formen von sexualisierten Übergriffen** – versucht oder vollendet; hierzu zählen auch Handlungen, welche das Kind ausbeuten, ohne dass ein direkter Kontakt zum Täter stattfindet, z. B. Fotografieren von Kindern zur Verbreitung von Kinderpornografie im Internet etc.
- Ein Kind kann einer sexuellen Handlung mit einer Betreuungsperson aufgrund körperlicher, psychischer, kognitiver und sprachlicher Unterlegenheit **nicht willentlich zustimmen**, daher ist **nie** von einem Handeln mit Einwilligung des Kindes auszugehen, auch wenn viele Kinder aufgrund des Vorgehens pädophiler Täter das Gefühl haben, zugestimmt, bestimmte Dinge gewollt zu haben und damit sich selbst Schuld bzw. Mitschuld zuweisen
- Anders als bei körperlicher Misshandlung können Merkmale bei der körperlichen Untersuchung selten mit Sicherheit als Hinweis oder gar als Beweis für sexuellen Missbrauch verwendet werden, – da auch chronischer sexueller Missbrauch teilweise ohne spezifische gynäkologische oder Analbefunde (der sog. anale Dilatationsreflex ist nicht pathognomonisch) bleiben kann – da die normale anatomische Varianz im weiblichen Genitalbereich äußerst groß ist
- Allerdings können sexuell übertragene Infektionen und charakteristische Verletzungen im Genital- und Analbereich wichtige Leitsymptome darstellen; der häufige Umkehrschluss, ein unauffälliger Genital- oder Analbefund schließe einen sexuellen Missbrauch aus, ist jedoch falsch
- Nicht die kindergynäkologische oder pädiatrische körperliche Untersuchung von möglicherweise betroffenen Kindern ist der Königsweg bei der Diagnostik, sondern die **Gesprächsführung und Aussagegewinnung**, möglichst ohne suggestive Einflüsse
- Entgegen früherer Behauptungen und Vermutungen und entgegen immer noch in der Beratung gebräuchlicher Checklisten gibt es **kein sexuelles Missbrauchssyndrom**, also keine pathognomonischen Verhaltensweisen, die eindeutig eine Diagnose eines sexuellen Missbrauchs erlauben
- Reaktionen auf Traumata sind eher altersspezifisch als einwirkungsspezifisch
- Ein sexualisiertes, der Entwicklung unangemessenes Verhalten bzw. stark sexualisierte Sprache muss nicht zwingend mit einem sexuellen Missbrauch korreliert sein
- Anlass zur weiteren Abklärung jedoch sollten stets sein: – o. g. unangemessenes Verhalten – dem Alter nicht entsprechende Kenntnisse bezüglich Sexualität – sexuelle Distanzlosigkeit zu Betreuungspersonen – eine ungeklärte Teenage-Schwangerschaft
- Diagnostisch zentral: Gespräch mit den betroffenen Kindern und gründliche **Dokumentation** der ersten Hinweise und Aussagen mit dem Entstehungskontext der Aussage, welcher im Rahmen einer möglichen Glaubhaftigkeitsbegutachtung von hoher Relevanz sein kann – Kinder vertrauen sich häufig nicht primär den bestausgebildeten Psychotherapeuten, Oberärzten etc. an, sondern

suchen z. B. Personen des Pflege- und Erziehungsdienstes, Nachtwachen, Lehrerinnen etc. auf, zu denen sie vertrauensvolle Beziehungen aufbauen können und mit denen sie Gelegenheiten für längere Gespräche, beispielsweise im Nachtdienst, haben – Diese Personen sind oft mit Gesprächsführung und Dokumentation überfordert und brauchen direkt nach einer solchen Situation des Anvertrauens klare Anleitungen zur Dokumentation

Es ist zu notieren, ob die Mitteilung des Kindes spontan entstanden ist/ob und wie die Vertrauensperson nachgefragt hat. Auch in der ärztlichen bzw. psychologischen Exploration suggestives Nachfragen unbedingt vermeiden! Sog. »Freitext« generieren und diesen möglichst detailgenau wiedergeben.

- Die **Glaubhaftigkeitsmerkmale** einer Kinderaussage (Steller u. Volbert 1997, Fegert 2001) beziehen sich nämlich primär auf – die Aussagengenese – innere Konsistenz – Detailgenauigkeit – emotionale Beteiligung – Wiedergabe von Ambivalenzen – Sprünge in der Darstellung etc.

Ein schön überarbeiteter Bericht zu einer Erstaussage, welcher das Mitgeteilte in eine neue Reihenfolge bringt und viele Worte aus der Fachsprache einführt, höchstens indirekte Rede gebraucht, zerstört die Verwertbarkeit der Erstaussage. Alles möglichst detailgenau so wiedergeben, wie es mitgeteilt wurde! Genau darstellen, wie das Thema im Gespräch aufgekommen ist, was mögliche Auslöser, z. B. Missbrauchserlebnisse anderer Patienten, sein können.

Folgen von sexuellem Missbrauch

Sexueller Missbrauch ist ein traumatisches Erlebnis, das mit konkreten körperlichen Traumata verbunden sein und psychische Sofort-, Früh-, oder Spätfolgen nach sich ziehen kann. Zu den psychischen Folgen können eine große Zahl von Symptomen gehören, wobei eine lineare Kausalität (sexueller Missbrauch – Krankheitsbild) wissenschaftlich oft nicht aufzuzeigen ist (Fegert 1987).

- Kinder können eine posttraumatische Belastungsstörung entwickeln (ICD-10 F43.1 bzw. DSM-IV 309.81; ▶ Kap. 11.1).
- Altersabhängig sind sehr unterschiedliche Verhaltensänderungen zu beobachten, z. B. bei kleineren Kindern regressive Entwicklungen; diese sollten dokumentiert und nicht überinterpretiert werden
- Häufig sind auch sekundäre Verhaltensfolgen, welche auf erste Reaktionen zurückzuführen sind.
- Die Reaktion der Eltern und Betreuungspersonen führt sehr häufig zu Verhaltensänderungen; diese Reaktionen müssen unbedingt erfragt werden
- Zum Teil aus Schuldgefühlen und um ihren Kindern Sicherheit zu geben, setzen z. B. viele Mütter und Erziehungspersonen bisher bestehende Regeln in Bezug auf das Einschlafen etc. außer Kraft, sie erlauben den Kindern z. B. nach der Aufdeckung eines sexuellen Missbrauchs, wieder bei sich im Bett zu schlafen
- Dies gibt einerseits das Signal, dass etwas ganz Schreckliches, Außergewöhnliches passiert und kann die Folgen des Missbrauchs mehren; gleichzeitig wird den Kindern die bekannte, Halt gebende Struktur und Ordnung genommen

➔ Eine pädagogische Beratung der Betreuungsperson und ein Gespräch über deren Schuldgefühle etc. sind im Behandlungsprozess unabdingbar.

- Die Intensität der Gewalteinwirkung oder die Art der sexuellen Handlungen prädiziert bei sexuellem Missbrauch nicht den Schweregrad der Folgen
- Forensisch sog. leichte Formen sexueller Handlungen wie das Berühren der Brüste oder Begegnung mit Exhibitionisten können von vielen Kindern als eher seltsame oder komische Ereignisse erlebt, berichtet und verarbeitet werden; bisweilen kann aber unter bestimmten Rahmenbedingungen, z. B. bei einem ohnehin wegen einer Pubertas praecox sensibilisierten Mädchen, die deshalb von ihren Klassenkameraden gehänselt wird, die Berührung der Brüste, z. B. durch einen Lehrer oder einen Sporttrainer, als massiver, stark beeinträchtigender Übergriff und Auslöser multipler psychischer und Verhaltensprobleme erlebt werden

Hinweise zur Anamneseerhebung

➔ Für die klinische Behandlung ist, im Gegensatz zur strafrechtlichen Abwicklung, das subjektive Erleben, die subjektive Einordnung der Geschehnisse von höchster therapeutischer Relevanz.

- Entscheidender Faktor für die psychische Beeinträchtigung ist die soziale Nähe zum Täter (belastender sind Übergriffe innerhalb der Familie und in pädagogischen oder therapeutischen Beziehungen)
- Auch die Häufigkeit der Tat und die im juristischen Sinne Schwere der Handlungen mit Einsatz körperlicher Gewalt wie z. B. bei Vergewaltigungen, kann eine Rolle spielen und sollte dokumentiert werden
- Ausführliche Eigenanamnese
- Gespräch zu den infrage stehenden Handlungen zurückhaltend führten:
  - keine suggestiven Nachfragen
  - wenn Nachfragen notwendig, eher paraphrasierend oder: »Ich habe das jetzt nicht richtig verstanden…«
  - auf keinen Fall: »War es eher so und so?«

❗ Auf keinen Fall Suggestivhinweise auf mögliche Täter einführen!

➔ Neben der ausführlichen Eigenanamnese und dem speziell zurückhaltend geführten Gespräch zu den infrage stehenden Handlungen ist auch zu erfragen, ob Kinder über solche Dinge in der Schule gesprochen, Erfahrungen über sexuellen Missbrauch aus Gesprächen mit anderen Schülern, aus Fernsehsendungen etc. haben oder ob sie in einer anderen, früheren Betreuungssituation schon einmal missbraucht wurden.

- Zusätzlich erforderlich ist stets eine ausführliche Familienanamnese
- Auch Betreuer aus Schule und Kindergarten sollten fremdanamnestisch angehört werden, da in der Familie häufig auch die Gefahr der Verschleierung besteht

Indizierte Zusatzuntersuchungen

- Zu häufig wird bei Verdacht auf einen sexuellen Missbrauch unreflektiert eine **gynäkologische Untersuchung** des Kindes eingeleitet (s. oben)
- Die Einleitung einer solchen Untersuchung bedarf der Zustimmung der Sorgeberechtigten, welche evtl. im Konfliktfall auch ersetzt werden kann, und erfordert Information, Aufklä-

rung und gründliche Vorbereitung des Kindes
- Besteht allerdings die Möglichkeit, dass sich direkt nach einer berichteten Tat noch Sperma asservieren lässt (nachweisbar innerhalb von 48 bis maximal 72 Stunden, auch auf Spuren in der Kleidung des Kindes und auf andere Textilien achten) muss unverzüglich entsprechendes Material sichergestellt und zur Untersuchung eingeschickt werden
- Hier ist Eile und korrekte Dokumentation (evtl. Durchführung durch forensisch erfahrenen Arzt) dringend geboten, denn kann mittels genetischer Methoden ein Nachweis erbracht werden, steht meist nicht nur die Tat, sondern auch der Täter fest, sodass dem Kind unnötig lange Verhöre und eine Aussage vor Gericht erspart werden können

Weiteres Vorgehen/Therapie

Selbstbestimmungsrecht des Kindes

- Das weitere Vorgehen sollte unbedingt altersgemäß mit den betroffenen Kindern erörtert werden
- In einer Verlaufsuntersuchung zum institutionellen Umgang mit sexuell missbrauchten Kindern (Fegert et al. 2001) zeigte sich, dass es den Helfern sehr gut gelingt, eine Beziehung zu den Kindern aufzubauen, dass die Kinder aber häufig nicht über weitere Abläufe informiert werden, also wieder über ihr Selbstbestimmungsrecht hinweg gegangen wird; so können kleinere Kinder eine Heimunterbindung zu ihrem Schutz als Strafe ansehen, da Kinder ins Heim und nicht ins Gefängnis kommen (unbedingt mit Kindern über mögliche Hilfsmaßnahmen sprechen!)
- Wichtig ist der **Umgang mit Anvertrautem**, nicht nur im Kontext mit der Schweigepflicht: – Viele Kinder wollen sich anvertrauen, verbinden dies aber mit dem Wunsch, absolute Verschwiegenheit zugesichert zu bekommen; den Kindern muss erklärt werden, dass dies bisweilen nicht möglich ist (Fremdbeispiele wählen, an Misshandlungsfällen erläutern) – Manche Landeskinderschutzgesetze sehen eine Meldepflicht vor, z. B. Bayern – Auch hier können Konfliktfälle entstehen und sind schon in der klinischen Praxis entstanden, wenn z. B. der mutmaßliche Täter bei der Polizei oder beim Jugendamt arbeitet und die betroffenen Jugendlichen deshalb die vorgeschriebene Meldung an das Jugendamt explizit nicht wünschen – Entscheidungen zum Vorgehen sind in solchen Fällen mit Augenmaß zu treffen und die Güterabwägungen zu den Konflikten sind schriftlich zu dokumentieren, um im Nachhinein das Verhalten der Behandler nachvollziehbar zu machen

Rechtlich-forensische Aspekte

- Zentrales Ziel in der Kinder- und Jugendpsychiatrie und Psychotherapie ist die Krankenbehandlung und Verbesserung des psychischen Zustands und nicht die rechtlich-forensische Aufarbeitung – Wird z. B. von einer Staatsanwaltschaft gefordert, auf eine Therapie zu verzichten, um Zeugenaussagen nicht zu entwerten, obwohl diese indiziert ist, so ist dies bei einer klaren Therapieindikation ethisch nicht vertretbar; das öffentliche Interesse an Strafverfolgung muss hier notfalls vor dem individuellen Hilfebedarf zurückstehen – Behandelnde

Ärzte und Psychologen sollten sich allerdings bemühen, durch ihr Vorgehen die Arbeit von Ermittlungsbehörden nicht zu behindern; insofern ist bei einer vorhandenen Anzeige eine frühe Vernehmung der Betroffenen durch die Strafverfolgungsbehörden unbedingt zu unterstützen

- Eine Rückkehr ins häusliche Milieu, z. B. nach der stationären Behandlung, ist nur möglich, wenn die Sicherheit des Kindes, etwa durch Auszug des Täters etc., hinreichend gewährleistet erscheint, sonst bleibt oft nur eine Fremdunterbringung; die Zusammenarbeit mit dem Jugendamt ist in diesen Fällen essentiell
- Kommt es zum Zeitpunkt der Wahrnehmung des Missbrauchsgeschehens zu Konflikten mit den Sorgeberechtigten, kann eine **Inhobhutnahme** nach § 42 KJHG zunächst, sogar gegen den Willen des Kindes und der Eltern, bei gegebener Gefährdungslage, den Verbleib des Kindes in der Klinik sicherstellen – Bei der Fremdplatzierung von Kindern und Jugendlichen sollte bedacht werden, dass in Pflegefamilien und Institutionen auch ein gewisses Risiko der Reviktimisierung besteht; insofern sollte die intendierte Maßnahme in Bezug auf ihre Qualitätssicherung und den Schutz von Kindern vor Übergriffen in der Einrichtung durch Betreuungspersonal durch Mituntergebrachte abgeklärt werden – Ähnliches kann durch eine familiengerichtliche Entscheidung bewirkt werden

> Eine Einschaltung des Jugendamts oder eine Einschaltung des Familiengerichts bedeutet nicht automatisch eine Strafanzeige. Achtung: Nicht verwechseln! Nicht von einer Anzeige beim Jugendamt sprechen!

- Da bislang kein einheitliches Bundeskinderschutzgesetz besteht (Fegert 2010) und Landesgesetzgeber in den letzten Jahren ganz unterschiedliche, sich z. T. widersprechende Regelung zur Schweigepflicht und zur Zusammenarbeit mit dem Jugendamt erlassen haben (Knorr et al. 2009, Kemper et al. 2010) ist es unabdingbar, dass Ärzte, Psychologen und Kinder- und Jugendlichenpsychotherapeuten stets über die entsprechende Landesgesetzgebung (Meldebefugnis, Meldepflicht, wenn ja: unter welchen Bedingungen) informiert sind
- Vor entsprechenden Schnellschüssen empfiehlt sich in diesen Fällen stets eine Rücksprache mit zuständigem Oberarzt oder bei niedergelassenen und ambulant tätigen Kollegen eine Rücksprache mit häufig vor Ort organisierten Kinderschutzgruppen

Psychotherapie

Sexueller Missbrauch ist ein belastender, möglicherweise traumatischer Einfluss auf die Entwicklung eines Kindes, aber **keine automatische Indikation für eine Psychotherapie**.

- Nicht jedes missbrauchte Kind erfüllt Indikationskriterien für eine Psychotherapie
- Häufig stehen andere Probleme und Verhaltensweisen, die zu einer starken Beeinträchtigung führen, bei der Behandlung zunächst im Vordergrund, wie z. B. – Suizidalität – stark aggressives Verhalten – Depression
- Besteht eine diagnostizierbare Traumatisierung oder liegen sogar im Entwicklungsverlauf kumulierte Traumata vor, sind insbesondere **traumaspezifische kongnitiv-verhaltenstherapeutische Ansätze** zu empfehlen (s. unten)

- Nicht immer ist eine sofortige Psychotherapie sinnvoll, insbesondere wegen der häufigen Symptomarmut und der Copingstrategien vieler Kinder
- Jedoch zeigen Studien (z. B. King et al. 2000, Fegert 2007), dass kindbezogene verhaltenstherapeutische Ansätze zu den besten Ergebnissen führen, die sich auch in den elterlichen Einschätzungen des globalen Zurechtkommens der Kinder objektivieren ließen
- Eine multimodale Behandlung der Folgen von sexuellem Missbrauch hat entsprechend den auftretenden einzelnen Störungsbildern zu erfolgen

Traumaspezifische kongnitiv-verhaltenstherapeutische Kurzzeittherapie

- Vor dem Hintergrund langjähriger klinischer Erfahrungen der Autoren mit sexuell missbrauchten Kindern und Jugendlichen entwickeltes Behandlungsprogramm mit zahlreichen empirischen Wirksamkeitsnachweisen und höchstem Evidenzgrad aller störungsspezifischen Therapien
- Multimodales Interventionsprogramm für Kinder und Jugendliche im Altersbereich zwischen 7 und 14 Jahren
- Zentrale Komponenten: – Psychoedukation – Entspannung und Affektmodulation – kognitive Verarbeitung und Bewältigung – Expositionsbehandlung – künftige Sicherheit
- Zentraler Baustein: therapeutische Arbeit am Traumanarrativ mit dem Ziel der Korrektur dysfunktionaler Gedanken und der Bewältigung wiederkehrender Stresssymptome
- Die nicht misshandelnden Eltern werden intensiv in die Behandlung einbezogen und übernehmen während und nach der Therapie unterstützende Funktionen bei der Bewältigung der traumatischen Erlebnisse (Cohen et al. 2009)

Meldung von sexuellem Missbrauch

- Bei Fällen von sexuellem Missbrauch entsteht häufig ein Konflikt mit der **ärztlichen Schweigepflicht**
- In einer Notstandssituation muss eine Abwägung der Rechtsgüter (u. a. Recht auf körperliche Unversehrtheit, ärztliche Schweigepflicht) erfolgen und genau dokumentiert werden
- Dabei sollte stets in Abhängigkeit von der Reife des Kindes oder des Jugendlichen der Willen des Betroffenen berücksichtigt und bei den Erwägungen mit einbezogen werden – So ist z. B. trotz der bayerischen Gesetzeslage, welche eine Meldepflicht vorsieht, eine solche Meldung gegen den Willen eines Jugendlichen nur zu empfehlen, wenn dadurch tatsächlich eine Gefährdung abgewandt werden kann – Bisweilen fürchten Betroffene, auch zu Recht, z. B. wegen verwandtschaftlicher Verbindungen der Täter mit Amtspersonen, eine Meldung an das Jugendamt
- Besteht eine akute Gefahr für das Kind, die nur durch das Brechen der Schweigepflicht behoben werden kann, so muss im Sinne des Kindeswohls auch ohne Einwilligung der Sorgeberechtigten das Jugendamt oder das Familiengericht eingeschaltet werden
- Die Anordnung einer eventuell folgenden Inobhutnahme erfolgt dann durch das Jugendamt
- Hierbei ist zu beachten, dass es auch innerhalb Deutschlands keine einheitliche Gesetzgebung zur Meldung

sexuellen Missbrauchs und von Misshandlung gibt (► Kap. 12.6) und auch international die Gesetze differieren
- Kommt ein (Verdachts-)fall des sexuellen Missbrauchs zur Anzeige, wird in der Regel eine **Glaubhaftigkeitsbegutachtung** des Kindes oder Jugendlichen sowie der beteiligten Erwachsenen notwendig

Bei der Begutachtung das Kind möglichst frei sprechen lassen, wenige Zwischenfragen stellen. **Jegliche Art der Beeinflussung vermeiden!** Das Gespräch aufnehmen und transkribieren; Auswertung auf Basis sog. Realkennzeichen. Im Gutachten alternative Hypothesen zur Entstehung der Aussagen diskutieren.

Pharmakotherapie

Eine medikamentöse Therapie der posttraumatischen Belastungsstörung durch selektive Serotoninwiederaufnahmehemmer (SSRI) wurde in einer vom NIMH geförderten Studie in Kombination mit Verhaltenstherapie und im Vergleich zu traumafokussierter Verhaltenstherapie überprüft und hat sich in dieser Studie **nicht** bewährt.

Weiterführende Literatur

Bundeskriminalamt (2009) Polizeiliche Kriminalstatistik, PKS-Zeitreihen 1987–2008. Wiesbaden: *www.bka.de* (18.08.2009)

Cohen JA, Mannarino A, Deblinger E (2009) Traumafokussierte Verhaltenstherapie bei Kindern und Jugendlichen. Springer, Berlin Heidelberg New York Tokio

Fegert JM (1987) Sexueller Missbrauch von Kindern. Prax Kinderpsychol Kinderpsychiatrie 36: 164–170

Fegert JM (2001) Begutachtung sexuell missbrauchter Kinder. Fachliche Standards im juristischen Verfahren. Luchterhand, Neuwied

Fegert JM (2003) Consequences of sexual abuse of children and adolescents by priests and other persons in clerical functions. In: Hanson RK, Pfäfflin F, Lütz M (eds) Sexual abuse in the Catholic Church. Scientific and legal perspectives. Libreria Editrice Vaticana, pp 161–171

Fegert JM (2007) Sexueller Missbrauch an Kindern und Jugendlichen. Bundesgesundheitsblatt 50(1): 78–89

Fegert JM (2010) Diskussion zu Jacobi G, Dettmeyer R, Banaschak S, Brosig B, Herrmann B (2010) Child abuse and neglect: Diagnosis and management (Misshandlung und Vernachlässigung von Kindern – Diagnose und Vorgehen) Dtsch Ärztebl Int 107(13): 231–240, Dtsch Ärztebl 107(28–29): 505–506

Fegert JM, Berger C, Klopfer U, Lehmkuhl U, Lehmkuhl G (2001) Umgang mit sexuellem Missbrauch. Institutionelle und individuelle Reaktionen. Forschungsbericht. Votum Verlag, Münster

Finkelhor D (1994) Current information on the scope and nature of child sexual abuse. Future Child 4(2): 31–53

Kemper A, Kölch M, Fangerau H, Fegert JM (2010) Ärztliche Schweigepflicht bei Kindeswohlgefährdung. Mehr Handlungssicherheit durch die neuen Kinderschutzgesetze? Ethik Med 22: 33–47

King NJ, Tonge BJ, Mullen P et al (2000) Treating sexually abused children with posttraumatic stress syptoms: a randomized clinical trial. J Am Child Adolesc Psychiatry 39: 1347–1355

Knorr CC, Fangerau H, Ziegenhain U, Fegert JM (2009) »Ich rede mit Jugendschutzmenschen über alles, was mir am Herzen liegt« Schweigepflicht, Meldepflicht, Befugnisnorm, frühe Hilfen und die verwirrende Rechtslage für Ärzte bei der Zusammenarbeit mit der Jugendhilfe. Das Jugendamt – Zeitschrift für Jugendhilfe und Familienrecht (Themenheft: »Frühe Hilfen«) 82(7–8): 352–357

Pfeiffer C (2010) Interview Neue Osnabrücker Zeitung, 19.03.2010. *http://www.neue-oz.de/_archiv/noz_print/interviews/2010/03/20100319-pfeiffer.html*

Steller M, Volbert R (1997) Glaubwürdigkeitsbegutachtung. In: Steller M, Volbert R (Hrsg) Psychologie im Strafrechtsverfahren. Huber, Bern

Wetzels P (1997) Zur Epidemiologie physischer und sexueller Gewalterfahrungen in der Kindheit. Ergebnisse einer repräsentativen retrospektiven Prävalenzstudie für die BRD, Forschungsbericht Nr. 59 des Kriminologischen Forschungsinstituts Niedersachsen, Hannover

12.8 Mutter und Kind als Patienten

12.8.1 Regulationsstörungen bei Säuglingen und Kleinkindern zwischen 0 und 3 Jahren

Melanie Pillhofer und Ute Ziegenhain

Tab. 12.6 Regulationsstörungen bei Säuglingen und Kleinkindern zwischen 0 und 3 Jahren – ICD-10

Erkrankung	ICD-10-Kodierung	Definition	Therapiestrategie
Emotionale Störung des Kindesalters, nicht näher bezeichnet	F93.9	Im Kontext von Regulationsstörungen: exzessives Schreien u. a.	Psychoedukation der Bezugspersonen, Förderung der elterlichen Beziehungskompetenzen (Feinfühligkeit) durch Eltern-Kleinkind-Psychotherapie
Anpassungsstörung	F43.2	Ängstliche oder depressive Reaktion auf ein belastendes Lebensereignis oder eine einschneidende Lebensveränderung; im Kontext von Regulationsstörungen: exzessives Schreien u. a.	
Nichtorganische Schlafstörung, nicht näher bezeichnet	F51.9	Ein- und/oder Durchschlafstörung ohne somatische Ursachen	s. oben; spezifische Schlafintervention (»Checking«)
Fütterstörung im frühen Kindesalter	F98.2	Nahrungsverweigerung, unangemessenes Essverhalten bzw. unangemessener Esskontext, Rumination	s. oben; spezifische verhaltenstherapeutische Interventionen zur Normalisierung des Essverhaltens

Fallbeispiel

Die 16 Monate alte Melanie wird von ihrer Mutter vorgestellt. Melanie habe nachts Schwierigkeiten durchzuschlafen. Sie wache bis zu sechsmal in der Nacht auf und könne nur mithilfe der Mutter wieder einschlafen. Daher schlafe die Mutter jetzt auf einer Matratze neben Melanies Bett. Tagsüber sei Melanie dann häufig quengelig und habe heftige Trotzanfälle. Die Mutter empfindet das als sehr anstrengend und belastend.

Schwangerschaft und Geburt verliefen unauffällig. Mit 3 Monaten wurde bei Melanie eine Nabelhernie operativ

▼

entfernt. Ansonsten keine weiteren somatischen Erkrankungen. Die motorische und sprachliche Entwicklung verlief unauffällig.

Die Mutter leidet unter einer leichten depressiven Erkrankung und ist durch Probleme in der Partnerschaft und finanzielle Verpflichtungen belastet. Sie möchte bald wieder ihre berufliche Tätigkeit aufnehmen und wünscht sich daher dringend, dass Melanie nachts durchschläft.

Neben der kinder- und jugendpsychiatrischen Anamnese, einer körperlichen Untersuchung von Melanie, dem Erstellen von Schlafprotokollen durch die Mutter, gehörte zur Diagnostik auch eine videographierte Interaktionsbeobachtung. Darin fiel auf, dass die Mutter häufig kontrollierend in das Spiel eingriff und selten positiv auf Interaktionsangebote des Kindes reagierte. In den folgenden Therapiegesprächen wurde mit der Mutter sowohl eine nächtliche Schlafintervention mit der »Checking-Methode« besprochen als auch mithilfe eines bindungs- und videobasierten Ansatzes an den mütterlichen Beziehungskompetenzen gearbeitet. Dabei konnte die Mutter immer mehr positive Aspekte in ihrem Kind wahrnehmen.

In der Folge verbesserte sich die Durchschlafstörung stark. Melanie lernte, sich nachts nach und nach selbst zu beruhigen, wenn sie erwachte, und die Mutter musste sie nur noch in seltenen Fällen beim (wieder)einschlafen unterstützen. Tagsüber erhielt Melanie zu bestimmten Zeiten die ungeteilte Aufmerksamkeit ihrer Mutter, was sich sehr positiv auf die Beziehung zwischen Mutter und Kind und die Trotzanfälle auswirkte.

Epidemiologie

Eine genaue Angabe der Häufigkeit von Regulationsstörungen ist aufgrund von unterschiedlichen Definitionen und Erhebungsinstrumenten schwierig.

- Prävalenzen für **exzessives Schreien** bei Säuglingen unter 6 Monaten: in europäischen Stichproben je nach Diagnosekriterium zwischen 1,5% und 21,0%
- Bei 39,6% der exzessiv schreienden Säuglinge hält das Schreien über den 3. Lebensmonat hinaus an
- **Schlafstörungen** in den ersten beiden Lebensjahren: geschätzte Häufigkeit zwischen 15% und 20% bei Verwendung eines engen Kriteriums (mindestens dreimaliges Aufwachen pro Nacht, in 5 Nächten pro Woche, bei dreimonatiger Dauer)
- Dagegen werden ca. 40% der Eltern mit Kindern im Alter zwischen 6 und 36 Monaten mindestens einmal pro Nacht in ihrem Schlaf gestört
- Bei ca. der Hälfte der Kinder, die mit 6 Monaten eine Schlafstörung hatten, bleibt diese bis zum 18. Lebensmonat oder bis ins 3. Lebensjahr bestehen
- Vorübergehende **Fütterprobleme**, z. B. bei der Einführung neuer Nahrungsmittel, treten im Säuglingsalter häufig auf und sind nicht immer einfach von einer **Fütterstörung** abzugrenzen
- Leichte bis mittelschwere Fütterprobleme: Prävalenzen zwischen 15% und 25%
- Fütterstörungen: bei 3–10% der Kleinkinder
- Die **Gedeihstörung** kommt mit 3–4% in Normalstichproben weniger häufig vor

Symptomatik und Klassifikation

- Säuglinge und Kleinkinder sind für ihr physisches und psychisches

Gleichgewicht auf externe Regulationshilfen ihrer Bezugsperson angewiesen und damit in besonderer Weise von der elterlichen Feinfühligkeit abhängig
- Das Krankheitskonzept der frühen Kindheit ist daher nicht individuumszentriert, sondern bezieht die Qualität der Beziehungen und die wechselseitigen Interaktionen zwischen Eltern und Kind explizit mit ein
- Die Symptome sind daher häufig situativ und zeitlich fluktuierend

Besonderheiten in der Altersgruppe von 0–3 Jahren:
- Symptomtrias aus – gestörter Regulation des kindlichen Verhaltens – assoziierten elterlichen physischen Belastungen – und belasteten oder gestörten Interaktionen zwischen Kind und Bezugsperson
- Auffälligkeiten häufig in mehreren Regulations- und Interaktionskontexten (z. B. exzessives Schreien und Störung des Schlaf-Wach-Rhythmus)
- Alters- und entwicklungsphasentypische Erscheinungsformen der Regulationsstörungen (z. B. exzessives Schreien mit 3 Monaten und oppositionelles Verhalten im 3. Lebensjahr)
- Fließende Übergänge von normalen Entwicklungskrisen zu klinisch relevanten Störungen (dimensionales Krankheitsverständnis)
- Verhaltensprobleme oft auf spezifische Situationen, Zeiträume oder Bezugspersonen begrenzt

Regulationsstörungen

Es liegt eine über mindestens einen Monat andauernde und dem Alter bzw. Entwicklungstand des Säuglings unangemessene Schwierigkeit vor, sich in einem oder mehreren regulativen Kontexten (Schlafen, Schreien, Füttern, Autonomie), auch mithilfe der Bezugsperson, erfolgreich zu regulieren.

Exzessives Schreien (DGKJP Leitlinie):
- Anfallsartige und ohne erkennbaren Auslöser auftretende Schrei- und Unruheepisoden in den ersten 6 Lebensmonaten
- Geringe Tröstbarkeit während der Schreiattacken
- Häufig Hypertonie der Muskulatur (geballte Fäuste, angezogene Beine, überstreckter Rücken), geblähter und harter Bauch, Gesichtsrötung
- Auftreten oft in den frühen Abendstunden
- Allgemein guter körperlicher Gesundheitszustand des Säuglings
- Dauer mehr als 3 Stunden pro Tag, an mehr als 3 Tagen pro Woche, über mehr als 3 Wochen (Wessel-Regel)
- Beginn häufig um die 2. Lebenswoche, Zunahme von Intensität und Häufigkeit bis zur 6. Lebenswoche, meist Rückgang bis zum 4. Lebensmonat, gelegentliches Andauern bis zum 6. Lebensmonat
- Damit einhergehende Störung der Schlaf-Wach-Regulation: kurze Tagschlafphasen (häufig < 30 Minuten), Einschlafprobleme, verminderte Gesamtschlafzeit

Exzessives Schreien erhöht das Risiko für gewaltsames Schütteln durch die Bezugspersonen. Das daraus resultierende Schütteltraumasyndrom (*shaken baby syndrome*) gehört zu den häufigsten Todesursachen im 1. und 2. Lebensjahr.

Schlafstörungen (DGKJP Leitlinie):
- Aufgrund der hohen intra- und interindividuellen Variabilität hinsichtlich

Schlafdauer und -häufigkeit ist eine allgemeingültige Definition von Schlafstörungen schwierig
- Wiederholtes, kurzes nächtliches Aufwachen im frühen Säuglingsalter ist physiologisch
- Es können Ein- und Durchschlafstörungen unterschieden werden.

Einschlafstörung:
- Einschlafen nur mit Unterstützung und Einschlafhilfen durch die Eltern
- Einschlafdauer länger als 30 Minuten

Durchschlafstörung:
- Etwa dreimaliges nächtliches Aufwachen in mindestens 4 Nächten pro Woche, ohne selbstständiges Wiedereinschlafen und/oder
- Nächtliche Aufwachphasen im Durchschnitt länger als 20 Minuten
- Verschiebung des zirkadianen Schlaf-Wach-Rhythmus
- Störung der Wachbefindlichkeit des Säuglings

Fütterstörungen (DGKJP Leitlinie):
- Die Fütterinteraktion wird von den Eltern über einen Zeitraum von mindestens einem Monat als problematisch empfunden
- Bei Kindern ab 3 Monaten, wenn ein einzelnes Füttern mehr als 45 Minuten dauert und/oder die Abstände zwischen den Mahlzeiten weniger als 2 Stunden betragen
- Evtl. Vorliegen einer Gedeihstörung
- Essunlust und Nahrungsverweigerung ohne ausreichende organische Ursachen
- Schwer erkennbare Hunger- oder Sättigungssignale
- Sehr wählerisches Essverhalten
- Essverhalten und -fertigkeiten altersunangemessen
- Rumination/Regurgitation ohne organische Ursache
- Kau-, Saug- oder Schluckprobleme
- Orofaziale Überempfindlichkeit
- Inadäquate elterliche Reaktionen in der Füttersituation – Ablenkung – Druck – Zwang – depressive Grundstimmung bei den Mahlzeiten
- Eine Fütterstörung kann mit oder ohne Gedeihstörung vorliegen

Gedeihstörung:
- Bei normalem Geburtsgewicht über der 3. Perzentile findet ein Abfall durch Gewichtsstagnation oder -verlust über 2 Hauptperzentilen hinweg oder unter die 3. Perzentile über einen Zeitraum von 2 Monaten (Säuglinge < 6 Monate) bzw. 3 Monaten (Säuglinge > 6 Monate) statt
- Bei einem Geburtsgewicht unter der 3. Perzentile ist jeder Gewichtsverlust oder -abfall, der über einen Monat anhält, als Gedeihstörung zu werten

Weitere Regulationsstörungen:
Im späteren Kleinkindalter kann sich eine Regulationsstörung infolge von veränderten Entwicklungsaufgaben (Bindungs-Explorations-Balance, Autonomie-Abhängigkeits-Konflikt) z. B. in Form von übermäßigem oppositionellem Verhalten und von Trotzverhalten oder als starkes Fremdeln zeigen.

Diagnostische Kriterien

ICD-10

In der ICD-10 sind die Besonderheiten im Störungskonzept der unter 3-Jährigen, insbesondere die Einbettung der Regulationsstörungen in einen Beziehungskontext, noch nicht ausreichend berücksichtigt. Dennoch ist eine Diag-

nosestellung nach ICD-10 unter den folgenden Kategorien möglich:
- F93.9 Emotionale Störung des Kindesalters
- F43.2 Anpassungsstörung
- F51.9 Nichtorganische Schlafstörung
- F98.2 Fütterstörung im frühen Kindesalter

Der Schweregrad einer Regulationsstörung lässt sich anhand der folgenden Kriterien unterscheiden:
- Dauer (< 1 Monat, 1–3 Monate, > 3 Monate)
- Anzahl der betroffenen Verhaltens- und Interaktionsbereiche (Pervasivität)
- Kindliche Beeinträchtigung bei der Bewältigung von Entwicklungsaufgaben
- Ausmaß der Beziehungsbelastung
- Exzessives Schreien:
  - Erfüllen bzw. Nichterfüllen der Wessel-Regel
  - Intensität und Qualität des Schreiens
- Schlafstörung: Bestimmung von Schlaf-Scores, in die z. B. eingehen
  - Bettgehzeit/Einschlafdauer
  - durchschnittliche Gesamtschlafzeit
  - Anzahl gestörter Nächte pro Woche
  - Anzahl und Dauer nächtlicher Wachphasen
  - Wachbefindlichkeit des Kindes
- Fütterstörungen: mit/ohne Gedeihstörung

Klassifikationsschema ZERO TO THREE

Von der Arbeitsgruppe ZERO TO THREE (2005) wurde ein multiaxiales Klassifikationsschema für die ersten 3 Lebensjahre entwickelt, das die Besonderheiten dieser Altersgruppe besser berücksichtigt und im englischen Sprachraum bereits weit verbreitet ist. Die dort differenzierten Untergruppen können eine Hilfestellung bei der Klassifikation sein, wobei berücksichtigt werden sollte, dass ihre Reliabilität noch nicht ausreichend überprüft ist.

Ätiologie

- Unter Berücksichtigung der Symptomtrias (s. oben) kann von einem psychosozialen Vulnerabilitäts-Stress-Modell ausgegangen werden
- Bei der Entstehung kann ein leicht erregbares kindliches Temperament eine Rolle spielen
- Zur Aufrechterhaltung tragen dann unangemessene elterliche Reaktionen und mangelnde Beziehungs- und Erziehungskompetenzen der Eltern bei

Komorbiditäten

Probleme mit Schreien, Schlafen oder Füttern sind häufig kein isoliertes Phänomen. Die verschieden Formen der Regulationsstörungen treten oft komorbid auf. Außerdem können frühe Regulationsprobleme (exzessives Schreien) spätere Verhaltensauffälligkeiten des Kleinkinds (Fütter-und Schlafstörungen, ängstliches oder oppositionelles Verhalten) vorhersagen.

Diagnostik

- Grundlage für die Diagnosestellung: genaue **Exploration der Bezugsperson hinsichtlich der kindlichen Symptomatik und ihres Entwicklungskontexts**
- Bezüglich der berichteten Symptomatik sollten erfragt werden:
  - der genaue Beginn
  - der Verlauf
  - mögliche Auslöser
  - das subjektive Erklärungsmodell
  - die Belastetheit der Bezugsperson
- Zur kindlichen Anamnese gehören:
  - Schwangerschaftsverlauf und Ge-

burt – motorische, sprachliche und sozioemotionale Entwicklung in den ersten 3 Lebensjahren – akute oder chronische Erkrankungen – Krankenhausaufenthalte – längere Trennungen von der Bezugsperson
- Außerdem werden Art und Dauer der (Fremd-)Betreuung des Kindes erfragt
- Daneben spielt die Erfassung von familiären Belastungsfaktoren (z. B. psychische Erkrankung eines Elternteils) und Ressourcen (z. B. soziale Unterstützung) eine entscheidende Rolle
- Eine ausführliche **körperliche Untersuchung** zur Abklärung von körperlichen Ursachen (▫ Differenzialdisgnostik) ist fester Bestandteil der Diagnostik

Aufzeichnungen des kindlichen Verhaltens
- **Videogestützte Beobachtungen** in strukturierten (Wickeln, Füttern, Baden) und unstrukturierten (freies Spiel) Kontexten geben Aufschluss über die selbstregulatorischen Kompetenzen des Kindes, die elterliche Feinfühligkeit und mögliche Probleme in der Eltern-Kind-Interaktion
- Die Beobachtung der problemspezifischen Situation erlaubt eine genauere Problem- und Verhaltensanalyse (z. B. bei Fütterstörungen)
- Weitere Beobachtungskontexte geben einerseits Aufschluss über die Pervasivität der Störung, andererseits Anregungen für einen ressourcenorientierten Ansatz in der Therapie
- Elterliche **Tagebuchaufzeichnungen oder Protokolle zu Schreien, Schlafen und/oder Füttern**, die über einen begrenzten Zeitraum zur Diagnostik oder im Verlauf zur Therapiekontrolle geführt werden, sind weitere wichtige diagnostische Informationsquellen

Fragebogenverfahren
- Fragebogenverfahren und strukturierte Interviews wie CBCL 1½–5: ergänzender Einsatz bei der Beurteilung der kindlichen Verhaltensauffälligkeiten und der psychischen sowie psychosozialen Belastung der Bezugspersonen
- ICQ: Erfassung der elterlichen Einschätzung des kindlichen Temperaments
- EMKK: Erfassung der Einstellungen der Mutter zu ihrem Kind
- Standardverfahren wie SCL-90-R: Beurteilung der elterlichen Psychopathologie
- EPDS: Diagnostik einer postpartalen Depression
- Mithilfe von standardisierten Skalen, z. B. PIR-GAS (ZERO TO THREE), kann die Qualität der Eltern-Kind-Beziehung quantifiziert werden

Labor- und sonstige Diagnostik
- Labor zum Ausschluss somatischer Ursachen: – SD-Werte – Blutbild
- Schlaf-EEG bei Verdacht auf – Schlafapnoe-Syndrom – hirnorganische Störung – epileptische Anfälle
- Anthropometrie

Differenzialdiagnostik
- Posttraumatische Belastungsstörung
- Bindungsstörungen
- Somatische Erkrankungen – neurologische Erkrankungen – genetische Syndrome – hirnorganische Schädigungen/Erkrankungen – Adenoide – asthmatische Bronchitis – gastrointestinale Erkrankungen

Therapie

- Aufgrund der besonderen Bedeutung der Eltern-Kind-Interaktion bei der Entstehung und Aufrechterhaltung von Regulationsstörungen wird die Behandlung mit Bezugspersonen und Kind gemeinsam durchgeführt
- Je nach Ausprägungsgrad und Pervasivität der Regulationsstörung reicht die adäquate Intervention von der Entlastung der Bezugspersonen durch entwicklungspsychologische Informationen über interaktionszentrierte Beratung bis hin zur Eltern-Kleinkind-Psychotherapie
- Vorgehen des Therapeuten mit entsprechendem entwicklungspsychologischem und -pathologischem Wissen
  - entweder psychodynamisch mit Fokus auf die elterlichen Repräsentationen
  - oder systemisch
  - oder interaktionszentriert (verhaltenstherapeutisch)
- In der Regel erfolgt die Behandlung im ambulanten Setting
- Bei starker psychosozialer Belastung, körperlicher Gefährdung des Kindes, drohender Kindesmisshandlung oder -vernachlässigung sowie Ausbleiben von Behandlungserfolgen ist eine (teil-)stationäre Behandlung von Bezugsperson und Kind gemeinsam indiziert

Eine Trennung des Kindes von seiner Bezugsperson sollte bei (teil-)stationärer Behandlung unbedingt vermieden oder durch die Förderung regelmäßiger Besuchskontakte in engen zeitlichen Intervallen abgepuffert werden.

- Die Grenzen des therapeutischen Vorgehens liegen in einer ausgeprägten Psychopathologie der Bezugsperson sowie übermäßigen Partnerschaftskonflikten oder -gewalt
- In diesem Fall ist die Motivierung der Eltern zur begleitenden eigenen Psycho- oder Paartherapie die Voraussetzung für eine erfolgreiche Eltern-Kleinkind-Psychotherapie

Psychotherapie

Interaktionszentrierte Eltern-Kleinkind-Psychotherapie

- Vorgehen gemeinsam mit den Eltern
- Anhand von kurzen gelungenen und noch nicht gelungenen, auf Video aufgezeichneten Interaktionssequenzen werden die Zeichen von Offenheit und Belastung des Kindes erarbeitet und die Verhaltensweisen der Bezugsperson mit Hinblick auf die Reaktion des Kindes analysiert
- Ressourcenorientiert und von einer wertschätzenden Haltung gegenüber der Bezugsperson geprägt
- Aufnahme der Videosequenzen in
  - strukturierten Situationen wie Füttern, Wickeln oder Baden und
  - unstrukturierten Situationen wie freiem Spiel
- Es werden dabei nicht nur die Problemsituationen in den Fokus genommen, da sich dysfunktionale Interaktionsmuster häufig auch in vordergründig unbelasteten Spielsituationen zeigen und dort oft leichter und ressourcenorientierter bearbeitet werden können
- Durch das Hinzunehmen verschiedener Interaktionskontexte kann eine Aussage über die Pervasivität der Regulationsstörung gemacht werden (▶ Diagnostik).
- Übergeordnetes Ziel: Harmonisierung der Eltern-Kind-Interaktionen durch (Re-)Aktivierung der intuitiven elterlichen Kompetenzen und damit

der Fähigkeit, die Signale des Kindes zu erkennen, richtig zu interpretieren und dann prompt und angemessen darauf zu reagieren
- Maßstab für die Angemessenheit des elterlichen Verhaltens ist immer die Reaktion des Kindes (→ Konzept der Entwicklungspsychologischen Beratung nach Ziegenhain et al. 2006)

Verhaltensmarker von Kind und Bezugsperson

Zeichen beim Säugling, die seine Offenheit für eine Interaktion mit der Bezugsperson signalisieren:
- Rosige Haut, gleichmäßige Atmung, leicht geöffneter Mund
- Angemessener Muskeltonus, flüssige Körperbewegungen
- Aufmerksamer und entspannter Wachzustand
- Lautieren, Lächeln, Suchen von Blickkontakt

Zeichen beim Säugling, die auf seine Belastung hindeuten:
- Marmorierte, rötliche oder blasse Hautfarbe
- Gepresste, unregelmäßige Atmung
- Grimassieren, Zittern, Würgen, Spucken, Schluckauf oder Gähnen
- Angespannte Muskulatur, roboterartige Bewegungen, überstreckter Rücken, Fäusteln
- Sehr schlaffe Muskulatur, fahrige Bewegungen
- Dösen, Meckern oder Schreien
- Aufgerissene Augen, Durchstarren
- Abwenden des Blicks, Weinen

Selbstregulative Kompetenzen des Säuglings:
- Hand zum Mund geben
- Hände in der Körpermitte zueinander geben
- Füße aneinander legen
- Hände am Knie abstützen

Die Verhaltensweisen der Bezugsperson, die das Kind dabei unterstützen, in einen physiologisch ausgeglichenen, aufmerksamen und interaktionsbereiten Zustand zu kommen, variieren je nach Alter und Temperament des Kindes; für Säuglinge gehören dazu:
- Hohe und übertriebene Sprachmelodie (Ammensprache)
- Augenbrauengruß
- Abstand zum Gesicht des Säuglings entsprechend seiner Sehfähigkeit (ca. 20 cm)
- Halt und Sicherheit vermittelnde Körperhaltung (Rahmen des Säuglings, Unterstützen beim Zusammengeben von Händen und Füßen)

Weitere therapeutische Grundsätze
- Entsprechend einem modernen verhaltenstherapeutischen Ansatz wird die interaktionszentrierte Eltern-Kleinkind-Psychotherapie in die Lern- und Entwicklungsgeschichte von Bezugsperson und Kind eingebettet
- In manchen Fällen spielt z. B. die Bearbeitung von »Geistern im Kinderzimmer«, also unreflektierte und oft handlungsleitende Emotionen und Kognitionen aus der eigenen Biografie der Bezugsperson im Hinblick auf die Interaktion mit dem Kind, eine entscheidende Rolle
- Der Einbezug der Väter in die Therapie im Sinne der Triangulierung ist wünschenswert
- In der Regel sind 5–10 Sitzungen für die Behandlung von Regulationsstörungen ausreichend

- Das beschriebene therapeutische Vorgehen kann bei allen Formen der Regulationsstörung angewendet werden

Besonderheiten für die einzelnen Störungsbilder, v. a. hinsichtlich der Beratung von Eltern

Exzessives Schreien (von Hofacker et al. 2007):

- Information der Eltern über den normalen Verlauf des Schreiens
- Vermeidung von Überstimulation, z. B. durch »Beklopfen«, schnelles Schaukeln oder Wippen, laute Musik oder lärmendes Spielzeug, rasche Wechsel der Beruhigungsmethoden
- Strukturierung des Tagesablaufs mit regelmäßigen Zeiten für Schlafen, Füttern und spielerischer Interaktion
- Vermeidung von Übermüdung des Kindes
- Überbrückung kritischer Schrei- und Unruhephasen, z. B. durch Spaziergänge
- Entlastung der primären Bezugsperson durch soziale Unterstützung
- Kurze Auszeiten bei akuter Überlastung der Bezugsperson

Schlafstörungen (von Hofacker et al. 2007):

- Information der Eltern über die kindliche Schlaf-Wach-Regulation und ihre Entwicklung
- Strukturierung des Tagesablaufs mit regelmäßigen Ruhe- und Bettgehzeiten
- Durchführung eines individuellen Einschlafrituals
- Anwendung von Ein- und Durchschlafregeln (z. B. ►»Checking«)
- Einsatz von Einschlafhilfen, die das Kind selbst kontrollieren kann (z. B. Schmusetier, oder -tuch)

> **»Checking«**
> Bei dieser Methode verabschieden sich die Eltern nach dem Einschlafritual vom Kind und verlassen das Zimmer. Wenn das Kind weint oder schreit, wird den Eltern empfohlen, in regelmäßigen Abständen ins Zimmer zurückzukehren, dem Kind zu versichern, dass sie da sind und alles in Ordnung ist, und dann wieder zu gehen. Damit wird dem Kind ein Gefühl von Sicherheit vermittelt, und es wird ihm die Gelegenheit gegeben, sich selbst wieder zu beruhigen.

Fütterstörungen (von Hofacker et al. 2007):

- Strukturierung des Tagesablaufs mit Nahrungspausen, um Hunger und damit die Motivation zu essen, zu ermöglichen
- Klare Trennung von Essen und Spielen
- Die Bezugsperson bestimmt, wann, wie oft und was angeboten wird (altersangemessen und ausgewogen), das Kind darf selbstständig wählen, wie viel es essen möchte
- Vermeidung von Ablenkung, Druck, Forcierung oder Zwang bei den Mahlzeiten
- Ermöglichung und Verstärkung von altersangemessenem, zunehmend selbstständigerem Essverhalten
- Ignorieren von bzw. klare Grenzsetzung bei unangemessenen Essverhalten (provozierendes Verweigern, Spielen mit dem Essen)

Posttraumatische Fütterstörung:

- Sie kann erfolgreich mit der Methode der systematischen Desensibilisierung behandelt werden
- Es werden häufig (alle 1–2 Stunden) kleinere Mengen an Nahrung bis zur

Schwelle einer angstgetönten Reaktion angeboten
- Ebenso wie bei der Fütterstörung mit Gedeihstörung ist eine Behandlung deutlich langwieriger und schwieriger und sollte in einem stationären Setting mit pädiatrischer Überwachung vorgenommen werden

Pharmakotherapie
- Der Einsatz von Simethicon (Sab simplex) kann Häufigkeit und Schwere von exzessivem Schreien **nicht günstig** beeinflussen
- Mit Ausnahme von akuten Krisen sind sedierende medikamentöse Behandlungen bei frühkindlichen Schlafstörungen nicht indiziert

Weitere Maßnahmen und Hilfen
- Diäten von stillenden Müttern mit Vermeidung spezifischer Nahrungsmittel können im Einzelfall positive Effekte auf die Schreidauer des Säuglings haben
- Eine Umstellung der Säuglingsnahrung auf eine streng hydrolisierte Diät ist nur bei nachgewiesener Kuhmilchintoleranz indiziert
- Bei funktionellen Störungen des Bewegungsapparats oder sensomotorischen Beeinträchtigungen von Säuglingen kommt in Betracht → sensorische Integration → Ergotherapie → Heilpädagogik

Weiterführende Literatur

Papousek M (2002) Störungen des Säuglingsalters. In: Esser G (Hrsg) Lehrbuch der klinischen Psychologie und Psychotherapie des Kindes- und Jugendalters. Thieme, Stuttgart, S 80–101

Papousek M (2004) Regulationsstörungen der frühen Kindheit: Klinische Evidenz für ein neues diagnostisches Konzept. In: Papousek M, Schieche M, Wurmser H (Hrsg) Regulationsstörungen der frühen Kindheit. Huber, Bern, S 77–110

ZERO TO THREE (2005) Diagnostic Classification of Mental Health and Developmental Disorders of Infancy and Early Childhood: Revised Edition (DC: 0–3R). ZERO TO THREE Press, Washington, DC

Ziegenhain U (2009) Seelische Entwicklungen und ihre Störungen in der frühen Kindheit. In: Schlack H, Thyen U, Kries v. R (Hrsg) Sozialpädiatrie. Springer, Berlin Heidelberg New York Tokio

Ziegenhain U, Fries M, Bütow B, Derksen B (2006) Entwicklungspsychologische Beratung für junge Eltern: Grundlagen und Handlungskonzepte für die Jugendhilfe. Juventa, Weinheim

12.8.2 Psychische Störungen post partum

Nina Spröber und Michael Kölch

Tab. 12.7 Psychische Störungen post partum (Auswahl)[a] – ICD-10

Erkrankung	ICD-10-Kodierung	Definition	Therapiestrategie
Schizophrene Wochenbett-psychose	F20.-	Grundlegende und charakteristische Veränderungen von Denken und Wahrnehmung, inadäquater oder verflachter Affekt; Unterteilung in Plus- (z. B. Halluzinationen) und Minus-Symptomatik (z. B. verflachter Affekt); Wahninhalte bezogen auf Mutterschaft stehen meist im Vordergrund; Klassifikation je nach Ausprägung der Symptomatik	Medikamentöse Behandlung mit Antipsychotika, kognitiv-verhaltens-therapeutische Ansätze (v. a. zur Rückfallprophylaxe, Verbesserung der Verhaltensdefizite), Einbeziehung Bezugspersonen, psychosoziale Maßnahmen
Akute vorüber-gehende psychotische Störung	F23.-	Heterogene Gruppe von Störungen, Hauptkennzeichen: akuter Beginn psychotischer Symptome (z. B. Halluzinationen, Wahnvorstellungen, Desorientiertheit), Entwicklung innerhalb von 2 Wochen, akute Belastung durch Symptome	
Depressive Episode	F32.-	Patientin leidet unter gedrückter Stimmung, Verminderung von Aktivität und Antrieb, verminderte Fähigkeit, Freude zu empfinden, Interessen sind reduziert. Außerdem ausgeprägte Müdigkeit, veränderter Appetit, beeinträchtigtes Selbstwertgefühl, gestörter Schlaf. Symptome halten mindestens über einen Zeitraum von 2 Wochen an. Abhängig von der Anzahl der Symptome als leichte, mittelgradige oder schwere Episode zu klassifizieren. Bei postpartalen Depressionen oft gereizte Stimmung, typische negative Kognitionen in Verbindung mit Mutterschaft	Im Vordergrund stehen kognitiv-verhaltenstherapeutische Strategien und der Ausbau eines verlässlichen sozialen Unterstützungssystems; eine medikamentöse Therapie[b] mit Antidepressiva erweist sich für viele Patientinnen als effektiv zur Reduktion der Symptomatik

▼

Tab. 12.7 *Fortsetzung*

Erkrankung	ICD-10-Kodierung	Definition	Therapiestrategie
Rezidivierende depressive Störung	F33.-	Wiederholte depressive Episoden (s. oben)	
Affektive Wochenbettpsychose	F32.3	Schwere depressive Episode (s. F32) mit psychotischen Symptomen wie Halluzinationen, Wahnideen, psychomotorische Hemmung oder Stupor	Medikamentöse Behandlung mit Antipsychotika/Antidepressiva, kognitiv-verhaltenstherapeutische Ansätze, Einbeziehung von Bezugspersonen, psychosoziale Maßnahmen
Psychische oder Verhaltensstörung im Wochenbett, nicht andernorts klassifizierbar	F53	Psychische Störungen, die innerhalb eines Zeitraums von 6 Wochen nach der Entbindung beginnen, im Zusammenhang mit dem Wochenbett stehen und nicht die Kriterien einer anderen Störung nach ICD-10 erfüllen (entweder weil zu wenig Information oder weil Klassifikation an anderen Stellen unangemessen erscheint)	Spezifische Strategie richtet sich nach der jeweiligen Problematik

[a] Mütter können post partum aber auch an jeder anderen psychischen Störung erkranken, die in der ICD-10 beschrieben und nach Symptomausprägung zu klassifizieren ist.
[b] Bei der Behandlung mit Psychopharmaka muss bezüglich der Einnahme der jeweiligen Medikamente und des gleichzeitigen Stillens eine sorgfältige Nutzen-Risiko-Abwägung vorgenommen werden.

Fallbeispiel

Eine 35-jährige Frau stellt sich für eine stationäre Behandlung (Eltern-Kind-Behandlung) vor. Sie sei verheiratet, der Ehemann berufstätig, verfüge über ein funktionierendes soziales Netzwerk (die Eltern lebten in der Nähe, sie habe drei gute Freundinnen). Die Patientin berichtet, dass sie vor 6 Wochen ihr erstes Kind geboren habe. Die Schwangerschaft sei unproblematisch verlaufen, sie habe bis zum letzten Tag vor dem Mutterschutz in ihrem Beruf gearbeitet, der ihr große Freude bereite, mit dem Thema »Mutter werden« habe sie sich nicht auseinandergesetzt. Bereits ein paar Tage nach der

▼

ebenfalls komplikationslos verlaufenen Spontangeburt habe sich ihre Stimmung kontinuierlich verschlechtert. Sie habe sich erschöpft und energielos gefühlt, den Alltag kaum mehr bewältigen können (sich nicht mehr waschen, aufstehen, den Haushalt erledigen können), sich von Freunden und Freizeitaktivitäten zurückgezogen, sei oft in einer weinerlichen Stimmung. Der bereits vor der Schwangerschaft aufgetretene Tinnitus sei schlimmer geworden, manchmal höre sie »Glockengeräusche«, obwohl keine Glocken in der Nähe seien. Die Versorgung des Kindes strenge sie an, manchmal denke sie, dass sie nicht mehr leben möchte; sie habe sogar schon daran gedacht, dass auch das Kind am besten nicht mehr leben sollte. In der Vergangenheit habe sie bereits zweimal in ihrem Leben (Stresssituationen damals: Studium, Krankheit des eigenen Bruders) depressive Episoden erlitten.

Epidemiologie

Depressive Verstimmungen

- Treten bei bis zu 41% der Mütter zwischen dem 2. und 5. Tag nach der Entbindung auf (Bergant u. Lanczik 1997)
- Meist nur kurze Dauer (< 14 Tage)
- Diesen depressiven Verstimmungen wird kein Krankheitswert zugerechnet, auch wenn die Mütter teilweise darunter leiden

Depressive Episoden ohne psychotische Symptome

- Prävalenz: 6–27,5% (in Abhängigkeit von Stichprobe, Methodik der Erhebung)
- Höchstes Erkrankungsrisiko innerhalb der ersten 3 Monate nach der Geburt
- Teilweise lagen bereits während der Schwangerschaft depressive Symptome vor
- Individuell sehr unterschiedlicher Verlauf
- Das Risiko für wiederkehrende Depressionen sowohl nach der Geburt als auch außerhalb des Wochenbetts ist deutlich erhöht

Wochenbettpsychose

- Auftretenshäufigkeit: 1–2 Fälle pro 1000 Geburten
- Beginn der Psychose meist innerhalb der ersten 4 Wochen nach der Geburt, teilweise wenige Tage nach der Entbindung
- Der Verlauf/die Dauer ist individuell
- Beachtliches Rückfallrisiko (59–87,2%)

Symptomatik und Klassifikation

▶ Psychische Störungen nach der Geburt

Psychische Störungen nach der Geburt

Die Geburt eines Kindes stellt für den überwiegenden Teil der Menschen ein freudiges Erlebnis dar. Für die Eltern, und im Besonderen für die Mutter, erfordert dies jedoch auch große Anpassungsleistungen. Die Geburt eines Kindes ist – in Abhängigkeit von genetischen, hormonellen, persönlichkeitsbedingten, sozialen Faktoren – eine Risikosituation für das Ausbilden verschiedener psychischer Erkrankungen. Die Verhaltensauffälligkeiten reichen dabei von vorübergehenden Stimmungsschwankungen (»Baby-Blues«) über depressive Episoden bis hin zu manifesten Angst- oder Zwangserkrankungen oder Wochenbettpsychosen unterschiedlichster diagnostischer Kategorien.

Die Symptome der drei Hauptgruppen von Störungen werden im Folgenden beschrieben; auf spezielle Unterschiede zu nichtpostpartalen Verhaltensauffälligkeiten ähnlicher Symptomatologie wird jeweils hingewiesen.

Depressive Verstimmungen

- Milde, kurz dauernde depressive Verstimmungen
- Starke Affektlabilität
- Weinerlichkeit
- Ängstlichkeit
- Schlaf- und Appetitstörungen
- Konzentrationsschwäche
- Konfusion
- Erhöhte Reizbarkeit

Depressive Episoden ohne psychotische Symptome

Folgende **Frühwarnzeichen** der beginnenden Entwicklung einer depressiven Episode können auftreten:

- Gedrückte Stimmung
- Extreme Müdigkeit und Erschöpfung (die über die normale Erschöpfung/Müdigkeit nach einer Geburt hinausgeht)
- Schuldgefühle
- Interessenlosigkeit
- Unfähigkeit, Verabredungen einzuhalten, sozialer Rückzug
- Somatische Symptome (z. B. Kopfschmerzen)
- Konzentrationsschwierigkeiten
- Appetitverlust/Gewichtszunahme
- Schlechtes Gedeihen des Kindes
- Extreme Besorgnis bis Angst, v. a. um die Gesundheit des Kindes
- Insuffizienzgefühle als Mutter

Zur Diagnosestellung müssen die Kriterien erfüllt sein, die auch für nichtpostpartale depressive Episoden gelten.

Symptome der postpartalen Depression:

- Es stehen Themen im Vordergrund, die sich auf »Mutterschaft« beziehen, z. B.
  - Angst, etwas falsch zu machen
  - das Kind nicht ausreichend zu lieben
  - eine schlechte Mutter zu sein
- Häufig bei den depressiven Müttern ist eine gesteigerte Reizbarkeit, z. B.
  - Ungeduld
  - Streitsucht
  - unkontrollierbares Schluchzen
- Häufiger als bei Frauen mit nichtpostpartalem Erkrankungsverlauf wird von aggressiven Zwangsgedanken, die sich gegen das Kind richten (z. B. das Kind zu ersticken oder zu ertränken) berichtet, aber seltener von Suizidgedanken
- Die Stimmung verschlechtert sich meist im Lauf des Tages, morgendliche Schlafstörungen treten seltener auf

Wochenbettpsychose

Am häufigsten werden hierbei affektive (depressiv, manisch, bipolar oder schizoaffektiv), akut verlaufende Psychosen entwickelt. Typische Anzeichen einer Wochenbettpsychose sind:

- Aufmerksamkeits- und Gedächtnisstörungen
- Bewusstseins- und Orientierungsstörungen
- Denkstörungen
- Störungen der Affektivität
- Schlafstörungen

Eine Wochenbettpsychose kündigt sich – analog zu nichtpostpartalen Psychosen – an durch

- Ruhelosigkeit
- Paranoide Symptomatik
- Katatone Erregung
- Konfusion

- Extreme Ängstlichkeit, Angespanntheit, Nervosität
- Schlafstörungen
- Depressive Verstimmung

Der Wahninhalt ist stark vom Erleben der Mutterschaft geprägt.

Zu beachten ist ein hohes Suizid- (5%) und auch Infantizidrisiko (4%).

Postpartale Angst- und Zwangsstörungen
Es existieren bislang nur wenige spezifische Erkenntnisse.

ICD-10
In dem Klassifikationssystem ICD-10 werden die o. g. Störungen wie beschrieben unter den jeweiligen Krankheitsbildern (depressive Episode, affektive Psychosen) ohne Bezug zur Geburt kodiert; nur wenn die postpartale psychische Symptomatik in den herkömmlichen Diagnosen nicht aufgeht bzw. wenn nur unzureichende Informationen zur Verfügung stehen, gilt die Kategorie »psychische oder Verhaltensstörung im Wochenbett, nicht anderorts klassifizierbar« (F53).

- Depressive Episoden ohne psychotische Symptome: – Je nach Schwere und Verlauf der Symptomatik erfolgt die Zuordnung zu F32/F33 – Zeitdauer der Symptome: mindestens 2 Wochen
- Wochenbettpsychose: – Im Diagnosesystem werden diese Symptome den üblichen Kategorien bei nicht-postpartalen Psychosen zugeordnet (F2/F3)

Ätiologie

- Ein multifaktorielles Ursachenmodell wird angenommen
- Vulnerabilitätsfaktoren: – genetische und familiäre Disposition (z. B. familiäre Häufung psychischer Erkrankungen, v. a. affektiver Art) – entwicklungsbedingte Prädisposition und Persönlichkeitsstruktur (z. B. Mangelerfahrungen in der eigenen Kindheit, mangelndes Selbstwertgefühl, erhöhte Angstneigung, interpersonelle Sensitivität und Neurotizismus) – psychische Vorerkrankungen
- Aktuelle Auslösefaktoren: – hormonelle und biochemische Faktoren (z. B. Auswirkungen des plötzlichen Hormonabfalls nach der Entbindung auf Anzahl und Sensitivität der Rezeptoren) – Verlauf von Schwangerschaft, Geburt und Wochenbett (Balancestörung der Neurotransmitter kann auch durch psychosozialen Stress hervorgerufen werden) – kindbezogene Faktoren (z. B. Stillprobleme, Schlaf- und Essprobleme des Kindes, übermäßiges Schreien, Behinderungen und Krankheiten des Kindes) – psychosoziale Faktoren und Life-Events – Psychodynamik von Schwangerschaft, Geburt und Wochenbett (z. B. Rollenwechsel und Rollenkonflikte, Verluste, multiple Belastungen)
- Schutzfaktoren: – soziale Unterstützung – adäquate Bewertungsprozesse in Stresssituationen und Bewältigungsstrategien

Diagnostik

- Zur Diagnosestellung werden zum Großteil die unter dem gängigen Störungsbild verwendeten Diagnostikinstrumente eingesetzt
- Im Bereich der Depression wird sehr häufig die *Edinburgh Postnatal Depression Scale* (EPDS) von Cox

et al. (1987) verwendet, die sich in vielen Untersuchungen als valides Instrument zur Erfassung postpartaler Depressionen erwiesen hat

Während eine Wochenbettpsychose aufgrund der akuten und heftigen Symptomatik meist gut erkannt wird, werden Depressionen (auch von Fachleuten) nicht selten übersehen, wodurch nicht rechtzeitig behandelt wird.

Therapie

- Die Intensität der Therapie richtet sich nach der Schwere der Erkrankung
- Bei den depressiven Verstimmungen, dem sog. »Baby-Blues«, reichen meist Zuwendung, Fürsorge und Beratung aus
- Mütter, die an einer depressiven Episode oder einer Wochenbettpsychose erkrankt sind, benötigen intensivere Angebote
- Die Therapiemöglichkeiten reichen von ambulanten Behandlungen bis zu stationären Angeboten, die Mutter und Kind gemeinsam aufnehmen

Wichtig ist eine enge Zusammenarbeit von Psychologen, Psychotherapeuten, Sozialarbeitern, Hebammen, Stillberaterinnen, Gynäkologen, Kinderärzten und Hausärzten.

Psychotherapie

Die psychotherapeutischen Behandlungsmaßnahmen zur Therapie von Depression/Psychosen unterscheiden sich nicht von Therapien, die in keinem Zusammenhang mit einer Geburt stehen.

Mutter-Kind-Therapie

Die Behandlungsansätze sind sehr unterschiedlich, z. B.

- Gruppentherapien
- Babymassage
- Mutter-Kind-Spieltherapie
- Psychodynamische Mutter-Säuglings-Kurzzeittherapie
- Videogestützte Mutter-Kind-Interaktionstherapie

Ziele der Mutter-Kind-Behandlungen:

- Verbesserung der Interaktion (z. B. verbesserte Wahrnehmung der Signale des Kindes)
- Psychoedukation (z. B. Wissen über Entwicklung und Versorgung von Kindern)
- Unterstützung in der Bewältigung des Alltags (z. B. Einführen eines Abendrituals)
- Vermittlung soziokognitiver Kompetenzen (z. B. Stressreduktion, Problemlösen)

Stationäre Aufnahme der Mutter

- In den folgenden Fällen erfolgt meist eine stationäre Aufnahme der Mutter: – Akute Symptomatik – Suizidalität der Mutter – Auto- oder fremdaggressive Gedanken oder Impulse – Mittelschwere, schwere oder therapieresistente Depressionen – Akute Manien – Exazerbation von schizophrenen Störungen
- Im Vordergrund der Behandlung steht zunächst die Reduktion der akuten Symptomatik
- Erst nach erfolgter Stabilisierung kann – wenn notwendig – wirkungsvoll an der Mutter-Kind-Interaktion gearbeitet werden
- Günstig ist es, wenn der Kontakt zwischen Mutter und Kind in dieser Zeit kontinuierlich erhalten bleibt
- Teilweise gibt es in psychiatrischen Kliniken Rooming-in-Möglichkeiten, d. h., das Kind kann zusätzlich zur Mutter aufgenommen werden, es finden dann aber meist keine spezia-

lisierten Mutter-Kind-Behandlungen statt

Pharmakotherapie (► Kap. 13)

- Praktische Anwendung in der Behandlung von Frauen mit Depressionen oder Wochenbettpsychosen finden v. a. Psychopharmaka
- Je nach Störungsbild werden Psychopharmaka der vier wichtigsten Psychopharmakagruppen verwendet:
  - Antidepressiva
  - Anxiolytika
  - Antipsychotika
  - Phasenprophylaktika (z. B. Lithium)

Die Auswirkungen der Medikamenteneinnahme auf das Stillen muss thematisiert werden.

Weitere Maßnahmen und Hilfen

Für die Mütter kann auch das Anbahnen aufsuchender Hilfen eine Stabilisierung im Alltag bedeuten.

- Aufsuchende Hilfen: ambulante Familienpflege (Haushaltshilfe), sozialpädagogische Familienhilfe nach § 27ff SGB VIII
- Erweiterte Hebammenbesuche (über den 10. Tag nach der Entbindung hinaus)
- Hausbesuche durch Krisenhilfen und sozialpsychiatrische Dienste
- Hilfe für Partner: Selbsthilfegruppen bis hin zu eigener Psychotherapie

Weiterführende Literatur

Bergant AM, Lanczik M (1997) Die postpartale Dysphorie. Psycho 23(7): 430–432

Brockington I (2004) Postpartum psychiatric disorders. Lancet 363(9405): 303–310

Cox JL, Holden JM, Sagovsky R (1987) Detection of postnatal depression: development of the 10-item Edinburgh Postnatal Depression Scale. Br J Psychiatry 150(6): 782–786

Klier CM, Demal U, Katsching H (Hrsg) (2001) Mutterglück und Mutterleid. Facultas, Wien

O'Hara MW, Swain A (1996) Rates and risk of postpartum depression – a meta-analysis. Int Rev Psychiatry 8(1): 37–54

Paulson JF, Bazemore SD (2010) Prenatal and postpartum depression in fathers and its association with maternal depression. A meta-analysis. J Am Med Assoc 303(19): 1961–1969

12.9 Der selbstverletzende Patient

Paul L. Plener und Michael Kölch

Tab. 12.8 Selbstverletzendes Verhalten – ICD-10

Erkrankung	ICD-10-Kodierung	Definition	Therapiestrategie
Vorsätzliche Selbstschädigung durch scharfen Gegenstand	X78	Repetitive, selbst zugefügte, direkte Schädigung des eigenen Körpergewebes in nichtsuizidaler Absicht, die sozial nicht akzeptiert ist	Funktionsanalyse, Erarbeitung alternativer Handlungsstrategien bei emotionaler Anspannung. Meist ambulant. Bei Chronifizierung oder auftretender Suizidalität stationär

Fallbeispiel

Sie haben Nachtdienst, als plötzlich Ihr Telefon läutet. Ein Kollege aus der Chirurgie bittet um ein Konsil: Bei ihm sei Vanessa, eine 15-jährige Patientin mit multiplen selbst beigebrachten Schnittwunden am linken Unterarm, die teils oberflächlich seien, teils auch chirurgisch versorgt werden mussten. Der Chirurg bittet Sie um Übernahme zur Abklärung der Suizidalität. Im Arztbrief der Chirurgie lesen Sie die Diagnose »Borderline-Psychose«. Zu Ihnen kommt eine müde und abgeschlagen wirkende 15-Jährige in Begleitung ihrer weinenden Mutter, die beteuert, dass dies zum ersten Mal vorgekommen sei. Nachdem sie die Mutter hinaus gebeten haben, schildert Vanessa, dass sie sich seit etwa einem halben Jahr häufiger schneide, wenn sie das Gefühl habe, ihre innere Spannung nicht mehr auszuhalten. Obwohl sie angibt, schon öfters an Suizid gedacht zu haben, verneint sie die Frage, ob sie sich durch diese Verletzungen umbringen wollte.

Epidemiologie

- Selbstverletzende Handlungen sind in unserem Kulturkreis und unserer Zeit ein relativ weit verbreitetes Phänomen unter Jugendlichen
- Etwa jeder 5. deutsche Jugendliche dürfte sich schon einmal selbst absichtlich verletzt oder Schmerzen zugefügt haben, etwa 9%
- Beginn meist um das 13. Lebensjahr
- Etwa 2/3 der betroffenen Jugendlichen sind weiblich, wobei international eine Zunahme des Anteils männlicher Jugendlicher berichtet wird
- Häufig, jedoch nicht immer, Spontanremission selbstverletzender Handlungen bis zum 30. Lebensjahr

Symptomatik und Klassifikation

► Definition: selbstverletzendes Verhalten

Definition: selbstverletzendes Verhalten

Unter selbstverletzendem Verhalten (SVV) wird eine repetitive, sozial nicht akzeptierte selbst zugefügte Schädigung des eigenen Körpergewebes ohne suizidale Absicht verstanden.

- SVV geschieht in den häufigsten Fällen durch – Schneiden oder Aufritzen der Haut (etwa mittels Rasierklingen oder Glasscherben) – Verbrennungen – Schlagen gegen Gegenstände – in seltenen Fällen auch Brechen von Knochen
- Diese Handlungen sind für die meisten Jugendlichen stark schambesetzt, und sie vermeiden es häufig, betroffene Körperstellen zu exponieren

Das Tragen von langärmeliger Kleidung an heißen Sommertagen oder die nicht anders zu begründende Verweigerung der Teilnahme am Sportunterricht oder am Schwimmbadbesuch sollte die Bezugspersonen hellhörig werden lassen.

- Betroffene Jugendliche erfahren oft beim Erstkontakt zum »medizinischen System« v. a. Zurückweisung, Ekel und Unverständnis, aber auch Vorwürfe
- Tatsächlich wünschen würden sich diese Jugendlichen dagegen einen Ansprechpartner, der dieses Verhalten thematisiert und ggf. therapeutische Schritte einleitet

Ätiologie

Es existieren viele Deutungsversuche, die sowohl tiefenpsychologisch als auch verhaltenstherapeutisch die Ursprünge von SVV zu erklären versuchen.

Es werden u. a. folgende Thesen und Befunde zur Erklärung von SVV diskutiert:

- Aus tiefenpsychologischer Sicht: – Versuch einer Grenzsetzung des »Ichs« – Selbstbestrafung – gestörte weibliche Identität
- Aus verhaltenstherapeutischer Sicht: Belohnungseffekte aufgrund von – Nachlassen emotional aversiver Zustände – Aufmerksamkeit der Umwelt – Druck, Ansehen innerhalb einer Peergroup zu erlangen
- Neurobiologisch gibt es Hinweise auf die Beteiligung von Neurotransmittersystemen in der Aufrechterhaltung selbstverletzenden Verhaltens; hierbei wird v. a. eine Dysregulation im serotonergen und opioidergen System diskutiert
- Aus der funktionellen Bildgebung existieren erste Befunde, die Hinweise auf neurobiologische Korrelate selbstverletzenden Verhaltens liefern
- Eine »gemeinsame Endstrecke« aller dieser Erklärungsversuche bildet die Hypothese einer dysfunktionalen Emotionsregulation (▶ Hypothese der dysfunktionalen Emotionsregulation)

Hypothese der dysfunktionalen Emotionsregulation

Die Patienten haben das Gefühl, überbordenden Emotionen nichts anderes mehr entgegensetzen zu können als eine Schädigung des eigenen Körpers. Aus der neuropsychologischen Forschung existieren mehrfach replizierte Befunde, dass Patienten mit SVV Schwierigkeiten haben, negative Gedanken zu unterdrücken. Selbstverletzende Handlungen scheinen relativ effektiv zu sein, diese emotionalen Gedankenschleifen zu unterbrechen. Mitunter machen Jugendliche die Erfahrung, durch SVV etwas »Besonderes« zu sein, indem sie Wertschätzung durch eine Peergroup oder Aufmerksamkeit durch Familienangehörige erfahren, was zur Aufrechterhaltung dieses Mechanismus führen kann (lerntheoretischer Ansatz).

Komorbiditäten

SVV stellt keine Krankheitsentität für sich dar, auch wenn es Überlegungen gibt, ein »Selbstschädigungssyndrom« in die gängigen Klassifikationssysteme aufzunehmen.

Es ist wichtig, mögliche Komorbiditäten zu kennen und SVV auch als »Boje« zu sehen, die einen Hinweis auf tiefer liegende psychische Probleme geben kann.

Wichtigste psychische Erkrankungen, die häufig mit SVV vergesellschaftet sind

- Depressionen (▶ Kap. 9)
- Essstörungen (hier v. a. die Bulimie; ▶ Kap. 7)
- Störungen des Sozialverhaltens (▶ Kap. 1.2)
- Eine sich in Entwicklung befindende emotional-instabile Persönlichkeitsstörung vom Borderline-Typus (▶ Kap. 11.4)

Selbstverletzendes Verhalten und Suizidalität

- Oft wird SVV fälschlicherweise als suizidale Handlung gewertet, obgleich mehrfach gezeigt werden konnte, dass es sich um zwei getrennte Entitäten handelt und SVV oft auch als »Ventil« gebraucht wird, um suizidale Impulse zu kontrollieren
- Nichtsdestotrotz haben Jugendliche mit SVV ein höheres Risiko, später einen Suizidversuch zu begehen was dadurch begründet sein kann, dass
  - sie einerseits zu einer Gruppe mit hohem psychischen Stress gehören
  - andererseits die Schwelle zu suizidalen Handlungen durch die Gewöhnung an die Selbstverletzungen herabgesetzt sein kann

Wichtig ist es, das Thema Suizidalität mit den Patienten offen anzusprechen (▶ Kap. 12.1).

Eine Unterscheidung zwischen akuter Suizidalität und SVV lässt sich anhand des Wunsches von suizidalen Patienten, durch ihre Handlungen zu sterben, treffen. Der Patient mit SVV beabsichtigt in der Regel nicht, durch seine Handlungen zu sterben.

Diagnostik

Im Erstkontakt

Es ist zunächst wichtig, sich nicht zu sehr von der Eindrücklichkeit selbstverletzender Handlungen vereinnahmen zu lassen. Viele Patienten wollen Hilfe, haben aber oftmals schon schlechte Erfahrungen im Kontakt mit Ärzten und Pflegepersonen gemacht. Es empfiehlt, sich im Umgang mit selbstverletzenden Handlungen, sachlich zu bleiben und keine Schuldzuweisungen oder Vorwürfe zu erheben, da sonst vom Abbruch es Kontakts durch den Patienten auszugehen ist.

- Erster Schritt:
  - Wundinspektion und adäquate Wundversorgung, sollte dies nicht (etwa bei Kontakten über die Notaufnahme) schon durch einen anderen ärztlichen Kollegen erfolgt sein
  - Inspektion v. a. der Länge und Tiefe der Verletzungen
  - Ggf. Veranlassung eines chirurgischen Konsils
  - Abklären, ob ausreichender Tetanusschutz besteht
- In Studien wurde von vielen Patienten mit SVV berichtet, dass der Erstkontakt zum medizinischen System im Rahmen der chirurgischen Wunderversorgung als aversiv erlebt wurde, und auch in der klinischen Praxis finden sich mitunter Beispiele von übermäßig schroffer, aber auch unangebracht (da als verstärkend erlebt) herzlicher Anteilnahme
- Ein gemeinsames Protokoll zwischen Chirurgie und Kinder- und Jugendpsychiatrie zum Umgang mit SVV

kann diese suboptimalen Bedingungen ändern und die Versorgungsqualität für Patienten mit SVV steigern
- Bei der eingehenden **Anamneseerhebung**, die neben fremdanamnestischen Angaben zu den Lebensumständen und Lebensereignissen auch einen genauen psychopathologischen Status einschließt, muss v. a. auf die o. g. psychischen Erkrankungen eingegangen und eine eventuell bestehende Suizidalität abgeklärt werden (▶ Komorbiditäten)
- Für die Evaluation weiterer Selbstverletzungen ist die Fremdanamnese der ggf. begleitenden Elternteile nicht maßgeblich; es wurde mehrfach belegt, dass die meisten Eltern über Auftreten und/oder Ausmaß selbstverletzender Handlungen ihrer Kinder nicht informiert waren
- Es sollte unbedingt ein Einzelgespräch geführt werden, ggf. mit einer körperlichen Untersuchung des Patienten; dabei sollte v. a. auf die häufigen Lokalisationen von Selbstverletzungen geachtet werden, wie an beiden Unter- und Oberarmen, an den Knöcheln, am Bauch oder an den Oberschenkeln
- Sollte sich im Erstkontakt kein Hinweis auf weitere behandlungsbedürftige Störungen zeigen und eine akute Suizidalität ausgeschlossen werden können, so ist die Behandlungsmotivation des Patienten zu erfragen und – bei Änderungswunsch – eine ambulante psychotherapeutische Behandlung einzuleiten

Setting

- Auch wenn die Selbstverletzungen eindrücklich erscheinen, ist nicht zwingend an eine stationäre Aufnahme zu denken, da vielfach eine Verschlechterung selbstverletzender Verhaltensweisen im stationären Setting beobachtet werden kann, v. a. wenn selbstverletzende Handlungen als Mittel zur Kontaktaufnahme verwendet werden (s. unten)
- Bei deutlicher Zunahme und Persistenz von SVV unter stationärer Therapie kann es mitunter auch notwendig sein, paradox mit einer Entlassung in eine ambulante Behandlung zu reagieren
- Eine stationäre Aufnahme ist bei begleitenden schweren psychiatrischen Komorbiditäten und akuter Suizidalität **obligat**

> Bei Patienten mit SVV sollten neben der Abklärung einer eventuellen Suizidalität auch mögliche andere psychische Erkrankungen exploriert werden.

Standardisierte Diagnostik

Obwohl international eine Vielzahl guter Instrumente zur Evaluation selbstverletzender Handlungen verfügbar ist, liegen im deutschen Sprachraum bislang in einer (an Erwachsenen) validierten Form v. a. der *Self Harm Behavior Questionnaire* (SHBQ) und das *Deliberate Self Harm Inventory* (DSHI) vor, die jedoch hauptsächlich zu Forschungszwecken zur Verwendung kommen.

Bedeutend für die klinische und therapeutische Arbeit sind:
- Die Erfassung von Frequenz, Beginn und der Art der Selbstverletzungen (was die o. g. Instrumente leisten)
- Die Erhebung der Funktionen selbstverletzenden Verhaltens; hier sind v. a. das *Functional Assessment of Self-Mutilation* (FASM) und das *Modifizierte Ottawa-Ulm Selbstverletzungs-Inventar* (MOUSI) zu nennen
- Beide Instrumente wurden zwar in ihrer deutschen Fassung schon in Stu-

dien eingesetzt, es liegt jedoch noch keine deutsche Validierung vor
- Diese Fragebögen erleichtern die Erhebung, wozu SVV von den Betroffenen angewendet wird, und können so einen wichtigen Beitrag zur Therapieplanung leisten

Therapie

Durch eine adäquate Therapie sollen Intensität, Frequenz und Progredienz selbstverletzender Handlungen eingeschränkt werden.

Psychotherapie

Obgleich es viele Konzepte zur Therapie der emotional-instabilen Persönlichkeitsstörung vom Borderline-Typus (so wie etwa die *Dialectic Behavioral Therapy* DBT, die *Mentalization-Based Therapy* MBT oder die *Transference-Focussed Psychotherapy* TFP) gibt, die oft auch den Umgang mit SVV beinhalten, liegen manualisierte Therapiekonzepte vor, die auf SVV im Speziellen abzielen – bislang nur als gruppentherapeutische Ansätze bzw. auch als systemische Einzeltherapie.

Elemente der Therapie

- Ein wichtiges Element jeder Therapie bei SSV ist der Umgang mit Emotionen und deren Regulation
- Hier sollen Strategien erarbeitet werden, wie mit überbordenden und mit vom Patienten nicht zu bewältigenden erscheinenden Emotionen umgegangen werden kann
- Training sozialer Kompetenzen
- Vermittlung von Entspannungsverfahren
- Plan für schwierige Situationen ausarbeiten
- Einen (durchaus realen) »Notfallkoffer« packen, der in verschiedenen Abstufungen (angepasst auf das Stressniveau) alternativ Hilfestellungen bieten kann, mit emotionalem Stress anders als mit SVV fertig zu werden, bzw. diesen gar nicht »hochkommen« zu lassen (► Der »Notfallkoffer«)

> **Der »Notfallkoffer«**
> Was man tun kann, wenn der Ritzdruck steigt: Alternative Handlungsmöglichkeiten
> - Mit jemandem sprechen
> - Gedanken aufschreiben
> - Musik hören
> - Massagebälle benützen
> - Ein Entspannungsbad nehmen
> - Ein Gummiband am Handgelenk »schnalzen« lassen
> - Mi rotem Markierstift Linien auf die Unterarme malen
> - Chilischoten zerbeißen
> - Eiswürfel auf die Unterarme legen

Umgang mit der Familie

Es sollte zuerst ein psychoedukativer Ansatz gewählt werden.
- Besprechen der direkten und indirekten Formen der Selbstschädigung und deren Vorkommen in der Familie
- Verdeutlichung des Unterschieds zwischen Suizid und selbstverletzendem Verhalten
- Aufklärung der Familie darüber, welche Verhaltensweisen als suizidal eingeschätzt werden müssen und sofortiger psychiatrischer Intervention bedürfen (etwa Verwendung einer Waffe, Setzen einer Überdosis, Erhängen, Sprung aus großer Höhe)
- Erläutern des Unterschieds zwischen sog. *body modification* (Tätowierungen, Piercings etc.) und selbstverletzendem Verhalten
- Aufklärung darüber, welche selbst zugefügten Verletzungen (etwa am

Gesicht, den Brüsten oder Genitalien) sofortiger medizinischer Hilfe bedürfen

Wichtig ist es, den Familienmitgliedern zu vermitteln, dass ein leidenschaftsloser, neutraler Umgang mit Selbstverletzungen die adäquate Reaktion darstellt.

SVV im stationären Alltag
Häufig finden sich Patienten mit selbstverletzenden Handlungen auf kinder- und jugendpsychiatrischen Stationen, und es kann davon ausgegangen werden, dass ca. die Hälfte der kinder- und jugendpsychiatrischen Patienten in Deutschland sich schon einmal selbst verletzt hat. Bereits seit langem bekannt und vielfach beschrieben ist die Tatsache, dass sich SVV wie durch »Ansteckung« innerhalb von Schulklassen und auch auf Stationen verbreiten kann. Dies geschieht v. a. dann, wenn durch das selbstverletzende Verhalten eine Zugehörigkeit zu einer Gruppe unterstrichen werden kann oder wenn selbstverletzende Handlungen zu einer hohen emotionalen Zuwendung von Seiten des Betreuungsteams führen (► SVV in Jugendhilfeeinrichtungen).

- Ein **verhaltenstherapeutisch orientiertes Vorgehen** im Umgang mit selbstverletzendem Verhalten im stationären Bereich erweist sich als am erfolgreichsten
- Es ist darauf zu achten, dass Jugendliche Aufmerksamkeit erfahren, wenn sie vor den selbstverletzenden Handlungen – also dann, wenn sie »Ritzdruck« spüren – auf das Betreuungsteam zugehen
- Im Falle einer Selbstverletzung jedoch sollte der Umgang mit dem Geschehen auf einer sachlich-neutralen Ebene mit der Wundversorgung beschäftigt bleiben, um zu verhindern, dass SVV als Möglichkeit gesehen wird, um mit dem Betreuungsteam in intensiven Kontakt zu treten und diese Handlungen dadurch verstärkt werden

Anregungen zur Therapie bei SVV
Tab. 12.9

SVV in Jugendhilfeeinrichtungen
Mehrere Studien belegen, dass die Rate an selbstverletzenden Handlungen in Jugendhilfeeinrichtungen im Vergleich zu Schulpopulationen erhöht ist. Gerade in diesem Bereich spielt die für das stationäre Setting beschriebene Gefahr der »Ansteckung« eine große Rolle, und es kann sich eine dysfunktionale Gruppendynamik entwickeln. Hier hilft es einerseits häufig, an die Verantwortung der Betroffenen zu appellieren und ihnen zu erklären, dass durch ein öffentliches Zurschaustellen von Verletzungen und Narben andere negativ beeinflusst werden können. Andererseits empfiehlt es sich auch, klare Regeln einzuführen (etwa: sofortige Versorgung der Wunden, keine öffentlichen Verletzungen in Gegenwart anderer). Ein kinder- und jugendpsychiatrischer Koniliardienst hat sich für Jugendhilfeeinrichtungen als sinnvoll erwiesen, da damit vielfach vor Ort therapeutische Interventionen erfolgen können und ein Setting-Wechsel (in die Kinder- und Jugendpsychiatrie) vermieden werden kann. Erfahrungen aus dem stationären Setting zeigen, dass fest in den Tagesplan eingebaute Reflexionsgespräche über die emotionale Situation mit Betreuern zu einer Reduktion selbstverletzender Handlungen führen können. Beim Auftreten von akuter Suizidalität (etwa beim Äußern konkreter Suizidpläne) ist eine stationäre kinder- und jugendpsychiatrische Behandlung anzustreben.

Tab. 12.9 Therapie bei SVV

Patientenarbeit	Angehörigenarbeit
Phase 1: Therapiebeginn	
Herstellen einer therapeutischen Beziehung Psychoedukation Problem- und Zieldefinition Ressourcenklärung: Welche vorhandenen Fähigkeiten können eingesetzt werden? Welche Schwierigkeiten wurden schon erfolgreich gemeistert? Wer kann unterstützen?	Herstellen einer therapeutischen Beziehung und Allianz Psychoedukation Problem- und Zieldefinition Ressourcenklärung: Was wollen die Mitglieder des Systems beitragen? Wer will sich wie engagieren?
Phase 2: Erarbeiten alternativer Handlungsstrategien	
Schulen des Erkennens und Benennens von Emotionen Identifikation von Stressoren Einüben von Entspannungstechniken Erproben und Anwenden alternativer Handlungsmöglichkeiten bei »Ritzdruck« Erstellen eines »Notfallkoffers«	Erkennen von Stressoren im Umfeld Erklärungsmodelle der Angehörigen für SVV besprechen Entspannungstechniken vom Patienten lehren lassen Umgang mit Krisen: evtl. Einbeziehung in den »Notfallkoffer«
Phase 3: Integration in den Alltag	
Erstellung eines Notfallplans Führen von Gefühls- und Spannungstagebüchern Bei stationärer Therapie: Belastungserprobungen im häuslichen und schulischen Rahmen Identifikation von schwierigen Situation und Erarbeiten von Handlungsmöglichkeiten	Erstellung eines Notfallplans Planung gemeinsamer (Familien)Aktivitäten Ggf. Einbeziehung weiterer Jugendhilfemaßnahmen (sozialpädagogische Familienhilfe, Erziehungsbeistand etc.)
Phase 4: Abschluss	
»Ausschleichen« der Therapie bei Stabilisierung, evtl. auch über Nutzung von Email- oder Telefonkontakten zwischen den Therapiestunden Rückblick: Welche Fähigkeiten wurden erworben? Was lief gut?	Gemeinsame Gespräche weiterführen: Wie werden Situationen von verschiedenen Mitgliedern des Systems wahrgenommen? Rückblick: Welche Fähigkeiten wurden aktiviert?

Pharmakotherapie (▶ Kap. 13)
Bislang besitzt kein Arzneimittel in Deutschland eine Zulassung zur Therapie selbstverletzender Handlungen. Dennoch können psychopharmakologische Interventionen sinnvoll und hilfreich sein (Generelles zum Off-label-Gebrauch ▶ Kap. 13).

Es empfiehlt sich ein **mehrstufiges Vorgehen**:

- Bei einer psychischen Erkrankung mit dem Symptom SVV sollte zuerst die Grunderkrankung medikamentös behandelt werden (z. B. Depression)
- Steht eine symptomatische Behandlung der selbstverletzenden Handlungen im Vordergrund, so müssen der Patient und dessen Sorgeberechtigte darüber aufgeklärt werden, dass die Behandlung *off-label* erfolgt; dies sollte gut dokumentiert werden

Behandlungsansätze

- Unter dem Aspekt, dass SVV auch mangelnde Impulskontrolle bzw. Kontrollverlust bedeutet, kann die Behandlung mit atypischen Antipsychotika zur Steigerung der Impulskontrolle ein geeigneter Behandlungsansatz sein
- Aufgrund des Auftretens von SVV in einer sehr »gewichtssensiblen« Patientinnengruppe bieten sich v. a. gewichtneutralere Medikamente wie Ziprasidon, Quetiapin oder Aripiprazol an
- Die in der Vergangenheit oftmals als Mittel der ersten Wahl empfohlenen SSRI sind aufgrund mehrerer Fallberichte über eine Zunahme selbstschädigender Handlungen und der aktuellen Daten zur Suizidalität in dieser Indikation kritisch zu hinterfragen
- Die in Studien unter SSRI als suizidale Verhaltensweisen beschriebenen Ereignisse waren tatsächlich oftmals Fälle von SVV (► Kap. 9)
- Bei zwanghafter, depressiver oder bulimischer Begleitsymptomatik oder nach einem längeren frustranen Behandlungsversuch mit einem atypischen Antipsychotikum ist die **Augmentation** einer Behandlung mit einem SSRI zu erwägen, ggf. auch eine Monotherapie.
- Treten starke Stimmungsschwankungen in der Symptomatik in den Vordergrund, kann an ein stimmungsstabilisierendes Medikament (wie etwa Valproat) gedacht werden (Nebenwirkungen und Gefahren ► Kap. 9 und ► Kap. 13)
- Geben Patienten im stationären Alltag starken Ritzdruck und Getriebenheit an, scheinen sedierende und spannungslösende Medikamente – wie etwa niederpotente Antipsychotika (z. B. Chlorprothixen oder Pipamperon) – am besten geeignet
- Beim Einsatz von Benzodiazepinen ist zu beachten, dass diese aufgrund ihres Abhängigkeitspotenzials keinesfalls über einen längeren Zeitraum (immer unter 6, besser noch unter 4 Wochen) eingesetzt werden sollten

❗ Generell ist in dieser Patientengruppe, die vielfach auch Schwierigkeiten im Umgang mit anderen Suchtmitteln hat, von einem Benzodiazepineinsatz abzuraten. Im Falle einer notwendigen Sedierung sind die o. g. niederpotenten Antipsychotika vorzuziehen.

Weitere Maßnahmen und Hilfen

- Sollten familiäre Konfliktsituationen einen wesentlichen Anteil an der Genese oder Aufrechterhaltung selbstverletzenden Verhaltens haben, so ist an eine Unterstützung im Rahmen einer ambulanten Jugendhilfemaßnahme zu denken
- Hier kann, je nach Situation, eine sozialpädagogische Familienhilfe oder eine Erziehungsbeistandschaft ein wesentliches Element der Stabilisierung darstellen

- Oft empfiehlt sich – bei Einwilligung der Sorgeberechtigten und des Jugendlichen – einen Kontakt zur Schule herzustellen, sollte selbstverletzendes Verhalten dort ebenfalls aufgetreten sein

Weiterführende Literatur

Brunner R, Resch F (2008) Borderline-Störungen und selbstverletzendes Verhalten im Jugendalter. Vandenhoeck & Ruprecht, Göttingen

Nixon MK, Heath N (2009) Self-injury in youth: the essential guide to assessment and intervention. Routledge, New York

Nock MK (2010) Self-injury. Annu Rev Clin Psychol 27: 339–363

Petermann F, Winkel S (2009) Selbstverletzendes Verhalten, 2. Aufl. Hogrefe, Göttingen

Plener PL, Brunner R, Resch F, Fegert JM, Libal G (2010) Selbstverletzendes Verhalten im Jugendalter. Z Kinder Jugendpsychiatr Psychother 38: 77–88

Walsh BW (2006) Treating self-injury: a practical guide. Guilford, New York

E Rechtliche Rahmenbedingungen, ethische Haltung und Handlungskompetenz

Pharmakotherapie – Psychopharmaka in der Kinder- und Jugendpsychiatrie

Michael Kölch, Alexandra Kranzeder, Paul L. Plener und Jörg M. Fegert

Der Inhalt dieses Kapitels kann raschen Veränderungen unterliegen (neue Studien, Zulassungswechsel etc.). Deshalb ist die Information über neue Erkenntnisse für den Behandler essentiell. Dieser Beitrag spiegelt z. T. die Evidenzlage bei Drucklegung und eine enge Anlehnung an die wichtigsten Leitlinien wieder. Es wurden aber auch bewusst eigene Erfahrungen im pharmakotherapeutischen Management individueller Patienten, die selten ganz den Leitlinienfällen entsprechen, mit einbezogen, so wie sie an der Klinik gemacht wurden und wie die Behandlungsstrategien vor Ort sind. Insofern kann es sein, dass in anderen Kliniken, abhängig vom Stil des Hauses, andere Strategien angewandt werden.

Einführung

Generell gilt: Eine Medikation in der Kinder- und Jugendpsychiatrie erfolgt unter den Aspekten

- Chronizität und Schweregrad der Störung
- Einstellung von Patient und Eltern zu Medikation

Algorithmus für den Einsatz von Psychopharmaka nach AACAP (American Academy of Child and Adolescent Psychiatry)

Diagnostik

1. Psychiatrische Diagnostik hat stattgefunden
2. Die medizinische Vorgeschichte ist bekannt/Untersuchungen sind veranlasst/durchgeführt

Behandlungsplan

3. Der Kinder- und Jugendpsychiater sollte mit anderen Beteiligten in Kontakt sein (Schule, Psychotherapie etc.)
4. Einbettung in einen komplexen Behandlungsplan auf Basis der bestverfügbaren Evidenz
5. Monitoring der Pharmakotherapie ist gesichert (kurz- und langfristig)
6. Wenn 5. unsicher: Vorsicht bei Medikation!

Assent/Consent

7. Der Kinder- und Jugendpsychiater erläutert Diagnose, Prognose und arbeitet psychoedukativ hinsichtlich Behandlungsoptionen

8. Einwilligung aller Sorgeberechtigten einholen und dokumentieren
9. Vor- und Nachteile, Risiken diskutieren, Alternativen

Behandlung

10. Angepasste Dosis für ausreichenden Zeitraum wählen
11. Bei Non-Response: Abwarten der Wirkung, Überprüfung der Diagnose, Symptomatik
12. Klare Begründung, wenn Kombinationstherapien versucht werden: – Warum? – Erfolg versprechend? – Risiken der Kombination/Wechselwirkungen?
13. Beendigung der Medikation muss geplant werden

Generelle Wirkung von Psychopharmaka

- Psychopharmaka imitieren, steigern oder reduzieren die Aktivität von Neurotransmittern (z. B. Dopamin, Serotonin oder Noradrenalin)
- Psychopharmaka führen entweder zur Verstärkung einer (reduzierten) Aktivität eines Neurons oder hemmen den Effekt übermäßig aktiver Neurone
- Manche Psychopharmaka wirken lediglich auf einen Neurotransmitter; andere beeinflussen verschiedene Neurotransmittersysteme
- Die Wirkung kann an der Zelle über Ionenkanäle vermittelt sein oder auch über Signalkaskaden (c-AMP etc.)
- Zusätzlich werden neuromodulatorische und -genetische Effekte von Psychopharmaka diskutiert (Apoptose, Neurogenese etc.)

Die detaillierten zellulären Wirkmechanismen sind oft im Einzelnen unbekannt, sodass mehrere Hypothesen für die letztendliche Wirkung diskutiert werden: so wird bei der Antidepressiva-Gruppe der SSRI (selektive Serotoninwiederaufnahmehemmer) nicht allein die Hemmung der Serotoninwiederaufnahme für den antidepressiven Effekt als bedeutsam diskutiert, sondern auch der Einfluss über Glukokortikoidrezeptoren auf das HPA-System und Effekte auf die Neurogenese.

Einteilung der Psychopharmaka

Die Anatomisch-Technisch-Chemische Klassifikation (ATC) teilt Arzneimittel in Klassen ein, die Arzneimittel erhalten einen Code. Dadurch sind sie international identifizierbar, und sie können zu wirkspezifischen Gruppen zusammengefasst werden. Die in der Kinder- und Jugendpsychiatrie hauptsächlich verwendeten Psychopharmaka gehören zu den folgenden Klassen:

- N03 Antiepileptika
- N05 Psycholeptika – N05A Antipsychotika (konventionelle [nieder-, mittel- und hochpotent], atypische Antipsychotika) – N05AN Lithium
- N05B Anxiolytika (Benzodiazepine)
- N05C Hypnotika und Sedativa
- N06 Psychoanaleptika – N06A Antidepressiva (SSRI, tri- und tetrazyklische, homöopathische Antidepressiva)
- N06B Psychostimulanzien, Mittel für die ADHS und Nootropika (Methylphenidat [MPH] unretardiert und retardiert, Amphetamin-Saft, Amphetamin-Kapseln, Atomoxetin)

Verordnungsverhalten

- Die Verordnungszahlen von Psychopharmaka an Minderjährige nehmen seit Jahren zu
- Dies bedeutet aber für Deutschland keine Überversorgung: die Verordnungsprävalenz ist im Vergleich zur Störungsprävalenz eher gering, auch bei den Psychostimulanzien liegt

sie niedriger als die Prävalenz für ADHS
- Das Verordnungsverhalten ist differenziert zu betrachten: – z. T. gibt es regional eine deutliche Überversorgung (z. B. bei MPH-Verordnungen belegt), oder aber – das verordnete Substanzspektrum entspricht nicht dem Stand der Wissenschaft, da nebenwirkungsreiche oder nicht ausreichend wirksame Psychopharmaka verordnet werden (z. B. bei Antidepressiva)

Zulassung und Off-label-Gebrauch

- Problematisch in der Pharmakotherapie psychisch kranker Kinder und Jugendlicher: ca. 40–70% der eingesetzten Medikamente haben **keine Zulassung** für den Einsatz bei Minderjährigen (▶ Zulassung von Arzneimitteln)

> **Zulassung von Arzneimitteln**
> Nationale Zulassungsbehörde für Arzneimittel ist das Bundesinstitut für Arzneimittel und Medizinprodukte (BfArM). Rechtsgrundlagen sind das Arzneimittelgesetz (AMG) sowie diverse EU-Verordnungen.
> Ein Arzneimittel erhält vom BfArM für den Einsatz bei einer bestimmten Patientengruppe (Altersgruppe) bei bestimmten Erkrankungen (Indikation) eine Zulassung. Der Anbieter des Präparats (z. B. eine Arzneimittelfirma) wird dadurch dazu berechtigt, ein Medikament abzugeben bzw. es zu verkaufen. Aktuell entscheidend für die Zulassung ist, dass der Antragsteller Qualität, Wirksamkeit und Unbedenklichkeit des Arzneimittels belegen kann.

- Gründe für die fehlende Zulassung: Zulassungsstudien für Medikamente für Kinder und Jugendliche sind aufgrund umfangreicher Beschränkungen ungleich schwieriger durchzuführen als bei Erwachsenen, denn – die Population ist recht klein, sodass es auch schwer ist, entsprechend viele Kinder in Studien einzuschließen – eine Kosten-Refinanzierung gestaltet sich für die pharmazeutische Industrie eher ungünstig
- Prinzipiell darf der Arzt im Rahmen seiner Therapiefreiheit jeden Stoff als Arzneimittel verordnen (▶ Off-label-Gebrauch)

> **Off-label-Gebrauch**
> Verordnet der Arzt ein Arzneimittel außerhalb einer zugelassenen Altersgruppe, so bedeutet dies, dass er *off-label* verordnet. Damit haftet der Hersteller jedoch möglicherweise nicht für etwaige Folgen einer Verordnung im Rahmen eines Off-label-Gebrauchs. Der Arzt muss den Patienten und die Erziehungsberechtigten über diesen »individuellen Heilversuch« außerhalb des Zulassungsbereichs aufklären und auf die rechtlichen Folgen hinweisen (Erziehungsberechtigte übernehmen z.T. die Haftung) sowie auf alternative, zugelassene Medikamente verweisen (so vorhanden!).

Besonderheiten der Entwicklungspsychopharmakologie

Der Organismus von Kindern und Jugendlichen unterscheidet sich teilweise erheblich von dem der Erwachsenen:
- Gründe für eine schnellere Verstoffwechselung von Arzneimitteln können z. B. sein: – die zeitweise erhöhte Stoffwechselleistung der Leber im kindlichen Organismus – eine veränderte Filtrations- und Ausscheidungsleistung der Nieren

- Genetische Besonderheiten können zu einer langsameren Verstoffwechselung von Substanzen führen (sog. genetisch bedingte *poor metabolizers*, *rapid metabolizers* und *ultrarapid metabolizers*); Dosen, die für den *rapid metabolizer* unbedenklich sind, können beim *poor metabolizer* kumulieren und zu vermehrten Nebenwirkungen führen
- Die beim (Klein-)Kind sich erst entwickelnde Blut-Hirn-Schranke lässt weitaus mehr Substanzen in das kindliche Gehirn diffundieren als bei Erwachsenen
- Bei Jugendlichen ist der Organismus einem raschen Wandel unterworfen (endgültige Körpergröße und Reproduktionsfähigkeit werden erreicht); somatische und emotionale Instabilität durch Schwankungen in Endokrinium, vegetativem Nervensystem und Psyche (► Pubertät und Pharmakokinetik)

Pubertät und Pharmakokinetik
- Absorption, Verteilung, Metabolisierung, Ausscheidung und Rezeptorantwort eines Pharmakons können verändert sein
- Unkontrollierte Einnahme von Medikamenten, Nikotin und Alkohol beachten
- Sorgfältige Überwachung der Compliance
- Vermeidung von teratotoxischen Arzneimitteln bei weiblichen (aber auch männlichen) Jugendlichen
- Einnahme von Kontrazeptiva bei sexueller Aktivität
- Verkehrstüchtigkeit berücksichtigen
- Beachten der Doping-Gesetzgebung bei sportlich aktiven Jugendlichen (s. Regelungen der NADA (Nationale Anti Doping Agentur Deutschland): *www.nada-bonn.de*)

- Bei bestimmten Medikamenten benötigen Kinder und Jugendliche bezogen auf das Körpergewicht proportional deutlich höhere Dosen als Erwachsene
- Manche Medikamente verursachen spezifische, altersabhängige Nebenwirkungen

Psychostimulanzien

- Methylphenidat, Amphetamin
- Verwendung hauptsächlich zur Behandlung der Symptome Hyperaktivität, Unkonzentriertheit und Impulsivität im Rahmen der **ADHS**
- Hierfür gilt eine Zulassung ab 6 Jahre
- Zusätzlich werden diese Präparate auch *off-label* verwendet, bei den o. g. Symptomen z. B. im Rahmen von Bindungsstörungen

Methylphenidat (MPH)

- Präparate: – Unretardiert: Medikinet, Ritalin, Equasym – Retardiert: Medikinet retard, Ritalin LA, Concerta, Equasym retard
- Pharmakologische Eigenschaften: HWZ ca. 2–3 Stunden, Leber: Bildung der Ritalinsäure, Ausscheidung als Ritalinsäure über Niere
- BtM-pflichtiges Arzneimittel

Wirkmechanismus:
- MPH wirkt v. a. auf das dopaminerge System (Inhibition des Dopamin- und Noradrenalintransporters → agonistische Wirkung am 5-HT_{1A}-Rezeptor)
- Dopaminwiederaufnahmehemmer (postulierte Wirkung über Dopamintransporterblockade, darüber hinaus Veränderung der Signaltransduktion im dopaminergen System; Beeinflussung des Glutamatmetabolismus über direkte Wirkung am NMDA-Rezeptor)

- MPH verlängert die Verweildauer von Dopamin im synaptischen Spalt

Nebenwirkungen:
- Da es im ganzen Körper Dopaminrezeptoren gibt, wirken MPH-Präparate/Amphetamin auch systemisch im ganzen Körper, Folge sind unerwünschte Wirkungen wie – Appetitlosigkeit – Bauchschmerzen – Gewichtsverlust – Einschlafstörungen – Tachykardie – Blutdruckanstieg
- Weitere beschriebene Nebenwirkungen: Parästhesien, Tic-Symptomatik und depressive Verstimmung
- Appetitlosigkeit tritt v. a. während der unmittelbaren Wirkdauer der Präparate auf, danach haben die Kinder/Jugendlichen in den meisten Fällen wieder Appetit
- Solange die Kinder/Jugendlichen nicht an Gewicht abnehmen oder sie durch die Nebenwirkungen nicht wesentlich beeinträchtigt sind, stellen o. g. Nebenwirkungen eine relative Kontraindikation dar

Amphetamin
- Präparate: – Saft und Kapseln müssen in Deutschland derzeit individuell in einer Apotheke hergestellt werden (Razemat D,L-Amphetamin) – Fertigpräparation in USA: Adderall (Amphetamin-Salz)
- In Deutschland für Amphetamin-Saft/-Kapseln Zulassung ab 6 Jahre
- Inhibitor des Dopamintransporters, aktive Freisetzung von Dopamin an präsynaptischen Vesikeln, hemmt Monoaminoxidase
- Das Wirkungs- und Nebenwirkungsprofil ist dasselbe wie bei MPH (s. oben)

❯ Amphetamin soll nicht nur auf die Rezeptoren wirken, sondern auch intrazellulär.

Untersuchungsempfehlungen vor dem Einsatz von Stimulanzien
- **EKG: Vor** dem Einsatz von **MPH** bei entsprechender Anamnese (familiäre Herzfehler etc.): zum Ausschluss einer möglichen QTc-Verlängerung oder sonstiger Erregungsrückbildungs- oder Erregungsausbreitungsstörungen oder Herzrhythmusstörungen
- Diese stellen eine **Kontraindikation** für eine MPH-Behandlung dar
- EEG-Untersuchung: laut Leitlinien nicht notwendig
- Aber Durchführung vor einer Medikation, wenn in der Anamnese Krampfanfälle (Patienten selbst oder deren erstgradige Angehörige), Hypoxien im Schwangerschafts- und/oder Geburtsverlauf oder SHT im Verlauf erhoben wurden
- Dies stellt zwar keine generelle Kontraindikation dar, aber die Indikation für die Medikation sollte dann in besonderem Maße abgewogen werden
- Vor Beginn der Behandlung und auch im weiteren Verlauf sollten **Körperlänge, Gewicht** und **Kopfumfang** gemessen und in Perzentilen eingetragen werden, da es unter der Medikation zu Wachstumsverzögerungen und Gewichtsschwankungen kommen kann

Indikation ADHS – Medikations-/Dosierungsempfehlungen
- Das MPH-Präparat über einen Zeitraum von 1–2 Wochen schrittweise aufdosieren (Beginn mit 5–10 mg/Tag, Steigerung ca. alle 3 Tage)
- Hierbei kann beobachtet werden, ob eine Wirkung eintritt oder nicht (Beispiel in ◘ Tab. 13.1)

Tab. 13.1 Aufdosierungsschema bei einem Kind mit 40 kg Körpergewicht

Tag	ca. 7 Uhr	ca. 10:30 Uhr	ca. 12:30 Uhr
1–3	5 mg	–	–
4–6	10 mg	–	–
7–9	10 mg	10 mg	–
10–12	15 mg	10 mg	–
13–15	15 mg	10 mg	10 mg

Die Dosierung von 1,2 mg/kg Körpergewicht sollte nicht überschritten werden (Tageshöchstdosis 60 mg). Hochdosistherapie hat keinen Effekt!

- Medikationspausen am Wochenende – früher angeraten – werden heute nicht mehr empfohlen
- Überprüfung der Notwendigkeit für Medikation (Auslassversuch 1–2 Wochen) ca. einmal pro Jahr: unter realen Bedingungen, aber z. B. nicht in einer Schulphase, in der es um Versetzung geht!

Selektive Noradrenalinwiederaufnahmehemmer (SNRI)

Atomoxetin

- Präparat: Strattera
- Zulassung zur Behandlung der AD(H)S
- Atomoxetin ist **kein** Psychostimulans und somit nicht BTM-pflichtig
- Pharmakologische Eigenschaften: HWZ ca. 5 Stunden
- SNRI; Noradrenalin ist ein Neurotransmitter, der u. a. die Konzentration über das sog. hintere Aufmerksamkeitssystem (u. a. hinterer parietaler Kortex) steuert
- Ähnliches Wirkungs-/Nebenwirkungsprofil wie MPH (s. oben); es bestehen von kardiologischer Seite dieselben Nebenwirkungen und Kontraindikationen
- Aus einigen *case reports* geht hervor, dass sich Atomoxetin bei einer begleitenden Enuresis günstig auf dieselbe auswirkt

Atomoxetin gilt derzeit nicht als Mittel der 1. Wahl in der Behandlung der ADHS, sondern aufgrund der geringeren Effektstärke als Second-line-Behandlungsalternative.

- Es gelten dieselben Indikationen/Kontraindikationen/Voruntersuchungsempfehlungen wie bei MPH (s. oben)
- Dosierung: 0,5–1,2 mg/kg KG
- Die Wirkung ist erst nach 2–4 Wochen sicher zu beurteilen

Antidepressiva

- Substanzgruppen: selektive Serotoninwiederaufnahmehemmer (SSRI), tri-/tetrazyklische Antidepressiva (TZA), pflanzliche Präparate
- Seit Mitte 2006 ist Fluoxetin (Fluctin) ab dem 8. Lebensjahr zur Behandlung einer mittel- bis schwergradigen depressiven Episode einer Major Depression zugelassen (Press release zu Fluoxetin der EMEA, Doc.Ref. EMEA/202554/2006)
- Zulassung von Fluvoxamin (Fevarin) zur Behandlung von Zwängen ab dem Alter von 7 Jahren
- Johanniskrautpräparate sind zur Behandlung von depressiven Verstimmungen, einige zur Behandlung mittelschwerer Depressionen zugelassen

Tri-/tetrazyklische Antidepressiva (TZA)

- Älteste antidepressive Stoffgruppe
- In Deutschland für den Einsatz bei Minderjährigen > 11 Jahre zugelassen (Evidenzgrad III–IV)
- Hazell hatte in den 1990er Jahren erstmals gezeigt, dass es für TZA bei Minderjährigen keinen Wirknachweis gibt, im Gegenteil das Nutzen-Risiko-Verhältnis der TZA zuungunsten der Medikamente ausfällt (Hazell et al. 2003)

Nebenwirkungen:
- Häufiger unter trizyklischen Antidepressiva
- In seltenen Fällen wurden unter Therapie kardiovaskulär bedingte Todesfälle berichtet, insbesondere bei der Einnahme von Desipramin

! Bei versehentlicher Überdosierung bzw. bei Einnahme in suizidaler Absicht sind kardiovaskuläre Krisen intensivmedizinisch schwer zu beherrschen, sodass es zu tödlichen Komplikationen kommen kann.

› Nach derzeitigem Wissenstand ist eine Therapie mit TZA nicht zu empfehlen. Insbesondere sind das erhöhte Suizidrisiko durch TZA und deren hohe Toxizität nicht zu unterschätzen.

Monoaminoxidasehemmer (MAOH)

- Es gibt keine kontrollierte Studie zum Einsatz von MAOH bei Kindern oder Jugendlichen

Selektive Serotoninwiederaufnahmehemmer (SSRI)

- Einsatz bei depressiven Störungen, Zwängen, Angststörungen
- ▶ Generelle Aspekte der Behandlung mit SSRI

Wirkmechanismus:
- SSRI sollen über eine Wiederaufnahmehemmung von Serotonin das postulierte Serotonindefizit bei depressiven Patienten ausgleichen
- Neuere Forschungsergebnisse beziehen sich auch auf neuromodulatorische Effekte (Neubildung von Synapsen, Apoptose etc.) und die modulierende Wirkung auf das HPA-System und z. B. Glukokortikoidrezeptoren
- Nach aktuellem Wissensstand ist prinzipiell die antidepressive Wirksamkeit der meisten SSRI bei Minderjährigen infrage zu stellen
- Jedoch ist auch die anfängliche Sorge, sie führten zu Suiziden, zu relativieren

Wirksamkeit:
- Als wirksam gelten Fluoxetin und auch Citalopram und Sertralin (Substanzen der 2. Wahl) (s. unten)
- Für die übrigen SSRI kann derzeit aufgrund fehlender Evidenz und Zulassung keine Empfehlung abgegeben werden
- Die publizierten Studien untersuchten meist die Wirksamkeit in Zeiträumen bis zu 12 Wochen (einzig die TADS-Studie hatte einen 36 Wochen dauernden Open-label-Arm)

› Eltern und Minderjährige sollten weiterhin sorgfältig aufgeklärt werden, insbesondere über das bei Beginn und bei Absetzen beobachtbare Phänomen der Induktion von suizidalen Gedanken und einer möglichen Verhaltensaktivierung.

Generelle Aspekte der Behandlung mit SSRI

Mögliche Nebenwirkung ist die Verhaltensaktivierung (*behavioral toxicity*): Diese beinhaltet u. a. das Auftreten von Suizidgedanken. Sie trat bei Kindern 2- bis 3-mal häufiger auf als bei Jugendlichen und bei Erwachsenen am seltensten. Angehörigen und Patienten muss dieser Fakt auf jeden Fall mitgeteilt werden. Der Patient sollte während der Aufdosierung bzw. in den ersten Behandlungswochen ungefähr einmal pro Woche mit dem Behandler Kontakt haben bzw. entsprechend auf Suizidgedanken exploriert werden.

Wichtig ist es, im Kontakt mit dem Patienten zu bleiben, um etwaige Nebenwirkungen, aber auch Absetzwünsche, zu erkennen und mit ihm besprechen zu können. Das Absetzen sollte schrittweise über mehrere Tage bzw. Wochen erfolgen.

Fluoxetin

- Fluoxetin kann als wirksam bei Jugendlichen eingeschätzt werden
- Evidenzgrad I bei depressiven Störungen im Kindes- und Jugendalter
- Eine ausreichend lange Behandlungsdauer ist zur Minimierung des Rückfallrisikos zu empfehlen, die NICE-Guideline empfiehlt die Behandlung über mindestens 6 Monate nach einer Remission
- Pharmakologische Eigenschaften: HWZ ca. 46 Stunden, Autoinhibition der Metabolisierung, Hauptmetabolit Norfluoxetin, Abbauweg über die Leber

Fluoxetin ist Inhibitor von CYP2D6: Interaktion mit anderen Arzneimitteln (Benzodiazepine, Antipsychotika)!

Dosierung:

- Empfohlenes Dosisspektrum: 10–40 mg/Tag, Aufdosierung mit ca. 5–10 mg anfangs über mehrere Tage bis zur gewünschten Zieldosis
- Aus klinischer Erfahrung dürfte die Dosis von 20 mg/Tag oftmals ausreichend sein
- Die Dosis ist auch daraufhin zu überwachen, ob eine zu starke Antriebssteigerung oder Stimmungsaufhellung (Umschlag in eine (hypo)mane Stimmung) erfolgt

Nebenwirkungen:

- Häufig: – leichte Unruhezustände – Schlafstörungen – Kopfschmerzen – Schwindel – Übelkeit
- Selten: – allergische Hautreaktionen – Blutbildveränderungen mit Erniedrigung der weißen Blutkörperchen (Leukozyten) – Erhöhung des Blutdrucks – Sexuelle Funktionsstörungen

Bei sexuell aktiven Jugendlichen sind etwaige Auswirkungen einer SSRI-Medikation auf die sexuelle Funktion direkt anzusprechen, da dies – häufig schambesetzt – zumeist nicht von den Jugendlichen spontan thematisiert wird, aber einen wesentlichen Einfluss auf die Therapieadhärenz nehmen kann.

Citalopram

- Von der NICE-Guideline als Substanz der 2. Wahl benannt, die eingesetzt werden könnte, sollte sich unter Fluoxetin kein Behandlungserfolg einstellen
- Pharmakologische Eigenschaften: HWZ ca. 33 Stunden, Razemat, wirksames Enantiomer: Escitalopram, kann CYP2D6 hemmen, Ausscheidung über Leber und Niere

- Dosierung: Beginn mit 10 mg/Tag, Zieldosis 20 mg–40 mg/Tag; bei Escitalopram halbe Dosis

Sertralin
- Nach NICE-Guideline Substanz der 2. Wahl, die eingesetzt werden könnte, sollte sich unter Fluoxetin kein Behandlungserfolg einstellen
- Pharmakologische Eigenschaften: HWZ ca. 25 Stunden, Ausscheidung über die Leber
- Dosierung: 50–200 mg/Tag

Sonstige Antidepressiva

Agomelatin
- Präparat: Valdoxan
- Steht seit kurzem für den Einsatz bei Schlafstörungen im Erwachsenenalter zur Verfügung
- Pharmakologische Eigenschaften: HWZ 1–2 Stunden

Wirkmechanismus:
- Melatoninrezeptoragonist
- Neben der Wirkung auf den Melatoninstoffwechsel auch Wirkung als selektiver Serotoninrezeptorantagonist
- Dosierung: 25–50 mg/Tag; Anfangsdosis von 25 mg abends verabreichen; eine Steigerung auf 50 mg ist möglich

Da mit Agomelatin bislang keine Erfahrungen aus dem Kinder- und Jugendbereich vorliegen, ist eine zurückhaltende Verwendung geboten.

Pflanzliche Antidepressiva
- Einsatz bei leichteren depressiven Verstimmungen, leichten bis mittleren depressiven Episoden

Johanniskraut (St. John's wort/SJW)
- Erhielt als Phytopharmakon in Deutschland seine Zulassung für den Einsatz bei Minderjährigen > 11 Jahre, ohne einen Wirknachweis in Zulassungsstudien erbringen zu müssen (Evidenzgrad V)
- Die Studienlage zu Johanniskraut bei Minderjährigen ist unbefriedigend: es gibt weder eine Dosisfindungsstudie bei Minderjährigen noch eine Studie zu Interaktionen oder dem kinder- und jugendspezifischen Phänomen der Verhaltensaktivierung
- Um Effekte zu erzielen, muss in Analogie zu den Erfahrungen mit Erwachsenen eine **hohe Dosierung** (wohl > 600 mg/Tag) eingesetzt werden
- Das pharmakodynamisch wirksame Substrat ist bisher nicht bekannt
- **Breites Interaktionsspektrum**, da Johanniskraut ein Induktor des CYP450-Systems, von Glykoprotein P und möglicherweise von anderen Leberenzymen ist

Vorsicht ist bei Kombinationstherapien (auch mit Fluoxetin!) geboten; Patienten, die mit Fluoxetin behandelt werden, nach der gleichzeitigen Einnahme von OTC-Präparaten (*over the counter*, freiverkäufliche Präparate z. B. in Drogerien) fragen und auf das Interaktionspotenzial hinweisen.

Indikation Zwangserkrankungen – Medikations-/Dosierungsempfehlungen
- SSRI als Option im Rahmen multimodaler Therapie möglich
- Zu Fluvoxamin, Sertralin und dem Nicht-SSRI Clomipramin gibt es gut kontrollierte randomisierte Studien (Evidenzgrad von I–II)
- Nach einer Metaanalyse: NNT = 6 bei Zwangsstörungen bei Minderjährigen (NNT: *number needed to treat*, ► Kap. 19; 6 ausgewertete Studien mit 363 Teilnehmern)

- Wirkungseintritt mindestens 4–6 Wochen abwarten; allerdings weisen neuere Studien auf Symptomreduktion schon in den ersten 3 Wochen hin
- Wenn nach 10–12 Wochen keine Veränderung: Wechsel des Medikamentes oder Kombinationsbehandlung.
- Bei sehr schweren Zwangserkrankungen hat sich die zusätzliche Gabe eines Antipsychotikums bewährt
- Langfristige Pharmakotherapie, langsames Absetzen (Monate)

Fluvoxamin

- Zugelassen ab 8 Jahren bei Zwangserkrankungen
- Pharmakologische Eigenschaften: HWZ ca. 15–22 Stunden, Abbau über die Leber
- Dosierung: 25–50 mg initial; Zieldosis 1,5–4,5 mg/Tag; 100–200(300) mg/Tag; 2–3 Dosen pro Tag

Weitere Indikationen off-label

- Angststörungen und Panikerkrankungen, Phobien
- Der anxiolytische Effekt dürfte die Wirkung der SSRI mit der besten Effektivität sein
- In einer Metaanalyse (6 Studien mit 562 minderjährigen Teilnehmern): NNT = 3
- Entsprechend können SSRI bei Angststörungen unterstützend wirken, auch bei selektivem Mutismus (s. unten)
- Dosierung, Nebenwirkungen und Sicherheitsuntersuchungen sind gleich wie beim Einsatz bei depressiven Störungen
- Dennoch: SSRI nicht zugelassen, TZA nicht belegt in ihrer Wirksamkeit
- Bei **Panikstörung** kann der Einsatz von **β-Rezeptorenblockern** erwogen werden
- Bei der **generalisierten Angststörung** kann eine Pharmakotherpie mit SSRI **die Psychotherapie erleichtern**

Sonderform Mutismus

- SSRI haben die höchste Evidenz für Wirkung bei kindlichem Mutismus
- Fluoxetin in Tagesdosen von 20–60 mg, derzeit jedoch nur als »Heilversuch« möglich
- Erfahrungen mit anderen Antidepressiva begrenzt
- Hier kann kurzfristig die Gabe von angstreduzierenden Benzodiazepinen hilfreich sein

Posttraumatische Belastungsstörung (PTBS)

- Nach NICE gibt es keine Arzneimittelstudie, die den NICE-Kriterien zur systematischen Auswertung genügte
- Meist Erfahrungen nur aus Open-label-Studien
- In einer kontrollierten Kombinationsstudie mit Sertralin und traumafokussierter Verhaltenstherapie erbrachte der Einsatz von Sertralin keinen Zusatznutzen
- Im Einzelfall kann ein Einsatz erwogen werden (z. B. starke depressive Komponente)

Essstörungen

- Bei Anorexia nervosa ist ein Nutzen nicht belegt
- Bei Bulimia nervosa sollen SSRI die Frequenz des Erbrechens senken
- Dosierung: Fluoxetin bis zu 60 mg/Tag

Untersuchungsempfehlungen vor und während der Therapie mit Antidepressiva

- Laboruntersuchung (auch Schilddrüsenwerte) mit den üblichen Routineparametern: obligat

- Diese (exklusive SD-Parameter) sollte nach ca. 2–4 Wochen während der Behandlung wiederholt werden
- Danach erscheint bei fehlenden Nebenwirkungen eine Laboruntersuchung alle 8–12 Wochen ausreichend
- Vor Beginn der Therapie: EEG und EKG
- Regelmäßige EKG-Kontrollen bei Einsatz von TZA
- Klinische Untersuchung des Patienten (einschließlich RR und Gewicht): obligat

Bei Diabetikern ist Vorsicht geboten, es kann unter einer SSRI-Medikation zu Hypo- und Hyperglykämien kommen.
Auf keinen Fall dürfen MAOH während, direkt nach oder vor der Medikation mit SSRI verwendet werden.

Eine Kombination von SSRI und MAOH kann das lebensgefährliche zentrale Serotoninsyndrom auslösen (▶ Kap. 12.3)!

Antipsychotika

- Antipsychotika werden auch Neuroleptika genannt
- Einsatz in der Kinder- und Jugendpsychiatrie eher selten in der Indikation »schizophrene Psychose«, sondern zur Verhaltenssteuerung (Impulskontrolle)
- Einteilungsmöglichkeiten:
  - *first-generation antipsychotics* (FGA): konventionelle (klassische) Antipsychotika, nieder-, mittel-, hochpotent
  - *second-generation antipsychotics* (SGA): atypische Antipsychotika

Anwendung:
- Einsatz von hochpotenten FGA und SGA: zur Behandlung von schizophrenen Psychosen
- Einsatz von SGA (insbesondere Risperidon und Aripiprazol): zur Verhaltenssteuerung
- Einsatz von nieder-/mittelpotenten FGA: zur akuten Sedierung bei aggressivem Verhalten (▶ Kap. 12.2)

Wirkmechanismus:
- Gemeinsames Merkmal der Antipsychotika: Blockade von prä- und postsynaptischen Dopaminrezeptoren
- Je nach Profil der Substanz werden mitunter auch noch andere Rezeptoren blockiert: muskarinische, serotonerge, adrenerge, histaminerge etc. (Tab. 13.2)
- Dies hat Auswirkung auf spezifische Wirkung einer Substanz, andererseits jedoch auch – genauso wie die Blockade des Dopaminrezeptors – großen Einfluss auf die möglichen Nebenwirkungen

Nebenwirkungen bei Minderjährigen

Dyskinesien
- Prävalenz im Vergleich zu Erwachsenen: Parkinsonismus und Dystonie ↑, Akathisie und Spätdyskinesien ↓
- Akathisie: NNH = 14,7 für Aripiprazol 12% vs. 2%; NNH = 25 für Risperidon 10% vs. 6% (NNH: *number needed to harm*, ▶ Kap. 19)
- Spätdyskinesien: 0,4% jährliche Rate; 5% der Spätdyskinesien treten ohne Antipsychotika auf! U. U. verschwinden diese bei Gabe im Jugendalter nach Absetzen

Bei der Behandlung mit Antipsychotika, insbesondere FGA, können Frühdyskinesien (Zungen-Schlund-Krämpfe, Rigor, Blickkrämpfe etc.) und auch übermäßiger Speichelfluss auftreten. Sehr quälend für die Patienten! Mögliche Behandlung mit Biperiden (Akineton): akut 1–3 mg i.v., 1–6 mg p.o. (auch als Retardtablette)

Tab. 13.2 Rezeptorwirkungsprofile von Antipsychotika (mod. nach Benkert u. Hippius 2011)

Antipsychotikum	Chemische Klasse	Trizyklisch	Klinische Einteilung	D_1	D_2	D_3	$5\text{-}HT_2$	M_1	α_1	H_1
Amisulprid	Benzamid	–	SGA	0	++	++	0	0	0	0
Aripiprazol[a,b]	Phenylpiperazinylchinolin	–	SGA	0	+++	+++	++	0	+	+
Benperidol	Butyrophenon	–	FGA HP	0	+++	++	++	0	+	0
Bromperidol	Butyrophenon	–	FGA HP	+	+++	++	0	0	+	0
Chlorprothixen	Thioxanthen	+	FGA NP	++	+	+	++	+	+	+++
Clozapin[b]	Dibenzodiazepin	+	SGA	++	+	++	+++	+++	+	+++
Fluspirilen	Diphenylbutylpiperidin	–	FGA HP	+	+++	++	+	0	0	0
Haloperidol[b]	Butyrophenon	–	FGA HP	+	+++	+	0	0	++	0
Levomepromazin	Phenothiazin	+	FGA NP	0	+	+	+	++	++	++
Melperon[b]	Butyrophenon	–	FGA NP (A)	0	+	+	++	0	+	+
Olanzapin[b]	Thienobenzazepin	+	SGA	++	+++	+	+++	+++	+	+++
Paliperidon[c]	Benzisoxazol	–	SGA	0	+++	+	+++	0	+	+
Perazin	Phenothiazin	+	FGA MP	0	++	++	++	+	++	+++

▼

Tab. 13.2 *Fortsetzung*

Antipsychotikum	Chemische Klasse	Trizyklisch	Klinische Einteilung	D_1	D_2	D_3	$5\text{-}HT_2$	M_1	α_1	H_1
Pimozid[b]	Diphenylbutylpiperidin	–	FGA HP	0	+++	+++	++	0	0	0
Pipamperon	Butyrophenon	–	FGA NP (A)	0	+	+	++	0	+	0
Prothipendyl	Phenothiazin	+	FGA NP	?	+	?	?	?	?	?
Quetiapin	Dibenzothiazepin	+	SGA	+	+	+	+	0	+	++
Risperidon[b]	Benzisoxazol	–	SGA	0	+++	+	+++	0	++	+
Sulpirid	Benzamid	–	FGA MP (A)	0	+	+++	0	0	0	0
Thioridazin	Phenothiazin	+	FGA NP	+	++	+	++	+++	+++	+
Ziprasidon[b]	Benzisothiazin	–	SGA	+	++	++	+++	0	+	++
Zuclopenthixol	Thioxanthen	+	FGA MP/HP	++	+++	++	0	+++	+++	+++

Die Daten sind aus In-vitro-Rezeptoraffinitäten der Antipsychotika zusammengestellt und spiegeln daher nicht direkt die klinischen Wirkungen (in vivo) wider. Antipsychotika wirken primär als Antagonisten, d. h. blockierend an Neurotransmitterrezeptoren. Daneben werden durch höhere Konzentrationen Enzyme und Ionenkanäle gehemmt.

[a] Partieller D_2/D_3-Agonist und $5\text{-}HT_{1A}$-Agonist; [b] D_4-Antagonist; [c] *9-OH-Risperidon.*

D1–3 Dopaminrezeptoren, *5-HT2* Serotoninrezeptor,*M1* muskarinischer Acetylcholinrezeptor, *α1* adrenerger Rezeptor, *H1* histaminerger Rezeptor, *FGA* konventionelle Antipsychotika (*first-generation antipsychotics*), *SGA* atypische Antipsychotika (*second-generation antipsychotics*), *HP* hochpotent, *MP* mittelpotent, *NP* niederpotent, *(A)* FGA mit ausgeprägt atypischen Eigenschaften.

Gewichtszunahme

- Stärker ausgeprägt im Vergleich zu Erwachsenen
- Olanzapin > Risperidon, Quetiapin > Ziprasidon, Arpiprazol
- Komedikation (Stimmungsstabilisatoren)
- Bester Prädiktor für Gewichtszunahme ist Binge-Eating und frühe Gewichtszunahme in den ersten Behandlungswochen (2–3 Wochen)

Prolaktinerhöhung

- Prävalenz höher als bei Erwachsenen
- Am wenigsten häufig bei: Quetiapin, Clozapin und Aripiprazol
- Olanzapin: – Mädchen: NNH = 3,9; 25,7% vs. 0% Plazebo – Jungen: NNH=1,7; 62,5% vs. 5% Plazebo
- Symptome: Galaktorrhö, Amenorrhö, erektile Dysfunktionen, retrograde Ejakulation
- Bei kleineren Kindern fehlen diese Symptome; unklar ob negativer Einfluss auf Knochendichte und Pubertätsentwicklung

Konventionelle Antipsychotika (FGA)

- Blockade von Dopamin-D_2-Rezeptoren
- Schwach antipsychotisch: niederpotente AP wirken hauptsächlich sedierend
- Stark antipsychotisch: hochpotente AP wirken hauptsächlich antipsychotisch (im mesolimbischen System)
- Nebenwirkungen: beziehen sich vorwiegend auf extrapyramidale Störungen (Striatum), es finden sich jedoch auch abhängig vom Präparat die beschriebenen Wirkungen im Sinne einer Gewichtserhöhung (s. oben)

Atypische Antipsychotika (SGA)

- Gleichzeitige Blockade von Serotonin-2A-Rezeptoren ($5\text{-}HT_{2A}$) und Dopaminrezeptoren mit erhöhter Ausschüttung von Dopamin und teilweiser Reversion der D_2-Rezeptorblockade
- Schnelle Dissoziation vom D_2-Rezeptor mit zeitlich nicht ausreichender Blockade zur Auslösung von extrapyramidalmotorischen Störungen (EPS)
- Atypische Antipsychotika rufen eher seltener Frühdyskinesien, ein reversibles Parkinsonoid und/oder Spätdyskinesien hervor; Akathisien ebenfalls auf

Einsatz von schwach antipsychotisch/niederpotenten Antipsychotika

- Einsatz z. B. bei Angststörungen, Agitation, Unruhe und Erregungszuständen sowie Schlafstörungen, da typischerweise eher sedierend und wenig antipsychotisch
- Aber auch Einsatz bei antiemetischer Therapie sowie in der Schmerztherapie zur Distanzierung vom Schmerz

> Beim Einsatz bei aggressiven Patienten: einmalige ausreichende Gabe ist besser als Nachtitrieren!

- Dosisabschätzung im Einzelfall schwierig; umso wichtiger ist die Beschränkung auf einige wenige Substanzen, mit denen der Behandler Erfahrung hat
- Generell zur einmaligen Sedierung im Rahmen eines Antiaggressionsplans (▶ Kap. 12.2): Die Einzeldosis ist normalerweise niedriger als die Tagesgesamtdosis bei einer im Rahmen der therapeutischen Routinestrategie eingesetzten Sedierung bei schizophrenen, manischen, oder sonstig agitierten Patienten; sie wird aber meist höher sein als die Einzeldosis bei diesen Patienten

Chlorprothixen

- Mittelpotentes FGA
- Dosierung: 20–60 mg als Einzeldosis, Tageshöchstdosis nicht > 80 mg/Tag
- Bei schizophrenen Patienten zur anfänglichen Sedierung Gabe 3–4 × pro Tag
- i.m.-Gabe möglich (Verfügbarkeit der Darreichungsform nicht gesichert)

Levomepromazin

- Schwachpotentes FGA
- Dosierung: 50–150 mg/Tag, Mehrfachgaben zur Sedierung über den Tag hinweg möglich

Pipamperon

- Schwachpotentes FGA
- Dosierung: 40–200 mg/Tag, Mehrfachgaben zur Sedierung über den Tag hinweg möglich

Prothipendyl

- Trizyklisches Antipsychotikum
- Dosierung: bei Erregungszuständen bis 240–320 mg/Tag bei Erwachsenen; bei Schlafstörungen 40–80 mg abends
- I.m.-Injektionen möglich
- V. a. zum Schlafanstoßen geeignet

Weitere mögliche Substanzen

- Ziprasidon, Quetiapin und Bezodiazepine können ebenfalls eingesetzt werden

Einsatz von stark antipsychotisch/hochpotenten Antipsychotika (FGA) und SGA

- Einsatz bei schizophrenen Störungen, bipolaren Erkrankungen, Impulskontrollstörungen (chronisch), schwersten Depressionen, schwersten Zwängen und Essstörungen
- Da typischerweise eher antipsychotisch und weniger sedierend, Einsatz v. a. bei akuten und chronischen Psychosen

Nebenwirkungen

- Konventionelle Antipsychotika: Gefahr der Entwicklung von extrapyramidalmotorischen Störungen (EPS)
- Parkinsonismus (hierbei werden Symptome der Parkinson-Krankheit gezeigt, etwa: Mimikverlust, Ruhetremor, depressive apathische Antriebsminderung), Dystonie (unwillkürliche Verkrampfungen und Fehlhaltungen) und Akathisie (motorische Unruhe und Unfähigkeit still sitzen zu bleiben)
- »Tardive Dyskinesien«: Bewegungsstörungen (etwa im Mundbereich), die in manchen Formen auch nach Absetzen der antipsychotischen Medikation auftreten und erhalten bleiben können

Zusätzliche unerwünschte Wirkungen:

- Herz-Kreislauf-System: Blutdrucksenkung, Erhöhung der Herzfrequenz, Schwindel
- Hormonsystem: Erhöhung des Hormons Prolaktin
- Haut: erhöhte Lichtempfindlichkeit, Ausschläge, Pigmentbildung
- Durch Beeinflussung anderer Rezeptoren kann es vielfach auch zu Mundtrockenheit, verschwommener Sicht, Obstipation und Gewichtszunahme kommen.
- Seltene Nebenwirkungen: Blutbildveränderungen und Leberschäden

Haloperidol

- Im Eigentlichen das einzige FGA, das zu Behandlung der Schizophrenie bei Minderjährigen eingesetzt wird
- Sehr gute antipsychotische Wirkung

- Erhaltungsdosis 5–10 mg/Tag oral (in Ausnahmefällen bei Erwachsenen bis zu 40 mg)
- Hohe Gefahr von (quälenden) EPS

Tiaprid

- Einsatz als Off-label-Medikament zur Behandlung von Tic-Störungen
- Dosierung: Beginn mit 75 mg/Tag, Aufdosierung nach Wirksamkeit bis 3 × 100–200 mg/Tag

Einsatz von SGA

- Einsatz ebenfalls bei Schizophrenie; Clozapin nur bei therapieresistenter Schizophrenie
- Stärker sedativ wirkende Antipsychotika aus dieser Gruppe sind: Clozapin und Quetiapin

Wichtige Nebenwirkungen von SGA

- **Clozapin:** Schwindel, Sedierung, Verstopfung, Gewichtszunahme, Speichelfluss, Blutbildveränderungen, epileptische Anfälle, Delir
- **Olanzapin:** Gewichtszunahme, Schläfrigkeit, Schwindelgefühl, Mundtrockenheit
- **Quetiapin:** Müdigkeit, Mundtrockenheit, Schwindel, erhöhte Herzfrequenz
- **Risperidon:** Gewichtszunahme Schlaflosigkeit, Angstzustände, Kopfschmerzen
- **Ziprasidon:** Kopfschmerzen, Schläfrigkeit, Übelkeit

Olanzapin

- Pharmakologische Eigenschaften: HWZ ca. 33–51 Stunden, Abbau über Leber (CYP1A2), bei gleichzeitiger Gabe von Enzyminhibitoren (Fluvoxamin) steigt der Plasmaspiegel, Ausscheidung über die Leber
- Dosierung in antipsychotischer Indikation: beginnend mit 2,5 mg, Aufdosierung bis 10–20 mg/Tag, eher Einmalgabe am Tag
- i.m.- und Depotform verfügbar

Aripiprazol

- Pharmakologische Eigenschaften: HWZ ca. 75 Stunden, Metabolisierung (Leber) zum Metaboliten Dehydroaripiprazol, Niere
- Dosierung in antipsychotischer Indikation: beginnend mit 2,5 mg, bis auf 15 mg/Tag aufdosierbar, 1–2 Gaben pro Tag
- Dosierung in Verhaltensindikation: s. unten

Risperidon

- Pharmakologische Eigenschaften: HWZ ca. 3 Stunden (bis 20 Std.), Metabolisierung (Leber) über CYP2D6 zu aktivem Metaboliten 9-OH-Risperidon, bei gleichzeitiger Gabe von Enzyminduktoren sinkt der Plasmaspiegel, Ausscheidung über die Niere
- Dosierung in antipsychotischer Indikation: beginnend mit 0,5 mg bis 4–6 mg/Tag, 1–2 Gaben pro Tag
- Depotform verfügbar
- Dosierung in Verhaltensindikation: s. unten

Quetiapin

- Pharmakologische Eigenschaften: HWZ ca. 6–7 Stunden, Verstoffwechselung über die Leber (CYP3A4), bei gleichzeitiger Gabe von Enzyminduktoren sinkt der Plasmaspiegel, Ausscheidung über die Niere
- Dosierung in antipsychotischer Indikation: beginnend mit 25–50 mg/Tag (**Cave:** am Beginn häufiger orthostatische Probleme), Aufdosierung eher rasch (da während Dosisänderung Kreislauf-Nebenwirkungen gehäuft),

Zieldosis 300–750 mg/Tag, 2 Gaben pro Tag
- Retard Form verfügbar

Ziprasidon (Zeldox®)
- Pharmakologische Eigenschaften: HWZ, Metabolisierung zu einem Teil über CYP3A4, zum größeren Teil über Aldehydoxidase (Leber); bei Einnahme zum Essen soll die Verfügbarkeit erhöht sein

Leberwerte!

- Keine Evidenz für die Behandlung schizophrener Psychosen im Jugendalter
- Dosierung bei Verhaltensindikation: 40–80 (120) mg/Tag
- i.m.-Form verfügbar

Indikationen Impulskontrollstörungen, Verhaltenssteuerung – Medikations-/Dosierungsempfehlungen

Risperidon
- Zugelassen (bei Kindern/Jugendlichen mit niedriger Intelligenz!)
- Real, aber hilfreich auch bei normalbegabten Kindern/Jugendlichen
- Dosisbereich: 0,25–4 mg/Tag (eher niedrig dosieren, höhere Dosen > 2 mg/Tag nur in seltenen Ausnahmen!)
- Wegen der Nebenwirkung Gewichtszunahme könnten Aripiprazol und andere SGA eine Alternative sein

Quetiapin, Aripiprazol und Olanzapin
- Für Minderjährige gibt es in Deutschland **z. T. keine** Zulassung; Veränderungen sind hier zu erwarten, aktuelle Zulassungs- und Studienlage beachten
- In Bezug auf Aripiprazol liegen hinreichende Zulassungsdaten sowohl für Schizophrenie als auch für »*childhood bipolar*« vor
- Für weitere Substanzen wie z. B. Quetiapin, Ziprasidon sind die Studien zur Indikation bipolare Depression schon abgeschlossen, während die weltweiten Studien zur Schizophrenie noch laufen

Bipolare Störung:
- Für das Erwachsenenalter für die Behandlung im Rahmen der bipolaren Störung zugelassen
- Hierzu liegen Studienergebnisse für Deutschland vor
- Dosierung bei der bipolaren Störung eher niedriger (Aripiprazol z. B. 2,5 mg/Tag, Ziprasidon 20–60 mg/Tag) als in der Indikation Schizophrenie

Schizophrenie:
- Studien zum relativ seltenen Krankheitsbild Schizophrenie werden dagegen bei Jugendlichen in der Regel weltweit durchgeführt (Ergebnisse noch ausstehend)
- Aripiprazol ist zur Behandlung der Schizophrenie ab 15 Jahre zugelassen

Untersuchungsempfehlungen vor dem Einsatz von Antipsychotika
- EEG, da Antipsychotika die Krampfschwelle senken können
- EKG, da es zu Veränderungen im Reizleitungssystem kommen kann
- Großes Routinelabor inkl. Prolaktinspiegel (Hauptaugenmerk auf den Leberwerten und dem Blutbild), da es zu einer Erhöhung der Leberwerte und einer Erniedrigung der Leukozyten kommen kann
- Obligat: Erhebung von Körperlänge und -gewicht
- Kontrollen von Blutdruck, Puls und Tanner-Stadium

Sonderfall Clozapin

- Gut wirksames, aber wegen der Gefahr der Agranulozytose (bei 1,2%) mit Beschränkungen belegtes Antipsychotikum; 80% der Fälle mit Agranulozytose traten während der ersten Behandlungswochen, insbesondere in der 6.–14. Woche, auf
- Als Substanz der 2. bzw. eher 3. Wahl, wenn ein Ansprechen auf das erst- bzw. zweitgewählte Antipsychotikum nicht eintrat
- Weitere Nebenwirkung: Gewichtszunahme
- Ansonsten gut verträglich, v. a. mit weniger EPS-Gefahr

Vor Behandlungsbeginn: normales Blutbild, BB-Kontrollen über 18 Wochen wöchentlich! Clozapin-Pass für Patienten ausstellen. Wenn Fieber (Grippegefühl) und Veränderungen im BB: Absetzen!

- Nach Absetzen während der ersten 18 Wochen weitere 4 Wochen kontrollieren
- Dosierung: Beginn mit 1–3 × täglich 12,5 mg, Aufdosierung bis 200–450 mg (wenn kein Ansprechen: 600–900 mg/Tag möglich).

Lithium (z. B. Quilonum, Hypnorex retard)

- Einsatz zur Behandlung und Rezidivprophylaxe von bipolaren Störungen
- Genaue Wirkweise unbekannt; Auswirkungen auf Down-Regulation der Serotoninrezeptoren, Signaltransduktion
- **Zur Behandlung akuter manischer Symptome:** Im Erwachsenenalter gilt Lithium als Mittel der 1. Wahl, und es besteht hervorragende Evidenz; bei Jugendlichen geringere (II), bei Kindern sehr geringe Evidenz (IV)
- **Zur Phasenprophylaxe bei bipolarer affektiver Störung:** Evidenz für Minderjährige gering (IV)
- Es gibt nur wenige doppelblinde und plazebokontrollierte Studien, die zudem nur kleine Patientenkollektive untersuchten
- Hauptgefahr: **geringe therapeutische Breite**, die aufgrund entwicklungskonsitutioneller Faktoren (geringeres Verteilungsvolumen, sportliche Betätigung mit Gefahr starken Schwitzens und einer Exsikkose) besonders ins Gewicht fällt
- Gleichzeitig müssen Kinder z. B. wegen der höheren GFR (glomeruläre Filtrationsrate) höhere Dosen bezogen auf das Körpergewicht einnehmen
- Wirkeintritt: innerhalb von 1–2 Behandlungswochen zu erwarten
- Kontraindikationen: renale und kardiovaskuläre Erkrankungen, Schwangerschaft im 1. Trimenon, Überempfindlichkeit gegen Lithium
- Schilddrüsenerkrankungen sind eine relative Kontraindikation
- Wichtige Nebenwirkungen: Gewichtszunahme, Polyurie und Polydipsie, Sedierung, Tremor
- **Symptome der Überdosierung:** starker Tremor und Gelbsehen!

Voruntersuchungen: Blutbild, Differenzialblutbild, Elektrolyte, Serumkreatinin, BUN, Schilddrüsenparameter (T3, T4, TSH) und Halsumfang, EKG, Urinstatus, ggf. Kreatinin-Clearance, Schwangerschaftstest.

Akuttherapie

- Die Dosierung richtet sich nach dem Serumlithiumspiegel; 1,0–1,5 mval/l
- Monitoring: Serumlithiumspiegelkontrollen 2 × wöchentlich empfohlen
- Steady State: ca. 7 Tage

Phasenprophylaxe

- Es gibt bislang hierfür keine evidenzbasierten Kriterien bei Minderjährigen
- In der Abwägung zu beurteilen sind – die Rezidivgefahr (wievielte Phase, Erkrankungen in der Familie?) – das psychosoziale Funktionsniveau – die Adhärenz und Zuverlässigkeit des Patienten und seines Umfelds
- Die deutsche Leitlinie nennt als Mindestdauer einer Prophylaxe 18 Monate
- Die Wirkung von Lithium nach Absetzen und neuerlicher Therapie soll vermindert sein können
- Monitoring: Serumlithiumspiegel zwischen 0,6 und 1,2 mval/l bei monatlicher Kontrolle; Kontrolle von TSH, EKG und Nierenfunktion 2–4 × pro Jahr

❶ **Blutentnahme: Spiegelbestimmung 12 Stunden nach der letzten Medikamenteneinnahme.**

Antikonvulsiva

- Einsatz zur Behandlung und Rezidivprophylaxe von bipolaren Störungen
- Die antimanische Wirkweise ist letztlich unaufgeklärt; Stabilisierung von Ionenkanälen im ZNS
- **Vorteil** der Antikonvulsiva: – die therapeutische Breite ist größer als bei Lithium – hinsichtlich der Nebenwirkungen bei Kindern und Jugendlichen kann aus der antiepileptischen Therapie auf eine breite Erfahrungsbasis zurückgegriffen werden, aber es gibt keine Wirkstudien im Kindes- und Jugendalter
- Hauptvertreter: Carbamezepin, Valproat, neuerdings auch Topiramat und Lamotrigin
- Nebenwirkungen bei allen Antikonvulsiva: oftmals Müdigkeit, manchmal auch Übelkeit und Erbrechen
- **Voruntersuchungen:** – klinisch-neurologischer Befund – Blutbild – Differenzialblutbild – Leberwerte – Gerinnung (v. a. Valproat) – EEG – gynäkologische Untersuchung
- **Monitoring:** – Serumblutspiegel – Blutbild – Leberwerte im 1. Behandlungsmonat wöchentlich, in den nächsten 5 Monaten 1 × monatlich, dann 4 × jährlich

Carbamazepin

- Bei der Behandlung der Manie: Evidenzgrad III für Jugendliche, Evidenzgrad V für Kinder (Phasenprophylaxe: IV Jugendliche; IV Kinder)
- Dosierung: Ein Richtwert für den therapeutisch notwendigen Serumspiegel liegt für psychiatrische Störungen nicht vor; Orientierung an Spiegelwerten in der antikonvulsiven Therapie: 4–12 mg/ml
- Kontraindikationen: Leberfunktionsstörungen, Leukopenie, Thrombozytopenie, Reizleitungsstörungen
- Nebenwirkungen: Übelkeit, Erbrechen, Leukopenie; sehr selten Agranulozytose, aplastische Anämie

Valproat

- Bei der Behandlung der akuten Manie bei rascher Episodenabfolge (Rapid Cycling): Evidenzgrad III für Jugendliche, Evidenzgrad V bei Kindern (Phasenprophylaxe: V Jugendliche; V Kinder)
- Dosierung: Der Valproatspiegel im Serum ist entscheidend (50–100 mg/ml); auch hier gibt es keine evidenzbasierten Werte für psychiatrische Störungen; u. U. sind die notwendigen Spiegel höher als in der Neurologie
- Kontraindikationen: Überempfindlichkeit gegen die Wirksubstanz,

Leber- und Pankreasfunktionsstörungen, hämorrhagische Diathese
- Nebenwirkungen: Panzytopenien, Blutgerinnungsstörungen; äußerst selten akutes Leberversagen (größte Gefahr bei Kindern < 2 Jahre)

❶ Valproat kann zu Testosteronanstieg und polyzystischen Ovarien führen (v. a. bei Behandlungsbeginn < 20 Jahre!). Deshalb die Anwendung bei Mädchen streng abwägen; die Patientinnen sind gynäkologisch zu überwachen und sorgfältig aufzuklären! Generell Gefahr von Lebernebenwirkungen (Leberversagen)!

Neue Antiepileptika (Lamotrigin, Topiramat)

- Diese werden nur bisweilen eingesetzt
- **Vorteil:** Lamotrigin soll weniger Nebenwirkungen (v. a. gynäkologisch) besitzen
- **Nachteil:** Bei entsprechender Disposition kann es zu schweren dermatologischen Komplikationen kommen (v. a. bei zu rascher Aufdosierung), weshalb sehr langsam aufdosiert wird (25 mg alle 14 Tage!)
- SGA (Aripiprazol, Quetiapin, Olanzapin): s. oben

Benzodiazepine

- Einsatz zur Sedation

Lorazepam (Tavor) und Diazepam (Valium)

Verwendung in der Kinder- und Jugendpsychiatrie nur in ausgewählten Fällen:
- Zur anfänglichen Therapie bei schizophrenen Psychosen (Sedierung); bei psychotischen Störungen etc. Behandlungsdauer nach Symptomatik (möglichst nicht länger als 4 Wochen)
- Bei starken Angst- und Erregungszuständen; Medikation bei Angststörungen möglichst nicht länger als 14 Tage (Suchtpotenzial)
- Keine Anwendung bei Kindern und Jugendlichen mit Drogenabusus in der Vorgeschichte
- Langsame Reduktion bei längerem Gebrauch

Eigenschaften:
- Große therapeutische Breite und geringe Toxizität bei monotherapeutischer Anwendung
- Bindung an Benzodiazepinbindungsstellen des $GABA_A$-Rezeptors
- Senkung der Empfindlichkeit der Neurone durch verlängerte Öffnung der Chloridkanäle

➤ Paradoxe Wirkung von Benzodiazepinen ist beschrieben bei Kindern, Jugendlichen und alten Menschen.

Weiterführende Literatur

Bandelow B, Heise CA, Banaschewski T, Rothenberger A (2006) Handbuch Psychopharmaka für das Kindes- und Jugendalter. Hogrefe, Göttingen

Benkert O, Hippius H (2011) Kompendium der psychiatrischen Pharmakotherapie, 8. Aufl. Springer, Berlin Heidelberg New York Tokio

Bridge JA, Iyengar S et al (2007) Clinical response and risk for reported suicidal ideation and suicide attempts in pediatric antidepressant treatment: a meta-analysis of randomized controlled trials. JAMA 297(15): 1683–1696

Goldstein JM (2000) The new generation of antipsychotic drugs: how typical are they? Int J Neuropsychopharmacol 3(4): 339-349

Hazell P, O'Connell D, Heathcote D, Henry D (2003) Tricyclic drugs for depression in children and adolescents. Cochrane Database Syst Rev CD 002317

Koelch M, Prestel A, Singer H, Keller F, Fegert JM, Schlack R, Hoelling H, Knopf H (2009) Psychotropic medication in children and adolescents in Germany: prevalence, indications and psychopathological patterns. J Child Adolesc Psychopharmacol 19(6): 765–770

Nissen G, Fritze J, Trott G-E (2004) Psychopharmaka im Kindes- und Jugendalter, 2. Aufl. Urban & Fischer, München

Rechtliche Aspekte und ethische Fragen in der Kinder und Jugendpsychiatrie

Michael Kölch , Marc Allroggen und Jörg M. Fegert

Patientenautonomie, Aufklärung, Behandlung gegen den Willen

- Grundkenntnisse der rechtlichen Normen und ihrer Auswirkungen sind für die Praxis der Kinder- und Jugendpsychiatrie von Bedeutung, denn es ergeben sich vielfältige Berührungspunkte mit rechtlichen Fragen (▶ Kap. 15 und ▶ Kap. 16) – bei der Gefährdung des Kindeswohls – bei der Behandlung gegen den Willen eines Patienten – im Rahmen der Schweigepflicht – aber auch schon in der allgemeinen Behandlung
- Ethische Abwägungen sind in der Arbeit der Kinder- und Jugendpsychiatrie unerlässlich; hierbei geht es um – Wahrung von grundsätzlichen Rechten wie Autonomie, Respekt vor Entscheidungen des Patienten – Gebote der Transparenz, des Nichtschadens, der Partizipationsrechte des Minderjährigen an Therapieentscheidungen
- Eine bestmögliche Aufklärung des Kindes und Jugendlichen sowie seiner Eltern schafft die besten Voraussetzungen für Transparenz, Partizipation und Mitentscheidung

Besonderheiten bei Minderjährigen

Bei Minderjährigen treten hinsichtlich der Patientenautonomie verschiedene Probleme auf, die sich im Bereich der Behandlung Erwachsener überhaupt nicht stellen. Minderjährige sind in kognitiver und emotionaler Hinsicht eine äußerst inhomogene Klientel.

Abhängigkeitsverhältnisse

- Bei Minderjährigen kann nicht generell davon ausgegangen werden, dass sie die Grundvoraussetzungen zur Autonomie besitzen, wie etwa – die kognitiven Voraussetzungen – den moralisch-ethischen Entwicklungsstand – die Selbstständigkeit für autonome Entscheidungen
- Gerade Minderjährige sind abhängige Individuen, weshalb »Sorgeberechtigte« (in der Regel die Eltern) seine besten Interessen vertreten
- Bei Minderjährigen erweitert sich die lineare dyadische Arzt-Patienten-Beziehung, wie sie bei Erwachsenen besteht, zur Triade Minderjähriger-Eltern-Arzt; dieses Dreieck führt zu komplizierten Abhängigkeitsverhältnissen zwischen den Beteiligten, aber

auch zu einer erhöhten emotionalen Belastung für Eltern, die stellvertretend für ihr Kind entscheiden und handeln sollen

- Die Entwicklung des Minderjährigen macht ihn mit ansteigendem Alter, aber auch je nach spezifischen (Krankheits-)Erfahrungen, immer fähiger zu autonomem Handeln
- So nimmt der Minderjährige in dem beschriebenen Dreieck eine zunehmend wichtigere und mit mehr Entscheidungsrechten versehene Rolle ein; dieser Prozess verläuft nicht immer linear und stetig, sondern kann variabel und situationsspezifisch bestimmt sein
- Der Grad der Partizipation und der Autonomie kann zwischen folgenden Situationen fluktuieren:
  - Der Erwachsene entscheidet, und das Kind besitzt nur ein Anhörungsrecht
  - Der Minderjährige entscheidet, und der Erwachsene besitzt nur das Anhörungsrecht
- Im letztgenannten Fall besäße der Minderjährige die größtmögliche Autonomie; in der Realität werden Entscheidungsprozesse jedoch eher in einer Art wechselseitigem Vetorecht ausgehandelt
- Dabei spielt der sog. *voice effect* eine große Rolle

❯ Die Partizipation des Minderjährigen durch Meinungsäußerung führt zu einer erhöhten Adhärenz an eine Entscheidung: Auch wenn die Entscheidung autonom anders getroffen würde, ist die wahrgenommene Beteiligung an der Entscheidungsfindung auch bei Minderjährigen wichtig.

Rechte von Minderjährigen

❯ Minderjährige besitzen eigene, vom Elternwillen unabhängige und im Zweifelsfall auch gegenüber diesem gleichberechtigte, teils vorrangige Rechte, wobei manche davon abhängig von der kognitiven und allgemeinen Entwicklung des Minderjährigen sind und manche unabhängige elementare und generelle Rechte.

- Die UN-Kinderrechtskonvention (insbesondere Art. 12 und 13) unterstreicht das Recht von Kindern auf rechtliches Gehör und Information in allen sie betreffenden Angelegenheiten sowie das Recht, dass ein Minderjähriger sich seine Meinung bilden können soll und diese angemessen berücksichtigt werden müsse
- Auch das Bürgerliche Gesetzbuch (BGB) kennt die Einbeziehung des Minderjährigen und die Berücksichtigung seines Willens bei Entscheidungen, die den Minderjährigen betreffen: nach § 1626 II BGB besteht für die Eltern eine Verpflichtung, die wachsende Fähigkeit und das wachsende Bedürfnis des Kindes zu selbstständigem und verantwortungsbewusstem Handeln zu berücksichtigen

Behandlungsvertrag, Behandlung mit und ohne Wissen der Eltern

- Grundlage der Behandlung in der Kinder- und Jugendpsychiatrie: **Sozialgesetzbuch V** (Gesetzliche Krankenversicherung, SGB V)
- Nach SGB V haben Krankenkassen, Leistungserbringer und Versicherte darauf zu achten, dass
  - die Leistungen wirksam und wirtschaftlich erbracht und
  - nur im notwendigen Umfang in Anspruch genommen werden
- Nach SGB V § 27 haben Versicherte Anspruch auf Krankenbehandlung, wenn sie notwendig ist, um
  - eine

Krankheit zu erkennen – sie zu heilen – ihre Verschlimmerung zu verhüten – Krankheitsbeschwerden zu lindern

- Die Krankenbehandlung umfasst z. B. die ärztliche Behandlung einschließlich Psychotherapie als ärztliche und psychotherapeutische Behandlung
- Wenn sie Leistungen in Anspruch nehmen möchten, müssen Patienten, im Falle von Minderjährigen die Sorgeberechtigten, einen **Behandlungsvertrag** unterschreiben, der die Einwilligung in die Behandlung dokumentiert
- Damit ergeben sich für den Arzt auch Pflichten (s. oben), so z. B. auch die Pflicht zur Verschwiegenheit

Patientenautonomie

- Problematisch im Sinne des Behandlungsvertrags auch in den Fällen, in denen der Minderjährige ohne Wissen oder gegen den Willen der Eltern um Behandlung nachsucht
- Hier gibt es einander widersprechende Urteile im Zusammenhang mit gynäkologischen Behandlungen, etwa der Verschreibung von Kontrazeptiva oder Schwangerschaftsabbrüchen
- Bei Mitgliedern der privaten Krankenversicherung reduzieren sich die Möglichkeiten der Autonomie, da über die Rechnungsstellung eine Geheimhaltung einer Behandlung vor den Eltern/Sorgeberechtigten nicht gewährleistet werden kann, selbst wenn der behandelnde Arzt zu dem Schluss gekommen ist, der Minderjährige besitze eine ausreichende Willensfähigkeit und genieße damit einen dem Erwachsenen gleichberechtigten Status
- Hier gerät das Sorge- und Informationsrecht der Eltern in Kollision mit dem Autonomierecht des Minderjährigen, ohne dass auf eine solche Situation ein gültiges Prozedere vorhanden wäre
- Kompliziert werden können solche Fälle, wenn dabei Kinderschutzaspekte, etwa Misshandlung, Missbrauch oder Vernachlässigung, eine Rolle spielen
- Dann ist unter Berücksichtigung des § 8a des KJHG eine Abwägung noch schwieriger zu treffen

Schweigepflicht

Grundlage für die Schweigepflicht ist das Grundgesetz mit seinen Bestimmungen zur informationellen Selbstbestimmung (Artikel 2 Abs. 1 i. V. m. Artikel 1 GG):

- Dieses Recht kann seine Grenzen darin finden, dass Grundrechte anderer überwiegen (etwa bei Kindeswohlgefährdung)
- Dem Arzt obliegt es, das Geheimnis seiner Patienten zu wahren
- Bei Verstößen greift das Strafgesetzbuch (§ 203 StGB, ► Verletzung von Privatgeheimnissen)
- In der Kinder- und Jugendpsychiatrie ist meist die gesamte Familie von der Pflicht der Wahrung der Schweigepflicht betroffen
- Andererseits ergeben sich gerade in Fragen des Kindeswohls schwierige Situationen bei der Abwägung, Informationen weiterzugeben (etwa an das Jugendamt) oder nicht
- Prinzipiell ist es günstig, transparent über die notwendigen Kontaktaufnahmen zu informieren und sich entsprechende Schweigepflichtsentbindungen von den Sorgeberechtigten geben zu lassen

Schweigepflichtsentbindungen müssen immer spezifisch/konkret sein und nicht generell (»Blankovollmacht«), auch sollten sie nicht älter als ein Jahr sein.

- Ein Bruch der Schweigepflicht kann gerechtfertigt sein zur Abwendung von Gefahren (Schwelle des § 34 StGB)
- Hier ist es sinnvoll:
  - den Patienten darüber zu informieren
  - sich mit (erfahrenen) Kollegen zu beraten
  - die Güterabwägung zu dokumentieren (Abwägung der Gründe für das Kindeswohl vs. Schutz der Vertrauensbeziehung, nicht allein die Entscheidung dokumentieren)

Verletzung von Privatgeheimnissen (§ 203 StGB)

(1) Wer unbefugt ein fremdes Geheimnis, namentlich ein zum persönlichen Lebensbereich gehörendes Geheimnis oder ein Betriebs- oder Geschäftsgeheimnis, offenbart, das ihm als

1. Arzt, Zahnarzt, Tierarzt, Apotheker oder Angehöriger eines anderen Heilberufs, der für die Berufsausübung oder die Führung der Berufsbezeichnung eine staatlich geregelte Ausbildung erfordert,
2. Berufspsychologen mit staatlich anerkannter wissenschaftlicher Abschlußprüfung,
3. (…)
4. Ehe-, Familien-, Erziehungs- oder Jugendberater sowie Berater für Suchtfragen in einer Beratungsstelle, die von einer Behörde oder Körperschaft, Anstalt oder Stiftung des öffentlichen Rechts anerkannt ist,

4a. Mitglied oder Beauftragten einer anerkannten Beratungsstelle nach den §§ 3 und 8 des Schwangerschaftskonfliktgesetzes,

5. staatlich anerkanntem Sozialarbeiter oder staatlich anerkanntem Sozialpädagogen oder
6. Angehörigen eines Unternehmens der privaten Kranken-, Unfall- oder Lebensversicherung oder einer privatärztlichen, steuerberaterlichen oder anwaltlichen Verrechnungsstelle

anvertraut worden oder sonst bekannt geworden ist, wird mit Freiheitsstrafe bis zu einem Jahr oder mit Geldstrafe bestraft.

Behandlung mit freiheitsentziehenden Maßnahmen

In der stationären Kinder- und Jugendpsychiatrie kann es zu Behandlungsnotwendigkeiten kommen, bei denen das Kind oder der Jugendliche nicht einverstanden ist mit dem Aufenthalt, die Eltern und der Arzt aber die Notwendigkeit einer Behandlung sehen.

- Häufige Diagnosen, bei denen dies der Fall ist:
  - schizophrene Psychosen im akuten Zustand
  - bipolare Erkrankungen
  - Essstörungen
  - Angststörungen
- Es bestehen rechtlich verschiedene Möglichkeiten (UBG/PsychKG, § 1631b BGB, § 42 SGB VIII), den Patienten gegen seinen Willen auf Station zu behalten und zu behandeln (► Feststellungskriterien für § 1631b BGB, Abb. 14.1)
- Immer gilt aber:
  - Es liegt eine akute Eigen- oder Fremdgefährdung vor
  - Die Gefahr ist für den Patienten nicht anderweitig abwendbar (also z. B. bei erfolgloser ambulanter Vorbehandlung)
- Bei chronischen Gefährdungen (z. B. Störung des Sozialverhaltens mit

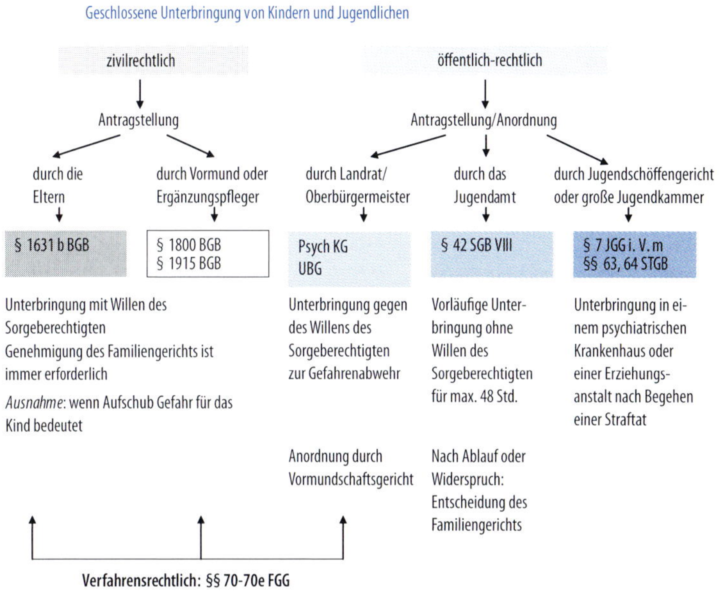

Abb. 14.1 Möglichkeiten der Unterbringung (mod. nach Eggers et al. 2004)

Trebegängertum, Alkoholmissbrauch etc.) ist sehr gut zu begründen, warum eine stationäre Therapie nun notwendig ist und welche Gefährdungsaspekte vorliegen

- In der Kinder- und Jugendpsychiatrie empfiehlt es sich, die Unterbringung nach § 1631b BGB anzustreben (▶ § 1631b BGB)
- Vorteil: Es handelt sich um eine zivilrechtliche Unterbringung, für die die Eltern den Antrag stellen
- § 1631b BGB gibt den Sorgeberechtigten die Erlaubnis, freiheitsentziehende Maßnahmen aus pädagogischen oder auch aus akut psychiatrischen Gründen in geeigneten Bedingungen realisieren zu lassen
- Eine Aufhebung des Beschlusses ist nicht notwendig, wenn die Voraussetzung (der Unfreiwilligkeit) entfällt oder die Eltern keine Notwendigkeit der Behandlung mehr sehen

Feststellungskriterien für § 1631b BGB
Psychiatrische Akutsituation

- Fremd- und Selbstgefährdung
- Deutlich verminderte Steuerungsfähigkeit
- Keine Krankheitseinsicht
- Extrem auffälliger psychopathologischer Befund mit expliziten psychopathologischen Phänomenen (wie z. B. Halluzinationen, mit imperativen Stimmen)

▼

Pädagogisch auswegslose Situation, Charakterisika

- Chronizität
- Pervasivität
- Ausweglosigkeit in Bezug auf die Schul- oder Ausbildungssituation
- Verlust von Peer-Kontakten oder höhere Abhängigkeit in einer subkulturellen Peergroup
- Stark reduziertes globales Zurechtkommen oder pervasive Fremdgefährdung durch Aggressivität

§ 1631b BGB

Eine Unterbringung des Kindes, die mit Freiheitsentziehung verbunden ist, bedarf der Genehmigung des Familiengerichts. Die Unterbringung ist zulässig, wenn sie zum Wohl des Kindes, insbesondere zur Abwendung einer erheblichen Selbst- oder Fremdgefährdung, erforderlich ist und der Gefahr nicht auf andere Weise, auch nicht durch andere öffentliche Hilfen, begegnet werden kann. Ohne die Genehmigung ist die Unterbringung nur zulässig, wenn mit dem Aufschub Gefahr verbunden ist; die Genehmigung ist unverzüglich nachzuholen. Das Gericht hat die Genehmigung zurückzunehmen, wenn das Wohl des Kindes die Unterbringung nicht mehr erfordert.

- Nichtgenehmigte Zwangsmaßnahmen können strafbar sein (z. B. nach § 239 StGB – Freiheitsberaubung, §§ 223ff StGB – Körperverletzungsdelikte, § 240 StGB – Nötigung)
- Andererseits kann Untätigkeit und somit auch das Unterlassen von Zwang ein Unterlassungsdelikt darstellen, denn der Behandlungsvertrag begründet für den Arzt Garantenpflicht (§§ 223 und 13 StGB)

Kurzfristige Zwangsbehandlungen bei akuten Krisen oder Dekompensation finden im Grenzbereich zu genehmigungspflichtigen Behandlungen statt. Wichtig ist die Absicherung und Dokumentation der Entscheidung, im Akutfall durch eine Anordnung durch den Behandler und eine Dokumentation im Pflegebericht.

- Es empfiehlt sich, bei Aufnahme die Sorgeberechtigten und den Patienten über Akutmaßnahmen zu informieren und sie diese Information auch unterschreiben zu lassen (▶ Kap. 12.2, ▶ Musterdokumente unter *www.springer.com/978-3-540-68318-6*)

Bei perakuten Situationen Eingreifen des Stationspersonals mit sofortiger Information des Stations-/Dienstarztes; Entscheidung zur Behandlung gegen den Willen nur nach Information der Sorgeberechtigten und/oder (falls nicht erreichbar) auf Anordnung eines Facharztes (OA) und gerichtliche Anordnung.

Aufklärungspflichten

- Prinzipiell haben Ärzte die Pflicht, über die von ihnen durchgeführten Maßnahmen aufzuklären, aber auch über die Diagnosen, die sie feststellen
- Dies gilt insbesondere, wenn
  - Maßnahmen Risiken bergen können
  - es sich z. B. um nicht zugelassene Arzneimittel handelt
- Generell ist aufzuklären über
  - die medikamentöse Behandlung
  - mögliche Nebenwirkungen
  - Risiken
  - den Zulassungsstatus und (sofern vorhanden) zugelassene Alternativen
  - psychotherapeutische alternative Behandlungsmöglichkeiten
- Formulare sind nützlich, ersetzen aber nie das Aufklärungsgespräch

- Hilfreich kann es sein, auf Formularen die speziellen Fragen eines Patienten zu notieren (in Stichpunkten oder mit kurzer wörtlicher Rede); unterstützender Beleg für eine stattgehabte Aufklärung im Falle von Streitigkeiten (▶ Musterdokumente unter *www.springer.com/978-3-540-68318-6*).
- Grundsätzlich wichtig ist: – sich auf die Sprache der Kinder/Jugendlichen einlassen – nachfragen, ob Erklärungen verstanden wurden – dem Patienten die Möglichkeit zum Überlegen geben – ihm nach der Aufklärung ausreichend Zeit lassen, bis er entscheiden muss

Datum, Zeit, Beteiligte und Inhalt des Aufklärungsgesprächs sollten in der Krankenakte dokumentiert werden.

- Unter dem Aspekt der Informationsvermittlung als grundsätzliche Pflicht des Arztes gegenüber seinem Patienten zur Wahrung der Autonomie ist bei Minderjährigen die alters- und entwicklungsgerechte Einbeziehung in die Aufklärung, aber auch die Respektierung ihrer Person notwendig

Weiterführende Literatur

Dettmeyer R (2006) Behandlung minderjähriger Patienten in: Medizin & Recht. Rechtliche Sicherheit für den Arzt. Grundlagen, Fallbeispiele & Lösungen, Medizinrechtliche Antworten, 2. Aufl. Springer, Berlin Heidelberg New York Tokio, S 197–211

Eggers C, Fegert JM, Resch F (Hrsg) (2004) Psychotherapie des Kindes- und Jugendalters. Springer, Berlin Heidelberg New York Tokio

Fegert JM, Späth K, Salgo L (2001) Freiheitsentziehende Maßnahmen in Jugendhilfe und Kinder- und Jugendpsychiatrie. Votum Verlag, Münster

Harder Y v, Erlinger R (2003) Verordnung von Kontrazeptiva an Minderjährige. Ein rechtliches Problem? Gynäkologe 37(4): 366–370

Kölch M, Fegert JM (2007) Patientenautonomie – Minderjährige als Patienten. Familie, Partnerschaft und Recht (FPR) 3(13): 76–79

Rothärmel S, Dippold I, Wiethoff K, Wolfslast G, Fegert JM (2006) Patientenaufklärung, Informationsbedürfnis und Informationspraxis in der Kinder- und Jugendpsychiatrie. Vandenhoeck & Ruprecht, Göttingen

Schnoor K, Schepker R, Fegert JM (2006) Rechtliche Zulässigkeit von Zwangsmaßnahmen in der Kinder- und Jugendpsychiatrie. Prax Kinderpsychol Kinderpsychiatr 5: 814–837

United Nations (1989) The UN-Convention on the Rights of the Child. U.N. General Assembly, Document A/RES/44/25 (12 December 1989)

Wölk F (2001) Der minderjährige Patient in der ärztlichen Behandlung. Medizinrecht (MedR) 19(2): 80–89

Forensische Fragen in der Kinder- und Jugendpsychiatrie

Michael Kölch, Marc Allroggen und Jörg M. Fegert

Der Kinder und Jugendpsychiater wird immer wieder mit forensischen Fragestellungen konfrontiert, weswegen hier die Grundzüge forensischer Tätigkeit und die wichtigsten Situationen skizziert werden. Eine tiefere Beschäftigung mit diesem Feld, die über die in diesem Beitrag dargestellte Übersicht hinausgeht, ist für den Kinder- und Jugendpsychiater allerdings unerlässlich.

Generelles zur Gutachtertätigkeit

Der Gutachter

- ist dem Auftrag des Gerichts verpflichtet und hat die im Auftrag genannten Fragen zu beantworten
- muss prüfen, ob er den Auftrag erfüllen bzw. die Fragestellung tatsächlich beantworten kann
- ist frei in der Wahl seiner Mittel, derer er sich bei der Erstellung des Gutachtens bedient
- muss sich an fachliche Standards halten und sein Gutachten nachvollziehbar und unparteiisch erstellen
- hat sich neutral zu verhalten und soll wie ein Richter keine Parteilichkeit zeigen
- hat seine mögliche Befangenheit dem Gericht mitzuteilen, falls es mögliche Interessenskonflikte gibt (Bekannte, Verwandte sind in das Gutachten involviert, zu Begutachtender war oder ist Patient etc.)

Das Gutachten

- sollte immer trennen zwischen
  - Aktenlage
  - Anamnese
  - Befunden (einschließlich Diagnosen)
  - Beantwortung der Fragestellung
- soll in für medizinische Laien verständlicher Sprache erstattet werden
- Im Strafrecht – aber auch in vielen anderen Verfahren – ist das schriftliche Gutachten immer vorläufig, und die mündliche Gutachtenserstattung in der Verhandlung stellt die endgültige Stellungnahme des Sachverständigen dar
- Nach § 163 (1) FamFG kann das Gericht dem Gutachter eine Frist setzen; Frist zur Erstellung des Gutachtens beachten! Wenn Fristeinhaltung nicht möglich, dann Rücksprache mit dem Gericht
- Nach § 163 (2) FamFG kann das Gericht den Gutachter beauftragen, während der Begutachtung auf eine einvernehmliche Lösung hinzuwirken; dieser Auftrag kann problematisch sein (verschiedene Rollen)

❯ Parteigutachten schaden eher und sollten nicht erstellt werden. Es empfiehlt sich, ausschließlich Gutachten zu erstellen, die das Gericht oder die Staatsanwaltschaft oder eine Behörde (z. B. Versorgungsamt), Versicherung etc. in Auftrag gibt!

Gesetz zur Erleichterung familiengerichtlicher Maßnahmen bei Gefährdung des Kindeswohls

Seit 2008 gibt es das Gesetz zur Erleichterung familiengerichtlicher Maßnahmen bei Gefährdung des Kindeswohls, 2009 trat zusätzlich das Gesetz über das Verfahren in Familiensachen und in den Angelegenheiten der freiwilligen Gerichtsbarkeit (FamFG) in Kraft. Dadurch wurde das Gesetz über die Angelegenheiten der freiwilligen Gerichtsbarkeit reformiert.

- Konkretisierung der Tatbestandsvoraussetzungen des § 1631b BGB (Unterbringung gegen den Willen eines Kindes – diese ist nur zulässig, wenn sie zum Wohl des Kindes, insbesondere zur Abwendung einer erheblichen Selbst- oder Fremdgefährdung, erforderlich ist und der Gefahr nicht auf andere Weise, auch nicht durch andere öffentliche Hilfen, begegnet werden kann)
- Änderungen des § 1666 BGB
  - Abbau der Tatbestandshürde des elterlichen Erziehungsversagens
  - Konkretisierung der Rechtsfolgen (z. B. können Eltern Gebote auferlegt werden, öffentliche Hilfen wie etwa Leistungen der Kinder- und Jugendhilfe und der Gesundheitsfürsorge in Anspruch zu nehmen, oder auch Gebote, für die Einhaltung der Schulpflicht zu sorgen)
- Einführung einer Überprüfungspflicht bei Absehbarkeit von familiengerichtlichen Maßnahmen (§ 1696 Abs. 2 und 3 BGB), d. h.:
  - Das Gericht soll seine Entscheidung in einem angemessenen zeitlichen Abstand noch einmal überprüfen, um festzustellen, ob die getroffene Entscheidung noch immer sachgerecht ist (Überprüfungsfrist in der Regel 3 Monate)
  - Die Ausgestaltung als Soll-Vorschrift ermöglicht es, eine nochmalige Überprüfung in offensichtlich unbegründeten Fällen auszuschließen
- Einführung eines neuen Verfahrensabschnitts (§ 157 FamFG): Erörterung der Kindeswohlgefährdung mit Eltern, Jugendamt, Gericht und Einführung eines Vorrang- und Beschleunigungsgebots (§ 155 FamFG)

Sorgerecht

- Gemeinhin gilt seit dem Kindschaftsrechtsreformgesetz von 1998 das gemeinsame Sorgerecht (§§ 1626–1698b BGB) für Verheiratete, getrennt lebende sowie unverheiratete Eltern nach Abgabe einer Sorgeerklärung
- Bei getrennt lebenden Eltern ist also nach dem Sorgerechtstatus zu fragen, ob gemeinsames Sorgerecht besteht oder aber eine getrennte Sorgerechtsvereinbarung getroffen wurde
- Der Auftrag an den Gutachter lautet oft:
  - Prüfung, wer aus kinder- und jugendpsychiatrischer Sicht besser geeignet ist, die Sorge für das Kind zu tragen
  - Auch die Frage nach der Erziehungskompetenz wird in diesem Zusammenhang oftmals gestellt
- Prinzipiell erfordert ein solches Sorgerechtsgutachten
  - eine ausführliche kinder- und jugendpsychiatrische Anamnese einschließlich einer Familienanamnese mit beiden Parteien
  - die Untersuchung der Eltern hinsichtlich eigener psychischer Auf-

fälligkeiten (auch Suchtaspekte!), der neuen Lebenssituation (neue Partnerschaften?), der Motive für den Sorgerechtsstreit – die Untersuchung des Kindes hinsichtlich etwaiger psychischer Störungen

Hilfreiche Fragen

Bei Sorgerechtsgutachten ist zu prüfen:

- Wo lebt das Kind hauptsächlich (Beziehungskonstanz)?
- Wie sieht die Beziehungsqualität aus?
- Welche Erziehungskompetenzen haben die einzelnen Beteiligten?
- Welche Förderung hält der einzelne vor?
- Wie verhalten sich die einzelnen bezüglich des Kontakts des Kindes zum anderen Elternteil (Bindungstoleranz)?

Wichtig ist die Frage an das Kind nach seinen Wünschen bzgl. Lebensmittelpunkt, Umgang mit den Elternteilen etc. Insbesondere bei kleineren Kindern ist darauf zu achten, dass diese nicht das Gefühl haben, sich mit ihrer Entscheidung oder Äußerung gegen einen Elternteil auszusprechen! Die Wünsche des Kindes sind aber zu eruieren.

- Es geht bei Sorgerechtsgutachten nicht darum, dass das Kind durch eine Gerichtsentscheidung abstrakt die optimalen Bedingungen erhält, sondern im Rahmen seines Familiensystems die besten Entwicklungsmöglichkeiten
- Das bedeutet z. B. für den Fall einer sozial schwachen Familie, in der wenige Kompetenzen hinsichtlich der Erziehungsfähigkeit vorliegen, nicht automatisch, dass das Sorgerecht einem Dritten übertragen werden sollte, sondern dem Elternteil, der im Vergleich der beiden Elternteile die besseren Kompetenzen aufweist

Oftmals wird versucht, den Behandler als Gutachter zu einzusetzen; dies sollte immer klar abgelehnt werden.

Entzug des Sorgerechts

- Nach § 1666 BGB kann Eltern die Sorge für ein Kind entzogen werden, wenn durch die Ausübung der Sorge Gefahr für das Kind besteht
- Es handelt sich also grundsätzlich um eine Prognosefrage
- Die Sorge kann komplett oder aber in Teilen (z. B. Gesundheitssorge, Aufenthaltsbestimmungsrecht etc.) entzogen werden
- Wichtige zu berücksichtigende Fragen sind u. a.: – Liegt eine akute oder chronische Gefährdung vor? – Was unternehmen die Eltern zur Beseitigung der Gefährdung? – Erkennt und berücksichtigt die erwachsene Person die Bedürfnisse des Kindes? – Hat sie eine emotionale Beziehung zum Kind? – Ist bei den bestehenden Rahmenbedingungen bei diesem spezifischen Kind und seinen Eltern eine massive Gefahr für die Entwicklung des Kindes zu befürchten?
- Relevant ist auch eine relevante psychiatrische Störung bei einem Elternteil

Eine psychiatrische Störung bei einem Elternteil rechtfertigt nicht allein den Entzug der elterlichen Sorge. Es müssen konkrete Auswirkungen auf das Kindeswohl bestehen.

- Nach § 1632 (4) wird der Kinder- und Jugendpsychiater bisweilen bezüglich der Herausgabe eines Kindes aus einer Pflegefamilie befragt (Rückkehr zu den leiblichen Eltern)
- Hier ist es ebenfalls wichtig zu prüfen, wo die bestmögliche Beziehungskonstanz, Förderung und Beziehungsqualität gewährleistet ist

- Eine sorgfältige Untersuchung der Lebensbedingungen in der Pflegefamilie und in der Ursprungsfamilie ist hier besonders wichtig, da das Kind ja bereits einen Settingwechsel hinter sich hat

Umgangsrecht

- Umgang ist durch § 1684 BGB Elternteilen und über § 1685 BGB auch weiteren Familienmitgliedern (Großeltern) zugestanden
- Grundlegend regelt der § 1626 Abs. 3 BGB, dass das Kind zu seiner ungestörten Entwicklung das Recht hat, regelmäßigen Umgang mit beiden Elternteilen zu haben
- Eltern haben sowohl die Pflicht als auch das Recht zum Umgang
- Das Kind hat nur das Recht auf Umgang, aber keine Pflicht

Es geht bei Sachverständigengutachten zu Umgangsfragen nicht primär darum, dass ein Erwachsener das Recht auf Umgang durchsetzt, sondern darum, ob es für das Kind förderlich ist, Umgang zu haben!

- Bei kleineren Kindern ist darauf zu achten, dass trotz Umgang eine genügende Konstanz zur primären Bezugsperson gewährleistet ist; so können (aber müssen nicht), Übernachtungen ein 3-jähriges Kind überfordern
- Bei beginnender Pubertätsentwicklung und vermehrter Außenorientierung eines Jugendlichen kann ein rigider Rhythmus des Kontakts eher negativ sein und auf Dauer zum Kontaktabbruch führen
- Erzwungener Kontakt hat langfristig eine schlechtere Prognose, worüber auch der Umgang begehrende Elternteil aufgeklärt werden sollte
- Begleiteter Umgang kann bei Unsicherheit hinsichtlich der Adäquatheit des Verhaltens einer Partei ein zeitlich befristetes Mittel sein, die Umgänge zu ermöglichen, aber auch kontrollieren zu können
- Langfristig sind begleitete Umgänge nicht adäquat, da sie auch die Kinder belasten können

Hilfreiche Fragen

Bei Sachverständigengutachten ist zu prüfen:

- Was spricht gegen den Umgang?
- Gibt es kindeswohlgefährdendes Verhalten?
- Welche Unsicherheiten bestehen beim umgangsverwehrenden Elternteil?
- Welche Wünsche hat das Kind?
- Warum lehnt das Kind den Umgang ab? Gibt es Loyalitätskonflikte?

- Teilweise benötigt der umgangsverwehrende Teil eine Beratung, insbesondere auch dann, wenn typische Symptome von Trennungskindern (Wiederauftreten regressiven Verhaltens, wie kurzfristiges Einnässen nach einem Umgang etc.) überbewertet oder pathologisiert werden
- Gerade bei Umgangs- und Sorgerechtsverfahren sollte sich der kinder- und jugendpsychiatrische Sachverständige bei Wahrung seiner Neutralität einbringen – um des Kindeswohls willen – um die Situation zu deeskalieren – um einen Teil Mediation anzubieten

Aus kinder- und jugendpsychiatrischer Sicht ist es eher kontraindiziert, die Pflicht eines Elternteils zum Umgang durchzusetzen, da dies zu der im Gesetz geforderten »ungestörten Entwicklung« kaum beitragen wird.

Schuldfähigkeit

- Schuldfähigkeitsgutachten werden im Rahmen vom Strafverfahren vergeben
- Wichtige prinzipielle Fragestellungen sind: die Beurteilung der Strafreife nach § 3 JGG und die Prüfung, ob bei einem Heranwachsenden das Jugendstrafrecht angewendet werden soll (§ 105 JGG)
- Strafreife nach § 3 JGG: Es muss beurteilt werden, ob der Jugendliche reif genug war, das Unrecht der Tat zum Tatzeitpunkt einzusehen und ob er sein Handeln nach dieser Einsicht ausrichten konnte
- Bei Heranwachsenden (18- bis 21-Jährige) ist hier meist regelhaft zu prüfen, ob der Jugendliche der Reife nach einem Erwachsenen gleichzustellen ist oder ob das Jugendstrafrecht greift (§ 105 JGG)
- »Marburger-Reifekriterien«: – Planung des Lebens – Entwicklungsrückstände – Peergroup-Einbindung – Verhalten etc.
- Prüfung der Schuldunfähigkeit (§ 20 StGB) und der verminderten Schuldfähigkeit (§ 21 StGB): – Lagen zum Tatzeitpunkt eine krankhafte psychische Störung (z. B. schwere Psychose), Schwachsinn (IQ < 70), eine tiefgreifende Bewusstseinsstörung (z. B. Rausch, Drogenintoxikation, Schockzustand) oder eine andere seelische Abartigkeit (z. B. Persönlichkeitsstörung) vor? – Hinderten diese den Beschuldigten daran, das Unrecht der Tat einzusehen und dementsprechend zu handeln?
- Nach § 20 StGB liegt vollkommene Schuldunfähigkeit vor, nach § 21 StGB ist die Schuldfähigkeit durch die o. g. Kombination stark vermindert
- Bei Schuldminderung oder -unfähigkeit kann ein Täter nach § 63 StGB in entsprechenden forensischen Einrichtungen/psychiatrischen Krankenhäusern untergebracht werden
- Bei Jugendlichen oder Heranwachsenden sind auch Regelungen nach § 10 Abs. 2 JGG oder § 41 SGB VIII möglich

Glaubhaftigkeitsgutachten

Glaubhaftigkeitsgutachten werden meist im Rahmen von Verfahren wegen sexuellen Missbrauchs in Auftrag gegeben. Sie verlangen detaillierte Kenntnisse der Glaubhaftigkeitsbegutachtung, weshalb hier nur kurz auf sie eingegangen werden soll.

> Es ist wichtig, sich an die vom Bundesgerichtshof (BGH) 1999 vorgegebenen Standards zu halten, nach denen von der sog. Nullhypothese (»Konfabulationshypothese«) ausgegangen werden muss.

- Die Hypothese, die Aussagen des Kindes oder Jugendlichen seien wahr, muss z. B. anhand der Realkennzeichen belegt werden, um die Nullhypothese verwerfen zu können
- Der Gutachter hat die Kompetenz des Aussagenden zu prüfen (kann er überhaupt das aussagen, was er aussagt)
- Er muss die Aussagequalität, die Konstanz der Aussage(n), die Fehlerquellen und die Motivation zur Aussage analysieren

> Das Kind ist bei Glaubhaftigkeitsgutachten vor einer wiederholten Vernehmung zu schützen, die Vernehmung soll zeitnah stattfinden (möglichst im Beisein des Gutachters), eine ausführliche Entstehungsgeschichte der Aussage ist dem Gutachten zugrunde zu legen (► Weiterführende Literatur).

Weiterführende Literatur

Fegert JM (2008) Sexueller Missbrauch. In: Esser G (Hrsg) Lehrbuch der klinischen Psychologie und Psychotherapie bei Kindern und Jugendlichen, 3. Aufl. Thieme, Stuttgart

Fegert JM, Schnoor K, König C, Schläfke D (2006) Psychiatrische Begutachtung in Sexualstrafverfahren. Eine empirische Untersuchung von Gutachten zur Schuldfähigkeit bei jugendlichen, heranwachsenden und erwachsenden Beschuldigten in Mecklenburg-Vorpommern. Centaurus, Herbolzheim

Häßler F, Rebering E, Schnoor K, Schläfke D, Fegert JM (2003) Forensische Kinder-, Jugend- und Erwachsenenpsychiatrie. Schattauer, Stuttgart

Kemper A, Kölch M, Fangerau H, Fegert JM (2010) Ärztliche Schweigepflicht bei Kindeswohlgefährdung. Mehr Handlungssicherheit durch die neuen Kinderschutzgesetze? Ethik Med 22: 33–47

Klosinski G (Hrsg) (2006) Begutachtung in der Kinder- und Jugendpsychiatrie. Empfehlungen der Kommission »Qualitätssicherung für das Gutachterwesen in der Kinder- und Jugendpsychiatrie und Psychotherapie«. Deutscher Ärzte Verlag, Köln

Köhnken G (2001) Methodik der Glaubhaftigkeitsbegutachtung. In: Fegert JM (Hrsg) Begutachtung sexuell missbrauchter Kinder. Luchterhand, Neuwied

Kölch M, Fegert JM (2007a) Empirische Erkenntnisse zur Kooperation zwischen Jugendhilfe und Justiz sowie anderen Institutionen im Kinderschutzverfahren. In: Elz J (Hrsg) Kooperation von Jugendhilfe und Justiz bei Sexualdelikten gegen Kinder. Kriminologische Zentralstelle e. V., Wiesbaden

Kölch M, Fegert JM (2007b) Intervention bei Scheidung und Trennung. In: Remschmidt H, Mattejat F, Warnke A (Hrsg) Therapie psychischer Störungen bei Kindern und Jugendlichen. Thieme, Stuttgart

Kölch M, Fegert JM (2008) Die umgangsrechtliche Praxis aus Sicht der Kinder- und Jugendpsychiatrie. FamRZ – Zeitschrift für das gesamte Familienrecht 55: 1573–1668

Kontakt mit der Jugendhilfe – Sozialarbeit in der Kinder- und Jugendpsychiatrie

Michael Kölch, Marc Allroggen und Jörg M. Fegert

Aufgaben der Sozialarbeit

Die Aufgaben der Sozialarbeit in der Kinder- und Jugendpsychiatrie umfassen:

- Einleitung pädagogischer Maßnahmen über die Jugendhilfe
- Fragen der Krankenversorgung und der Arbeitsintegration und Rehabilitation
- Unterstützung der Eltern, Hilfen nach den verschiedenen Sozialgesetzbüchern zu erlangen
- Bei Kindeswohlgefährdung kann die Einbeziehung der Sozialarbeiter wichtig sein, um eine Inobhutnahme (§ 42 SGB VIII) zu veranlassen

Die Sozialarbeit kann daher

- Kommunikation und Koordination zwischen verschiedenen Hilfesystemen übernehmen
- Bei der Einleitung therapeutischer Maßnahmen wie ambulanter und stationärer Jugendhilfe- oder Rehabilitationsmaßnahmen tätig sein
- Eltern und Patienten hinsichtlich der Hilfemöglichkeiten beraten
- Patienten mit Migrationshintergrund unterstützen durch Vermittlung von Dolmetschern, bei Fragen des Ausländerrechts etc.

Gesetzliche Grundlagen der Tätigkeit der Sozialarbeit in der Kinder- und Jugendpsychiatrie

- Das **Kinder- und Jugendhilfegesetz** (SGB VIII) stellt die rechtliche Grundlage für die Kinder- und Jugendhilfe in der Bundesrepublik Deutschland dar
- Speziell § 35a »Eingliederungshilfe für seelische kranke Kinder und Jugendliche« ist von eminenter Bedeutung für die Patienten in der Kinder- und Jugendpsychiatrie; ▶ Definition § 35a (Auszug)
- Weitere wichtige gesetzliche Grundlagen für Leistungen an die Patienten, die damit auch für die Tätigkeit der Sozialarbeit in der Kinder- und Jugendpsychiatrie relevant sind:
  - SGB XII (Sozialhilfe)
  - SGB II (Grundsicherung für Arbeitsuchende)
  - SGB III (Arbeitsförderungsgesetz)
  - SGB V (Krankenversorgung)

Definition § 35a (Auszug)
(1) Kinder oder Jugendliche haben Anspruch auf Eingliederungshilfe, wenn
1. ihre seelische Gesundheit mit hoher Wahrscheinlichkeit länger als sechs Monate von dem für ihr Lebensalter typischen Zustand abweicht, und
2. daher ihre Teilhabe am Leben in der Gesellschaft beeinträchtigt ist oder eine solche Beeinträchtigung zu erwarten ist. Von einer seelischen Behinderung bedroht im Sinne dieses Buches sind Kinder oder Jugendliche, bei denen eine Beeinträchtigung ihrer Teilhabe am Leben in der Gesellschaft nach fachlicher Erkenntnis mit hoher Wahrscheinlichkeit zu erwarten ist. § 27 Abs. 4 gilt entsprechend.
(1a) Hinsichtlich der Abweichung der seelischen Gesundheit nach Abs.1 Satz 1 Nr. 1 hat der Träger der öffentlichen Jugendhilfe die Stellungnahme
1. eines Arztes für Kinder- und Jugendpsychiatrie und -psychotherapie,
2. eines Kinder- und Jugendpsychotherapeuten oder
3. eines Arztes oder eines psychologischen Psychotherapeuten, der über besondere Erfahrungen auf dem Gebiet seelischer Störungen bei Kindern und Jugendlichen verfügt,
einzuholen. Die Stellungnahme ist auf der Grundlage der Internationalen Klassifikation der Krankheiten in der vom Deutschen Institut für medizinische Dokumentation und Information herausgegebenen deutschen Fassung zu erstellen. Dabei ist auch darzulegen, ob die Abweichung Krankheitswert hat oder auf einer Krankheit beruht. Die Hilfe soll nicht von der Person oder dem Dienst oder der Einrichtung, der die Person angehört, die die Stellungnahme abgibt, erbracht werden.

- Die Hilfen, die ein Jugendlicher nach § 35a erhalten kann, unterscheiden sich nicht von den anderen Hilfen zur Erziehung (§§ 27ff), allerdings ist die Anspruchsgrundlage eine andere:
  - im Rahmen des § 35a hat das Kind/der Jugendliche einen Rechtsanspruch auf Hilfen
  - bei den »gewöhnlichen« Hilfen nach § 27ff sind die Eltern anspruchsberechtigt
- Im Übergangsbereich vom Jugend- zum Erwachsenenalter führen die Pluralität, unterschiedliche Rechtsgrundlagen und Hilfssysteme zu Problemen, und es kommt zu »Verschiebebahnhöfen« zwischen den unterschiedlichen Kostenträgern, z. B. zwischen Jugendhilfe, Arbeitsförderung, Sozialhilfe etc.
- Dies kann dazu führen, dass enorme zeitliche Ressourcen von Sozialarbeitern, Ärzten, Psychotherapeuten gebunden werden für die Unterstützung von Patienten bei der Beantragung von Rehabilitationsmaßnahmen und dem Verfassen für Stellungnahmen an die Kostenträger

Es ist wichtig, die im Sozialrecht gängigen Altersdefinitionen zu kennen (► Altersdefinitionen im Sozialrecht)

Altersdefinitionen im Sozialrecht
- **Kind:** wer noch nicht 14 Jahre alt ist
- **Jugendlicher:** wer 14, aber noch nicht 18 Jahre alt ist
- **Junger Volljähriger:** wer 18, aber noch nicht 27 Jahre alt ist
- **Junger Mensch:** wer noch nicht 27 Jahre alt ist

Methoden der Sozialarbeit
Die Sozialpädagogik bedient sich einer Diagnostik, die bisher bei Weitem nicht so standardisiert ist, wie man es in der

Medizin gewohnt ist. Letztlich werden mittels der sozialpädagogischen Diagnostik Defizite und Ressourcen in der Familie und dem Lebensumfeld des Patienten eruiert, und davon ausgehend wird der Hilfebedarf individuell definiert. Die Sozialpädagogik ist in ihrer Denkweise stark von systemischen Theorien dominiert, was bisweilen zu Irritationen bei ärztlichen Kollegen führen kann. Sie stellt aber in der Arbeit der Kinder- und Jugendpsychiatrie einen essentiellen Bestandteil in der umfassenden Diagnostik und Therapie dar.

Wichtige Definitionen im Bereich der SGB

Behinderungsbegriff

§ 2 SGB IX Behinderung: Menschen sind behindert, wenn ihre körperliche Funktion, geistige Fähigkeit oder seelische Gesundheit mit hoher Wahrscheinlichkeit länger als sechs Monate von dem für das Lebensalter typischen Zustand abweichen und daher ihre **Teilhabe am Leben in der Gesellschaft beeinträchtigt ist**. Sie sind von der Behinderung bedroht, wenn die Beeinträchtigung zu erwarten ist.

Teilhabe

Teilhabe bedeutet die aktive und selbst bestimmte Gestaltung des gesellschaftlichen Lebens.

- Kinder und Jugendliche sind je nach Alter und Entwicklungsstand erst graduell zur Selbstbestimmung fähig, die Hinführung zu Selbstbestimmung und Eigenverantwortung ist Teil des Erziehungsauftrags
- Die Teilhabebeeinträchtigung (Integrationsrisiko) kann sich auf alle Lebensbereiche erstrecken
- Ein zentraler Lebensbereich für Kinder und Jugendliche ist neben der Familie und dem sozialen Umfeld die Schule
- Teilhabe ist nicht mit dem psychosozialen Funktionsniveau auf Achse VI des multiaxialen Klassifikationssystems gleichzusetzen, wenngleich die Achse VI einen wichtigen Indikator für die Teilhabemöglichkeiten darstellt
- Im Einzelfall ist zu prüfen, inwieweit und wodurch die Teilhabe beeinträchtigt ist, welche Bereiche auch subjektiv für das Kind/den Jugendlichen relevant sind

Eingliederungshilfe nach SGB XII

- **»Sozialhilfe«:** Eingliederungshilfe für Personen, die durch eine Behinderung im Sinne von § 2 Abs. 1 Satz 1 des Neunten Buches wesentlich in ihrer Fähigkeit, an der Gesellschaft teilzuhaben, eingeschränkt oder bedroht sind
- § 54 »Leistungen der Eingliederungshilfe«

SGB II, § 1 Aufgabe und Ziel der Grundsicherung für Arbeitsuchende

(1) Die Grundsicherung für Arbeitsuchende soll die Eigenverantwortung von erwerbsfähigen Hilfebedürftigen und Personen, die mit ihnen in einer Bedarfsgemeinschaft leben, stärken und dazu beitragen, dass sie ihren Lebensunterhalt unabhängig von der Grundsicherung aus eigenen Mitteln und Kräften bestreiten können. (…) Die Leistungen der Grundsicherung sind insbesondere darauf auszurichten, dass (…) die familienspezifischen Lebensverhältnisse von erwerbsfähigen Hilfebedürftigen, die Kinder erziehen oder pflegebedürftige Angehörige betreuen, berücksichtigt werden und behindertenspezifische Nachteile überwunden werden.

Arbeitsförderungsgesetz SGB III

- Dieses fixiert die Aufgaben der Bundesagentur für Arbeit bezüglich der Unterstützung Jugendlicher in der Berufsausbildung, z. B. — § 37: Potenzialanalysen und Eingliederungsvereinbarung — § 61a: Anspruch auf Vorbereitung eines Hauptschulabschlusses
- Eine immer wichtiger werdende Aufgabe der Sozialarbeit in der Kinder- und Jugendpsychiatrie liegt im Bereich der Integration von psychisch kranken Jugendlichen in Arbeit bzw. Ausbildung
- Oftmals vermögen (schwerer) psychisch kranke Jugendliche es nicht, den Anforderungen eines Regelausbildungsverhältnisses zu genügen
- Dann sind direkte Absprachen mit der Arbeitsagentur notwendig, um eine individuelle Eingliederung zu ermöglichen

❯ Bei älteren Patienten daran denken, dass der Berufswahlprozess ansteht. Besprechen, welche Informationen er der Arbeitsagentur, dem Arbeitgeber weitergeben möchte!

❯ Jugendliche, deren Eltern Leistungen nach SGB II beziehen, fallen ebenfalls unter die (restriktiven) Regelungen des SGB II, womit sich für diese Patienten deutlich strengere Regelungen ergeben können als für Patienten, die nach dem SGB III betreut werden.

§ 35a SGB VIII, Eingliederungshilfe für seelisch behinderte Kinder und Jugendliche

Kinder und Jugendliche mit seelischen Behinderungen stellen die Schnittmenge zwischen Kinder- und Jugendpsychiatrie und Kinder- und Jugendhilfe dar. Die Eingliederungshilfe für von einer Teilhabebeeinträchtigung betroffene oder bedrohte Kinder und Jugendliche ist sowohl in der Diagnostik als auch in der Umsetzung eine interdisziplinäre Aufgabe, von Kinder- und Jugendhilfe und Kinder- und Jugendpsychiatrie/Psychotherapeuten sowie anderen Institutionen oder Professionellen (Schulen, Heimeinrichtungen etc.).

Feststellung der Eingangsvoraussetzung

- Der § 35a SGB VIII wurde bei der Novellierung des SGB VIII durch das Gesetz zur Weiterentwicklung der Kinder- und Jugendhilfe (KICK) beibehalten, aber verändert
- Es wurde präzisiert, wer zur Feststellung der Eingangsvoraussetzung geeignet ist (primär Fachärzte und speziell ausgebildete Psychotherapeuten und der Arzt mit besonderen Erfahrungen auf dem Gebiet der seelischen Störungen bei Kindern und Jugendlichen)
- Neu ist, dass der Feststellende der Eingangsvoraussetzungen nicht mehr zugleich Anbieter der Hilfe sein darf
- Es ist im Verfahren nach § 35a SGB VII insbesondere wichtig, dem Jugendamt rechtzeitig eine Stellungnahme (▶ Musterdokumente unter *www.springer.com/978-3-540-68318-6*) zu überlassen, da das Jugendamt erst nach Vorliegen einer solchen tätig werden muss

❯ Prinzipiell frühzeitig das Jugendamt einbeziehen. Die Sorgeberechtigten müssen einer Kontaktaufnahme zum Jugendamt zustimmen (▶ Musterdokumente unter *www.springer.com/978-3-540-68318-6*).

- Eine ärztliche Stellungnahme (▶ Musterdokumente unter *www.springer.com/978-3-540-68318-6*) ist die geeignete Form, die Eingangsvoraussetzung (Vorliegen einer Diagnose) festzustellen

> Die primäre Aufgabe des Kinder- und Jugendpsychiaters im Verfahren nach § 35a SGBV II ist die Überprüfung, ob eine psychische Störung gemäß ICD-10 Kapitel F vorliegt. Ohne Diagnose nach ICD-10 Kapitel F keine Leistung nach § 35a!

- Die Erstellung einer Stellungnahme erfordert das übliche kinder- und jugendpsychiatrische diagnostische Vorgehen (Leitlinien), wobei bei vielen Fragestellungen eine Intelligenzdiagnostik notwendig ist

> Die Verifizierung einer Lese-Rechtschreib-Störung ohne Intelligenzdiagnostik ist obsolet.

- Wichtig bei der Unterscheidung, ob Hilfen nach SGB VIII oder SGB XII gewährt werden, ist das Intelligenzniveau: sobald ein Kind einen IQ im Bereich der geistigen Behinderung aufweist (IQ < 70), fallen die Leistungen für das Kind in der Regel in den Bereich des SGB XII
- Welche Hilfen geeignet erscheinen, ein Teilhabedefizit zu beheben, entscheidet das Jugendamt, das auch das Teilhabedefizit definiert
- Die Feststellung der Eingangsvoraussetzungen (also der klinischen Diagnose) ist nicht mit einer Einschränkung der Teilhabe gleichzusetzen

Einschätzung der Teilhabebeeinträchtigung – Kriterien

- **Pervasivität:** Hat das Störungsbild in mehreren Bereichen Auswirkungen? Wirkt sich z. B. eine Funktionsbeeinträchtigung in der Familie, in der Schule und auch in der Freizeit aus, oder ist die Funktionsbeeinträchtigung nur auf einen Bereich beschränkt? Die Pervasivität trägt erheblich zum Ausmaß der Beeinträchtigung bei
- **Intensität:** Ist das Störungsbild in einem (oder mehreren) Bereich(en) so stark ausgeprägt, dass die Stärke der Funktionsbeeinträchtigung nicht mehr mit einer Teilhabe vereinbar ist? D. h., es genügt z. B. auch bereits ein Bereich, um eine Teilhabebeeinträchtigung festzustellen, obwohl das Funktionsniveau in den anderen Bereichen hoch und ausreichend sein kann
- **Chronizität:** Dauer der Funktionsbeeinträchtigung; für die Chronizität liegt bereits in der Norm des § 35a KJHG ein Kriterium vor, da dort der Halbjahreszeitraum in der Regel vorausgesetzt wird

§ 42 SGB VIII Inobhutnahme

- Wenn ein Kind oder Jugendlicher gefährdet ist, so kann das Jugendamt diesen nach § 42 SGB VIII in Obhut nehmen; ► § 42 (1)
- In Kliniken wird dies in der Regel unter Einschaltung der Sozialarbeiter in die Wege geleitet werden

> Der Jugendliche oder das Kind kann auch selbst um Inobhutnahme bitten!

§ 42 (1)
Das Jugendamt ist berechtigt und verpflichtet, ein Kind oder einen Jugendlichen in seine Obhut zu nehmen, wenn das Kind oder der Jugendliche um Obhut bittet oder eine dringende Gefahr für das Wohl des Kindes oder des Jugendlichen die Inobhutnahme erfordert und die Personensorgeberechtigten nicht widersprechen oder eine familiengerichtliche Entscheidung nicht rechtzeitig eingeholt werden kann …

- Die Inobhutnahme kann erfolgen
  - in einer Pflegefamilie
  - in einer Jugendhilfeeinrichtung
  - aber auch in einer Klinik
- Meist ist dies möglich bei
  - eskalierenden Familienkonflikten
  - kindeswohlgefährdendem Verhalten der Sorgeberechtigten
  - aber auch bei massiv eigen- oder fremdgefährdendem Verhalten eines Kindes (meist wird in letzterem Fall aber eine Maßnahme nach § 1631b BGB angestrebt, die Inobhutnahme ist hier ohne gerichtliche Entscheidung auch nur kurz dauernd, bis zu einem Tag möglich!)
- Während der Inobhutnahme sorgt das Jugendamt für
  - das Kindeswohl
  - den notwendigen Unterhalt
  - die Krankenversorgung (Gesundheitsfürsorge)

Weiterführende Literatur

Fegert JM (2008) Kinderschutz aus kinder- und jugendpsychiatrischer und psychotherapeutischer Sicht. Z Kindschaftsrecht Jugendhilfe 4: 136–139

Fegert JM, Besier T, Goldbeck L (2008a) Positionspapier: Kinder und Jugendliche mit Psychischen Störungen in der stationären Jugendhilfe und Reisensburger interdisziplinärer Appell der Fachkräfte. Form Kinder- Jugendpsychiatr Psychosom Psychother 18: 103–116

Fegert JM, Roosen-Runge G, Thoms E, Kirsch U, Kölch M (2008b) Stellungnahme zur Eingliederungshilfe nach § 35a SGB VIII der Kommission Jugendhilfe der kinder- und jugendpsychiatrischen Fachgesellschaften. Z Kinder Jugendpsychiatr Psychother 36: 279–286

Fegert JM, Schrapper C (2004) Kinder- und Jugendpsychiatrie und Kinder- und Jugendhilfe zwischen Kooperation und Konkurrenz. In: Fegert JM, Schrapper C (Hrsg) Handbuch Jugendhilfe – Jugendpsychiatrie. Juventa, Weinheim

Kölch M, Keller F, Kleinrahm R, Fegert J (2007) Erfassung der Teilhabebeeinträchtigung und Zielplanung bei Kindern mit komorbiden Störungen aus kinder- und jugendpsychiatrischer Sicht. Prävention und Rehabilitation 19: 8–18

Kölch M, Wolff M, Fegert JM (2007) Teilhabebeeinträchtigung – Möglichkeiten der Standardisierung im Verfahren nach § 35a SGB VIII. Das Jugendamt 1: 1–8

Kinder- und Jugendpsychiatrie/Psychotherapie und Schule

Ulrike M.E. Schulze und Dorothée Blaumer

Ein multimodales kinder- und jugendpsychiatrisches Behandlungskonzept ist ohne Einbeziehung der an die jeweilige Klinik angegliederten **Klinikschule** praktisch nicht denkbar.

In der multiprofessionellen Arbeit mit den Kindern und Jugendlichen ist eine klare Haltung aller Mitarbeiter unabdingbar. Kinder und Jugendliche sämtlicher Schultypen wollen – zumindest in den Kernfächern – beschult sein. Laufbahnentscheidende Prüfungen sollen teilweise trotz psychiatrischer Erkrankung absolviert werden. Dies alles zu realisieren, gleicht bisweilen einem akrobatischen Akt.

Organisation

- Die Klinikschule ist ein Teil des Teams, aber eine eigene Institution in einem eigenen Gebäude auf dem Gelände
- Klinikschullehrer unterstehen der Schulbehörde
- Die Details eines Klinikschulbetriebs oder gar Klinikschuljahres sind nicht gleichzusetzen mit den Gepflogenheiten und Rahmenbedingungen des Schulbetriebs »draußen«
- 6 Wochen Sommerferien an der Klinikschule sind für den regulären Klinikbetrieb ein nur schwer zu überbrückender Zeitraum

> Wichtige Grundlage der gegenseitigen Zusammenarbeit – und häufig auch seitens der Eltern/Familien unbedingt erwartet – ist der durch die Sorgeberechtigten autorisierte Kontakt zwischen Klinikschule und Heimatschule.

- Der Kontakt mit der Heimatschule ermöglicht zum einen
  - den schülerzentrierten Erfahrungsaustausch zwischen Lehrern
  - die Mitteilung von nachzubearbeitendem Lernstoff
  - den Austausch von Klassenarbeiten
- Darüber hinaus will im Anschluss an die Entlassung von Station oder von der Tagesklinik die weitere Schullaufbahn, der Wiedereinstieg in die »alte« Klasse gut vorbereitet sein

Aufgaben der Klinikschule

- Bereits im Stadium der Diagnose: auch durch die Klinikschullehrer wichtige Verhaltensbeobachtung und Rückmeldung an die fallführenden Therapeuten bzw. im Rahmen der Visiten
- Die Klinikschule ist aktiv in sämtlichen Chefvisiten vertreten

- Enger Austausch mit den Therapeuten und Bezugsbetreuern und der Klinikschule in den hausinternen Besprechungen
- Der Unterricht der Kinder und Jugendlichen dient zum einen – diagnostischen (z. B. Verhaltensbeobachtung im Falle eines ADHS-Verdachts oder einer Tic-Störung inkl. Rating der Kernsymptome mit Hilfe objektivierender Symptom-Skalen) Aspekten – therapeutischen Aspekten – einer Strukturierung des Klinikalltags
- Ein ergänzendes Angebot symptom- und störungsbildspezifischer Trainingsprogramme kann wesentlich zur weiteren erfolgreichen Behandlung der Kinder und Jugendlichen beitragen; Beispiele: – spezielles LRS- oder Dyskalkulie-Training bei hierfür ausgebildeten Lehrern – kognitive Trainings (x-cog junior und cogpack Programm) v. a. für schizophrene Patienten – das Marbacher Aufmerksamkeits- und Konzentrationstraining – ein nicht nur für angstkranke Patienten (z. B. soziale Phobie) relevantes Training von Präsentationen (prüfungsrelevant in den allgemeinbildenden Schulen)
- Weitere Angebote: – spezielle Kunstprojekte für diejenigen Patienten, die ein besonderes Maß an Unterstützung hinsichtlich ihrer Lernmotivation und ihrer Fähigkeiten im Planen, Strukturieren, Durchhalten – v. a. aber auch von Erfolgserlebnisse – benötigen – die Möglichkeit des berufsvorbereitenden Unterrichts, insbesondere für Jugendliche ohne Schulabschluss oder mit abgebrochener Berufsausbildung
- Die Lehrkräfte übernehmen auch einen beträchtlichen Anteil an Realitätsüberprüfung, z. B. im Rahmen – einer medikamentösen Behandlung (z. B. Methylphenidat, Atomoxetin, Antipsychotika) – von Belastungssteigerungen
- Hierbei kann es zu Krisensituationen kommen, die gemeinsam mit dem gesamten Team gelöst werden
- Besuch der Klinikschule, möglichst ab dem ersten Behandlungstag: wesentlicher Therapiebaustein im Hinblick auf spezifische Störungsbilder, z. B. emotionale Störung mit Trennungsangst des Kindesalters (Schulphobie)
- Durch die Mitarbeiter der Klinikschule vermittelter Besuch einer Außenschule vor Ort (Partnerschule oder Heimatschule): – nächster und erweiternder therapeutischer Schritt vor der endgültigen Wiedereingliederung in den Schulalltag – im Rahmen der Stabilisierungsphase als Belastungserprobung vor Entlassung in der Behandlung längerfristig verlaufender kinder- und jugendpsychiatrischer Erkrankungen (depressive Episode, Anorexia nervosa, schizophrene Störungen)
- Klinikschullehrer nehmen an therapeutischen Familiengesprächen teil, wenn Schule ein wichtiges Thema darstellt
- Schule kann ein wichtiges Element im Rahmen von Hilfeplangesprächen sein
- Bei der Suche nach einer möglichst idealen Entwicklungsperspektive für das Kind/den Jugendlichen spielt die Frage der »adäquaten Beschulung« eine wichtige Rolle

> Im Behandlungsalltag der Klinik gilt der Grundsatz: Therapie hat immer Vorrang vor Schule. Dies bedeutet, dass z. B. ein geplantes oder spontanes Gespräch mit dem Therapeuten auf Station immer Vorrang vor dem geplanten Unterricht hat.

Besondere Anforderungen an den Klinikschullehrer

Unterrichten an einer Klinikschule bringt eine besondere Art von Belastung mit sich:

- Die unmittelbare Konfrontation mit schweren Störungsbildern und möglicherweise damit verbundenen nachhaltigen Beeinträchtigungen, welche sich nicht selten bereits während eines Klinikaufenthalts abzeichnen
- Den unmittelbaren Umgang mit teilweise wenig »gefilterten« Emotionen (z. B. erhöhte Impulsivität, selbstverletzendes Verhalten, suizidale Gedanken)
- Dies ist nicht einfach »wegzustecken« und bedarf auch in seinen Rückwirkungen auf das Lehrerkollegium der professionell angeleiteten Reflexion
- Hierfür bietet sich die Möglichkeit regelmäßiger Fallsupervisionen, z. B. durch erfahrene und hierfür ausgebildete Klinikmitarbeiter, an
- Darüber hinaus nehmen die Lehrer der Klinikschule an hausinternen oder auch externen Fortbildungsveranstaltungen teil

Neues Entgeltsystem

Michael Kölch und Jörg M. Fegert

Die am 1.1.2009 in Kraft getretene Änderung des Krankenhausfinanzierungsgesetzes (KHG) schreibt in § 17d die Einführung eines pauschalierenden Entgeltsystems für Kliniken für Psychiatrie/Psychotherapie, Kinder- und Jugendpsychiatrie/Psychotherapie und psychosomatische Medizin und Psychotherapie vor. An dieser Stelle sollen die Grundzüge dieses auch für die praktische Tätigkeit essentiellen Systems skizziert werden; es ist zu erwarten, dass sich im Einführungsprozess, der bis 2013 dauern soll, noch Änderungen in den Details ergeben werden.

- Umsetzung durch die Selbstverwaltungspartner (Krankenhausgesellschaften und Krankenkassen)
- Diese sollen für die voll- und teilstationären Leistungen ein »durchgängiges, leistungsorientiertes und pauschalierendes Vergütungssystem auf der Grundlage von tagesbezogenen Entgelten« entwickeln
- Dies bedeutet (anders als in somatischen Fächern): Vergütung der Behandlungsfälle nicht durch Fallpauschalen, sondern weiterhin in Behandlungstagen
- Letztendlich sollte ein »lernendes System« geschaffen werden, das sich dem Bedarf anpasst und Weiterentwicklungen zulässt
- Umstellung auf das neue Entgeltsystem erstmals im Jahr 2013 unter budgetneutralen Bedingungen (§ 17d Abs. 4 Satz 3 KHG)
- Jahr 2010: erstmalige Grundlage für die Erhebung von Daten
- Alle entsprechenden Einrichtungen sind verpflichtet, seit dem 1.1.2010 Daten über ihre Patientenbehandlung in einem konvertiblen Format zu erheben und weiterzuleiten
- Hauptsächlich Erhebung von sog. »Pseudo-OPS-Codes«, die der bisherigen Eingruppierung nach Schweregklassen entsprechend der Psychiatriepersonalverordnung (Psych-PV) entsprechen (in der Kinder- und Jugendpsychiatrie KJ1–KJ7)
- Gleichzeitig ab 1.7.2010: Kodierung und Dokumentation der Leistungen entsprechend der vom DIMDI (Deutsches Institut für Medizinische Dokumentation und Information) publizierten OPS (Adresse: *http://www.dimdi.de/static/de/klassi/prozeduren/ops301/opshtml2010/block-9-65...9-69.htm*)

OPS-Codes 9-65...9-69

Sie gelten für die Behandlung bei psychischen und psychosomatischen Störungen und Verhaltensstörungen bei Kindern und Jugendlichen (► Beispiel-Code). Das OPS-System unterscheidet:

- Kinder (9-65) und Jugendliche (9-66)
- Psychiatrisch-psychosomatische Intensivbehandlung bei psychischen und psychosomatischen Störungen und Verhaltensstörungen bei Kindern und Jugendlichen (9-67)

- Psychiatrisch-psychosomatische Behandlung im besonderen Setting (Eltern-Kind-Setting) bei psychischen und psychosomatischen Störungen und Verhaltensstörungen bei Kindern und Jugendlichen (9-68)
- Leistungen, die Zusatzinformationen zur Behandlung bei psychischen und psychosomatischen Störungen und Verhaltensstörungen bei Kindern und Jugendlichen bergen, womit kriseninterventionelle Behandlung gemeint ist (9-69)

Beispiel-Code

Ärzte OPS 2010. 9-65 Psychiatrisch-psychosomatische Regelbehandlung bei psychischen und psychosomatischen Störungen und Verhaltensstörungen bei Kindern

[9-650]: Anzahl der durch Ärzte erbrachten Therapieeinheiten im Rahmen der psychiatrisch-psychosomatischen Regelbehandlung bei psychischen und psychosomatischen Störungen und Verhaltensstörungen bei Kindern

[9-650.0]	$\frac{1}{3}$–2 Therapieeinheiten pro Woche
[9-650.1]	Mehr als 2–4 Therapieeinheiten pro Woche
[9-650.2]	Mehr als 4–6 Therapieeinheiten pro Woche
[9-650.3]	Mehr als 6–8 Therapieeinheiten pro Woche
[9-650.4]	Mehr als 8–10 Therapieeinheiten pro Woche
[9-650.5]	Mehr als 10–12 Therapieeinheiten pro Woche
[9-650.6]	Mehr als 12–14 Therapieeinheiten pro Woche
[9-650.7]	Mehr als 14–16 Therapieeinheiten pro Woche
[9-650.8]	Mehr als 16 Therapieeinheiten pro Woche

- Lag bisher der Fokus der Dokumentation auf dem arztrechtlichen Aspekt (Aufklärung des Patienten, Dokumentation des Therapieverlaufs etc.), so ist nun eine Neudokumentation, die dezidiert einzelne Leistungen abbildet, erforderlich
- Betroffen sind alle in der Psychiatrie tätigen Berufsgruppen, also nicht nur der ärztliche Bereich, sondern auch
  - der psychologische Bereich
  - die Pflege
  - im Fall der Kinder- und Jugendpsychiatrie auch der Erziehungsdienst
  - die sog. kotherapeutischen Bereiche wie Ergo-, Musiktherapie o. ä.
  - der Sozialdienst
- Zu kodieren sind Leistungen, die zu den OPS-Codes führen können, z. B.
  - Einzelgespräche
  - intensivtherapeutische Betreuung
  - psychologische Testungen
- Als Zeittaktung wurden 25-Minuten-Einheiten festgelegt
- Jede Tätigkeit in extenso zu dokumentieren, wird nicht sinnvoll sein, da das System budgetneutral umgestellt wird, d. h., eine unrealistische Dokumentation extrem vieler Leistungen während der Entwicklung des Systems bedeutete in der Zukunft letztendlich die Inflation des Werts der einzelnen Leistung
- Insofern ist darauf zu achten, realistisch zu dokumentieren, was wirklich getan wird
- Eine Chance bildet das System insofern als zeitintensive Tätigkeiten, die bisher gar nicht berücksichtigt wurden, wie die Aufklärung von Patient und Eltern bei Medikation o. ä., als Leistungen erscheinen können

Die Leistungen, die kodiert werden, müssen für den Medizinischen Dienst der Krankenversicherung (MDK) nachprüfbar auch in der Primärdokumentation auftauchen.

Pseudo-OPS

- Weiterhin muss aktuell täglich für jeden Patienten entsprechend der alten Einstufung nach KJ-Gruppen der Psych-PV ein Pseudo-OPS für die Patienten dokumentiert werden
- Dies ist im OPS-Katalog des DIMDI unter [9-983] hinterlegt
- Der Code ist am Anfang und bei jedem Wechsel des Behandlungsbereichs anzugeben
- [9-983.0] bedeutet z. B. die Behandlungsart KJ1 also die kinderpsychiatrische Regel- und Intensivbehandlung für Patienten bis 14 Jahre
- [9-983.1] ist die Behandlungsart KJ2, also die Regelbehandlung bei Jugendlichen

Tab. 18.1 Beispiel: Leistungskatalog ärztliche Leistungen KJP Ulm

		Leistungsstelle
Leistung	**Dauer in Minuten**	**Arzt**
Ärztliches/psychologisches Einzelgespräch – kurz	25	X
Ärztliches/psychologisches Einzelgespräch – lang	50	X
Einzelpsychotherapie – kurz	25	X
Einzelpsychotherapie – lang	50	X
Einzelpsychotherapie mit Eltern(teil) – kurz	25	X
Einzelpsychotherapie mit Eltern(teil) – lang	50	X
Gruppenpsychotherapie	75	X
Elterngespräch – kurz	25	X
Elterngespräch – lang	50	X
Familiengespräch	75	X
Familientherapie – mittel	75	X
Familientherapie – lang	100	X
Gespräche mit Dritten/Herkunftsmilieu oder Jugendhilfe – kurz	25	X
Gespräche mit Dritten/Herkunftsmilieu oder Jugendhilfe – lang	50	X
Somatopsychosomatisches ärztliches Gespräch – kurz	25	X
Somatopsychosomatisches ärztliches Gespräch – lang	50	X
Gemeinsame Intervention bei Kind und Bezugsperson	100	X

▼

Tab. 18.1 *Fortsetzung*

		Leistungs-stelle
Leistung	**Dauer in Minuten**	**Arzt**
Pharmakotherapeutische Intervention inkl. TDM – kurz	25	X
Pharmakotherapeutische Intervention inkl. TDM – lang	50	X
Pädiatrisch-neurologische Befunderhebung und Diagnostik – kurz[a]	25	X
Pädiatrisch-neurologische Befunderhebung und Diagnostik – lang[a]	50	X
Konsiliarische Untersuchung und Befunderhebung	25	X
Interdisziplinärer Austausch (bei Konsil) über Patient	25	X
Befundung[b]	25	X
Psychiatrische Befundung/Diagnostik	25	X
Aufnahmegespräch[b]	100	X
Entlassgespräch[b]	100	X
Teilnahme an der Hilfeplanung	100	X
Krisenintervention mit ärztlichem Gespräch	25	X
Intensive ärztliche Kleinstgruppenbetreuung	1	X
Intensive ärztliche Einzelbetreuung	1	X
Begleitung bei richterlichen Anhörungen – kurz	50	X
Begleitung bei richterlichen Anhörungen – lang	100	X
Erstellung einer sozialrechtlichen Stellungnahme[a]	25	X
Aufwendige Fremdanamnese oder standardisierte Diagnosik	50	X
Gespräche mit Dritten Diagnostik – kurz	25	X
Gespräche mit Dritten Diagnostik – lang	50	X
Pharmakotherapeutische Intervention[b]	25	X

[a] Diese Leistung ist nach dem OPS-2010 nicht kodierbar. [b] Diese Leistung ist laut DKR-Psych (InEK 2010) nicht kodierbar.

Anmerkung: Einzelne Leistungen sind nicht mit der Taktung von 25 Minuten hinterlegt, da sie hochindividuell sind und daher jedes Mal vom Therapeuten kodiert werden müssen

TDM Therapeutisches Drug Monitoring

Was tun, wenn dieses Buch meine Fragen nicht beantwortet?

Laura Weninger, Michael Kölch und Jörg M. Fegert

Methoden der evidenzbasierten Medizin

Die tägliche Aufgabe eines Mediziners besteht darin, Probleme seiner Patienten richtig zu verstehen und zu lösen. Die Kinder- und Jugendpsychiatrie ist – ebenso wie die Kinder- und Jugendmedizin – davon betroffen, dass die Forschungsmöglichkeiten an Kindern begrenzt und daher viele Therapien bisher nicht ausreichend erforscht sind (Fegert 2004). Bis neue Erkenntnisse in Bücher eingehen, vergehen Jahre, und so hat auch dieses seine Grenzen.

- Die Nutzung von Ergebnissen aus aktuellen Studien ist daher sehr wichtig
- Kompetenzen zur Beurteilung der Aussagekraft von Studien und der Anwendbarkeit von deren Ergebnissen auf den eigenen individuellen Patienten sind insbesondere in einem »kleinen« Fachgebiet vonnöten, in dem nur vergleichsweise wenig Literatur verfügbar ist
- Durch die hohe Verantwortung aufgrund des besonderen Schutzbedürfnisses von Minderjährigen, insbesondere im Hinblick auf Langzeittherapien z. B. mit Psychopharmaka, ist eine sorgfältige, wissenschaftlich fundierte Therapieplanung unabdingbar
- Kritiker der evidenzbasierten Medizin sprechen häufig von »Kochbuchmedizin«, in der die Behandlungsfreiheit des Arztes eingeschränkt ist; dies trifft jedoch immer nur dann zu, wenn Mediziner selbst nicht in der Lage sind, Studien für eine bestimmte Fragestellung zu recherchieren, zu interpretieren und deren Ergebnisse in die Behandlungsentscheidung einzubringen (Resch u. Fegert 2009)
- In diesem Kapitel wird beschrieben, wie das Auffinden und Anwenden von Evidenz gelingen kann (▶ Was bedeutet Evidenz?)

Was bedeutet Evidenz?

Evidenz (lat. *evidentia*: Augenscheinlichkeit) bedeutet umgangssprachlich: Augenschein, Offenkundigkeit, völlige Klarheit. »Das ist doch evident« heißt somit, dass etwas nicht weiter hinterfragt werden muss.

Im Kontext der **evidenzbasierten Medizin** hat der Begriff Evidenz eine völlig andere Bedeutung: Hier leitet er sich vom englischen Wort *evidence* (Aussage, Zeugnis, Beweis, Ergebnis, Unterlage, Beleg) ab und bezieht sich auf die Informationen aus wissenschaftlichen Stu-

▼

dien und systematisch zusammengetragenen klinischen Erfahrungen, die einen Sachverhalt erhärten oder widerlegen (EbM-Netzwerk).
Die vom kanadischen Internisten Gordon Guyatt erstmals geprägte grundsätzliche Idee einer »evidenzbasierten Medizin« (EbM) wird am besten durch die Definition von David Sackett aus dem Jahr 1996 (Sackett et al. 1997) verdeutlicht:
»The conscientious, explicit, and judicious use of current best evidence in making decisions about the care of individual patients. The practice of evidence-based medicine means integrating individual clinical expertise with the best available external evidence from systematic research.« (EBM ist der gewissenhafte, ausdrückliche und vernünftige Gebrauch der gegenwärtig besten externen, wissenschaftlichen Evidenz für Entscheidungen in der medizinischen Versorgung individueller Patienten. Die Praxis der EbM bedeutet die Integration individueller klinischer Expertise mit der bestmöglichen externen Evidenz aus systematischer Forschung.)

Wie ist eine klinische Fragestellung zu beantworten?

Wenn sich eine klinische Fragestellung ergibt, ist ein abgestuftes Vorgehen hilfreich:

Schritt 1:

- Zunächst die **interne Evidenz** prüfen; diese setzt sich zusammen aus der Summe der eigenen Erfahrungen (Expertise), Meinungen und bisher angeeignetem Wissen

Schritt 2:

- Suche nach **externer Evidenz**; als solche werden Befunde aus der wissenschaftlichen Literatur bezeichnet (Kühlein et al. 2007)
- Entscheidend für eine zielführende Integration von »externer Evidenz« bei klinischen Fragestellungen ist das Auffinden und Bewerten von geeigneter wissenschaftlicher Literatur, die gewissen Qualitätsansprüchen genügen muss
- Im **Internet** kann über die Suchmaschine »Google« eine große Fülle von Daten sehr unterschiedlicher Qualität recherchiert werden
- Da Eltern von kinder- und jugendpsychiatrischen Patienten oder die Patienten häufig selbst im Internet recherchieren, ist es auch interessant, sich mit diesen Informationen zu beschäftigen
- Hingewiesen sei noch auf das Google-Produkt »Google Scholar«, das die Suche nach wissenschaftlichen Dokumenten unterstützt
- Als eine Möglichkeit der gezielten Recherche zur Diagnostik und Behandlung von kinder- und jugendpsychiatrischen Störungsbildern sind **Leitlinien** sehr hilfreich; dies gilt auch für die britischen und amerikanischen Leitlinien

Schritt 3:

- Anwendung von **medizinischen Literaturdatenbanken** und **Methoden der evidenzbasierten Medizin**

Leitlinien

Nützliche Internet-Adressen

- Arbeitsgemeinschaft der Wissenschaftlichen Medizinischen Fachgesellschaften e. V.: *http://www.awmf.org/* (Abb. 19.1)
- Nationale Versorgungsleitlinien: *http://www.versorgungsleitlinien.de/themen*

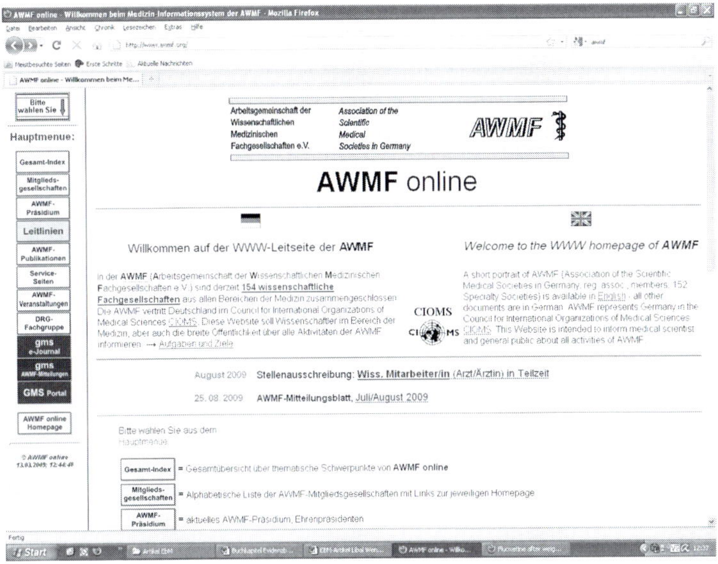

Abb. 19.1 Leitseite der Arbeitsgemeinschaft der Wissenschaftlichen Medizinischen Fachgesellschaften e. V. (AWMF), gesehen am 15.10.2010

- Arzneimittelkommission der deutschen Ärzteschaft, Wissenschaftlicher Fachausschuss der Bundesärztekammer: *http://www.akdae.de/*
- *National Institute for Health and Clinical Excellence*: *http://www.nice.org.uk/*
- *Practice Parameters* (Leitlinien) der *American Academy of Child- and Adolescent Psychiatry* (AACAP): *http://www.aacap.org/cs/root/member_information/practice_information/practice_parameters/practice_parameters*

Nachteile von Leitlinien

- Sie passen nicht immer zum aktuellen Patienten (z. B. bezüglich Vorgeschichte, Komorbiditäten etc.)
- Aktualisierungen dauern auch bei Leitlinien im Durchschnitt ca. 4,6–8,2 Jahre (Choudhry et al. 2002).
- 48% der Empfehlungen in medizinischen Leitlinien basieren auf dem untersten Evidenzgrad (Tricoci et al. 2009; ▶ Evidenzgrade von Leitlinien)

Evidenzgrade von Leitlinien

1. Stufe:
- Handlungsempfehlungen von Expertengruppen (S1)

2. Stufe:
- Konsensbasierte Leitlinie (S2k)
- Evidenzbasierte Leitlinie (S2e)

3. Stufe:
- Evidenz- und konsensbasierte Leitlinie (S3)

Evidenzbasierte Medizin

- Wie diese ausgeübt werden kann und welche »Werkzeuge« dafür benötigt werden, wird im Folgenden an einem Fallbeispiel aus der Kinder- und Jugendpsychiatrie gezeigt
- Hierbei – bei allen Vor- und Nachteilen – Beschränkung auf das Bewerten von randomisierten, kontrollierten Studien respektive Therapiestudien, da diese im Alltag am meisten genutzt werden und einen ausreichend hohen Evidenzgrad besitzen (▶ Levels of Evidence)
- Leider zeigt die Erfahrung, dass in der Kinder- und Jugendpsychiatrie insgesamt wenig Literatur mit entsprechendem Evidenzgrad verfügbar ist
- Somit muss die **bestverfügbare** Evidenz genutzt werden
- D. h., es müssen auch Arbeiten auf einem niedrigeren Evidenzlevel einbezogen werden, wenn keine anderen Daten vorhanden sind
- Die Darstellung weiterer Studiendesigns (wie z. B. Fall-Kontroll-Studien), die ebenfalls ihre Berechtigung haben und wichtig sind, werden hier allerdings nicht weiter behandelt

Levels of Evidence

Ia: Evidenz aufgrund von Metaanalysen von randomisierten, kontrollierten Studien

Ib: Evidenz von mindestens einer randomisierten, kontrollierten Studie

IIa: Evidenz aufgrund von mindestens einer kontrollierten Studie ohne Randomisation

IIb: Evidenz aufgrund von mindestens einer experimentellen Studie

III: Evidenz aufgrund nichtexperimenteller, deskriptiver Studien, wie z. B. Vergleichsstudien, Korrelationsstudien und Fall-Kontroll-Studien

IV: Evidenz aufgrund von Berichten der Expertenausschüsse oder Expertenmeinungen und/oder klinischer Erfahrungen anerkannter Autoritäten

Die fünf Schritte der evidenzbasierten Medizin

Schritt 1: Stellen von beantwortbaren Fragen

- Die **Suche nach Informationen** wird durch den mittlerweile weit verbreiteten Online-Zugriff auf riesige Datenbanken (z. B. PubMed mit mehreren Millionen Artikeln) erleichtert
- Um eine Antwort zu finden, muss aber **die richtige Frage** gestellt werden

Beispiel

Sie sind Stationsarzt auf einer kinder- und jugendpsychiatrischen Jugendstation und haben eine 16-jährige Patientin mit Anorexia nervosa. Die Patientin leidet darüber hinaus an einer depressiven Begleitsymptomatik, weshalb Sie eine Behandlung mit Fluoxetin empfehlen. Bei dem Aufklärungsgespräch möchten die Eltern des Mädchens gerne wissen, ob sich die medikamentöse Behandlung auch positiv auf die Prognose der Anorexie auswirkt.

- In einer Datenbank kann nun mit verschiedenen Schlagworten gesucht werden
- Das Formulieren einer vierteiligen Frage anhand des PICO-Schemas hilft hier weiter (◘ Tab. 19.1)
- Für das o. g. ▶ Beispiel sieht das folgendermaßen aus:

Tab. 19.1 PICO-Schema (Patient – Intervention – Control – Outcome)

Patient	Intervention	Control	Outcome
Mit welchen Charakteristika würde man eine Gruppe von Patienten beschreiben, die meinem Patienten ähnelt?	Welche Hauptintervention ziehe ich in Betracht?	Welche Alternativmaßnahme ziehe ich in Betracht?	Welche Ziele möchte ich mit der Maßnahme erreichen?
16-jähriges Mädchen mit Anorexia nervosa	Fluoxetin	Plazebo	Verbesserung der Prognose der Anorexie

Beispiel

Vierteilige Frage: Ist bei einem 16-jährigen Mädchen mit Anorexia nervosa Fluoxetin besser geeignet als Plazebo, um die Prognose der Erkrankung Anorexia nervosa zu verbessern?

Schritt 2: Suche nach externer Evidenz

- Die so identifizierten relevanten Schlagworte können nun in eine Datenbank eingegeben werden
- Es erfolgt hier eine Beschränkung auf die Darstellung von **PubMed**, eine der meistverwendeten Suchoberflächen
- Diese wird vom *National Center for Biotechnology Information* betrieben und greift auf die Datenbank der *United States National Library of Medicine* (NLM) zu
- Zu finden unter: *www.ncbi.nlm.nih.gov/pubmed*
- Verschiedene Suchmethoden führen hier zu dem jeweils schnellst- und bestmöglichen Ergebnis

Suchanfragen:

- Zur Präzisierung einer Suche können bestimmte Parameter mithilfe **Boolescher Operatoren** (nach dem Mathematiker George Boole; Tab. 19.2) und **Tags** verwendet werden (Tab. 19.3)
- **Medical Subject Headings (MeSH):** Thesaurus zur Sacherschließung von Büchern und Zeitschriftenartikeln in Medizin und Biowissenschaften, also eine Art Informations-Wortnetz, durch das verschiedene Sach- und Oberbegriffe erfasst, strukturiert und verknüpft werden
- Unter **limits** kann die Suche durch Eingrenzungen erheblich beschleunigt werden (Abb. 19.2)

Beispiel

Für das Beispiel ergaben die Suchbegriffe *anorexia + fluoxetine* 129 Treffer. Mit den Eingaben von *limits*: *»Randomized Controlled Trial«* und *»All Child:0–18 years«* konnte aus nur noch 13 Treffern eine Studie ausgewählt werden (Abb. 19.2).

Es empfiehlt sich, stets die PubMed-Identifikationsnummer **(PMID)** zu vermerken, da diese (Abb. 19.2) über [uid] der schnellste Weg ist einen Artikel wiederzufinden.

- Anhand des **Abstracts** ist nun ersichtlich, dass die gefundene Studie zur Fragestellung passt (▶ Abstract)

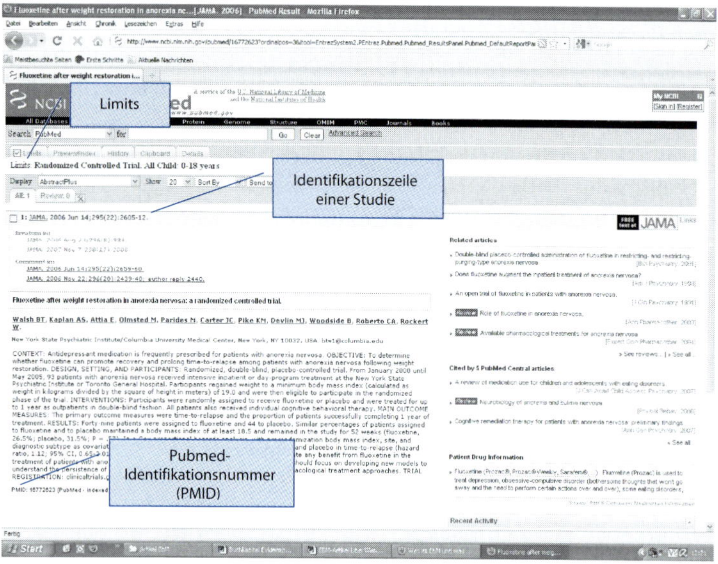

Abb. 19.2 Ergebnis der Suchanfrage bei PubMed, gesehen am 26.8.2010 (▸ Beispiel)

Tab. 19.2 Boolesche Operatoren

Operator	Funktion	Beispiel
AND	Verknüpfung	Artikel muss beide Begriffe enthalten
OR	Auswahl	Entweder, oder
NOT	Ausschluss	Sucht nach Begriff 1 ohne Begriff 2
NEAR	Lokale Verknüpfung	Sucht nach Artikeln, in denen beide Begriffe nahe beieinander vorkommen
..[MeSH]	Bestimmung einer »Suchgruppe«	Durchsucht die Artikel die im MeSH-tree stehen
(...)	Verknüpfung von Parametern	
*	»Asterisk«	*(ersetzt einen Wortteil in einer Suchanfrage durch eine Variable)
?	Platzhalter	Ersetzt in manchen Suchmaschinen die Funktion des *

Tab. 19.3 Tags

tag	Bedeutung	Verwendung
[ab]	abstract	Durchsucht den abstract nach dem Begriff
[ad]	affiliation	Zugehörigkeit z. B. zu bestimmten Institutionen (Ulm [ad] AND university [ad])
[all]	all fields	Sucht in allen durchsuchbaren Feldern
[au]	author	Durchsucht MedLine nach einem bestimmten Autor
[edat]	entr date	Sucht nach dem Datum, zu dem die Publikation in die NLM aufgenommen wurde (YYYY/MM/DD [edat])
[ip]	issue	Gibt die Ausgabe des Journals an, in der gesucht werden soll (Ausgabennummer [ip])
[ta]	journal title	Name bzw. ISSN-Nummer des Journals, sucht nur in diesem nach Artikeln
[la]	language	Sucht nach Artikeln auf (german [la]) Deutsch
[majr]	MeSH major topic	Wählt nur Artikel aus, in denen der Begriff ein MeSH-major topic ist
[sh]	MeSH subheadings	Subheadings schränkt die Suche innerhalb der MeSH-Terms ein
[mh]	MeSH terms	Sucht in diesem MeSH-Term
[pg]	pagination	Sucht auf einer bestimmten Seite in Artikeln/Journals, z. B. Seite12 bei (12 [pg])
[dp]	publication date	Publikationsdatum: (YYYY/MM/DD [dp])
[pt]	publication type	z. B. Review (review [pt]) oder clinical trial [pt]
[nm]	substance name	In MedLine nach einer bestimmten Substanz suchen
[tw]	textword	Sucht in Titel, Abstract, MeSH-Term und subheadings
[ti]	title	Sucht nur im Titel
[tiab]	title/abstract	Sucht in Titel und abstract
[uid]	unique identifiers	Jeder PubMed-Artikel hat eine eigene Nummer: *PMID* Wenn bekannt der schnellste Weg zum Artikel
[vi]	volume	Alternative zu *issue* ([ip])

Abstract

Fluoxetine after weight restoration in anorexia nervosa: a randomized controlled trial

Walsh BT, Kaplan AS, Attai E, Olmsted M, Parides M, Carter JC, Pike KM, Devlin MJ, Woodside B, Roberto CA, Rockert W

CONTEXT: Antidepressant medication is frequently prescribed for patients with anorexia nervosa. OBJECTIVE: To determine whether fluoxetine can promote recovery and prolong time-to-relapse among patients with anorexia nervosa following weight restoration. DESIGN, SETTING, AND PARTICIPANTS: Randomized, double-blind, placebo-controlled trial. From January 2000 until May 2005, 93 patients with anorexia nervosa received intensive inpatient or day-program treatment at the New York State Psychiatric Institute or Toronto General Hospital. Participants regained weight to a minimum body mass index (calculated as weight in kilograms divided by the square of height in meters) of 19.0 and were then eligible to participate in the randomized phase of the trial. INTERVENTIONS: Participants were randomly assigned to receive fluoxetine or placebo and were treated for up to 1 year as outpatients in double-blind fashion. All patients also received individual cognitive behavioral therapy. MAIN OUTCOME MEASURES: The primary outcome measures were time-to-relapse and the proportion of patients successfully completing 1 year of treatment. RESULTS: Forty-nine patients were assigned to fluoxetine and 44 to placebo. Similar percentages of patients assigned to fluoxetine and to placebo maintained a body mass index of at least 18.5 and remained in the study for 52 weeks (fluoxetine, 26.5%; placebo, 31.5%; P = .57). In a Cox proportional hazards analysis, with prerandomization body mass index, site, and diagnostic subtype as covariates, there was no significant difference between fluoxetine and placebo in time-to-relapse (hazard ratio, 1.12; 95% CI, 0.65-2.01; P = .64). CONCLUSIONS: This study failed to demonstrate any benefit from fluoxetine in the treatment of patients with anorexia nervosa following weight restoration. Future efforts should focus on developing new models to understand the persistence of this illness and on exploring new psychological and pharmacological treatment approaches.

Schritt 3: Bewerten der externen Evidenz

Die Bewertung der gefundenen Therapiestudie erfolgt nach 3 Gesichtspunkten:

1. Validität: Die Validität ist das Ausmaß, in dem ein Studienergebnis die Wirklichkeit widerspiegelt und frei von systematischen Fehlern (sog. *bias*) ist. Dabei kommt einer sorgfältigen Studienmethodik und einer repräsentativen Studienpopulation besondere Bedeutung zu. Wichtige Faktoren für das Bewerten von Therapiestudien sind:

- **Randomisation/Kontrollgruppe:** Es sollte zufällig ausgewählt werden, welcher Patient in welche Gruppe kommt (randomisiert)
- **Repräsentative Studienpopulation/ Ähnlichkeit der Gruppen:** Die Studienpopulation sollte homogen sein; Kontroll- und Interventionsgruppe sollten ähnlich sein
- **Ein-/Ausschlusskriterien:** Die Ein- und Ausschlusskriterien sollten so gewählt sein, dass einerseits eine repräsentative Studienpopulation gegeben ist, andererseits andere Einflussfaktoren

auf das Endergebnis ausgeschlossen sind
- **Verblindung:** Das Wissen, ob ein Patient in der Verum-Gruppe oder in der Kontrollgruppe ist, beeinflusst das Ergebnis – wenn der Arzt es weiß und wenn der Patient selbst es weiß; deshalb: doppelblind
- **Follow-up:** Nachbeobachtung nach einer Behandlung, z. B. mit Antidepressiva: erst beim Follow-up kann erkannt werden, ob die Symptomatik wieder zunimmt und ob Nebenwirkungen über längere Zeit persistieren
- **Treatment per protocol/intention-to-treat:** – treatment per protocol: nur die Patienten werden ausgewertet, die die Studie bis zum Ende mitgemacht haben – intention-to-treat: alle eingeschlossenen Patienten, inklusive Drop-outs, werden betrachtet
- **Primärer/sekundärer Endpunkt:** Sie sollten vor Beginn einer Studie definiert sein und nicht erst bei der Veröffentlichung; in der Regel gibt es nur einen primären Endpunkt, da die Fallzahlberechnung auf diesen ausgerichtet sein sollte, aber mehrere sekundäre Endpunkte

Beispiel

Im Beispiel werden die meisten Kriterien für Validität erfüllt. Einschränkungen bestehen z. B. für die Ähnlichkeit der beiden Gruppen zu Beginn der Studie (der Mittelwert des Body Mass Index in der experimentellen Gruppe unterschied sich signifikant von dem in der Kontrollgruppe).

2. Relevanz: Zur Bewertung der Relevanz von Studienergebnissen eignen sich verschiedene Kennzahlen, die aus den in dem Artikel angegebenen Zahlen berechnet werden können.
- Hierfür sollte zunächst eine Vierfeldertafel (Tab. 19.4) erstellt werden
- Anschließend lassen sich folgende Kenngrößen (Tab. 19.5) berechnen:

Beispiel

Die Daten, die sich aus dem Abstract der Beispielstudie entnehmen lassen, zeigen,

Tab. 19.4 Vierfeldertafel

	Therapieversager		Summen
	Ja	Nein	
Experimentelle Behandlung	a	b	a + b = g (alle Patienten mit experimenteller Behandlung)
Kontrollgruppe	c	d	c + d = h (alle Patienten der Kontrollgruppe)
Summen	a + b = e (»Therapieversager«)	b + d = f (»Therapieerfolge«)	i (alle Patienten)

dass die experimentelle Behandlung schlechter ist: »... *maintained a body mass index of at least 18.5 and remained in the study for 52 weeks (fluoxetine, 26.5%; placebo, 31.5%)*«. Daher berechnet man die Risikozunahme: ARI = | CER-EER | = | 68,5%–73,5% | = 5%. Der Kehrwert der ARI ergibt eine *number needed to harm* (NNH) von 20. Das bedeutet, dass bei der Behandlung von 20 Patienten mit Fluoxetin im Vergleich zu Plazebo mit einem zusätzlichen unerwünschten Ereignis (also fehlender Aufrechterhaltung eines BMI von 18,5) gerechnet werden muss.

Tab. 19.5 Kenngrößen

CER (*control event rate*)	Event-Zahl: Populationsgröße (der Kontrollgruppe) = c/h	Anteil der Teilnehmer in der experimentellen Gruppe einer klinischen Studie, die in einem definierten Zeitraum ein Ereignis oder einen Endpunkt erleiden
EER (*experimental event rate*)	Event-Zahl: Populationsgröße (der Versuchsgruppe) = a/g	Anteil der Teilnehmer in der Kontrollgruppe einer klinischen Studie, die in einem definierten Zeitraum ein Ereignis oder einen Endpunkt erleiden
ARR (*absolute risk reduction*)	CER-EER	Effektmaß für dichotome Endpunkte Die absolute Risikoreduktion beschreibt die absolute Differenz der Rate an ungünstigen Ereignissen in der experimentellen Gruppe im Vergleich zur Kontrollgruppe, wenn die experimentelle Behandlung wirksam ist
RRR (*relative risk reduction*)	CER-EER CER	Die relative Senkung der Rate an ungünstigen Ereignissen in der experimentellen Gruppe einer Studie im Vergleich zur Kontrollgruppe
NNT (*number needed to treat*)	1/ARR	Gibt die Anzahl von Patienten wieder, die behandelt werden müssen, um ein zusätzliches ungünstiges Ereignis zu verhindern
ARI (*absolute risk increase*)	| CER-EER |	Beschreibt die absolute Differenz der Rate an ungünstigen Ereignissen in der experimentellen Gruppe im Vergleich zur Kontrollgruppe, wenn die experimentelle Behandlung schlechter ist
NNH (*number needed to harm*)	1/ARI	Gibt die Anzahl an Patienten wieder, bei deren Behandlung mit einem zusätzlichen Fall unerwünschter Ereignisse/einer Komplikation gerechnet werden muss

Alle Werte bis auf *NNT* werden in Prozent angegeben

3. Übertragbarkeit: Um nun zu klären, ob die Ergebnisse (sofern sie valide und relevant genug sind) aus der gefundenen Literatur auf den eigenen speziellen Fall angewendet werden können, müssen folgende Fragen beantwortet werden:

- Ist der Patient den Patienten aus der Studie ähnlich genug?
- Ist die Therapie durchführbar (Kosten, Verfügbarkeit)?
- Entsprechen Therapieform und Therapieziel den Vorstellungen des Patienten?

Beispiel

Im vorliegenden Beispiel ist die Übertragbarkeit gegeben. Das Ergebnis der Studie zeigt aber, dass Fluoxetin die Prognose der Anorexia nervosa im Hinblick auf die den BMI nicht verbessern kann und es somit zu diesem Zweck auch nicht sinnvoll ist, Fluoxetin einzusetzen.

Schritt 4: Anwendung auf den Patienten

Nach sorgfältiger Literaturrecherche und Auswertung der gefundenen Evidenz werden die Ergebnisse auf den individuellen Patienten angewendet.

Beispiel

Bei dem Beispiel der magersüchtigen Patientin könnte man den Eltern erklären, dass Fluoxetin nicht wirksam ist, die Prognose der Anorexie zu verbessern.

Schritt 5: Evaluation der eigenen Leistung

- Im letzten Schritt wird eine Bewertung des eigenen Handelns gefordert
- Das heißt z. B., dass die Wirksamkeit einer Therapie bzw. deren Nebenwirkungen anhand des klinischen Beschwerdebildes und weiteren Daten, z. B. Laborwerten, evaluiert werden müssen

Fazit

- Gerade in einem Fach wie der Kinder- und Jugendpsychiatrie, in welchem dem Arzt eine hohe Verantwortung gegenüber Minderjährigen zukommt, weiterhin die Forschungsmöglichkeiten an Kindern und daher auch die Datenlage begrenzt sind, sind Fertigkeiten, wie sie in den 5 Schritten der EbM nach David Sackett formuliert werden, von großer Wichtigkeit
- Das Stellen von beantwortbaren Fragen und das Auffinden geeigneter Literatur sowie das Bewerten und Anwenden von Studienergebnissen sind wesentliche Voraussetzungen für eine wissenschaftlich fundierte Therapie
- Kritisches Hinterfragen ist ein zentrales Anliegen der EbM, weshalb auch die Evaluation der eigenen Leistung gefordert wird
- Kritiker der EbM sprechen häufig von »Kochbuchmedizin«, in der die Behandlungsfreiheit des Arztes eingeschränkt ist; dies trifft jedoch immer nur dann zu, wenn Mediziner selbst nicht in der Lage sind, Studien und deren Ergebnisse in die Behandlungsentscheidung einzubringen
- Für die ärztliche Entscheidungsfähigkeit sind die Kernkompetenzen der EbM jedoch unerlässlich; lebenslanges Lernen wird durch sie erreichbar
- Für weitere Informationen sei auf die Homepage des deutschen Netzwerks Evidenzbasierte Medizin e. V, verwiesen: *www.ebm-netzwerk.de*

Weiterführende Literatur

Fegert JM (2004) Depressionsbehandlung mit SSRI in der Kinder- und Jugendpsychiatrie – Ein Forschungs- oder ein Informationsdebakel? Nervenheilkunde 23: 60–64

Kühlein T, Forster J (2007) Welche Evidenz braucht der Arzt? In: Kunz R, Ollenschläger G, Raspe H, Jonitz G, Donner-Banzhoff N (Hrsg) Lehrbuch Evidenzbasierte Medizin in Klinik und Praxis, 2. Aufl. Deutscher Ärzte Verlag, Köln

Tricoci P, Allen JM, Kramer JM, Califf RM, Smith, SC Jr (2009) Scientific evidence underlying the ACC/AHA Clinical Practice Guidelines. JAMA 301(8): 831–841

Choudhry NK, Stelfox HT, Detsky AS(2002) Relationships between authors of Clinical Practice Guidelines and the pharmaceutical industry. JAMA 287: 612–617

Resch F, Fegert JM (2009) Die Bedeutung der Lehre im Spannungsfeld zwischen »Evidence-based Medicine« und »Experience-based Medicine«. Z Kinder- und Jugendpsychiatr Psychother 37(2): 97–105

Sackett DL, Rosenberg WM, Gray JA, Haynes RB, Richardson WS (1997) Was ist Evidenzbasierte Medizin und was nicht? Münch Med Wochenschr 139(44): 644–645 (Dieser Beitrag ist eine ergänzte, überarbeitete Version eines Editorials, das im Januar 1996 im British Medical Journal erschienen ist: Sackett DL, Rosenberg WM, Gray JA, Haynes RB, Richardson WS (1996) Evidence-based medicine: what it is and what it isn't. BMJ 312(7023): 71–72; Übersetzung: M. Perleth, Hannover)

F Anhang

Wichtige Arzneimittelwirkstoffe in der Kinder- und Jugendpsychiatrie und Untersuchungen

A1.1 Arzneimitteltabelle

❶ **Antidepressiva: Generell bei Kindern und Jugendlichen engmaschige Überwachung der Suizidalität bei Ein- und Abdosierung!**

Tab. A1.1 Antidepressiva

Wirkstoff	Indikation	Kontrollen	Nebenwirkungen	Wechselwirkungen/Kontraindikationen
SSRI: Inhibieren die Wiederaufnahme von freigesetztem Serotonin aus dem synaptischen Spalt in die Zelle; d. h. Konzentrationsanstieg im synaptischen Spalt; Down-Regulation und Desensibilisierung von 5-HT-Rezeptoren → Stimulation der Rezeptorsysteme durch Beeinflussung intrazellulärer Second-messenger-Systeme				
Fluoxetin **Einzig das Präparat Fluctin besitzt die Zulassung für Kinder** **Dosierung Kinder > 8.Lj.:** Start: 10 mg/Tag Kann nach ca. 7 Tagen auf 20 mg erhöht werden Kps. 20 mg	**Kinder > 8 Lj.:** Mittelgradige bis schwere Episode einer MD **Erwachsene:** depressive Störungen, Zwangserkrankungen, Bulimie Hinweise auf Wirksamkeit bei Angstsyndromen, PTBS, sozialen Phobien, Panikerkrankungen	Steady State nach 4 Wochen Mögliche Entwicklungsverzögerung beachten! **Cave:** Diabetes mellitus → Fluctin → BZ↓, nach Absetzen BZ↑!	Häufig: leichte Unruhezustände, Schlafstörungen, Übelkeit, Kopfschmerzen, Schwindel, Appetitlosigkeit, Durchfall, Zittern, Zwangsgähnen Gelegentlich/selten: allergische Hautreaktionen, sexuelle Funktionsstörungen, vermehrtes Auftreten von Suizidgedanken **Cave: Zentrales Serotoninsyndrom** → Tachykardie, RR konstant bis erhöht, tonisch-klonische Krampfanfälle, Hyperthermie, Agitiertheit, Bewusstseinsstörung, Koma → **Absetzen der Medikation/Notfall!** Bei Hypomanie → absetzen! **Absetzreaktion:** bei abruptem Absetzen NW gehäuft	**Nie mit MAOH → zentrales Serotoninsyndrom!** + Triptane/Johanniskraut/Tramadol: Verstärkung der serotonergen NW Bei gleichzeitiger Gabe von Flecainid, Encainid, Carbamazepin, TZA → niedrige Dosis wählen Interaktionen: CYP2D6 Wirkungsbeeinflussung durch Benzodiazepine Kombination mit AP: vermehrte EPS möglich **Metabolisierung:** hepatisch → wirksames Norfluoxetin; eingeschränkte Leberfunktion → niedrige Dosierung, evtl. alle 2 Tage **Kinetik:** Nichtlinear; T_{max} = 6–8 Std. HWZ Fluoxetin 4–6 Tage; Norfluoxetin 4–16 Tage

▼

Tab. A1.1 *Fortsetzung*

Wirkstoff	Indikation	Kontrollen	Nebenwirkungen	Wechselwirkungen/Kontraindikationen
Fluvoxamin **Dosierung Kinder > 8 Lj:** Start: 25 mg/Tag, Aufdosieren bis max. ca. 200–250 mg/Tag, möglichst 2 Tagesdosen Tbl. 50 mg; 100 mg	**Kinder/Jugendliche > 8. Lj.:** Zwangserkrankung **Erwachsene:** depressive Störungen, Zwangserkrankung Hinweise auf Wirksamkeit bei Panikstörung, sozialer Phobie, Binge-Eating-Störung	Steady State nach 10–14 Tagen → Spiegelbestimmung: Talspiegel; Folge-Talspiegel immer zur selben Zeit! Wenn nach 10 Wochen keine klinische Besserung, Fortsetzung überdenken! Mögliche Entwicklungsverzögerung beachten!	Häufig: Übelkeit, teilweise mit Erbrechen, Durchfall, Unruhe, Schlafstörungen, Zittern, Appetitminderung, Zwangsgähnen, Kopfschmerzen Gelegentlich/selten: Bauchschmerzen, Schwindel- und Schwächegefühl, allergische Hautreaktionen, sexuelle Funktionsstörungen **Cave: Zentrales Serotoninsyndrom** → Tachykardie, RR konstant bis erhöht, tonisch-klonische Krampfanfälle, Hyperthermie, Agitiertheit, Bewusstseinsstörung, Koma → **Absetzen der Medikation/Notfall!** **Bei Hypomanie → Absetzen!** **Absetzreaktion:** bei abruptem Absetzen NW gehäuft	**Nie mit MAOH! → zentrales Serotoninsyndrom** +Triptane/Johanniskraut/Tramadol: Verstärkung der serotonergen NW Bei gleichzeitiger Gabe von Flecainid, Encainid, Carbamazepin, Clozapin, TZA → niedrige Dosis wählen Interaktionen: CYP2D6, CYP1A2 **Metabolisierung:** hepatisch **Kinetik:** T_{max} = 3–8 Std. Mittlere HWZ 13–17 Std. **Cave:** Steady-State-Plasmakonzentration bei 6–11 J. doppelt so hoch wie bei 12–17 J. Plasamkonzentration von Jugendlichen mit denen von Erwachsenen vergleichbar

▼

Tab. A1.1 *Fortsetzung*

Wirkstoff	Indikation	Kontrollen	Nebenwirkungen	Wechselwirkungen/Kontraindikationen
SSNRI: Noradrenerg/spezifisch serotonerges Antidepressivum mit α_2-adrenozeptorantagonistischer Wirkung				
Mirtazapin Lsg. 15 mg/ml Tbl./Schmelztbl. 15/30/45 mg	**Keine Zulassung bei Kindern und Jugendlichen** **Erwachsene:** Behandlung von depressiven Erkrankungen (mit Schlafstörungen)	**Cave:** QTc-Verlängerung und Herabsetzung der Krampfschwelle	Häufig: Appetit↑, Gewicht↑, zu Beginn Schläfrigkeit, Schwindel, Ödeme, Kopfschmerzen, Mundtrockenheit Gelegentlich/selten: Hypotonie, Leberwerte↑, Manie, akute Knochenmarksdepression, Gelenk- und Muskelschmerzen, Erschöpfung, Restless-Legs-Syndrom, Albträume, Muskelzuckungen	**Nie mit MAOH! → zentrales Serotoninsyndrom** **Metabolisierung:** hepatisch **Kinetik:** $T_{max} = 2$ Std. HWZ 20-40 Std.

SSRI selektiver Serotoninwiederaufnahmehemmer, *MD* Major Depression, *PTBS* posttraumatische Belastungsstörung, *NW* Nebenwirkungen, *AP* Antipsychotika, *EPS* extrapyramidalmotorische Störungen, T_{max} maximale Plasmakonzentration, *HWZ* Eliminationshalbwertszeit, *CYP* Cytochrom-P450

Tab. A1.2 Antipsychotika, prä- und postsynaptische Dopaminrezeptorenblocker

Wirkstoff	Indikation	Kontrollen	Nebenwirkungen	Wechselwirkungen/Kontraindikationen
Aripiprazol Atypisches AP Tbl./ Schmelztbl. 5/10/15/30 mg Lsg. 1mg/ml	**Jugendliche ab 15 J.:** bei Schizophrenie Hinweise auf Wirksamkeit bei bipolaren Störungen und Impulskontrollstörungen **Erwachsene:** Schizophrenie, Manie und Prophylaxe	Prolaktin **Cave:** QTc-Verlängerung und Herabsetzung der Krampfschwelle **Bei Intoxikationen:** Die Gabe von **Aktivkohle** 1 Std. nach der Einnahme verringert C_{max} um 41% und die AUC um 51%!	Häufig: Übelkeit, Erbrechen, orthostatische Hypotonie, Ruhe- und Schlaflosigkeit, Kopfschmerzen, Tremor, Angst, EPS Leukozyten↓, GOT↑, GPT↑, CK↑ In klinischen Studien hat Aripiprazol **nicht** zu einer klinisch relevanten Gewichtszunahme geführt! **Cave: Malignes neuroleptisches Syndrom** → Hyperthermie, Rigor, RR↑↓, Puls ↑↓, ↑↑CK → **sofort absetzen!**	**Cave:** Familiäres Long-QT-Syndrom, bekannte Krampfanfälle Interaktionen: CYP2D6, CYP3A4 **Cave:** Fluoxetin und Paroxetin → Aripiprazol-Spiegel↑↑ Johanniskraut → Spiegel↓↓ **Metabolisierung:** hepatisch **Kinetik:** Mittlere Plasma-HWZ 60–80 Std., aktiver Metabolit Dehydroaripiprazol HWZ 94 Std.
Pipamperon **FGA, niederpotent** Tbl. Sirup	**Keine Zulassung bei Kindern und Jugendlichen** **Erwachsene:** Behandlung von psychomotorischer Erregung, Aggressivität und Schlafstörungen, Störung des Tag-Nacht-Rhythmus	Prolaktin **Cave:** QTc-Verlängerung und Herabsetzung der Krampfschwelle	Häufig: Müdigkeit Gelegentlich: Depression, Benommenheit, Kopfschmerz, Übelkeit, Erbrechen, Appetit↓, EPS **Cave: Malignes neuroleptisches Syndrom** → Hyperthermie, Rigor, RR↑↓, Puls ↑↓, ↑↑CK → **AP sofort absetzen!**	**Cave:** Bei gleichzeitiger Anwendung von Makroliden, Antihistaminika, Antidepressiva → QTc-Verlängerung, Hypokaliämie möglich **Metabolisierung:** hepatisch Keine genauen Daten zur Kinetik. T_{max} = 1,8 Std. HWZ ca. 17 Std.

▼

Tab. A1.2 *Fortsetzung*

Wirkstoff	Indikation	Kontrollen	Nebenwirkungen	Wechselwirkungen/Kontraindikationen
Prothipendyl **FGA, niederpotent** Tbl. 40/80 mg Trpf.	**Keine Zulassung bei Kindern und Jugendlichen** **Erwachsene:** Zur Dämpfung psychomotorischer Erregung bei einer psychiatrischen Grunderkrankung, temporär bei Ein- und Durchschlafstörungen	Bei längerem Einsatz: Prolaktin **Cave:** QTc-Verlängerung, senkt Krampfschwelle, kann Torsades de Pointes auslösen	Zu Beginn: Orthostatische Dysregulation, Mundtrockenheit **Cave: Malignes neuroleptisches Syndrom** → Hyperthermie, Rigor, RR↑↓, Puls ↑↓, ↑↑CK → **AP sofort absetzen!**	**Cave:** Vorbekannte orthostatische Dysregulation, Asthma, HRST, QTc-Verlängerung
Haloperidol **FGA, hochpotent** Tbl. 1/2/5/10 mg Lsg. Inj.-Lsg. Depot	Akute/chronische schizophrene Symptome **Für Kinder ab 3 J. zugelassen** Schizophrenie Manie Akute psychomotorische Erregungszustände Organisch bedingte Psychose Tic-Störungen (Gilles-de-la-Tourette-Syndrom), wenn andere Therapie versagt	Prolaktin **Cave:** Auf EPS achten!	Häufig: EPS, Müdigkeit, Verlängerung der Reaktionszeit, Benommenheit, Schwindel, Gewichtszunahme, Hypotonie, Obstipation, Mundtrockenheit Gelegentlich/selten: Depressive Verstimmung, Übelkeit/Erbrechen, Appetit↓, allergische Hautreaktionen, Erhöhung der Leberenzymaktivität, Leukopenie **Cave:** QTc-Verlängerung und Herabsetzung der Krampfschwelle **Cave: Malignes neuroleptisches Syndrom** → Hyperthermie, Rigor, RR↑↓, Puls ↑↓, ↑↑CK → **AP sofort absetzen!**	Barbiturate, Benzodiazepine, Antihistaminika und Alkohol können die Sedierung verstärken; die Kombination mit Substanzen, die die Krampfschwelle des Gehirns herabsetzen, sollte vermieden werden **Cave: Hyperthyreose, kardiale Vorschädigung und Leberfunktionsstörung!** Rauchen, Carbamazepin senken, Fluoxetin, Fluvoxamin steigern den Spiegel Interaktionen: CYP3A4 und CYP2D6 **Metabolisierung:** hepatisch **Kinetik:** T_{max} p.o. 2–6 Std., i.m. 20 min HWZ p.o. 24 (12–38) Std., i.m. 21 (13–36) Std.

▼

Tab. A1.2 *Fortsetzung*

Wirkstoff	Indikation	Kontrollen	Nebenwirkungen	Wechselwirkungen/Kontraindikationen
Clozapin SGA Tbl. 25/50/100 mg	Clozapin ist für **Jugendliche ab 16 J. zugelassen** Wird eingesetzt zur Behandlung **therapieresistenter** Schizophrenien oder bei schizophrenen Patienten, die andere AP nicht vertragen **Bei normaler Leukozytenzahl** (3.500/mm^3; 3,5–109/l) **und Zahl der neutrophilen Granulozyten** (2.000/mm^3; 2,0–109/l)	Prolaktin Es kann eine **Agranulozytose** auftreten; daher **muss** zunächst wöchentlich während der ersten 18 Wochen der Therapie und danach mindestens alle 4 Wochen während der gesamten Behandlungszeit das Blutbild kontrolliert werden Bei folgenden Grenzwerten **muss** Clozapin sofort abgesetzt werden: Leukozyten < 3.000/mm^3, neutrophile Granulozyten < 1.500/mm^3 → dann BB täglich	Häufig: leichte Unruhezustände, Kopfschmerzen, Kreislaufschwierigkeiten, Müdigkeit, Gewicht↑, Speichelfluss, Obstipation, Erhöhung der Leberenzymaktivität, Hypotonie, Hypoglykämie, Temperaturanstieg Gelegentlich/selten: Hormonveränderungen (Hyperprolaktinämie) mit Zyklusschwankungen bei Mädchen; Krampfanfälle während der Einstellungsphase **Cave:** QTc-Verlängerung und Herabsetzung der Krampfschwelle **Cave: Malignes neuroleptisches Syndrom** → Hyperthermie, Rigor, RR↑↓, Puls ↑↓, ↑↑CK → **AP sofort absetzen!**	Barbiturate, Benzodiazepine, Antihistaminika und Alkohol können die Sedierung verstärken; die Kombination mit Substanzen, die die Krampfschwelle des Gehirns herabsetzen, sollte vermieden werden. Interaktionen: CYP1A2, CYP3A4; gering CYP2D6 **Metabolisierung:** hepatisch **Kinetik:** HWZ 12–16 Std.
Risperidon SGA ▼	**Kinder ab 5 J.:** Behandlung von von Impulskontrollstörungen mit selbst- oder fremd-	Häufig: Müdigkeit, Unruhe, Angstzustände, Kopfschmerzen, Gewicht↑, Schwindel	Gelegentlich/selten: Schläfrigkeit, Schwäche, Benommenheit, Konzentrationsschwierigkeiten, Übelkeit, Erbrechen, Bauchschmerzen,	Barbiturate, Benzodiazepine, Antihistaminika und Alkohol können die Sedierung verstärken; die Kombination mit Substanzen, die die Krampfschwelle des

Tab. A1.2 *Fortsetzung*

Wirkstoff	Indikation	Kontrollen	Nebenwirkungen	Wechselwirkungen/Kontraindikationen
Tbl. 0,5/1/2/3/4 mg Schmelztbl. 1/2/3/4 mg Lsg. Depot	aggressivem Verhalten bei unterdurchschnittlicher Intelligenz oder einer Intelligenz im unteren Normbereich **Erwachsene:** Schizophrenie, Manie im Rahmen einer bipolaren Störung	Tanner-Stadium, Prolaktin	Obstipation, Hyperprolaktinämie (u. a. Anschwellen der Brust) **Cave: Malignes neuroleptisches Syndrom** → Hyperthermie, Rigor, RR↑↓, Puls ↑↓,↑↑CK → **AP sofort absetzen!**	Gehirns herabsetzen, sollte vermieden werden Interaktionen: CYP2D6, CYP3A4 **Metabolisierung:** hepatisch **Kinetik:** HWZ 3 Std., HWZ bei Poor-metabolizer-Status 19 Std.; aktiver Metabolit 9-OH-Risperidon: 24 Std.
Quetiapin **SGA** Tbl. 25/100/200/300 mg Seroquel Prolong: 50/200/300/400 mg	**Bei Kindern und Jugendlichen: keine Zulassung** **Erwachsene:** Schizophrenie, schwere manische Episode, psychotische Störungen, schwere depressive Störungen bei bipolarer Störung, zur Prophylaxe bei bipolarer Störung	Prolaktin, RR	Häufig: Sedierung, leichte Unruhezustände, Erbrechen, Obstipation, Mundtrockenheit, Kopfschmerzen, Hypotonie, Müdigkeit, Gewicht↑, Übelkeit, Erbrechen Gelegentlich/selten: Hormonveränderungen (Hyperprolaktinämie) mit Zyklusschwankungen bei Mädchen, allergische Reaktionen, Erhöhung Leberenzymaktivität **Cave:** Anfänglich Sturzgefahr! **Cave:** QTc-Verlängerung und Herabsetzung der Krampfschwelle **Cave: Malignes neuroleptisches Syndrom** → Hyperthermie, Rigor, RR↑↓, Puls ↑↓, ↑↑CK → **AP sofort absetzen!**	Barbiturate, Benzodiazepine, Antihistaminika und Alkohol können die Sedierung verstärken; die Kombination mit Substanzen, die die Krampfschwelle des Gehirns herabsetzen, sollte vermieden werden Interaktionen: CYP3A4, Spiegelanstieg bei Antibiose mit Eyrthromycin und Clarithromycin **Metabolisierung:** hepatisch **Kinetik:** HWZ 7 Std.

▼

Tab. A1.2 *Fortsetzung*

Wirkstoff	Indikation	Kontrollen	Nebenwirkungen	Wechselwirkungen/Kontraindikationen
Tiaprid **SGA** Tbl. 100/200 mg Trpf.	**Bei Kindern und Jugendlichen keine Zulassung** Empfohlen zur Behandlung von Tic-Erkrankungen **Erwachsene:** AP-induzierte Spätdyskinesien	Tanner-Stadium, Prolaktin	Häufig: Schläfrigkeit/Müdigkeit, Schwächeerscheinungen, Schwindel, Kopfschmerzen, Unruhe, Antrieb↑, Gleichgültigkeit, Schlaflosigkeit, bei Kindern und Jugendlichen häufig Prolaktin↑, Gelegentlich/selten: Gewicht↑, milde Hypotonie **Cave:** QTc-Verlängerung und Herabsetzung der Krampfschwelle	Barbiturate, Benzodiazepine, Antihistaminika und Alkohol können die Sedierung verstärken; die Kombination mit Substanzen, die die Krampfschwelle des Gehirns herabsetzen, sollte vermieden werden **Kinetik:** T_{max} = 1 Std. HWZ 3 Std.
Chlorprothixen **FGA, niederpotent** Tbl. 15/50 mg Saft 1 ml = 20 mg ▼	**Für Kinder ab 3 J. zugelassen** Behandlung von psychomotorischer Erregung, Aggressivität und Schlafstörungen	–	Häufig: Müdigkeit, Mundtrockenheit, Verlängerung der Reaktionszeit, Benommenheit, Schwindel, Hypotonie, Gewicht↑, Obstipation Gelegentlich/selten: Depressive Verstimmung, Benommenheit, Übelkeit, Erbrechen, Appetit↓, allergische Hautreaktionen, ↑gGT, ALT↑, AST↑, ERBS, EABS **Cave:** QTc-Verlängerung und Herabsetzung der Krampfschwelle **Cave: Malignes neuroleptisches Syndrom** → Hyperthermie, Rigor, RR↑↓, Puls ↑↓, ↑↑CK → **AP sofort absetzen!**	**Cave:** Bei gleichzeitiger Anwendung von Makroliden, Antihistaminika, Antidepressiva → QTc-Verlängerung, Hypokaliämie möglich **Metabolisierung:** hepatisch **Kinetik:** Hohe intraindividuelle Schwankungsbreite, T_{max} = 2–3 Std. HWZ 8–12 Std.

Tab. A1.2 *Fortsetzung*

Wirkstoff	Indikation	Kontrollen	Nebenwirkungen	Wechselwirkungen/Kontraindikationen
Ziprasidon **SGA** Kps. 0/40/60/80 mg Inj.-Lsg.	**Kinder ab 10 J.:** Manische oder gemischte Episoden bei bipolarer Störung **Erwachsene:** Zusätzlich Schizophrenie	Prolaktin	Häufig: leichte Unruhezustände, Kopfschmerzen, Hypotonie, Schwindel, Tremor, Müdigkeit, Übelkeit , Erbrechen Gelegentlich/selten: Hormonveränderungen (Hyperprolaktinämie) mit Zyklusschwankungen bei Mädchen, allergische Reaktionen, Erhöhung Leberenzymaktivität **Cave: Malignes neuroleptisches Syndrom** → Hyperthermie, Rigor, RR↑↓, Puls ↑↓, ↑↑CK → **AP sofort absetzen!**	Bekannte QTc-Verlängerung; angeborenes Long-QT-Syndrom **Metabolisierung:** hepatisch **Kinetik:** T_{max} = 6–8 Std. HWZ ca. 6 Std.

FGA first-generation antipsychotics, *SGA* second-generation antipsychotics, weitere Abkürzungen Tab. A1.1

Tab. A1.3 Medikament zur Phasenprophylaxe

Wirkstoff	Indikation	Kontrollen	Nebenwirkungen	Wechselwirkungen/ Kontraindikationen
Valproat Tbl. 150/300/ (500)/600 mg Retardtbl. 150/300 mg	**Kinder und Jugendliche:** Epilepsie, **keine Zulassung für pschiatrische Indikationen** **Erwachsene:** Phasenprophylaxe manisch(-depressiver) Erkrankungen, Behandlung von Epilepsien	Gynäkolologisch	Häufig: schwere Hautreaktionen, Kopfschmerzen, Schläfrigkeit, Reizbarkeit, Übelkeit, Leberfunktionsstörungen, ↑Ammoniakgehalt im Blut, Dysästhesien, GIT-Beschwerden Gelegentlich/selten: Gewicht ↑↓, Appetit↑↓, Störungen der Blutbildung, Pankreasfunktionsstörung, reversible Enzephalopathie sekundäre Amenorrhö, Veränderung der Ovarien	Barbiturate, Benzodiazepine, Antihistaminika und Alkohol können die Sedierung verstärken; die Kombination mit Substanzen, die die Krampfschwelle des Gehirns herabsetzen, sollte vermieden werden Leber- und Pankreasfunktionsstörungen

Tab. A1.4 Anxiolytika

Wirkstoff	Indikation	Kontrollen	Nebenwirkungen	Wechselwirkungen/ Kontraindikationen
Buspiron Tbl. 5/10 mg	**Keine Zulassung für Kinder und Jugendliche** **Erwachsene:** Zur symptomatischen Behandlung von Angstzuständen mit innerer Unruhe, Spannungszuständen	–	Häufig: Benommenheit, Übelkeit, Kopfschmerzen, Nervosität, Schlaflosigkeit, Schwindel, Erregung, Schwitzen, feuchte Hände, Schläfrigkeit, Herzrasen, Tinnitus Gelegentlich/selten: Stimmungsschwankungen, Blutdruck↑↓, Bewegungsdrang, Interessenverlust, Appetit↑, verändertes Geschmacks- oder Geruchsempfinden, Muskelkrämpfe, Gelenkschmerzen	Kombination mit Inhibitoren der MAOH ist kontraindiziert: Gefahr: hypertensive Krise **Kinetik:** T_{max} = 1–1,5 Std. HWZ 2–3 Std.
Lorazepam Tbl. 0,5/1/2/ 2,5 mg Plättchen: 1/2,5 smg Amp. 2mg/1ml ▼	**Kinder und Jugendliche:** Prämedikation vor chirurgischen Eingriffen, Krampfanfälle, Status epilepticus *Off-label*: bei Angstzuständen, Stupor und Mutismus, psychotischen Angstzuständen **Erwachsene:** Symptomatische Kurzzeitbehandlung von Angst-, Spannungs- und Erregungszuständen und dadurch bedingten Schlafstörungen, Sedierung vor diagnostischen sowie vor und nach operativen Eingriffen	–	Tagesmüdigkeit und Schläfrigkeit, eingeschränkte Fahrtüchtigkeit und Alltagssicherheit, paradoxe Disinhibitionsphänomene Schnelle i.v.-Anwendung: vorübergehende Atemdepression, Hypotonie, evtl. Herzstillstand	**Kinetik:** T_{max} = 1–2,5 Std. HWZ 8–24 Std.

Tab. A1.4 Anxiolytika

Wirkstoff	Indikation	Kontrollen	Nebenwirkungen	Wechselwirkungen/ Kontraindikationen
Diazepam Tbl. 5/10 mg Trpf. 10 mg = 20 Trpf. = 1 ml Amp. 10 mg/2 ml Supp. 10 mg Tube 5/10/2,5 mg	**Kinder und Jugendliche:** Prämedikation vor chirurgischen Eingriffen, Krampfanfälle, Status epilepticus *Off-label*: bei Angstzuständen psychotischen Angstzuständen **Erwachsene:** Akute und chronische Spannungs-, Erregungs- und Angstzustände, vor chirurgischen und diagnostischen Eingriffen, Zustände mit erhöhtem Muskeltonus., Einsatz auch bei Alkoholentzugssyndrom	–	► Lorazepam Bei schneller i.v.-Injektion evtl. Atemdepression	Abbauhemmung bei Kombination mit Fluvoxamin, Fluoxetin, Disulfiram, Cimetidin, Omeprazol und Ketoconazol HWZ 20–40 Std.

Abkürzungen Tab. A1.1

Tab. A1.5 Hypnotikum

Wirkstoff	Indikation	Kontrollen	Nebenwirkungen	Wechselwirkungen/Kontraindikationen
Promethazin Tbl. z. B. 25/50 mg Trpf.	**Kinder ab 2 J.:** Behandlung von psychomotorischer Erregung, Aggressivität und Schlafstörungen Dämpfende Wirkung!	Medikament nicht für Dauerbehandlung geeignet	Häufig: Mundtrockenheit, orthostatische Dysregulation Gelegentlich: Gewicht↑, verstopfte Nase, Durstgefühl. depressive Verstimmung, EPS, Störungen der Hämatopoese	**Cave:** RR↑↓, Puls↓, Long-QT-Syndrom, HRST, Epilepsie, chronische Atembeschwerden **Cave: Bei Intoxikation mit Alkohol, Hypnotika etc.** Interaktionen: CYP2D6 **Metabolisierung:** hepatisch **Cave:** Leber- und Nierenfunktionsstörungen! **Kinetik:** T_{max} = 1,5–3 Std., unterliegt hohen intraindividuellen Schwankungen HWZ 10–12 Std.

Abkürzungen Tab. A1.1

Tab. A1.6 Psychostimulanzien

Wirkstoff	Indikation	Kontrollen	Nebenwirkungen	Wechselwirkungen/Kontraindikationen
Methylphenidat Tbl. 5/10/20/30/40 mg Retardiert Kps. 5/10/18/ 20/27/30/36/40/54 mg	**Bei Kindern und Jugendlichen ab 6 J. zugelassen:** ADHS **Erwachsene:** Narkolepsie	KG, KL	Häufig: Appetit↓, Gewicht↓, Einschlafstörungen, Reizbarkeit, Übelkeit und Bauchschmerzen (anfangs) Gelegentlich/selten: ↑HF, RR↑, Schwindel, depressive Verstimmungen, Tics, Kribbelgefühle in Armen/Beinen	Kontraindikation bei Long-QT-Syndrom **Cave:** Kardiale Erkrankungen und Epilepsie **Kinetik:** HWZ 2,4 Std.
D,L-Amphetamin Saft	**Bei Kindern und Jugendlichen ab 6 J. zugelassen:** ADHS			Kontraindikation bei Long-QT-Syndrom **Cave:** Kardiale Erkrankungen und Epilepsie

ADHS Aufmerksamkeitsdefizit-Hyperaktivitätsstörung, *HWZ* Eliminationshalbwertszeit

Tab. A1.7 SNRI zur Behandlung von ADHS

Wirkstoff	Indikation	Kontrollen	Nebenwirkungen	Wechselwirkungen/ Kontraindikationen
Atomoxetin Kps: 10/18/ 25/40/60 mg	**Für die Behandlung von ADHS bei Kindern und Jugendlichen ab dem Alter von 6 J. zugelassen**	**Suizidalität wie bei SSRI überwachen**	Häufig: Appetit↓, Gewicht↓, Einschlafstörungen, Reizbarkeit, Übelkeit und Bauchschmerzen (anfangs), Kopfschmerzen, sexuelle Funktionsstörungen Gelegentlich/selten: ↑HF, RR↑, Schwindel, depressive Verstimmungen, Tics, Kribbelgefühle in Armen/Beinen Sehr selten: Leberschädigung (nach Absetzen der Medikation bildete sich die Leberschädigung vollständig zurück) Bei Auftreten von dunklem Urin, Haut- und Sklerenikterus, Empfindlichkeit im rechten oberen Bauchraum, Übelkeit, Müdigkeit ohne ersichtlichen Grund, Juckreiz oder grippeähnlichen Symptomen: **unverzüglich absetzen!**	Kontraindikation bei Long-QT-Syndrom und Engwinkelglaukom, Herz-Kreislauf-Erkrankungen Interaktionen: CYP2D6 **Kinetik:** HWZ 2–6 Std.

SNRI selektiver Noradrenalinwiederaufnahmehemmer, *ADHS* Aufmerksamkeitsdefizit-Hyperaktivitätsstörung, *HWZ* Eliminationshalbwertszeit, *CYP* Cytochrom-P450

Tab. A1.8 Pflanzliche Präparate

Wirkstoff	Indikation	Kontrollen	Nebenwirkungen	Wechselwirkungen/Kontraindikationen
Baldrianwurzel-Trockenextrakt	**Kinder ab 6 J.:** Unruhezustände und nervös bedingte Einschlafstörungen	?	Nicht bekannt	?
Johanniskraut-Trockenextrakt Tbl. Kps.	**Jugendliche ab 12 J.:** Leichte bis mittelgradige depressive Störungen	–	Nicht bekannt	**Cave:** bekannte HWZ 24–48 Std. für Hypericin, 18–24 Std. für Pseudohypericin

A1.2 Wichtige Vor- und Verlaufsuntersuchungen

Tab. A1.9 Wichtige Voruntersuchungen vor Medikamentengabe

Medikamente	EEG	EKG	Labor	Gewicht	Körperlänge	RR	Puls	Tanner-Stadium	TDM[a]	Prolaktin
Stimulanzien	x[b]	x	x	x	x	x	x	x	x	–
Atomoxetin	x[b]	x	x	x	x	x	x	x	x	–
Antipsychotika	x	x	x	x	x	x	x	x	x	x
SSRI	x[b]	x	x	x	x	x	x	x	x	–

[a] *TDM* Therapeutisches Drug Monitoring, kann sinnvoll sein zur Überprüfung von Wirksamkeit/Nichtwirksamkeit und Sicherheitsaspekten aufgrund von Plasma-/Serumspiegeln etc. (TDM-KJP Netzwerk, ► Anhang A6). [b] EEG nicht zwingend, aber empfehlenswert, wenn positive Familienanamnese oder Fieberkrämpfe in der Vorgeschichte.

Tab. A1.10 Wichtige Verlaufsuntersuchungen in den ersten 4 Wochen nach Beginn der Medikation

Medikamente	EEG	EKG	Labor	Gewicht	Körperlänge	RR	Puls	Tanner-Stadium	TDM[a]	Prolaktin
Stimulanzien	x[b]	x	x	x	–	x	x	–	x	–
Atomoxetin	x[b]	x	x	x	–	x	x	–	x	–
Antipsychotika	x[b]	x	x	x	–	x	x	–	x	–
SSRI	x[b]	x[c]	x	x	–	x	x	–	x	–

[a] *TDM* Therapeutisches Drug Monitoring, kann sinnvoll sein zur Überprüfung von Wirksamkeit/Nichtwirksamkeit und Sicherheitsaspekten aufgrund von Plasma-/Serumspiegeln etc. (TDM-KJP Netzwerk, ► Anhang A6).

Tab. A1.11 Wichtige Verlaufsuntersuchungen je Quartal

Medikamente	EEG	EKG	Labor	Gewicht	Körperlänge	RR	Puls	Tanner-Stadium	TDM[a]	Prolaktin
Stimulanzien	x[b,c]	x[c]	x	x	x	x	x	x	x[d]	–
Atomoxetin	x[b,c]	x[c]	x	x	x	x	x	x	x	–
Antipsychotika	x[b,c]	x[c]	x	x	x	x	x	x	x	x
SSRI	x[b,c]	x[c]	x	x	x	x	x	x	x	–

[a] *TDM* Therapeutisches Drug Monitoring, kann sinnvoll sein zur Überprüfung von Wirksamkeit/Nichtwirksamkeit und Sicherheitsaspekten aufgrund von Plasma-/Serumspiegeln etc. (TDM-KJP Netzwerk, ► Anhang A6). [b] Nur wenn das erste EEG auffällig war. [c] Alle 6–12 Monate ausreichend. [d] Bei Stimulanzien ist es möglich, einen Spiegel nach ca. 4 Std. zu messen, jedoch hoher technischer Aufwand und die sehr begrenzte Aussagekraft.

Intoxikationen und Notrufadressen

Intoxikationen

Wenn eine Intoxikation vermutet wird, sollte in jedem Fall Blut, Urin und Erbrochenes asserviert werden, für den Fall, dass die Packungen nicht direkt neben dem Patienten liegen oder er die Angaben verweigert oder bereits bewusstlos ist.

Es gibt aber auch optische Hinweise darauf, was ein Patient eingenommen haben könnte, wie z. B. Hypoventilation, Blutdruckabfall und Miosis bei Opioidintoxikationen.

Bei einer Intoxikation mit Antidepressiva oder beispielsweise Tollkirsche stehen rote, trockene Haut, Mydriasis, und eine Tachykardie im Vordergrund.

Malignes neuroleptisches Syndrom (letal in 5–20% der Fälle)

- Lebensbedrohliche Erkrankung, die unter allen Antipsychotika auftreten kann
- Gekennzeichnet durch die **Trias Rigor – ↑↑Fieber – ↑ HF, RR↑↓ innerhalb von 24–72 Std. nach Einnahme, vor allem in den ersten 14 Tagen des Eindosierens oder bei Aufdosierung**
- Risikofaktoren zur Entwicklung eines solchen Bildes sind junge männliche Patienten, parenterale Hochdosisgabe von Antipsychotika
- Antidota: Dantrolen, Bromocriptin, Amantadin

Tab. A2.1 Intoxikationszeichen und Antidote

Stoff	Puls	RR	Atmung	Temperatur	Miosis	Mydriasis	Antidot
Trizyklische AD Niederpotente AP Antihistaminika	↑	–	↓	↑ (keine Antipyretika)	–	+	Physostigmin AP-Dyskinesien → Biperiden
Opioide	↓	↓	↓↓	↓	+	(+ bei Hypoxie)	Naloxon
SSRI	↑	~↑		↑↑	–	–	Symptomatisch

AD Antidepressiva, *AP* Antipsychotika

Zentrales Serotoninsyndrom

- Potenziell lebensbedrohliche Erkrankung
- Gekennzeichnet durch ↑↑ Fieber, Hyperrigidität, Desorientierung
- Vitale Bedrohung durch Krampfanfälle, Arrhythmien, Bewusstseinsstörung, Koma
- In der Mehrzahl der Fälle ist ein Absetzen der Medikation ausreichend, ansonsten symptomatisch

Dokumentation

Wichtig: **ALLES ZEITNAH dokumentieren!**
WANN wurde **WER** (Name) **WIE** aufgefunden? → *Glasgow Coma Scale*
Ermitteln der VITALZEICHEN und des AUSSEHENS (Haut/Pupillen); hat der Patient erbrochen, schäumt er, zittert er, hat er einen Krampfanfall?
WAS hat er eingenommen und **WIEVIEL**?
ASSERVATION von Blut, Urin, Erbrochenem und genaue Dokumentation, wann dies geschah. Es lässt sich dann nach der zweiten und weiteren BE errechnen, wie viel der Patient eingenommen hat, wenn keine Packungen gefunden wurden.

Adressen und Notrufnummern

Nummer der eigenen Kinder-Intensiv-Station:________________________

Deutschland

Berlin
Informationszentrale bei Vergiftungen
Charité-Universitätsklinikum, Campus Virchow-Klinikum
Medizinische Klinik mit Schwerpunkt Nephrologie und Internistische Intensivmedizin
Tel. 030-450653555

Bonn
Informationszentrale gegen Vergiftungen des Landes Nordrhein-Westfalen
Zentrum für Kinderheilkunde der Universität Bonn
Tel. 0228-19240

Erfurt
Gemeinsames Giftinformationszentrum der Länder Mecklenburg-Vorpommern, Sachsen, Sachsen-Anhalt und Thüringen (GGIZ)
Tel. 0361-730730

Freiburg
Vergiftungs-Informations-Zentrale (VIZ)
Universitätsklinikum Freiburg
Zentrum für Kinderheilkunde und Jugendmedizin
Tel. 0761-19240

Göttingen
Giftinformationszentrum-Nord der Länder Bremen, Hamburg, Niedersachsen und Schleswig-Holstein
Tel. 0551-19240

Homburg/Saar
Informations- und Behandlungszentrum für Vergiftungen
Klinik für Allgemeine Pädiatrie und Neonatologie
Universitätsklinikum des Saarlandes
Tel. 06841-19240

Mainz
Giftinformationszentrum der Länder Rheinland-Pfalz und Hessen
Klinische Toxikologie
II. Medizinische Klinik und Poliklinik der Universität Mainz
Tel. 06131-19240

München
Giftnotruf München
Toxikologische Abteilung
II. Medizinische Klinik der Technischen Universität München
Ismaninger Straße 22
Tel. 089-19240

Nürnberg
Giftinformationszentrale
Medizinische Klinik 2 des Klinikums Nürnberg mit toxikologischer Intensivstation
Tel. 0911-3982451 oder 3983478

Österreich

Wien
Allgemeines Krankenhaus Wien
Vergiftungsinformationszentrale
Tel. +43-1-4064343

Schweiz

Zürich
Schweizerisches Toxikologisches Informationszentrum
Tel. 145 (innerhalb der Schweiz)
Tel. +41-44-2 51 51 51 (aus dem Ausland)

Was die Kollegen wissen wollen

- **Wer** hat es eingenommen?
  Geschlecht, Alter, Größe, Gewicht, auch geschätzt möglich
- **Was** wurde eingenommen?
  Flüssigkeiten, Tabletten, Pflanzenbestandteile
- **Wie** wurde es eingenommen?
  Per os, nasal, intravenös, per inhalationem, transkutan
- **Wie viel** wurde eingenommen?
  Zahlen, Milliliter, Größe von Pflanzenteilen angeben
- **Wann** wurde es eingenommen?
  Wenn möglich, Uhrzeit angeben

Normen-Liste

Internationale Normen

Tab. A3.1 UN-Kinderrechtskonvention: Weltweit geltende Rechte und Grundsätze für Kinder in 54 Artikeln, 1992 für Deutschland in Kraft getreten

Rechtsbereich	Normen	Erläuterung
UN-Kinderrechtskonvention (einzusehen unter *http://www.national-coalition.de/pdf/UN-Kinderrechtskonvention.pdf*)	Art. 3	Wohl des Kindes
	Art. 5	Respektierung des Elternrechts
	Art. 6	Recht auf Leben
	Art. 9	Trennung von den Eltern
	Art. 12	Berücksichtigung des Kindeswillens
	Art. 13	Meinungs- und Informationsfreiheit
	Art. 14	Gedanken-, Gewissens- und Religionsfreiheit
	Art. 15	Vereinigungs- und Versammlungsfreiheit
	Art. 16	Schutz der Privatsphäre und Ehre
	Art. 17	Zugang zu Medien
	Art. 19	Schutz vor Gewaltanwendung, Misshandlung, Verwahrlosung
	Art. 23	Förderung behinderter Kinder
	Art. 24	Gesundheitsvorsorge
	Art. 25	Unterbringung
	Art. 28	Recht auf Bildung
	Art. 31	Beteiligung an Freizeit, kulturellem und künstlerischem Leben
	Art. 32ff.	Schutz vor Ausbeutung, Entführung, Missbrauch etc.

Nationale Normen

Tab. A3.2 Grundgesetz (GG)

Rechtsbereich	Normen	Erläuterung
Grundrechte (Normen unter *www.dejure.org*)	Art. 1 GG	Menschenwürde
	Art. 2 GG	Freie Entfaltung der Persönlichkeit, Recht auf Leben, Freiheit, körperliche Unversehrtheit
	Art. 2 Abs. 1 iVm Art. 1 Abs. 1 GG	Allgemeines Persönlichkeitsrecht, Recht auf Informationelle Selbstbestimmung, Recht am eigenen Bild
	Art. 3 GG	Gleichheitsgrundsatz (Geschlecht, Herkunft, Glaube)
	Art. 4 GG	Glaubensfreiheit
	Art. 5 GG	Meinungsfreiheit
	Art. 6 GG	Schutz von Ehe und Familie; Erziehungsrecht
	Art. 10 GG	Brief-, Post- und Fernmeldegeheimnis
	Art. 12 GG	Verbot von Zwangsarbeit
	Art. 17 GG	Recht der schriftlichen Beschwerde bei zuständigen Stellen und Volksvertretung

Tab. A3.3 Jugendschutzgesetz, Kinder- und Jugendhilferecht, Sorgerecht/Umgangsrecht, Familiengerichtsverfahren

Rechtsbereich	Normen	Erläuterung
Jugendschutz (Normen unter *www.dejure.org*)	§§ 4–6 JuSchG	Besuch von Gaststätten, Tanzveranstaltungen, Spielhallen durch Kinder und Jugendliche
	§§ 7, 8 JuSchG	Jugendgefährdende Orte und Veranstaltungen
	§§ 9, 10 JuSchG	Alkohol und Tabak durch Jugendliche
	§§ 11–16, 18 JuSchG	Jugendgefährdende und -beeinträchtigende Medien
	JMStV (unter *http://www.artikel5.de/gesetze/jmstv.html*)	Spezielle Vorschriften zum Jugendmedienschutz
Kinder- und Jugendhilferecht (Normen unter *www.dejure.org*)	§ 1 Kinder- und Jugendhilfegesetz (KJHG, SGB VIII)	Recht auf Förderung der Entwicklung und Erziehung zu einer eigenverantwortlichen und gemeinschaftsfähigen Persönlichkeit, Elternrecht und -pflicht
	§ 8 KJHG	Angelegenheiten der Erziehung und Entwicklung an das Jugendamt zu wenden; Recht des Kindes, sich ohne Wissen der Sorgeberechtigten in einer Not-/Konfliktlage beraten zu lassen
	§ 8a KJHG	Schutzauftrag bei Kindeswohlgefährdung
	§ 35a KJHG	Eingliederungshilfe für seelisch behinderte Kinder und Jugendliche
	§ 42 KJHG	Inobhutnahmen zur Gefahrenabwehr durch das Jugendamt
Sorgerecht/ Umgangsrecht (Normen unter *www.dejure.org*)	**§§ 1626-1698b (BGB) Insbesondere:**	Grundsätze der elterlichen Sorge
	§ 1626 BGB	Personen- und Vermögenssorge; Pflicht, die wachsende Fähigkeit und das Bedürfnis des Kindes zu selbständigem und verantwortungsbewusstem Handeln zu berücksichtigen (Berücksichtigung des Kindeswillens bei Entscheidungen); Recht auf Umgang mit beiden Elternteilen

▼

Tab. A3.3 *Fortsetzung*

Rechtsbereich	Normen	Erläuterung
	§ 1631 BGB	Recht des Kindes auf gewaltfreie Erziehung, Unzulässigkeit körperlicher Bestrafung, seelischer Verletzung und entwürdigender Maßnahmen
	§§ 1723–1921 BGB	Zulässigkeit freiheitsentziehender Unterbringung nach familiengerichtlicher Genehmigung zum Wohl des Kindes (insb. Abwendung erheblicher Selbst- und Fremdgefährdung)
	§ 1631b BGB	Familiengerichtliche Maßnahmen bei Kindeswohlgefährdung, Verhältnismäßigkeit
	§§ 1666, 1666a BGB	Umgangsrecht des Kindes mit den Eltern und Bezugspersonen
	§§ 1685, 1686 BGB	Vormundschaft, Rechtliche Betreuung, Pflegschaft
Familiengerichtsverfahren (FamFG; früher FGG) (Normen unter *www.dejure.org*)	§§ 151–168a FamFG	Verfahren in Kindschaftssachen (Elterliche Sorge, Umgangsrecht, Vormundschaft, Pflegschaft, freiheitsentziehende Unterbringungen etc.)
	§§ 186–199 FamFG	Verfahren in Adoptionssachen
	§§ 210–216a FamFG	Verfahren in Gewaltschutzsachen
	§§ 271–341 FamFG	Verfahren in Betreuungs- und Unterbringungssachen
	Insbesondere §§ 321, 322 FamFG	Sachverständigengutachten vor Unterbringungsmaßnahe
	§§ 415–432 FamFG	Verfahren in Freiheitsentziehungssachen

JuSchG Jugendschutzgesetz, *JMStV* Jugendmedienschutzstaatsvertrag, *KJHG* Kinder- und Jungendhilfegesetz, *SGB* Sozialgesetzbuch, *BGB* Bürgerliches Gesetzbuch, *FamFG* Gesetz über das Verfahren in Familiensachen und in den Angelegenheiten der freiwilligen Gerichtsbarkeit

Tab. A3.4 Strafgesetzbuch, Strafprozessordnung, geschlossene Unterbringung von Kindern und Jugendlichen

Rechtsbereich	Normen	Erläuterung
Strafrecht (Normen unter *www.dejure.org*)	§§ 19 StGB	Schuldunfähigkeit des Kindes
	§ 20 StGB	Schuldunfähigkeit wegen seelischer Störungen
	§ 21 StGB	Verminderte Schuldfähigkeit
	§ 34 StGB	Rechtfertigender Notstand (Eingriff in Rechte anderer zur Gefahrbeseitigung im Notfall)
	§§ 63, 64 StGB (§§ 7, 93a JGG)	Strafrechtliche Unterbringung im Psychiatrischen Krankenhaus oder in der Entziehungsanstalt
	§ 13 StGB	Strafbarkeit des Unterlassens
	§ 15 StGB	Strafbarkeit fahrlässiger Handlungen
	Mögliche Strafbarkeiten durch Tun oder Unterlassen im Praxisalltag (exemplarisch)	
	§ 201a StGB	Strafbarkeit unbefugter Bildaufnahmen
	§ 203 StGB	Verletzung von Privatgeheimnissen (»Ärztliche Schweigepflicht«)
	§ 323c StGB	Unterlassene Hilfeleistung
	§§ 223ff. StGB	Körperverletzungsdelikte
	§ 235 StGB	Entziehung Minderjähriger
	§§ 239, 240 StGB	Freiheitsberaubung, Nötigung (z.B. durch ungerechtfertigte Fixierung, Behandlung gegen den Willen etc.)
	§ 138 StGB	Nichtanzeige bestimmter geplanter Straftaten
	§§ 331ff. StGB	Straftaten im Amt (Vorteilsannahme, Bestechlichkeit etc.)
	Jugendgerichtsgesetz	
	§ 3 JGG	Strafreife
	§ 105 JGG	Anwendung Jugendstrafrecht auf Heranwachsende
Strafprozessrecht (Zeugen, Sachverständige, Gutachter) (Normen unter *www.dejure.org*) ▼	Zeugen	
	§§ 48, 51 StPO	Gerichtliche Zeugen
	§ 52 StPO	Zeugnisverweigerungsrecht für Angehörige und Minderjährige

Tab. A3.4 *Fortsetzung*

Rechtsbereich	Normen	Erläuterung
	§§ 53, 53a, 55 StPO	Zeugnisverweigerungsrecht für Berufsgeheimnisträger, deren Gehilfen und Auszubildende und bei Selbstbezichtigung
	§ 54 StPO (zzgl. der jeweils geltenden beamtenrechtlich geltenden Landesnormen/ TV-L)	Zeugnisverweigerungsrecht für Beamte und Angestellte des Öffentlichen Dienstes
	Sachverständige	
	§ 75 StPO	Ernennung von Sachverständigen und Pflicht zur Gutachtenerstattung
	§§ 76, 77 StPO	Verweigerung der Gutachtenerstattung
	§§ 80, 80a, 81 StPO	Aufklärungs- und Akteneinsichtsrecht des Sachverständigen, Unterbringung
	§§ 82–84 StPO	Verfahrensregeln für Sachverständige
	Einstweilige Unterbringung	
	§ 126a StPO	Einstweilige Unterbringung
Geschlossene Unterbringung von Kindern und Jugendlichen (Normen unter *www.dejure.org*)	**Zivilrechtlich**	
	§§ 1631b, 1800, 1915 BGB	Zulässigkeit freiheitsentziehender Unterbringung nach familiengerichtlicher Genehmigung zum Wohl des Kindes (insb. Abwendung erheblicher Selbst- und Fremdgefährdung)
	Öffentlich-rechtlich	
	§ 42 KJHG	Inobhutnahmen zur Gefahrenabwehr durch das Jugendamt
	PsychKG/UBG	Landesrechtliche (Zwangs-)Unterbringungen zur Gefahrenabwehr (▶ Anhang A4)
	Strafrechtlich	
	§ 7 JGG iVm §§ 63, 64 StGB	Unterbringung im Psychiatrischen Krankenhaus oder in der Entziehungsanstalt nach Straftat

StGB Strafgesetzbuch, *StPO* Strafprozessordnung, *JGG* Jugendgerichtsgesetz, KJHG Kinder- und Jugendhilfegesetz, *PsychKG* Psychisch-Kranken-Gesetz, *UBG* Unterbringungsgesetz

Länderspezifische Regelungen

Tab. A4.1 Unterbringungsgesetze (UBG) und Psychisch-Kranken-Gesetze (PsychKG)

Bundesland	Landesgesetz	Zu finden unter
Baden-Württemberg	Unterbringungsgesetz (UBG)	*www.dejure.org/gesetze/UBG*
Bayern	Gesetz über die Unterbringung psychisch Kranker und deren Betreuung (Unterbringungsgesetz – UnterbrG)	*www.verwaltung.bayern.de/Titelsuche-.116/index.htm?purl=http%3A%2F%2Fby.juris.de%2Fby%2FUbrgG_BY_1992_rahmen.htm*
Berlin	Gesetz für psychisch Kranke (PsychKG)	*www.berlin.de/imperia/md/content/lb-psychiatrie/veroeffentlichungen/psych-kg_broschuere.pdf?start&ts=1280308489&file=psychkg_broschuere.pdf*
Brandenburg	Gesetz über Hilfen und Schutzmaßnahmen sowie über den Vollzug gerichtlich angeordneter Unterbringung für psychisch kranke und seelisch behinderte Menschen im Land Brandenburg (Brandenburgisches Psychisch-Kranken-Gesetz -BbgPsychKG)	*www.dgsp-brandenburg.de/sites/default/files/BbgPsychKG_20090513.pdf*
Bremen	Psychische-Krankheitengesetz (PsychKG)	*www.bremen.beck.de/default.aspx?bcid=Y-100-G-BrPsychKG-name-inh*
Hamburg	Hamburgisches Gesetz über Hilfen und Schutzmaßnahmen bei psychischen Krankheiten (HmbPsychKG)	*www.landesrecht.hamburg.de/jportal/portal/page/bshaprod.psml?doc.id=jlr-PsychKGHArahmen&st=lr&showdoccase=1&paramfromHL=true#focuspoint*

▼

Tab. A4.1 *Fortsetzung*

Bundesland	Landesgesetz	Zu finden unter
Hessen	Gesetz über die Entziehung der Freiheit geisteskranker, geistesschwacher, rauschgift- oder alkoholsüchtiger Personen (FrhEntzG HE)	*www.rv.hessenrecht.hessen.de/jportal/portal/t/10v4/page/bshesprod.psml;jsessionid=41296EBD385E20BBAE5394DF45C8D7E9.jpe5?pid=Dokumentanzeige&showdoccase=1&js_peid=Trefferliste&documentnumber=1&numberofresults=30&fromdoctodoc=yes&doc.id=jlr-FrhEntzGHErahmen%3Ajuris-lr00&doc.part=X&doc.price=0.0&doc.hl=1#jlr-FrhEntzGHErahmen*
Mecklenburg-Vorpommern	Gesetz über Hilfen und Schutzmaßnahmen für psychisch Kranke (Psychischkrankengesetz – PsychKG M-V)	*www.betreuungsrecht-forschung.de/pdf/PsychKG-MV.pdf*
Niedersachsen	Niedersächsisches Gesetz über Hilfen und Schutzmaßnahmen für psychisch Kranke (NPsychKG)	*www.nds-voris.de/jportal/portal/t/1itt/page/bsvorisprod.psml?pid=Dokumentanzeige&showdoccase=1&js_peid=Trefferliste&documentnumber=10&numberofresults=101&fromdoctodoc=yes&doc.id=jlr-PsychKGND1997pG1%3Ajuris-lr00&doc.part=X&doc.price=0.0&doc.hl=1#focuspoint*
Nordrhein-Westfalen	Gesetz über Hilfen und Schutzmaßnahmen bei psychischen Krankheiten (PsychKG)	*www.juris.de/jportal/portal/t/udt/page/jurisw.psml?doc.hl=1&doc.id=jlr-PsychKGNWrahmen%3Ajuris-lr00&documentnumber=1&numberofresults=45&showdoccase=1&doc.part=R&paramfromHL=true#focuspoint*
Rheinland-Pfalz	Landesgesetz für psychisch kranke Personen (PsychKG)	*www.rlp.juris.de/rlp/PsychKG_RP_rahmen.htm*
Saarland ▼	Unterbringungsgesetz (UBG)	*www.sadaba.de/GSLT_UBG.html*

Tab. A4.1 *Fortsetzung*

Bundesland	Landesgesetz	Zu finden unter
Sachsen	Sächsisches Gesetz über die Hilfen und die Unterbringung bei psychischen Krankheiten (SächsPsychKG)	*www.juris.de/jportal/portal/t/unz/page/jurisw.psml?doc.hl=1&doc.id=jlr-PsychKGSN2007pP6%3Ajuris-lr00&documentnumber=1&numberofresults=55&showdoccase=1&doc.part=S&paramfromHL=true#focuspoint*
Sachsen-Anhalt	Gesetz über Hilfen für psychisch Kranke und Schutzmaßnahmen des Landes Sachsen-Anhalt (PsychKG LSA)	*www.st.juris.de/st/gesamt/PsychKG_ST.htm#PsychKG_ST_rahmen*
Schleswig-Holstein	Gesetz zur Hilfe und Unterbringung psychisch kranker Menschen (Psychisch-Kranken-Gesetz – PsychKG)	*www.gesetze-rechtsprechung.sh.juris.de/jportal/portal/t/1lla/page/bsshoprod.psml?pid=Dokumentanzeige&showdoccase=1&js_peid=Trefferliste&documentnumber=17&numberofresults=85&fromdoctodoc=yes&doc.id=jlr-PsychKGSHrahmen%3Ajuris-lr00&doc.part=X&doc.price=0.0&doc.hl=1#focuspoint*
Thüringen	Thüringer Gesetz zur Hilfe und Unterbringung psychisch kranker Menschen (ThürPsychKG)	*www.juris.de/jportal/portal/t/uyd/page/jurisw.psml?doc.hl=1&doc.id=jlr-PsychKGTH2009pP24%3Ajuris-lr00&documentnumber=1&numberofresults=3&showdoccase=1&doc.part=S&paramfromHL=true#focuspoint*

Schemata zur Erfassung von Teilhabebeeinträchtigung

Die folgenden Schemata stellen die Beeinträchtigung der Teilhabe in Schule und Gesellschaft dar, welche sich aus der im jeweils zugehörigen Kapitel beschriebenen Problematik ergibt.

ADHS, ▶ Kap. 1.1

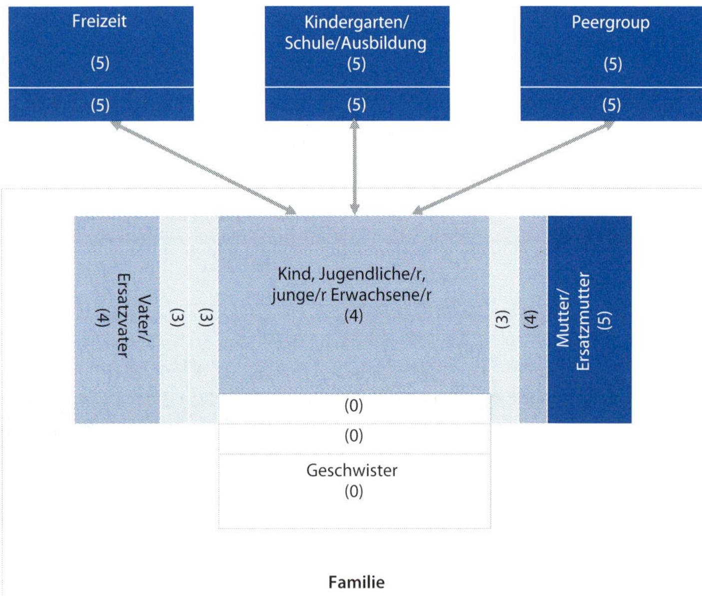

Einschätzung jeweils auf einer 5-stufigen Skala:

keine Aussage möglich/nicht vorhanden (0)	keine Teilhabebeeinträchtigung (1)	ein wenig/etwas beeinträchtigt (2)	teilweise beeinträchtigt (3)	weitgehend beeinträchtigt (4)	vollständige Teilhabebeeinträchtigung (5)

Abb. A5.1 Schema zur Erfassung der Teilhabebeeinträchtigung im Fall von Max

Störung des Sozialverhaltens, ▶ Kap. 1.2

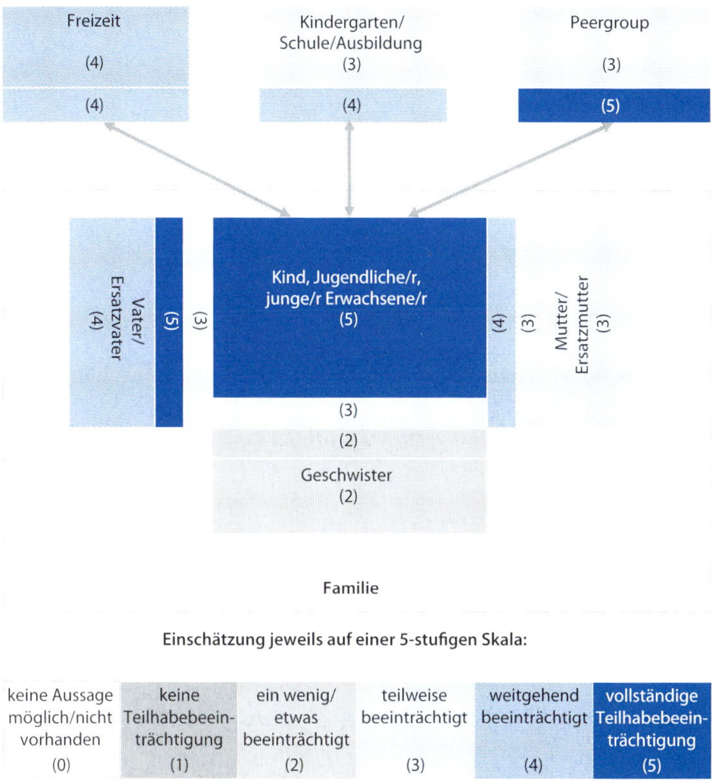

Abb. A5.2 Schema zur Erfassung der Teilhabebeeinträchtigung im Fall von Patrick

Emotionale Störung, ► Kap. 2.1

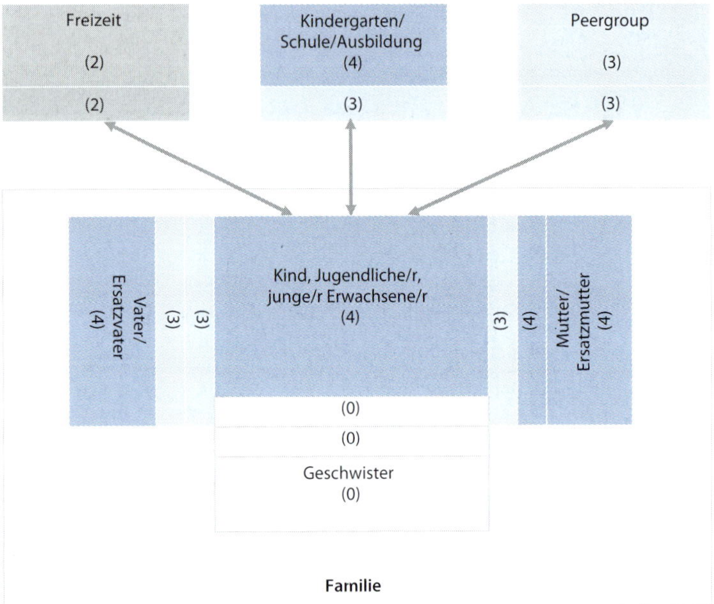

Einschätzung jeweils auf einer 5-stufigen Skala:

keine Aussage möglich/nicht vorhanden (0)	keine Teilhabebeeinträchtigung (1)	ein wenig/etwas beeinträchtigt (2)	teilweise beeinträchtigt (3)	weitgehend beeinträchtigt (4)	vollständige Teilhabebeeinträchtigung (5)

Abb. A5.3 Schema zur Erfassung der Teilhabebeeinträchtigung im Fall von Julia

Angststörung, ▶ Kap. 2.2

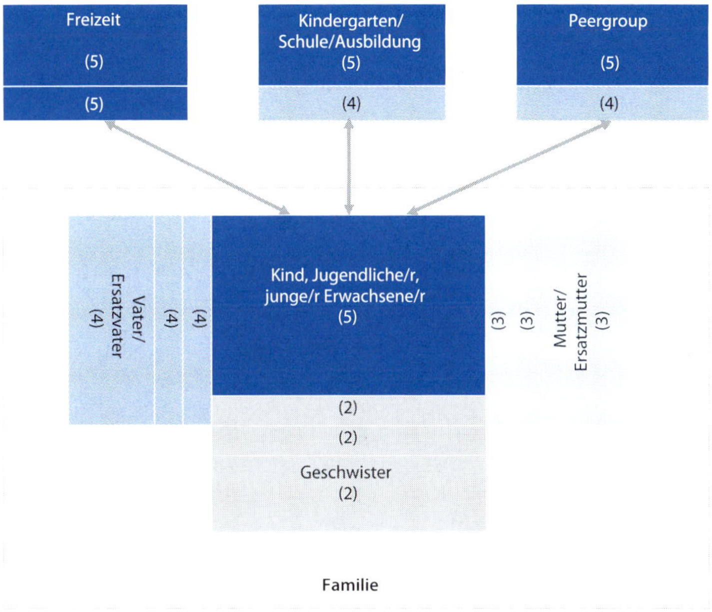

Einschätzung jeweils auf einer 5-stufigen Skala:

keine Aussage möglich/nicht vorhanden (0)	keine Teilhabebeeinträchtigung (1)	ein wenig/etwas beeinträchtigt (2)	teilweise beeinträchtigt (3)	weitgehend beeinträchtigt (4)	vollständige Teilhabebeeinträchtigung (5)

Abb. A5.4 Schema zur Erfassung der Teilhabebeeinträchtigung im Fall von Daniel

Zwangsstörung, ► Kap. 2.3

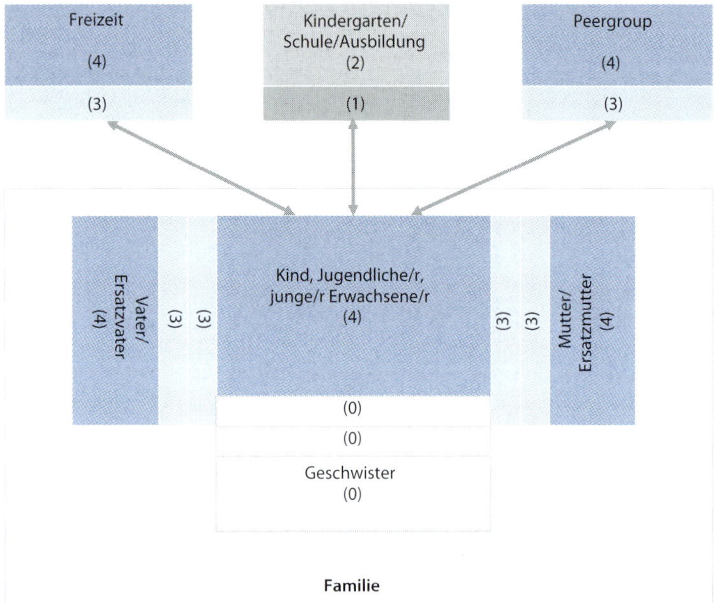

Einschätzung jeweils auf einer 5-stufigen Skala:

keine Aussage möglich/nicht vorhanden (0)	keine Teilhabebeeinträchtigung (1)	ein wenig/etwas beeinträchtigt (2)	teilweise beeinträchtigt (3)	weitgehend beeinträchtigt (4)	vollständige Teilhabebeeinträchtigung (5)

Abb. A5.5 Schema zur Erfassung der Teilhabebeeinträchtigung im Fall von Michael

Tourette-Syndrom, ▶ Kap. 6

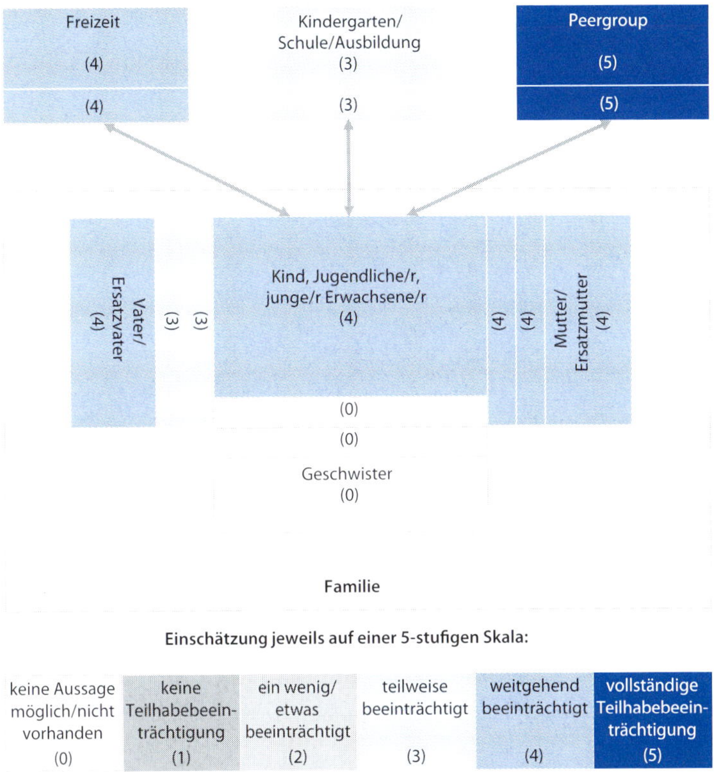

Abb. A5.6 Schema zur Erfassung der Teilhabebeeinträchtigung im Fall von Marcel

Anorexia nervosa, ► Kap. 7

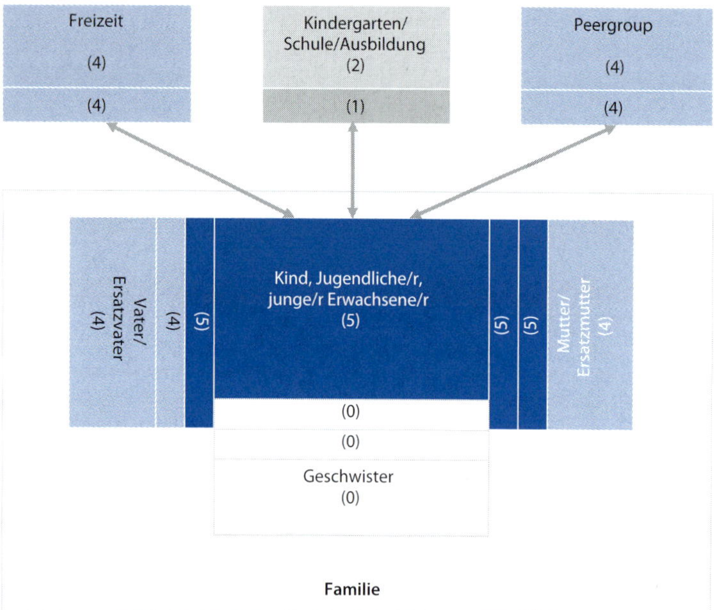

Einschätzung jeweils auf einer 5-stufigen Skala:

keine Aussage möglich/nicht vorhanden (0)	keine Teilhabebeeinträchtigung (1)	ein wenig/ etwas beeinträchtigt (2)	teilweise beeinträchtigt (3)	weitgehend beeinträchtigt (4)	vollständige Teilhabebeeinträchtigung (5)

Abb. A5.7 Schema zur Erfassung der Teilhabebeeinträchtigung im Fall von Jennifer

Schizophrenie, ► Kap. 8

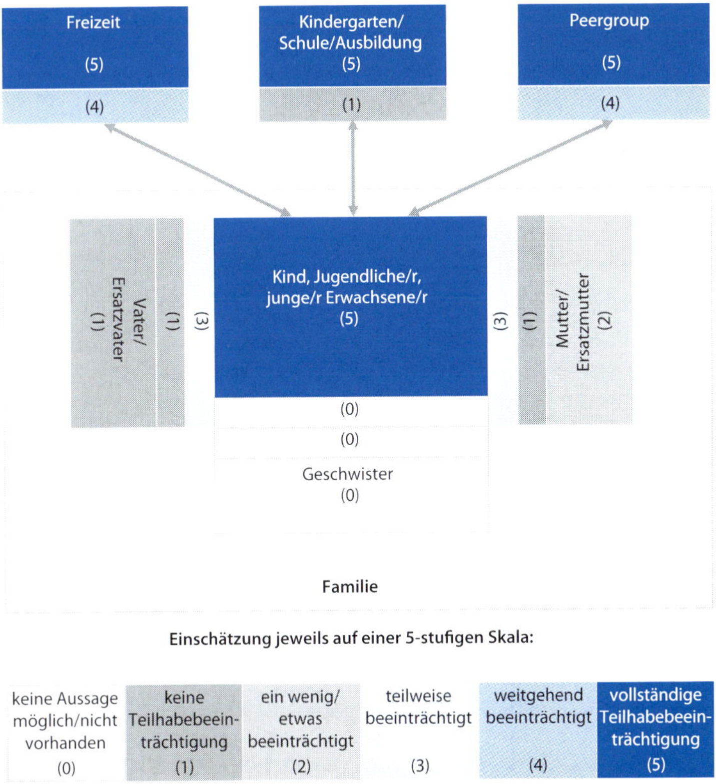

Abb. A5.8 Schema zur Erfassung der Teilhabebeeinträchtigung im Fall von Andreas

Major Depression, ► Kap. 9.1

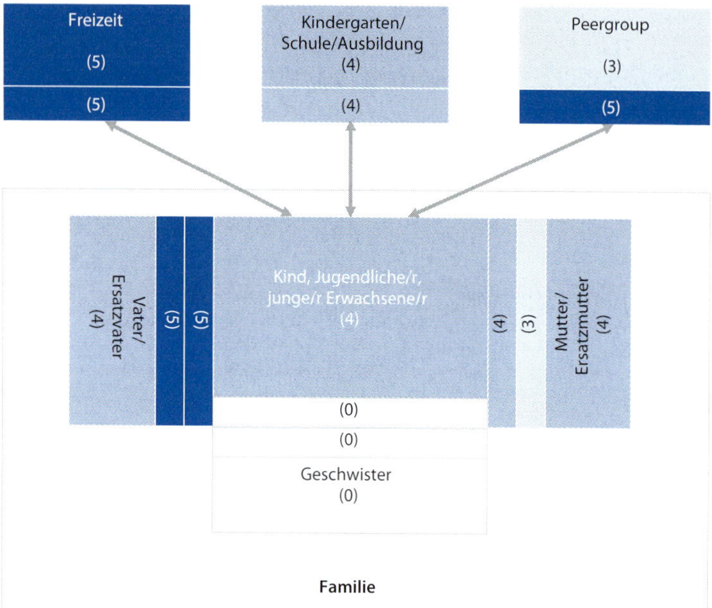

Einschätzung jeweils auf einer 5-stufigen Skala:

keine Aussage möglich/nicht vorhanden (0)	keine Teilhabebeeinträchtigung (1)	ein wenig/ etwas beeinträchtigt (2)	teilweise beeinträchtigt (3)	weitgehend beeinträchtigt (4)	vollständige Teilhabebeeinträchtigung (5)

Abb. A5.9 Schema zur Erfassung der Teilhabebeeinträchtigung im Fall von Florian

Bipolare Störung, ► Kap. 9.2

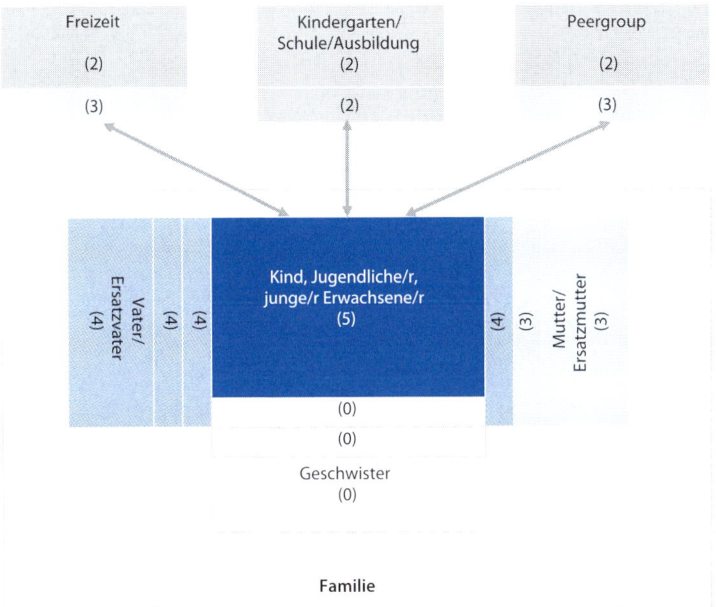

Einschätzung jeweils auf einer 5-stufigen Skala:

keine Aussage möglich/nicht vorhanden (0)	keine Teilhabebeeinträchtigung (1)	ein wenig/ etwas beeinträchtigt (2)	teilweise beeinträchtigt (3)	weitgehend beeinträchtigt (4)	vollständige Teilhabebeeinträchtigung (5)

Abb. A5.10 Schema zur Erfassung der Teilhabebeeinträchtigung im Fall von Sarah

Autismus, ► Kap. 10

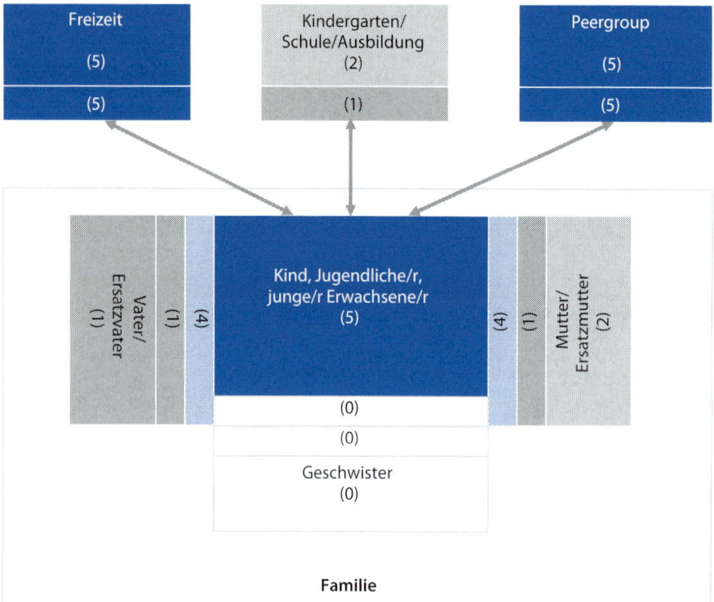

Einschätzung jeweils auf einer 5-stufigen Skala:

keine Aussage möglich/nicht vorhanden (0)	keine Teilhabebeeinträchtigung (1)	ein wenig/etwas beeinträchtigt (2)	teilweise beeinträchtigt (3)	weitgehend beeinträchtigt (4)	vollständige Teilhabebeeinträchtigung (5)

Abb. A5.11 Schema zur Erfassung der Teilhabebeeinträchtigung im Fall von Alexander

Störung durch psychotrope Substanzen, ▸ Kap. 11.2

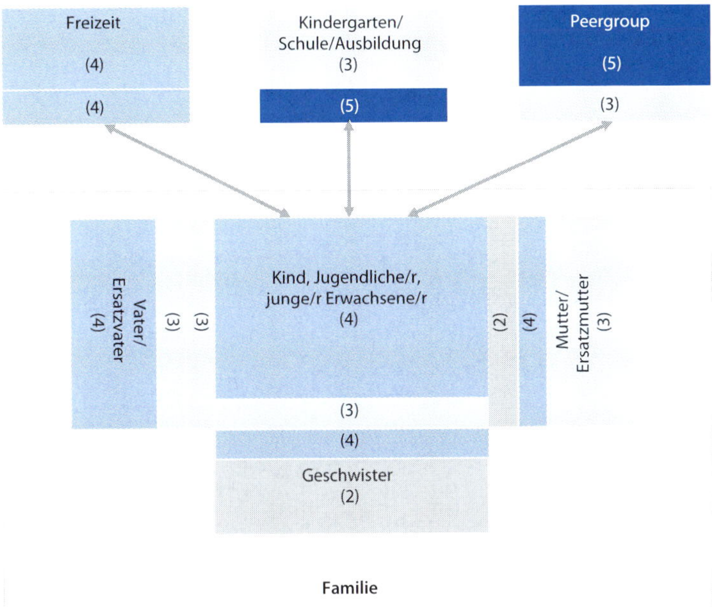

Einschätzung jeweils auf einer 5-stufigen Skala:

keine Aussage möglich/nicht vorhanden (0)	keine Teilhabebeeinträchtigung (1)	ein wenig/ etwas beeinträchtigt (2)	teilweise beeinträchtigt (3)	weitgehend beeinträchtigt (4)	vollständige Teilhabebeeinträchtigung (5)

Abb. A5.12 Schema zur Erfassung der Teilhabebeeinträchtigung im Fall von Tobias

Bindungsstörung, ► Kap. 11.3

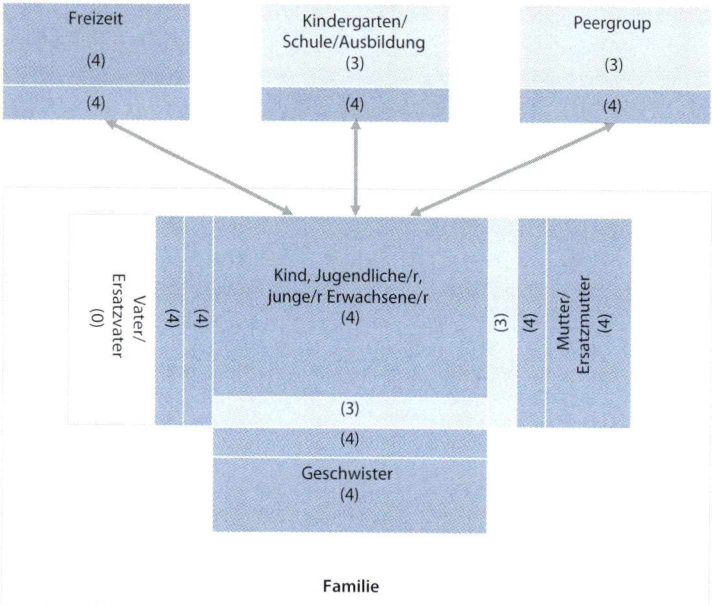

Einschätzung jeweils auf einer 5-stufigen Skala:

keine Aussage möglich/nicht vorhanden (0)	keine Teilhabebeeinträchtigung (1)	ein wenig/ etwas beeinträchtigt (2)	teilweise beeinträchtigt (3)	weitgehend beeinträchtigt (4)	vollständige Teilhabebeeinträchtigung (5)

Abb. A5.13 Schema zur Erfassung der Teilhabebeeinträchtigung im Fall von Benjamin

Persönlichkeitsstörung, ► Kap. 11.4

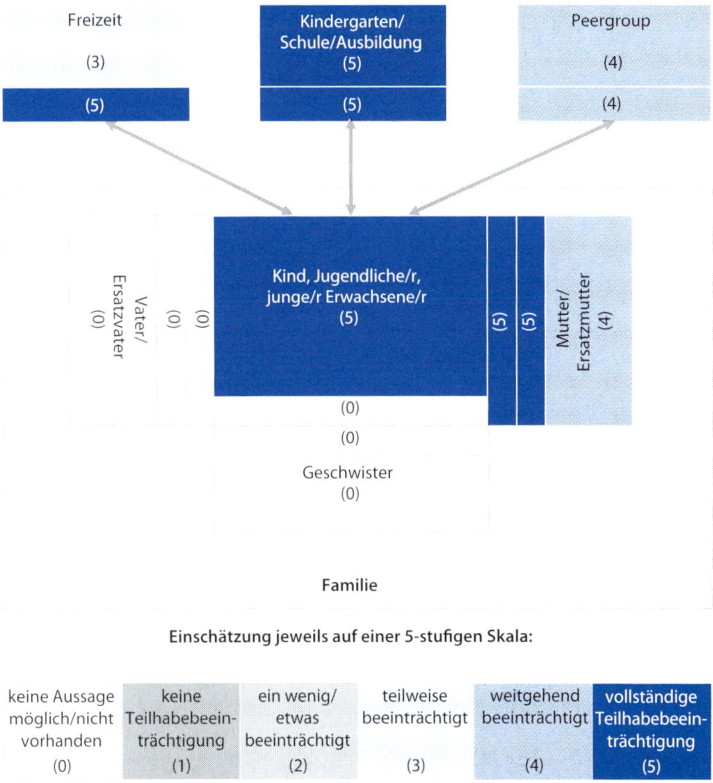

Abb. A5.14 Schema zur Erfassung der Teilhabebeeinträchtigung im Fall von Jessica

Wichtige Internet-Links

Deutschland

Die Leitlinien für Diagnostik und Therapie werden von der Arbeitsgemeinschaft der Wissenschaftlichen Medizinischen Fachgesellschaften (AWMF) bereitgestellt.
Leitlinien der Deutschen Gesellschaft für Kinder- und Jugendpsychiatrie, Psychosomatik und Psychotherapie e. V. (DGKJP):
www.dgkjp.de/de_leitlinien_162.html
Alternativ über AWMF:
www.uni-duesseldorf.de/AWMF/index.html oder *leitlinien.net/*
DGKJP:
www.dgkjp.de
Berufsverband für Kinder- und Jugendpsychiatrie, Psychosomatik und Psychotherapie in Deutschland e. V. (BKJPP) und Bundesarbeitsgemeinschaft der Leitenden Klinikärzte für Kinder-und Jugendpsychiatrie, Psychosomatik und Psychotherapie e. V. (BAG):
www.kinderpsychiater.org/

Großbritannien

National Institute for Health and Clinical Excellence (NICE): »*NICE is an independent organisation responsible for providing national guidance on promoting good health and preventing and treating ill health.*«
guidance.nice.org.uk/

USA

American Academy of Child and Adolescent Psychiatry (AACAP) Practice Parameters: »*The AACAP Practice Parameters are designed to assist clinicians in providing high quality assessment and treatment for children and adolescents that is consistent with the best available scientific evidence and clinical consensus.*«
www.aacap.org/cs/root/member_information/practice_information/practice_parameters/practice_parameters

Weitere Webadressen

Therapeutisches Drug Monitoring, TDM KJP e. V.:
www.tdm-kjp.de/
Texas Medication Algorithm Project (TMAP): teilweise hilfreiche strukturierte Entscheidungspfade über psychopharmakotherapeutische Interventionen.
www.dshs.state.tx.us/mhprograms/disclaimer.shtm
Klinik für Kinder- und Jugendpsychiatrie, Universitätsklinikum Ulm:
www.uniklinik-ulm.de/kjpp
Musterdokumente unter
www.springer.com/978-3-540-68318-6

Stichwortverzeichnis

A

B

C

F

G

H

I

J

K

L

M

N

O

P

Q

R

S

T

U

V

W

Z

Sozialpsychiatrische Einrichtungen	
Einrichtung	**Kontakt**
Jugendhilfeeinrichtung 1–4	
Drogenberatung	
Kinderschutzbund	
Frauenhaus	

Dienstärzte anderer Kliniken (intern)	
Klinik	**Kontakt**
Anästhesie	
Augenheilkunde	
Chirurgie	
Dermatologie	
Endokrinologie	
Gastroenterologie	
Gynäkologie	
HNO	
Intensivmedizin	
Kardiologie	
Psychiatrie	
Nephrologie	
Neurochirurgie	
Neurologie	
Onkologie	
Orthopädie	
Pädiatrie	
Pneumologie	
Unfallchirurgie	
Urologie	
Zahnklinik	